主编 董新萍 王光慧 吴洪娟 张伟伟
杜海岩 钟令凤 陈 露

现代常见疾病临床护理

黑龙江科学技术出版社
HEILONGJIANG SCIENCE AND TECHNOLOGY PRESS

图书在版编目（CIP）数据

现代常见疾病临床护理 / 董新萍等主编. -- 哈尔滨：
黑龙江科学技术出版社，2024.4
ISBN 978-7-5719-2365-5

Ⅰ．①现… Ⅱ．①董… Ⅲ．①常见病－护理 Ⅳ.
①R47

中国国家版本馆CIP数据核字（2024）第068903号

现代常见疾病临床护理
XIANDAI CHANGJIAN JIBING LINCHUANG HULI

主　　编　董新萍　　王光慧　　吴洪娟　　张伟伟　　杜海岩　　钟令凤　　陈　露
责任编辑　包金丹
封面设计　宗　宁
出　　版　黑龙江科学技术出版社
　　　　　地址：哈尔滨市南岗区公安街70-2号　　邮编：150007
　　　　　电话：（0451）53642106　　传真：（0451）53642143
　　　　　网址：www.lkcbs.cn
发　　行　全国新华书店
印　　刷　黑龙江龙江传媒有限责任公司
开　　本　787 mm×1092 mm　1/16
印　　张　21
字　　数　528千字
版　　次　2024年4月第1版
印　　次　2024年4月第1次印刷
书　　号　ISBN 978-7-5719-2365-5
定　　价　238.00元

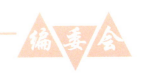

主　编

董新萍　王光慧　吴洪娟　张伟伟

杜海岩　钟令凤　陈　露

副主编

孙秀香　付　静　冯永美　张　潇

梁　贞　王　珍　张　雪

编　委（按姓氏笔画排序）

王　珍（河南中医药大学第三附属医院）

王光慧（枣庄市立医院）

付　静（山东省平度市第三人民医院）

冯永美（天津市第二人民医院）

孙秀香（山东省平度市第三人民医院）

杜海岩（昌邑市妇幼保健院）

吴洪娟（山东省巨野县北城医院）

张　雪（邯郸市中心医院）

张　潇（菏泽市第三人民医院）

张伟伟（无棣县妇幼保健院）

陈　露（老河口市第一医院）

钟令凤（山东省诸城市口腔医院）

梁　贞（济南市平阴县人民医院）

董新萍（泰安市中医医院）

前 言
FOREWORD

　　护理服务作为医疗卫生服务的重要组成部分，在卫生事业的发展过程中发挥了积极作用。在人性化服务方面，我国对护理学研究进行了积极的探索，制定了"以人为本"的服务理念，确立了以患者的需求为导向的服务宗旨。这就要求医疗卫生机构积极营造关心患者、爱护患者、尊重患者的氛围，为患者提供体贴入微的人性化服务，使患者能感受到方便、快捷、安全、舒适的全方位且多层次的优质护理服务，从而满足患者的健康需求。为了达到以上要求，顺应我国护理学发展趋势，持续提升我国护理服务能力和护理服务质量，使护理工作更加贴近患者、贴近临床、贴近社会，我们邀请多位护理学专家编写了《现代常见疾病临床护理》一书。

　　本书在总结编者多年临床护理经验的基础上，汇入了国内外护理学的最新研究成果，不仅对护理程序和临床护理技术进行讲解，而且详细阐述了临床科室中常见疾病的病因与发病机制、病理生理、临床表现、诊断、治疗、护理评估、常见护理问题、护理措施和护理评价等内容。本书内容丰富，同时包含了较为全面的疾病护理知识与实际操作指导，具有科学性、权威性、全面性和强指导性的特点，希望可以为从事护理及相关医学事业的工作者提供重要参考，为培养更多的医学护理人才作出突出贡献。

　　本书在构思和编写过程中，参阅了众多医学著作和文献，力求在继承的基础上创新和发展。但由于篇幅有限，时间紧迫，在编写过程中出现的错误之处，诚恳期望广大读者批评指正，以便我们学习和改进。

《现代常见疾病临床护理》编委会

2023 年 11 月

目 录
CONTENTS

第一章

护 理 程 序

第一节 护 理 评 估

护理评估是有目的、有计划、有步骤地收集有关护理对象生理、心理、社会文化和经济等方面的资料,对此进行整理与分析,以判断服务对象的健康问题,为护理活动提供可靠的依据。具体包括收集资料、整理资料、分析资料和资料的记录四部分。

一、收集资料

(一)资料的来源

1.直接来源

护理对象本人,是第一资料来源也是主要来源。

2.间接来源

(1)护理对象的重要关系人,也就是社会支持性群体,包括亲属、关系亲密的朋友、同事等。

(2)医疗活动资料,如既往实验室报告、出院小结等健康记录。

(3)其他医护人员,放射医师、化验师、药剂师、营养师、康复师等。

(4)护理学及其他相关学科的文献等。

(二)资料的内容

在收集资料的过程中,各个医院均有自己设计的收集资料表,无论依据何种框架,基本内容主要包括一般资料、生活状况及自理程度、健康检查及心理社会状况等。

1.一般资料

一般资料包括患者姓名、性别、出生日期、出生地、职业、民族、婚姻、文化程度、住址等。

2.现在的健康状况

现在的健康状况包括主诉、现病史、入院方式、医疗诊断及目前用药情况。目前的饮食、睡眠、排泄、活动、健康管理等日常生活形态。

3.既往健康状况

既往健康状况包括既往史、创伤史、手术史、家族史、有无过敏史、有无传染病。既往的日常生活形态、烟酒嗜好,女性还包括月经史和婚育史。

4.护理体检

护理体检包括体温、脉搏、呼吸、血压、身高、体重、生命体征、各系统的生理功能及有无疼痛、眩晕、麻木、瘙痒等,有无感觉(视觉、听觉、嗅觉、味觉、触觉)异常,有无思维活动、记忆能力等障碍等认知感受形态。

5.实验室及其他辅助检查结果

实验室及其他辅助检查结果包括最近进行的辅助检查的客观资料,如实验室检查、X线检查、病理检查等。

6.心理方面的资料

心理方面资料包括对疾病的认知和态度、康复的信心,病后情绪、心理感受、应对能力等变化。

7.社会方面的资料

社会方面的资料包括就业状态、角色问题和社交状况;有无重大生活事件,支持系统状况等;有无宗教信仰;享受的医疗保健待遇等。

(三)资料的分类

1.按照资料的来源划分

按照资料来源划分包括主观资料和客观资料:主观资料指患者对自己健康问题的体验和认识。包括患者的知觉、情感、价值、信念、态度、对个人健康状态和生活状况的感知。主观资料的来源可以是患者本人,也可以是患者家属或对患者健康有重要影响的人。客观资料指检查者通过观察、会谈、体格检查和实验等方法得到或被检测出的有关患者健康状态的资料。客观资料获取是否全面和准确主要取决于检查者是否具有敏锐的观察能力及丰富的临床经验。

当护士收集到主观资料和客观资料后,应将两方面的资料加以比较和分析,可互相证实资料的准确性。

2.按照资料的时间划分

按照资料的时间划分包括既往资料和现时资料:既往资料是指与服务对象过去健康状况有关的资料,包括既往病史、治疗史、过敏史等。现时资料是指与服务对象现在发生疾病有关的状况,如现在的体温、脉搏、呼吸、血压、睡眠状况等。

护士在收集资料时,需要将既往资料和现时资料结合起来分析。

(四)收集资料的方法

1.观察

观察是指护理人员运用视、触、叩、听、嗅等感官获得患者、家属及患者所处环境的信息并进行分析判断,是收集有关服务对象护理资料的重要方法之一。观察贯穿在整个评估过程中,可以与交谈同时进行。护士应及时、敏锐、连续的对服务对象进行观察,如患者出现面容痛苦、呈强迫体位,就提示患者是否有疼痛,由此进一步询问持续时间、部位、性质等。观察作为一种技能,护理人员在实践中需要不断培养和锻炼,以期得到发展和提高。

2.交谈

护患之间的交谈是一种有目的的医疗活动,使护理人员获得有关患者的资料和信息。一般可分为:①正式交谈是指事先通知患者,有目的、有计划的交谈,如入院后的采集病史。②非正式交谈是指护士在日常护理工作中与患者随意自然的交谈,不明确目的,不规定主题、时间,是一种"开放式交流",以便及时了解到服务对象的真实想法和心理反应。交谈时护士应注意沟通技巧的运用,对一些敏感性话题应注意保护患者的隐私。

3.护理体检

护理人员运用体检技能,为护理对象进行系统的身体评估,获取与护理有关的生命体征、身高、体重等,以便收集与护理诊断、护理计划有关的患者方面的资料,及时了解病情变化和发现护理对象的健康问题。

4.阅读

阅读包括查阅护理对象的医疗病历(门诊和住院)、各种护理记录及实验室和辅助检查结果,以及有关文献等。也可以用心理测量及评定量表对服务对象进行心理社会评估。

二、整理资料

为了避免遗漏和疏忽相关和有价值的资料,得到完整全面的资料,常依据某个护理理论模式设计评估表格,护理人员依据表格全面评估,整理资料。

(一)按戈登的功能性健康形态整理分类

1.健康感知-健康管理形态

健康感知-健康管理形态指服务对象对自己健康状态的认识和维持健康的方法。

2.营养代谢形态

营养代谢形态包括食物的利用和摄入情况,如营养、液体、组织完整性、体温调节及生长发育等的需求。

3.排泄形态

排泄形态主要指肠道、膀胱的排泄状况。

4.活动-运动形态

活动-运动形态包括运动、活动、休闲与娱乐状况。

5.睡眠-休息形态

睡眠-休息形态指睡眠、休息及精神放松的状况。

6.认知-感受形态

认知-感受形态包括与认知有关的记忆、思维、解决问题和决策,以及与感知有关的视、听、触、嗅等功能。

7.角色-关系形态

角色-关系形态家庭关系、社会中角色任务及人际关系的互动情况。

8.自我感受-自我概念形态

自我感受-自我概念形态指服务对象对于自我价值与情绪状态的信念与评价。

9.性-生殖形态

性-生殖形态主要指性发育、生殖器官功能及对性的认识。

10.应对-压力耐受形态

应对-压力耐受形态指服务对象压力程度、应对与调节压力的状况。

11.价值-信念形态

价值-信念形态指服务对象的思考与行为的价值取向和信念。

(二)按马斯洛需要层次进行整理分类

1.生理需要

体温 39 ℃,心率 120 次/分,呼吸 32 次/分,腹痛等。

2.安全的需要

对医院环境不熟悉,夜间睡眠需开灯,手术前精神紧张,走路易摔倒等。

3.爱与归属的需要

患者害怕孤独,希望有亲友来探望等。

4.尊重与被尊重的需要

如患者说"我现在什么事都不能干了""你们应该征求我的意见"等。

5.自我实现的需要

担心住院会影响工作、学习,有病不能实现自己的理想等。

(三)按北美护理诊断协会的人类反应形态分类

1.交换

交换包括营养、排泄、呼吸、循环、体温、组织的完整性等。

2.沟通

沟通主要指与人沟通交往的能力。

3.关系

关系指社交活动、角色作用和性生活形态。

4.价值

价值包括个人的价值观、信念、宗教信仰、人生观及精神状况。

5.选择

选择包括应对能力、判断能力及寻求健康所表现的行为。

6.移动

移动包括活动能力、休息、睡眠、娱乐及休闲状况,日常生活自理能力等。

7.知识

知识包括自我概念、感知和意念,包括对健康的认知能力、学习状况及思考过程。

8.感觉

感觉包括个人的舒适、情感和情绪状况。

三、分析资料

(一)检查有无遗漏

将资料进行整理分类之后,应仔细检查有无遗漏,并及时补充,以保证资料的完整性及准确性。

(二)与正常值比较

收集资料的目的在于发现护理对象的健康问题。因此,护士应掌握常用的正常值,将所收集到的资料与正常值进行比较,并在此基础上进行综合分析,以发现异常情况。

(三)评估危险因素

有些资料虽然目前还在正常范围,但是由于存在危险因素,若不及时采取预防措施,以后很可能会出现异常,损害服务对象的健康。因此,护士应及时收集资料评估这些危险因素。

护理评估通过收集服务对象的健康资料,对资料进行组织、核实和分析,确认服务对象对现存的或潜在的健康问题或生命过程的反应,为做出护理诊断和进一步制订护理计划奠定了基础。

四、资料的记录

(一)原则

书写全面、整洁、简练、流畅,客观资料运用医学术语,避免使用笼统、模糊的词,主观资料尽量引用护理对象的原话。

(二)记录格式

根据资料的分类方法,根据各医院,甚至各病区的特点自行设计,多采用表格式记录。与患者第一次见面收集到的资料记录称入院评估,要求详细、全面,是制订护理计划的依据,一般要求入院后 24 小时内完成。住院期间根据患者病情天数,每天或每班记录,反映了患者的动态变化,用以指导护理计划的制订、实施、评价和修订。

(陈　露)

第二节　护理诊断

护理诊断是护理程序的第二个步骤,是在评估的基础上对所收集的健康资料进行分析,从而确定服务对象的健康问题及引起健康问题的原因。护理诊断是一个人生命过程中的生理、心理、社会文化发展及精神方面健康状况或问题的一个简洁、明确的说明,这些问题都是属于护理职责范围之内,能够用护理的方法解决的问题。

一、护理诊断的概念

北美护理诊断协会(NANDA)提出并通过了护理诊断的定义:护理诊断是关于个人、家庭、社区对现存或潜在的健康问题及生命过程反应的一种临床判断,是护士为达到预期的结果选择护理措施的基础,这些预期结果应能通过护理职能达到。

二、护理诊断的组成部分

护理诊断有四个组成部分:名称、定义、诊断依据和相关因素。

(一)名称

名称是对服务对象健康状况的概括性的描述。应尽量使用 NANDA 认可的护理诊断名称,以有利于护士之间的交流和护理教学的规范。常用改变、受损、缺陷、无效或低效等特定描述语。如排便异常:便秘;有皮肤完整性受损的危险。

(二)定义

定义是对名称的一种清晰的、正确的表达,并以此与其他诊断相鉴别。一个诊断的成立必须符合其定义特征。有些护理诊断的名称虽然十分相似,但仍可从定义中发现彼此的差异。例如,"压力性尿失禁"的定义是"个人在腹内压增加时立即无意识地排尿的一种状态","反射性尿失禁"的定义是"个体在没有要排泄或膀胱满胀的感觉时可以预见的不自觉地排尿的一种状态"。

虽然两者都是尿失禁,但前者的原因是腹内压增高,后者的原因是无法抑制的膀胱收缩。因此,确定诊断时必须认真区别。

(三)诊断依据

诊断依据是做出护理诊断的临床判断标准。诊断依据常常是患者所具有的一组症状和体征,以及有关病史,也可以是危险因素。对于潜在的护理诊断,其诊断依据则是原因本身(危险因素)。

诊断依据依其在特定诊断中的重要程度分为主要依据和次要依据。

1.主要依据

主要依据是指形成某一特定诊断所应具有的一组症状和体征及有关病史,是诊断成立的必要条件。

2.次要依据

次要依据是指在形成诊断时,多数情况下会出现的症状、体征及病史,对诊断的形成起支持作用,是诊断成立的辅助条件。

例如,便秘的主要依据是"粪便干硬,每周排大便不到三次",次要依据是"肠鸣音减少,自述肛门部有压力和胀满感,排大便时极度费力并感到疼痛,可触到肠内嵌塞粪块,并感觉不能排空"。

(四)相关因素

相关因素是指造成服务对象健康状况改变或引起问题产生的情况。常见的相关因素包括以下几个方面。

1.病理生理方面的因素

病理生理方面的因素指与病理生理改变有关的因素。例如,"体液过多"的相关因素可能是右心衰竭。

2.心理方面的因素

心理方面的因素指与服务对象的心理状况有关的因素。例如,"活动无耐力"可能是由疾病后服务对象处于较严重的抑郁状态引起。

3.治疗方面的因素

治疗方面的因素指与治疗措施有关的因素(用药、手术创伤等)。例如,"语言沟通障碍"的相关因素可能是使用呼吸机时行气管插管。

4.情景方面的因素

情景方面的因素指环境、情景等方面的因素(陌生环境、压力刺激等)。例如,"睡眠形态紊乱"可能与住院后环境改变有关。

5.年龄因素

年龄因素指在生长发育或成熟过程中与年龄有关的因素,如婴儿、青少年、中年、老年各有不同的生理、心理特征。

三、护理诊断与合作性问题及医疗诊断的区别

(一)合作性问题—潜在并发症

在临床护理实践中,护士常遇到一些无法完全包含在 NANDA 制订的护理诊断中的问题,而这些问题也确实需要护士提供护理措施,因此,有学者提出了合作性问题的概念。她把护士需

要解决的问题分为两类：一类经护士直接采取措施可以解决，属于护理诊断；另一类需要护士与其他健康保健人员尤其是医师共同合作解决，属于合作性问题。

合作性问题需要护士承担监测职责，以及时发现服务对象身体并发症的发生和情况的变化，但并非所有并发症都是合作性问题。有些可通过护理措施预防和处理，属于护理诊断；只有护士不能预防和独立处理的并发症才是合作性问题。合作性问题的陈述方式是"潜在并发症：×××
×"。如"潜在并发症：脑出血"。

（二）护理诊断与合作性问题及医疗诊断的区别

1.护理诊断与合作性问题的区别

护理诊断是护士独立采取措施能够解决的问题；合作性问题需要医师、护士共同干预处理，处理决定来自医护双方。对合作性问题，护理措施的重点是监测。

2.护理诊断与医疗诊断的区别

明确护理诊断和医疗诊断的区别对区分护理和医疗两个专业、确定各自的工作范畴和应负的法律责任非常重要。两者主要区别，见表1-1。

表 1-1 护理诊断与医疗诊断的区别

项目	护理诊断	医疗诊断
临床判断的对象	对个体、家庭、社会的健康问题/生命过程反应的一种临床判断	对个体病理生理变化的一种临床判断
描述的内容	描述的是个体对健康问题的反应	描述的是一种疾病
决策者	护士	医疗人员
职责范围	在护理职责范围内进行	在医疗职责范围内进行
适应范围	适用于个体、家庭、社会的健康问题	适用于个体的疾病
数量	往往有多个	一般情况下只有一个
是否变化	随病情的变化	一旦确诊不会改变

（孙秀香）

第三节 护理计划

制订护理计划是如何解决护理问题的一个决策过程，计划是对患者进行护理活动的指南，是针对护理诊断制订具体护理措施来预防、减轻或解决有关问题。其目的是为了确认护理对象的护理目标以及护士将要实施的护理措施，使患者得到合适的护理，保持护理工作的连续性，促进医护人员的交流和利于评价。制订计划包括四个步骤。

一、排列护理诊断的优先顺序

一般情况下，患者可以存在多个护理诊断，为了确定解决问题的优先顺序，根据问题的轻重缓急合理安排护理工作，需要对这些护理诊断包括合作性问题进行排序。

（一）排列护理诊断

一个患者可同时有多个护理问题,制订计划时应按其重要性和紧迫性排出主次,一般把威胁最大的问题放在首位,其他的依次排列,这样护士就可根据轻、重、缓、急有计划地进行工作,通常可按如下顺序排列。

1.首优问题

首优问题是指会威胁患者生命,需立即行动去解决的问题。如清理呼吸道无效、气体交换受阻等。

2.中优问题

中优问题是指虽不会威胁患者生命,但能导致身体上的不健康或情绪上变化的问题,如活动无耐力、皮肤完整性受损、便秘等。

3.次优问题

次优问题指人们在应对发展和生活中变化时所产生的问题。这些问题往往不是很紧急,如营养失调、知识缺乏等。

（二）排序时应该遵循的原则

（1）按马斯洛的人类基本需要层次论进行排列,优先解决生理需要。这是最常用的一种方法。生理需要是最低层次的需要,也是人类最重要的需要,一般来说,影响了生理需要满足的护理问题,对生理功能的平衡状态威胁最大的护理问题是需要优先解决的护理诊断。如与空气有关的"气体交换障碍""清理呼吸道无效";与水有关的"体液不足";与排泄有关的"尿失禁""尿潴留"等。

具体的实施步骤可以按以下方法进行:首先列出患者的所有护理诊断,将每一诊断归入五个需要层次,然后由低到高排列出护理诊断的先后顺序。

（2）考虑患者的需求。马斯洛的理论为护理诊断的排列提供了一个普遍的原则,但由于护理对象的复杂性、个体性,相同的需求对不同的人,其重要性可能不同。因此,在无原则冲突的情况下,可与患者协商,尊重患者的意愿,考虑患者认为最重要的问题予以优先解决。

（3）现存的问题优先处理,但不要忽视潜在的和有危险的问题。有时它们常常也被列为优先问题而需立即采取措施或严密监测。

二、制订预期目标

预期目标是指通过护理干预,护士期望患者达到的健康状态或在行为上的改变。其目的是指导护理措施的制订。预期目标不是护理行为,但能指导护理行为,并作为对护理效果进行评价的标准。每一个护理诊断都要有相应的目标。

（一）预期目标的制订

1.目标的陈述公式

时间状语＋主语＋（条件状语）＋谓语＋行为标准。

（1）主语:是指患者或患者身体的任何一部分,如体温、体重、皮肤等,有时在句子中省略了主语,但句子的逻辑主语一定是患者。

（2）谓语:指患者将要完成的行动,必须用行为动词来说明。

（3）行为标准:主语进行该行动所达到的程度。

（4）条件状语:指患者完成该行为时所处的特定条件,如"拄着拐杖"行走 50 m。

（5）时间状语：是指主语应在何时达到目标中陈述的结果，即何时对目标进行评价，这一部分的重要性在于限定了评价时间，可以督促护士尽心尽力地帮助患者尽快达到目标，评价时间的确定，往往需要根据临床经验和患者的情况来确定。

2.预期目标的种类

根据实现目标所需时间的长短可将护理目标分为短期目标和长期目标两大类。

（1）短期目标：指在相对较短的时间内要达到的目标（一般指一周内），适合于病情变化快、住院时间短的患者。

（2）长期目标：是指需要相对较长时间才能实现的目标（一般指一周以上甚至数月）。

长期目标是需要较长时间才能实现的，范围广泛；短期目标则是具体达到长期目标的台阶或需要解决的主要矛盾。如下肢骨折患者，其长期目标是"三个月内恢复行走功能"，短期目标分别为："第一个月借助双拐行走""第二个月借助手杖行走""第三个月逐渐独立行走"。短期目标与长期目标互相配合、呼应。

（二）制订预期目标的注意事项

（1）目标的主语一定是患者或患者的一部分，而不能是护士。目标是期望患者接受护理后发生的改变，达到的结果，而不是护理行动本身或护理措施。

（2）一个目标中只能有一个行为动词。否则在评价时，如果患者只完成了一个行为动词的行为标准就无法判断目标是否实现。另外，行为动词应可观察和测量，避免使用含糊的不明确的词语；可运用下列动词：描述、解释、执行、能、会、增加、减少等，不可使用含糊不清、不明确的词，如了解、掌握、好、坏、尚可等。

（3）目标陈述的行为标准应具体，以便于评价。有具体的检测标准；有时间限度；由护患双方共同制订。

（4）目标必须具有现实性和可行性，要在患者的能力范围之内，要考虑其身体心理状况、智力水平、既往经历及经济条件。目标完成期限的可行性，目标结果设定的可行性。患者认可，乐意接受。

（5）目标应在护理工作所能解决范围之内，并要注意医护协作，即与医嘱一致。

（6）目标陈述要针对护理诊断，一个护理诊断可有多个目标，但一个目标不能针对多个护理诊断。

（7）应让患者参与目标的制订，这样可使患者认识到对自己的健康负责不仅是医护人员的责任，也是患者的责任，护患双方应共同努力以保证目标的实现。

（8）关于潜在并发症的目标，潜在并发症是合作性问题，护理措施往往无法阻止其发生，护士的主要任务在于监测并发症的发生或发展。潜在并发症的目标陈述：护士能及时发现并发症的发生并积极配合处理。如"潜在并发症：心律失常"的目标是"护士能及时发现心律失常的发生并积极配合抢救"。

三、制订护理措施

护理措施是护士为帮助患者达到预定目标而制订的具体方法和内容。规定了解决健康问题的护理活动方式与步骤。是一份书面形式的护理计划，也可称为"护嘱"。

（一）护理措施的类型

护理措施可分为依赖性护理措施、协作性护理措施和独立性护理措施三类。

1.依赖性的护理措施

即来自医嘱的护理措施,它描述了贯彻医疗措施的行为。如医嘱"每晨测血压1次""每小时巡视患者1次"。

2.协作性护理措施

协作性护理措施是护士与他健康保健人员相互合作采取的行动。如患者出现"营养失调:高于机体的需要量"的问题时,为帮助患者达到理想体重的目标,需要和营养师一起协商、讨论、制订护理措施。

3.独立性护理措施

独立性护理措施是护士根据所收集的资料,凭借自己的知识、经验、能力,独立思考、判断后做出的决策,是在护理职责范围内。这类护理措施完全由护士设计并实施,不需要医嘱。如长期卧床患者存在的"有皮肤破损的危险",护士每天定时给患者翻身、按摩受压部位皮肤,温水擦拭等措施都是独立性护理措施。

(二)护理措施的构成

完整的护理措施计划应包括护理观察措施、行动措施、教育措施三部分,举例如下。

护理诊断:胸痛,与心肌缺血、缺氧致心肌坏死有关。

护理目标:24小时内患者主诉胸痛程度减轻。

制订护理措施如下。

1.观察措施

(1)观察疼痛的程度和缓解情况。

(2)观察患者心律、心率、血压的变化。

2.行动措施

(1)给予持续吸氧,2~4 L/min(依赖性护理措施)。

(2)遵医嘱持续静脉点滴硝酸甘油15滴/分(依赖性护理措施)。

(3)协助床上进食、洗漱、大小便(独立性护理措施)。

3.教育措施

(1)教育患者绝对卧床休息。

(2)保持情绪稳定。

(三)制订护理措施应注意的注意事项

1.针对性

护理措施针对护理目标制订,一般一个护理目标可通过几项措施来实现,措施应针对目标制订,否则即使护理措施没有错误,也无法促使目标实现。

2.可行性

护理措施要切实可行,措施制订时要考虑以下问题。①患者的身心问题:这也是整体护理中所强调的要为患者制订个体化的方案。措施要符合患者的年龄、体力、病情、认知情况以及患者自己对改变目前状况的愿望等。如对老年患者进行知识缺乏的健康教育时,让患者短时间内记忆很多教育内容是困难的。护理措施必须是患者乐于接受的。②护理人员的情况:护理人员的配备及专业技术、理论知识水平和应用能力等是否能胜任所制订的护理措施。③适当的医院设施、设备。

3.科学性

护理措施应基于科学的基础上,每项护理措施都应有措施依据,措施依据来自护理科学及相关学科的理论知识。禁止将没有科学依据的措施用于患者。护理措施的前提是一定要保证患者的安全。

4.一致性

护理措施不应与其他医务人员的措施相矛盾,否则容易使患者不知所措,并造成不信任感,甚至可能威胁患者安全。制订护理措施时应参阅其他医务人员的病历记录、医嘱,意见不一致时应共同协商,达成一致。

5.指导性

护理措施应具体,有指导性,不仅使护理同一患者的其他护士很容易地执行措施,也有利于患者。如对于体液过多需进食低盐饮食的患者,正确的护理措施:①观察患者的饮食是否符合低盐要求。②告诉患者和家属每天摄盐量<5 g。含钠多的食物除咸味食品外,还包括发面食品、碳酸饮料、罐头食品等。③教育患者及家属理解低盐饮食的重要性,等等。

不具有指导性护理措施:①嘱患者每天摄盐量<5 g。②嘱患者不要进食含钠多的食物。

四、护理计划成文

护理计划成文是将护理诊断、目标、护理措施以一定的格式记录下来而形成的护理文件。不仅为护理程序的下一步实施提供了指导,也有利于护士之间及护士与其他医务人员之间的交流。护理计划的书写格式,因不同的医院有各自具体的条件和要求,所以书写格式也是多种多样的。大致包括日期、护理诊断、目标、措施、效果评价几项内容,见表1-2。

表 1-2　护理计划

日期	护理诊断	护理目标	护理措施	评价	停止日期	签名
2022-2-19	气体交换受阻	1、 2、	1、 2、 3、			
2022-2-22	焦虑	1、 2、	1、 2、 3、			

护理计划应体现个体差异性,一份护理计划只对一个患者的护理活动起作用。护理计划还应具有动态发展性,随着患者病情的变化,护理的效果而调整。

（付　静）

第四节　护理实施

实施是为达到护理目标而将计划中各项措施付诸行动的过程。实施的质量如何与护士的专业知识、操作技能和人际沟通能力三方面的水平有关。实施过程中的情况应随时用文字记录下来。

实施过程包括实施前准备、实施和实施后记录三个部分，一般来讲，实施应发生于护理计划完成之后，但在某些特殊情况下，如遇到急诊患者或病情突变的住院患者，护士只能先在头脑中迅速形成一个初步的护理计划并立即采取紧急救护措施，事后再补上完整的护理计划。

一、实施前的准备

护士在执行护理计划之前，为了保证护理效果，应思考安排以下几个问题，即"五个 W"。

（一）"谁去做"

对需要执行的护理措施进行分类和分工，确定护理措施是由护士做，还是辅助护士做；哪一级别或水平的护士做；是一个护士做，还是多个护士做。

（二）"做什么"

进一步熟悉和理解计划，执行者对计划中每一项措施的目的、要求、方法和时间安排应了如指掌，以确保措施的落实，并使护理行为与计划一致。此外，护士还应理解各项措施的理论基础，保证科学施护。

（三）"怎样做"

（1）分析所需要的护理知识和技术：护士必须分析实施这些措施所需要的护理知识和技术，如操作程序或仪器设备使用的方法，若有不足，则应复习有关书籍或资料，或向其他有关人员求教。

（2）明确可能会发生的并发症及其预防：某些护理措施的实施有可能对患者产生一定程度的损伤。护士必须充分预想可能发生的并发症，避免或减少对患者的损伤，保证患者的安全。

（3）如患者情绪不佳，合作性差，那么需要考虑如何使措施得以顺利进行。

（四）"何时做"

实施护理措施的时间选择和安排要恰当，护士应该根据患者的具体情况、要求等多方面因素来选择执行护理措施的时机。例如，健康教育的时间，应该选择在患者身体状况良好、情绪稳定的情况下进行以达到预期的效果。

（五）"何地做"

确定实施护理措施的场所，以保证措施的顺利实施。在健康教育时应选择相对安静的场所；对涉及患者隐私的操作，更应该注意选择环境。

二、实施

实施是护士运用操作技术、沟通技巧、观察能力、合作能力和应变能力去执行护理措施的过程。在实施阶段，护理的重点是落实已制订的措施，执行医嘱、护嘱，帮助患者达到护理目标，解决问题。在实施中必须注意既要按护理操作常规规范化地实施每一项措施，又要注意根据每个患者的生理、心理特征个性化地实施护理。

实施是评估、诊断和计划阶段的延续，需随时注意评估患者的病情及患者对护理措施的反应及效果，努力使护理措施满足患者的生理、心理需要、促进疾病的康复。

三、实施后的记录

实施后，护士要对其所执行的各种护理措施及患者的反应进行完整、准确的文字记录，即护理病历中的护理病程记录，以反映护理效果，为评价做好准备。

记录可采用文字描述或填表,在相应项目上打"√"的方式。常见的记录格式有 PIO 记录方式,PIO 即由问题(problem,P)、措施(intervention,I)、结果(outcome,O)组成。"P"的序号要与护理诊断的序号一致并写明相关因素,可分别采用 PES、PE、SE 三种记录方式。"I"是指与 P 相对应的已实施的护理措施。即做了什么,但记录并非护理计划中所提出的全部护理措施的罗列。"O"是指实施护理措施后的结果。可出现两种情况:一种结果是当班问题已解决;另一种结果是当班问题部分解决或未解决,若措施适当,由下一班负责护士继续观察并记录;若措施不适宜,则由下一班负责护士重新修订并制订新的护理措施。

记录是一项很重要的工作,其意义在于:①可以记录患者住院期间接受护理照顾的全部经过;②有利于其他医护人员了解情况;③可作为护理质量评价的一个内容;④可为以后的护理工作提供资料;⑤是护士辛勤工作的最好证明。

(冯永美)

第五节　护理评价

评价是有计划的、系统的将患者的健康现状与确定的预期目标进行比较的过程。评价是护理程序的第五步,但实际上它贯穿于整个护理程序的各个步骤,如评估阶段,需评估资料收集是否完全,收集方法是否正确;诊断阶段,需评价诊断是否正确,有无遗漏,是否是以收集到的资料为依据;计划阶段,需评价护理诊断的顺序是否合适,目标是否可行,措施是否得当;实施阶段,需评价措施是否得到准确执行,执行效果如何等。评价虽然位于程序的最后一步,但并不意味着护理程序的结束,相反,通过评价发现新问题,重新修订计划,而使护理程序循环往复地进行下去。

评价包括以下几个步骤。

一、收集资料

收集有关患者目前健康状态的资料,资料涉及的内容与方法同第一节评估部分的相应内容。

二、评价目标是否实现

评价的方法是将患者目前健康状态的资料与计划阶段的预期目标相比较,以判断目标是否实现。经分析可得出三种结果:①目标已达到;②部分达到目标;③未能达到目标。

例:预定的目标为"一个月后患者拄着拐杖行走 50 m",一个月后评价结果如下。

患者能行走 50 m——目标达到。

患者能行走 30 m——目标部分达到。

患者不能行走——目标未达到。

三、重审护理计划

对护理计划的调整包括以下几种方式。

(一)停止

重审护理计划时,对目标已经达到,问题已经解决的,停止采取措施,但应进一步评估患者可能存在的其他问题。

(二)继续

问题依然存在,计划的措施适宜,则继续执行原计划。

(三)修订

对目标部分实现或目标未实现的原因要进行探讨和分析,并重审护理计划,对诊断、目标和措施中不适当的内容加以修改,应考虑下述问题:收集的资料是否准确和全面;护理问题是否确切;所定目标是否现实;护理措施设计是否得当及执行是否有效,患者是否配合等。

护理程序作为一个开放系统,患者的健康状况是一个输入信息,通过评估、计划和实施,输出患者健康状况的信息,经过护理评价结果来证实计划是否正确。如果患者尚未达到健康目标,则需要重新收集资料、修改计划,直到患者达到预期的目标,护理程序才告停止。因此,护理程序是一个周而复始,无限循环的系统工程(图 1-1)。

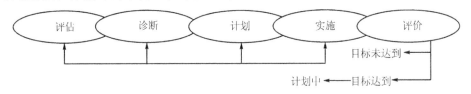

图 1-1 护理程序的循环过程

护理程序是一种系统的解决问题的程序,是护士为患者提供护理照顾的方法,应用护理程序可以保证护士给患者提供有计划、有目的、高质量、以患者为中心的整体护理。因此它不仅适用于医院临床护理、护理管理,同时它还适用于其他护理实践、如社区护理、家庭护理、大众健康教育等,是护理专业化的标志之一。

(王 珍)

第二章

临床护理技术

第一节 铺 床 法

病床是病室的主要设备,是患者睡眠与休息的必需用具。患者,尤其是卧床患者与病床朝夕相伴,因此,床铺的清洁、平整和舒适,可使患者心情舒畅,增强治愈疾病的信心,并可预防并发症的发生。

铺床总的要求为舒适、平整、安全、实用、节时、节力。常用的病床:①钢丝床。有的可通过支起床头、床尾(二截或三截摇床)而调节体位,有的床脚下装有小轮,便于移动。②木板床。为骨科患者所用。③电动控制多功能床。患者可自己控制升降或改变体位。

病床及被服类规格要求:①一般病床。高 60 cm,长 200 cm,宽 90 cm。②床垫。长宽与床规格同,厚 9 cm。以棕丝制作垫芯为好,也可用橡胶泡沫,塑料泡沫作垫芯,垫面选帆布制作。③床褥。长宽同床垫,一般以棉花作褥芯,棉布作褥面。④棉胎。长 210 cm,宽 160 cm。⑤大单。长 250 cm,宽 180 cm。⑥被套。长 230 cm,宽 170 cm,尾端开口缝四对带。⑦枕芯。长 60 cm,宽 40 cm,内装木棉或高弹棉、锦纶丝棉,以棉布作枕面。⑧枕套。长 65 cm,宽 45 cm。⑨橡胶单。长 85 cm,宽 65 cm,两端各加白布 40 cm。⑩中单。长 85 cm,宽 170 cm。以上各类被服均以棉布制作。

一、备用床

(一)目的
铺备用床为准备接受新患者和保持病室整洁美观。

(二)用物准备
床、床垫、床褥、枕芯、棉胎或毛毯、大单、被套或衬单及罩单、枕套。

(三)操作方法
1.被套法
(1)将上述物品置于护理车上,推至床前。
(2)移开床旁桌,距床 20 cm,并移开床旁椅置床尾正中,距床 15 cm。
(3)将用物按铺床操作的顺序放于椅上。
(4)翻床垫,自床尾翻向床头或反之,上缘紧靠床头。床褥铺于床垫上。

15

(5)铺大单,取折叠好的大单放于床褥上,使中线与床的中线对齐,并展开拉平,先铺床头后铺床尾。①铺床头:一手托起床头的床垫,一手伸过床的中线将大单塞于床垫下,将大单边缘向上提起呈等边三角形,下半三角平整塞于床垫下,再将上半三角翻下塞于床垫下。②铺床尾:至床尾拉紧大单,一手托起床垫,一手握住大单,同法铺好床角。③铺中段:沿床沿边拉紧大单中部边沿,然后双手掌心向上,将大单塞于床垫下。④至对侧:同法铺大单。

(6)套被套:①S形式套被套法(图2-1)。被套正面向外使被套中线与床中线对齐,平铺于床上,开口端的被套上层倒转向上约1/3。棉胎或毛毯竖向三折,再按S形横向三折。将折好的棉胎置于被套开口处,底边与被套开口边平齐。拉棉胎上边至被套封口处,并将竖折的棉胎两边展开与被套平齐(先近侧后对侧)。盖被上缘距床头15 cm,至床尾逐层拉平盖被,系好带子。边缘向内折叠与床沿平齐,尾端掖于床垫下。同上法将另一侧盖被理好。②卷筒式套被套法(图2-2)。被套正面向内平铺于床上,开口端向床尾,棉胎或毛毯平铺在被套上,上缘与被套封口边齐,将棉胎与被套上层一并由床尾卷至床头(也可由床头卷向床尾),自开口处翻转,拉平各层,系带,余同S形式。

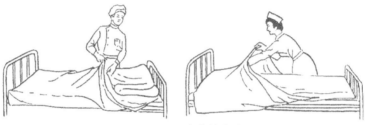

图2-1 S形式套被套法

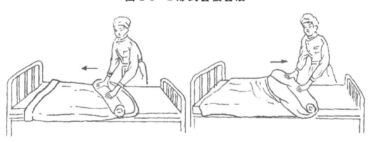

图2-2 卷筒式套被套法

(7)套枕套,于椅上套枕套,使四角充实,系带子,平放于床头,开口背门。

(8)移回桌椅,检查床单,保持整洁。

2.被单法

(1)移开床旁桌、椅,翻转床垫、铺大单,同被套法。

(2)将反折的大单(衬单)铺于床上,上端反折10 cm,与床头齐,床尾按铺大单法铺好床尾。

(3)棉胎或毛毯平铺于衬单上,上端距床头15 cm,将床头衬单反折于棉胎或毛毯上,床尾同大单铺法。

(4)铺罩单,正面向上对准床中线,上端与床头齐,床尾处则折成斜45°,沿床边垂下。转至对侧,先后将衬单、棉胎及罩单同上法铺好。

(5)余同被套法。

(四)注意事项

(1)铺床前先了解病室情况,若患者进餐或做无菌治疗时暂不铺床。

（2）铺床前要检查床各部分有无损坏,若有则修理后再用。

（3）操作中要使身体靠近床边,上身保持直立,两腿前后分开稍屈膝以扩大支持面增加身体稳定性,既省力又能适应不同方向操作。同时手和臂的动作要协调配合,尽量用连续动作,以节省体力消耗,并缩短铺床时间。

（4）铺床后应整理床单及周围环境,以保持病室整齐。

二、暂空床

（一）目的
铺暂空床供新入院的患者或暂离床活动的患者使用,保持病室整洁美观。

（二）用物准备
同备用床,必要时备橡胶中单、中单。

（三）操作方法
（1）将备用床的盖被四折叠于床尾。若被单式,在床头将罩单向下包过棉胎上端,再翻上衬单做 25 cm 的反折,包在棉胎及罩单外面。然后将罩单、棉胎、衬单一并四折,叠于床尾。

（2）根据病情需要铺橡胶中单、中单。中单上缘距床头 50 cm,中线与床中线对齐,床缘的下垂部分一并塞床垫下。按上法将对侧铺好。

三、麻醉床

（一）目的
（1）铺麻醉床便于接受和护理手术后患者。

（2）使患者安全、舒适和预防并发症。

（3）防止被褥被污染,并便于更换。

（二）用物准备
1.被服类

同备用床,另加橡胶中单、中单两条。弯盘、纱布数块、血压计、听诊器、护理记录单、笔。根据手术情况备麻醉护理盘或急救车上备麻醉护理用物。

2.麻醉护理盘用物

治疗巾内置张口器、压舌板、舌钳、牙垫、通气导管、治疗碗、镊子、输氧导管、吸痰导管及纱布数块。治疗巾外放电筒、胶布等。必要时备输液架、吸痰器、氧气筒及胃肠减压器等。天冷时无空调设备应备热水袋及布套各 2 只、毯子。

（三）操作方法
（1）拆去原有枕套、被套、大单等。

（2）按使用顺序备齐用物至床边,放于床尾。

（3）移开床旁桌椅等同备用床。

（4）同暂空床铺好一侧大单、中段橡胶中单、中单及上段橡胶中单、中单,上段中单与床头齐。转至对侧,按上法铺大单、橡胶中单、中单。

（5）铺盖被。①被套式:盖被头端两侧同备用床,尾端系带后向内或向上折叠与床尾齐,将向门口一侧的盖被三折叠于对侧床边。②被单式:头端铺法同暂空床,下端向上反折和床尾齐,两侧边缘向上反折同床沿齐,然后将盖被折叠于一侧床边。

（6）套枕套后将枕头横立于床头,以防患者躁动时头部碰撞床栏而受伤(图 2-3)。

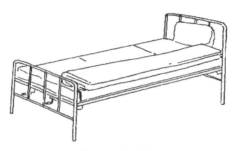

图 2-3　麻醉床

（7）移回床旁桌,椅子放于接受患者对侧床尾。

（8）麻醉护理盘置于床旁桌上,其他用物放于妥善处。

（四）注意事项

（1）铺麻醉床时,必须更换各类清洁被服。

（2）床头一块橡胶中单、中单可根据病情和手术部位需要铺于床头或床尾。若下肢手术者将单铺于床尾,头胸部手术者铺于床头。全麻手术者为防止呕吐物污染床单则铺于床头。而一般手术者,可只铺床中部中单即可。

（3）患者的盖被根据医院条件增减。冬季必要时可置热水袋 2 只加布套,分别放于床中部及床尾的盖被内。

（4）输液架、胃肠减压器等物放于妥善处。

四、卧有患者床

（一）扫床法

1.目的

（1）使病床平整无皱褶,患者睡卧舒适,保持病室整洁美观。

（2）随扫床操作协助患者变换卧位,又可预防压疮及坠积性肺炎。

2.用物准备

护理车上置浸有消毒液的半湿扫床巾的盆,扫床巾每床一块。

3.操作方法

（1）备齐用物,推护理车至患者床旁,向患者解释,以取得合作。

（2）移开床旁桌椅,半卧位患者,若病情许可,暂将床头、床尾支架放平,以便操作。若床垫已下滑,须上移与床头齐。

（3）松开床尾盖被,助患者翻身侧卧背向护士,枕头随患者翻身移向对侧。松开近侧各层被单,取扫床巾分别扫净中单、橡胶中单后搭在患者身上。然后自床头至床尾扫净大单上碎屑,注意枕下及患者身下部分各层应彻底扫净,最后将各单逐层拉平铺好。

（4）助患者翻身侧卧于扫净一侧,枕头也随之移向近侧。转至对侧,以上法逐层扫净拉平铺好。

（5）助患者平卧,整理盖被,将棉胎与被套拉平,掖成被筒,为患者盖好。

（6）取出枕头,揉松,放患者头下,支起床上支架。

(7)移回床旁桌椅,整理床单位,保持病室整洁美观,向患者致谢意。

(8)清理用物,归回原处。

(二)更换床单法

1.目的

(1)使病床平整无皱褶,患者睡卧舒适,保持病室整洁美观。

(2)随扫床操作协助患者变换卧位,又可预防压疮及坠积性肺炎。

2.用物准备

清洁的大单、中单、被套、枕套,需要时备患者衣裤。护理车上置浸有消毒液的半湿扫床巾的盆,扫床巾每床一块。

3.操作方法

(1)适用于卧床不起,病情允许翻身者(图2-4):①备齐用物推护理车至患者床旁,向患者解释,以取得合作。移开床旁桌椅,半卧位患者,若病情许可,暂将床头、床尾支架放平,以便操作。若床垫已下滑,须上移与床头齐。清洁的被服按更换顺序放于床尾椅上。②松开床尾盖被,助患者侧卧,背向护士,枕头随之移向对侧。③松开近侧各单,将中单卷入患者身下,用扫床巾扫净橡胶中单上的碎屑,搭在患者身上再将大单卷入患者身下,扫净床上碎屑。④取清洁大单,使中线与床中线对齐。将对侧半幅卷紧塞于患者身近侧,半幅自床头、床尾、中部先后展平拉紧铺好,放下橡胶中单,铺上中单(另一半卷紧塞于患者身下),两层一并塞入床垫下铺平。移枕头并助患者翻身面向护士。转至对侧,松开各单,将中单卷至床尾大单上,扫净橡胶中单上的碎屑后搭于患者身上,然后将污大单从床头卷至床尾与污中单一并丢入护理车污衣袋或护理车下层。⑤扫净床上碎屑,依次将清洁大单、橡胶中单、中单逐层拉平,同上法铺好。助患者平卧。⑥解开污被套尾端带子,取出棉胎盖在污被套上,并展平。将清洁被套铺于棉胎上(反面在外),两手伸入清洁被套内,抓住棉胎上端两角,翻转清洁被套,整理床头棉被,一手抓棉被下端,一手将清洁被套往下拉平,同时顺手将污棉套撤出放入护理车污衣袋或护理车下层。棉被上端可压在枕下或请患者抓住,然后至床尾逐层拉平后系好带子,披成被筒为患者盖好。⑦一手托起头颈部,一手迅速取出枕头,更换枕套,助患者枕好枕头。⑧清理用物,归回原处。

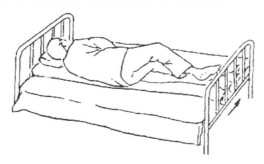

图 2-4　卧有允许翻身患者床换单法

(2)适用于病情不允许翻身的侧卧患者(图2-5):①备齐用物推护理车至患者床旁,向患者解释,以取得合作。移开床旁桌椅,半卧位患者,若病情许可,暂将床头、床尾支架放平,以便操作。若床垫已下滑,需上移与床头齐。清洁的被服按更换顺序放于床尾椅上。②两人操作。一人一手托起患者头颈部,另一人一手迅速取出枕头,放于床尾椅上。松开床尾盖被,大单、中单及橡胶中单。从床头将大单横卷成筒式至肩部③将清洁大单横卷成筒式铺于床头,大单中线与床中线对齐,铺好床头大单。一人抬起患者上半身(骨科患者可利用牵引架上拉手,自己抬起身躯),将污大单、橡胶中单、中单一起从床头卷至患者臀下,同时另一人将清洁大单也随着污单拉至臀部。④放下上半身,一人托起臀部,一人迅速撤出污单,同时将清洁大单拉至床尾,橡胶中单放在床尾椅背上,污单丢入护理车污衣袋或护理车下层,展平大单铺好。⑤一人套枕套为患者枕好。一人备橡胶中单、中单,并先铺好一侧,余半幅塞患者身下至对侧,另一人展平铺好。⑥更换被套、枕套同上法,两人合作更换。

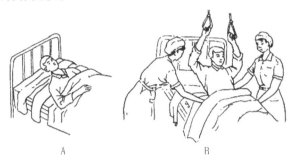

图 2-5　卧有不允许翻身患者床换单法

(3)盖被为被单式更换衬单和罩单的方法:①将床头污衬单反折部分翻至被下,取下污罩单丢入污衣袋或护理车下层。②铺大单(衬单)于棉胎上,反面向上,上端反折 10 cm,与床头齐。③将棉胎在衬单下由床尾退出,铺于衬单上,上端距床头 15 cm。④铺罩单,正面向上,对准中线,上端和床头齐。⑤在床头将罩单向下包过棉胎上端,再翻上衬单做 25 cm 的反折,包在棉胎和罩单的外面。⑥盖被上缘压于枕下或请患者抓住,在床尾撤出衬单,并逐层拉平铺好床尾,注意松紧,以防压迫足趾。

4.注意事项

(1)更换床单或扫床前,应先评估患者及病室环境是否适合操作。需要时应关闭门窗。

(2)更换床单时注意保暖,动作敏捷,勿过多翻动和暴露患者,以免患者过劳和受凉。

(3)操作时要随时注意观察病情。

(4)患者若有输液管或引流管,更换床单时可从无管一侧开始,操作较为方便。

(5)撤下的污单切勿丢在地上或他人床上。

(梁　贞)

第二节　无　菌　技　术

无菌技术是医疗护理操作中防止发生感染和交叉感染的一项重要的基本操作,执行无菌技术可以减少和杜绝患者因诊断、治疗和护理所引起的意外感染。因此,医务人员必须加强无菌操作的观念,正确熟练地掌握无菌技术,严密遵守操作规程,以保证患者的安全,防止医源性感染。

一、相关概念

(一)无菌技术

无菌技术是指在医疗、护理操作过程中防止一切微生物侵入人体和防止无菌物品、无菌区域被污染的操作技术。

(二)无菌物品

无菌物品是指经过物理或化学方法灭菌后保持无菌状态的物品。

(三)非无菌区

非无菌区是指未经过灭菌处理或虽经过灭菌处理但又被污染的区域。

二、无菌技术操作原则

(一)环境清洁

操作区域要宽敞,无菌操作前30分钟应通风,停止清扫工作,减少走动,防止尘埃飞扬。

(二)工作人员准备

修剪指甲,洗手,戴好帽子、口罩(4~8小时更换,一次性的少于4小时更换),必要时穿无菌衣,戴无菌手套。

(三)物品妥善保管

(1)无菌物品与非无菌物品应分别放置。

(2)无菌物品须存放在无菌容器或无菌包内。

(3)无菌包外注明物名、时间,按有效期先后安放。

(4)未被污染下保存期为7~14天。

(5)过期或受潮均应重新灭菌。

(四)取无菌物注意事项

(1)面向无菌区域,用无菌钳钳取,手臂须保持在腰部水平以上,注意不可跨越无菌区。

(2)无菌物品一经取出,即使未使用,也不可放回。

(3)未经消毒的用物不可触及无菌物品。

(五)操作时要保持无菌

不可面对无菌区讲话、咳嗽、打喷嚏;若疑有无菌物品被污染,不可使用。

(六)一人一物

一套无菌物品仅供一人使用,防止交叉感染。

三、无菌技术基本操作

无菌技术及操作规程是根据科学原则制定的,任何一个环节都不可违反,每个医务人员都必须遵守,以保证患者的安全。

(一)取用无菌持物钳法

使用无菌持物钳取用和传递无菌物品,以维持无菌物品及无菌区的无菌状态。

1.类别

(1)三叉钳:夹取较重物品,如盆、盒、瓶、罐等,不能夹取细的物品。

(2)卵圆钳:夹取镊、剪、刀、治疗碗及盘等,不能夹取较重物品。

（3）镊子：夹取棉球、棉签、针、注射器等。

2.无菌持物钳（镊）的使用法

（1）无菌持物钳（镊）应浸泡在盛有消毒溶液的无菌广口容器内，液面须超过轴节以上 2～3 cm 或镊子 1/2 处。容器底部应垫无菌纱布，容器口上加盖。每个容器内只能放一把无菌持物钳（图 2-6）。

（2）取放无菌持物钳（镊）时，尖端闭合，不可触及容器口缘及溶液面以上的容器内壁。手指不可触摸浸泡部位。使用时保持尖端向下，不可倒转向上，以免消毒液倒流污染尖端（图 2-6）。用后立即放回容器内，并将轴节打开。如取远处无菌物品时，无菌持物钳（镊）应连同容器移至无菌物品旁使用。

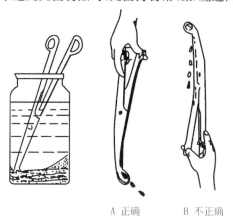

A 正确　　　　B 不正确

图 2-6　无菌持物钳（镊）的使用

（3）无菌持物钳（镊）不能触碰未经灭菌的物品，也不可用于换药或消毒皮肤。如被污染或有可疑污染时，应重新消毒灭菌。

（4）无菌持物钳（镊）及其浸泡容器，每周消毒灭菌 1 次，并更换消毒溶液及纱布。外科病室每周消毒灭菌 2 次，手术室、门诊换药室或其他使用较多的部门，应每天消毒灭菌 1 次。

（5）不能用无菌持物钳夹取油纱布，因粘于钳端的油污可形成保护层，影响消毒液渗透而降低消毒效果。

（二）无菌容器的使用法

无菌容器用以保存无菌物品，使其处于无菌状态以备使用（图 2-7）。

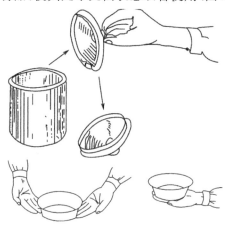

图 2-7　无菌容器的使用

（1）取无菌容器内的物品,打开时将盖内面（无菌面）向上置于稳妥处或内面向下拿在手中,手不可触及容器壁的内面,取后即将容器盖盖严,避免容器内无菌物品在空气中暴露过久。

（2）取无菌容器应托住容器底部,手指不可触及容器边缘及内面。

（三）取用无菌溶液法

目的是维持无菌溶液在无菌状态下使用。

1.核对

药名、剂量、浓度和有效期。

2.检查

有无裂缝、瓶盖有无松动、溶液的澄清度和质量。

3.倒用密封瓶溶液法

擦净瓶外灰尘,用启瓶器撬开铝盖,用双手拇指将橡胶塞边缘向上翻起,再用示指和中指套住橡胶塞拉出;先倒出少量溶液冲洗瓶口,倒液时标签朝上,倒后立即将橡胶塞塞好,常规消毒后将塞翻下,记录开瓶日期、时间,有效期24小时。不可将无菌物品或非无菌物品伸入无菌溶液内蘸取或直接接触瓶口倒液,以免污染瓶内的溶液,已倒出的溶液不可再倒回瓶内。

4.倒用烧瓶液法

先检查后解系带,倒液同密封法。

（四）无菌包使用法

目的是保持无菌包内无菌物品的无菌状态,以备使用。

1.包扎法

将物品放在包布中央,最后一角折盖后用化学指示胶带粘贴,封包胶带上可书写记录,或用带包扎"＋"。

2.开包法

（1）三查:名称、日期、化学指示胶带。

（2）撕开粘贴或解开系带,系带卷放在包布边下,先外角,再两角,后内角,注意手不可触及内面,放在事先备好的无菌区域内,将包布按原折痕包起,将带以一字形包扎,记录,24小时有效（图2-8）。

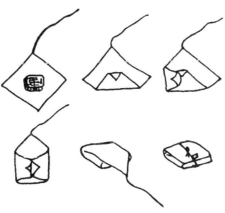

图2-8 无菌包的使用

3.小包打开法

托在手上打开,另一手将包布四角抓住,稳妥地将包内物品放入无菌区域内。

4.一次性无菌物品

注射器或输液条,敷料或导管。

(五)铺无菌盘法

目的是维持无菌物品处于无菌状态,以备使用。

将无菌治疗巾铺在清洁、干燥的治疗盘内,使其内面为无菌区,可放置无菌物品,以供治疗和护理操作使用。有效期限不超过4小时。

(1)无菌治疗巾的折叠法:将双层棉布治疗巾横折2次,再向内对折,将开口边分别向外翻折对齐。

(2)无菌治疗巾的铺法:手持治疗巾两开口外角呈双层展开,由远端向近端铺于治疗盘内。两手捏住治疗巾上层下边两外角向上呈扇形折叠三层,内面向外。

(3)取所需无菌物品放入无菌区内,覆盖上层无菌巾,使上、下层边缘对齐,多余部分向上反折。

(六)戴、脱无菌手套法

佩戴无菌手套的目的是防止患者在手术与治疗过程中受到感染,以及医护人员处理无菌物品过程中确保物品无菌(图2-9)。

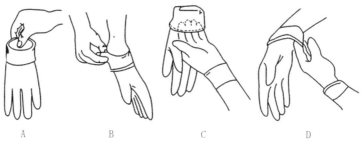

A　　　　　B　　　　　C　　　　　D

图 2-9　戴脱无菌手套

(1)洗净擦干双手,核对号码及日期。

(2)打开手套袋,取出滑石粉擦双手。

(3)掀起手套袋开口处,取出手套,对准戴上。

(4)双手调手套位置,扣套在工作衣袖外面。

(5)脱手套,外面翻转脱下。

(6)注意:①未戴手套的手不可触及手套的外面;②已戴手套的手不可触及未戴手套的手或另一手套内面;③发现手套有破洞立即更换。

(七)取用消毒棉签法

目的是保持无菌棉签处于无菌状态下使用。

1.无菌棉签使用法

(1)检查棉签有效期及包装的完整程度,有破损时不能使用。

(2)左手握棉签棍端,右手捏住塑料包装袋上部,依靠棉签的支撑向后稍用力撕开前面的包装袋。

(3)将包装袋抽后折盖左手示指,用中指压住。

(4)右手拇指顶出所用棉签并取出。

2.复合碘医用消毒棉签使用法

(1)取复合碘医用消毒棉签 1 包,检查有效期,注明开启时间。

(2)将包内消毒棉签推至包的右下端,并分离 1 根留置于包内左侧。

(3)左手拇、示指持复合碘医用消毒棉签包的窗口缘,右手拇、示指捏住窗翼,揭开窗口。

(4)将窗翼拉向右下方,以左手拇指按压窗翼,固定窗盖。

(5)右手从包的后方将包左上角向后反折,夹于左手示指与中指之间,露出棉签手柄部。

(6)以右手取出棉签。

(7)松开左手拇指和示指,拇指顺势将窗口封好,放回盘内备用。

(梁　贞)

第三节　肌内注射

一、目的

(1)注入小剂量药物,适用于不宜口服给药而需在一定时间内发生药效时。

(2)预防接种。

(3)局部供药,如局部麻醉用药。

二、评估

(一)评估患者

(1)双人核对医嘱。

(2)核对患者床号、姓名、住院号和腕带(请患者自己说出床号和姓名)。

(3)评估患者病情、意识状态、配合能力、用药史、药物过敏史、不良反应史等。

(4)向患者解释操作目的和过程,取得患者配合。

(5)查看注射部位皮肤情况(皮肤颜色,有无皮疹、感染)。

(6)协助患者取舒适坐位或卧位。

(二)评估环境

安静整洁,宽敞明亮,必要时遮挡。

三、操作前准备

(一)人员准备

仪表整洁,符合要求。洗手,戴口罩。

(二)按医嘱配制药液

(1)操作台上放置注射盘、纸巾、无菌治疗巾、无菌镊子、2 mL 注射器、医嘱用药液、安尔碘、75%乙醇和无菌棉签。

(2)双人核对药液标签、药名、浓度、剂量、有效期和给药途径。

(3)检查瓶口有无松动,瓶身有无破裂,药液有无浑浊、沉淀、絮状物和变质。

(4)检查注射器、安尔碘、75％乙醇、无菌棉签等,包装无破裂,药液在有效期内。

(5)按正规操作抽吸药液,并贴好标识,置于无菌盘内。

(6)再次核对药液,记录时间并签名。

(三)物品准备

治疗车上层放置无菌盘(内置抽吸好的药液)、治疗盘(安尔碘、75％乙醇)、注射单和快速手消毒剂,以上物品符合要求,均在有效期内。治疗车下层放置生活垃圾桶、医疗废物桶、锐器盒。

四、操作程序

(1)携用物推车至患者床旁,核对床号、姓名、住院号和腕带(请患者自己说出床号和姓名)。

(2)根据注射目的选择注射部位(上臂三角肌下缘、两侧腹壁、后背、股前侧和外侧等)。

(3)常规消毒皮肤,待干。

(4)二次核对患者床号、姓名和药名。

(5)用注射器抽取药液并排尽空气;取干棉签,夹于左手示指与中指之间。

(6)一手绷紧皮肤,另一手持注射器,示指固定针栓,针头斜面向上,与皮肤呈30°～40°(过瘦患者可捏起注射部位皮肤,并减少穿刺角度)快速刺入皮下,深度为针梗的1/2～2/3;松开紧绷皮肤的手,抽动活塞,如无回血,缓慢推注药液。

(7)注射毕,用无菌干棉签轻压针刺处,快速拔针后按压片刻。

(8)再次核对患者床号、姓名和药名,注射器按要求放置。

(9)协助患者取舒适体位,整理床单位,并告知患者注意事项。

(10)用快速手消毒剂消毒双手,记录时间并签名。

(11)推车回治疗室,按医疗废物处理原则处理用物。

(12)洗手,根据病情书写护理记录单。

五、注意事项

(1)遵医嘱和药品说明书使用药品。

(2)长期注射者应注意更换注射部位。

(3)注射中、注射后观察患者不良反应和用药效果。

(4)注射＜1 mL药液时须使用1 mL注射器,以保证注入药液剂量准确无误。

(5)持针时,右手示指固定针栓,但不可接触针梗,以免污染。

(6)针头刺入角度不宜超过45°,以免刺入肌层。

(7)尽量避免应用对皮肤有刺激作用的药物行皮下注射。

(8)若注射胰岛素,须告知患者进食时间。

（张　雪）

第四节 静 脉 注 射

一、目的

(1)所选用药物不宜口服、皮下注射、肌内注射,又需迅速发挥药效时。

(2)注入药物进行某些诊断性检查,如对肝、肾、胆囊等造影时需静脉注入造影剂。

二、评估

(一)评估患者

(1)双人核对医嘱。

(2)核对患者床号、姓名、住院号和腕带(请患者自己说出床号和姓名)。

(3)了解患者病情、意识状态、配合能力、药物过敏史、用药史。

(4)评估患者穿刺部位的皮肤状况、肢体活动能力、静脉充盈度和管壁弹性。选择适合静脉注射的部位,评估药物对血管的影响程度。

(5)向患者解释静脉注射的目的和方法,告知所注射药物的名称,取得患者配合。

(二)评估环境

安静整洁,宽敞明亮。

三、操作前准备

(一)人员准备

仪表整洁,符合要求。洗手,戴口罩。

(二)物品准备

1.操作台

治疗单、静脉注射所用药物和注射器。

2.按要求检查所需用物,符合要求方可使用

(1)双人核对药物名称、浓度、剂量、有效期和给药途径。

(2)检查药物的质量、标签,液体有无沉淀和变色,有无渗漏、浑浊和破损。

(3)检查注射器和无菌棉签的有效期,包装是否紧密无漏气,安尔碘的使用日期是否在有效期内。

3.配制药液

(1)安尔碘棉签消毒药物瓶口,掰开安瓿,瓿帽弃于锐器盒内。

(2)打开注射器,将外包装袋置于生活垃圾桶内,固定针头,回抽针栓,检查注射器,取下针帽置于生活垃圾桶内,抽取安瓿内药液,排气,置于无菌盘内。在注射器上贴上患者床号、姓名、药物名称和用药方法的标签。

(3)再次核对空安瓿和药物的名称、浓度、剂量和用药方法和时间。

4.备用物品

治疗车上层治疗盘内放置一支备用注射器、安尔碘、无菌棉签,无菌盘内放置配好的药液、垫巾。以上物品符合要求,均在有效期内。治疗车下层放置生活垃圾桶、医疗废物桶、锐器盒和含有效氯 250 mg/L 的消毒液桶。

四、操作程序

(1)携用物推车至患者床旁,核对床号、姓名、住院号和腕带(请患者自己说出床号和姓名)。

(2)向患者说明静脉注射的方法、配合要点、注射药物的作用和不良反应。

(3)协助患者取舒适体位,充分暴露穿刺部位,放垫巾于穿刺部位下方。

(4)在穿刺部位上方 5~6 cm 处扎压脉带,末端向上,以防污染无菌区。

(5)用安尔碘棉签消毒穿刺部位皮肤,以穿刺点为中心向外螺旋式旋转擦拭,直径>5 cm。

(6)再次核对患者床号、姓名和药名。

(7)嘱患者握拳,使静脉充盈,左手拇指固定静脉下端皮肤,右手持注射器与皮肤呈 15°~30° 自静脉上方或侧方刺入,见回血可再沿静脉进针少许。

(8)保留静脉通路者,用安尔碘棉签消毒其静脉注射部位三通接口,以接口处为中心向外螺旋式旋转擦拭。

(9)静脉注射过程中,观察局部组织有无肿胀,严防药液渗漏,如出现渗漏立即拔出针头,按压局部,另行穿刺。

(10)拔针后,指导患者按压穿刺点 3 分钟,勿揉,凝血功能差的患者适当延长按压时间。

(11)再次核对患者床号、姓名和药名。

(12)将压脉带与输液垫巾对折取出,输液垫巾置于生活垃圾桶内,压脉带放于含有效氯 250 mg/L 的消毒液桶中。整理患者衣物和床单位,观察有无不良反应,并向患者讲明注射后注意事项。用快速手消毒剂消毒双手,推车回治疗室,按医疗废物处理原则整理用物。

(13)洗手,在治疗单上签名并记录时间。按护理级别书写护理记录单。

五、注意事项

(1)严格执行查对制度,须双人核对医嘱。

(2)严格遵守无菌操作原则。

(3)了解注射目的、药物对血管的影响程度、给药途径、给药时间和药物过敏史。

(4)选择粗直、弹性好、易固定的静脉,避开关节和静脉瓣。常用的穿刺静脉为肘部浅静脉,如贵要静脉、肘正中静脉、头静脉。小儿多采用头皮静脉。

(5)根据患者年龄、病情和药物性质掌握注入药物的速度,并随时听取患者主诉,观察病情变化。必要时使用微量注射泵。

(6)对需要长期注射的患者,应有计划地由小到大、由远心端到近心端选择静脉。

(7)根据药物特性和患者肝、肾或心脏功能,采用合适的注射速度。随时听取患者主诉,观察体征和病情变化。

(杜海岩)

第五节　生命体征的观察与护理

　　生命体征是体温、脉搏、呼吸及血压的总称,是机体生命活动的客观反映,是评价生命活动状态的重要依据,也是护士评估患者身心状态的基本资料。

　　正常情况下,生命体征在一定范围内相对稳定,相互之间保持内在联系;当机体患病时,生命体征可发生不同程度的变化。护士通过对生命体征的观察,可以了解机体重要脏器的功能状态,了解疾病的发生、发展和转归,并为疾病预防、诊断、治疗和护理提供依据;同时,可以发现患者现存的或潜在的健康问题,以正确制订护理计划。因此,生命体征的测量及护理是临床护理工作的重要内容之一,也是护士应掌握的基本技能。

一、体温

　　体温由三大营养物质氧化分解而产生。50％以上迅速转化为热能,50％贮存于 ATP 内,供机体利用,最终仍转化为热能散发到体外。正常人体的温度是由大脑皮质和丘脑下部体温调节中枢所调节(下丘脑前区为散热中枢,下丘脑后区为产热中枢),并通过神经、体液因素调节产热和散热过程,保持产热与散热的动态平衡,所以正常人有相对恒定的体温。

(一)正常体温及生理性变化

1.正常体温

　　通常说的体温是指机体内部的温度,即胸腔、腹腔、中枢神经的温度,又称体核温度,较高且稳定。皮肤温度称体壳温度。临床上通常用口温、肛温、腋温来代替体温。在这三个部位测得的温度接近身体内部的温度,且测量较为方便。三个部位测得的温度略有不同,口腔温度居中,直肠温度较高,腋下温度较低。同时在三个部位进行测量,其温度差一般不超过 1 ℃。这是由于血液在不断地流动,将热量很快地由温度较高处带往温度较低处,因而机体各部的温度一般差异不大。

　　体温的正常值不是一个具体的点,而是一个范围。机体各部位由于代谢率的不同,温度略有差异,常以口腔、直肠、腋下的平均温度为标准,个体体温可以较正常的平均温度增减 0.3～0.6 ℃,健康成人的平均温度波动范围见表 2-1。

表 2-1　健康成人不同部位温度的波动范围

部位	波动范围
口腔	36.2～37.0 ℃
直肠	36.5～37.5 ℃
腋窝	36.0～37.2 ℃

2.生理性变化

　　人的体温在一些因素的影响下,会出现生理性的变化,但这种体温的变化,往往是在正常范围内或是一闪而过的。

　　(1)时间:人的体温 24 小时内的变动在 0.5～1.5 ℃,一般清晨 2～6 时体温最低,下午

2~8时体温最高。这种昼夜的节律波动,可能与人体活动代谢的相应周期性变化有关。如长期从事夜间工作的人员,可出现夜间体温上升、日间体温下降的现象。

(2)年龄:新生儿因体温调节中枢尚未发育完全,调节体温的能力差,体温易受环境温度影响而变化;儿童由于代谢率高,体温可略高于成人;老年人代谢率较低,血液循环变慢,加上活动量减少,因此体温偏低。

(3)性别:一般来说,女性比男性有较厚的皮下脂肪层,维持体热能力强,故女性体温较男性高约 0.3 ℃。并且女性的基础体温随月经周期出现规律变化,即月经来潮后逐渐下降,至排卵后,体温又逐渐上升。这种体温的规律性变化与血中孕激素及其代谢产物的变化相吻合。

(4)环境温度:在寒冷或炎热的环境下,机体的散热受到明显的抑制或加强,体温可暂时性地降低或升高。另外,气流、个体暴露的范围大小亦影响个体的体温。

(5)活动:任何需要耗力的活动,都使肌肉代谢增强,产热增加,可以使体温暂时性上升 1~2 ℃。

(6)饮食:进食的冷热可以暂时性地影响口腔温度,进食后,由于食物的特殊动力作用,可以使体温暂时性地升高 0.3 ℃左右。

另外,强烈的情绪反应、冷热的应用及个体的体温调节机制都对体温有影响,在测量体温的过程中要加以注意并能够做出解释。

3.产热与散热

(1)产热过程:机体产热过程是细胞新陈代谢的过程。人体通过化学方式产热,即食物氧化、骨骼肌运动、交感神经兴奋、甲状腺素分泌增多,以及体温升高均可提高新陈代谢率,而增加产热量。

(2)散热过程:机体通过物理方式进行散热。机体大部分的热量通过皮肤的辐射、传导、对流、蒸发来散发;一小部分的热量通过呼吸、尿、粪便而散发于体外。

1)辐射:是热由一个物体表面通过电磁波的形式传至另一个与它不接触物体表面的一种形式。在低温环境中,它是主要的散热方式,安静时的辐射散热所占的百分比较大,可达总热量的60%。其散热量的多少与所接触物质的导热性能、接触面积和温差大小有关。

2)传导:是机体的热量直接传给同它接触的温度较低的物体的一种散热方法。

3)对流:是传导散热的特殊形式。是指通过气体或液体的流动来交换热量的一种散热方法。

4)蒸发:由液态转变成气态,同时带走大量热量的一种散热方法。当外界温度等于或高于皮肤温度时,蒸发就是人体唯一的散热形式。

(二)异常体温的观察

人体最高的耐受热为 40.6~41.4 ℃,低于 34 ℃或高于 43 ℃,则极少存活。升高至超过41 ℃可引起永久性的脑损伤;高热持续在 42 ℃以上 24 小时常导致休克及严重并发症。所以对于体温过高或过低者应密切观察病情变化,不能有丝毫的松懈。

1.体温过高

体温过高又称发热,是由于各种原因使下丘脑体温调节中枢的调定点上移,产热增加而散热减少,导致体温升高超过正常范围。

(1)原因。①感染性:如病毒、细菌、真菌、螺旋体、立克次体、支原体、寄生虫等感染引起的发热,最多见。②非感染性:无菌性坏死物质的吸收引起的吸收热、变态反应性发热等。

(2)以口腔温度为例,按照发热的高低将发热分为如下几类。①低热:37.5~37.9 ℃。②中等热:38.0～38.9 ℃。③高热:39.0～40.9 ℃。④超高热:41 ℃及以上。

(3)发热过程:发热的过程常依疾病在体内的发展情况而定,一般分为三个阶段。①体温上升期:特点是产热大于散热。主要表现为皮肤苍白、干燥无汗,患者畏寒、疲乏,体温升高,有时伴寒战。方式为骤升和渐升。骤升指体温在数小时内升至高峰,如肺炎球菌导致的肺炎;渐升指体温在数小时内逐渐上升,数天内达高峰,如伤寒。②高热持续期:特点是产热和散热在较高水平上趋于平衡。主要表现为体温居高不下,皮肤潮红,呼吸加深加快,脉搏增快并有头痛、食欲缺乏、恶心、呕吐、口干、尿量减少等症状,甚至惊厥、谵妄。③体温下降期:特点是散热增加,产热趋于正常,体温逐渐恢复至正常水平。主要表现为大量出汗、皮肤潮湿、温度降低。老年人易出现血压下降、脉搏细速、四肢厥冷等循环衰竭的症状。方式为骤降和渐降。骤降指体温在数小时内降至正常,如大叶性肺炎、疟疾;渐降指体温在数天内降至正常,如伤寒、风湿热。

(4)热型:将不同时间测得的体温绘制在体温单上,互相连接就构成体温曲线。各种体温曲线形状称为热型。有些发热性疾病有特殊的热型,通过观察体温曲线可协助诊断。但需注意,药物的应用可使热型变得不典型。常见的热型如下。①稽留热:体温持续在 39～40 ℃,达数天或数周,24 小时波动范围不超过 1 ℃。常见于大叶性肺炎、伤寒等急性感染性疾病的极期。②弛张热:体温在 39 ℃以上,24 小时体温波动幅度可超过 2 ℃,但最低温度仍高于正常水平。常见于化脓性感染、败血症、浸润性肺结核等疾病。③间歇热:体温骤然升高达高峰后,持续数小时又迅速降至正常,经过一天或数天间歇后,体温又突然升高,如此有规律地反复发作,常见于疟疾。④不规则热:发热不规律,持续时间不定。常见于流行性感冒、肿瘤等疾病引起的发热。

2.体温过低

体温过低是指由于各种原因引起的产热减少或散热增加,导致体温低于正常范围,称为体温过低。当体温低于 35 ℃时,称为体温不升。体温过低的原因如下。

(1)体温调节中枢发育未成熟:如早产儿、新生儿。

(2)疾病或创伤:见于失血性休克、极度衰竭等患者。

(3)药物中毒。

(三)体温异常的护理

1.体温过高

降温措施有物理降温、药物降温及针刺降温。

(1)观察病情:加强对生命体征的观察,定时测量体温,一般每天测温 4 次,高热患者应每 4 小时测温一次,待体温恢复正常 3 天后,改为每天 1～2 次,同时观察脉搏、呼吸、血压、意识状态的变化;及时了解各种检查结果及治疗护理后病情好转还是恶化。

(2)饮食护理:①补充高蛋白、高热量、高维生素、易消化的流质或半流质饮食,如粥、鸡蛋羹、面片汤、青菜、新鲜果汁等。②多饮水,每天补充液量 3 000 mL,必要时给予静脉点滴,以保证摄入量。

由于高热时,热量消耗增加,全身代谢率加快,蛋白质、维生素的消耗量增加,水分丢失增多,同时消化液分泌减少,胃肠蠕动减弱,所以宜及时补充水分和营养。

(3)使患者舒适:①安置舒适的体位让患者卧床休息,同时调整室温和避免噪声。②口腔护理:每天早、晚刷牙,饭前、饭后漱口,不能自理者,可行特殊口腔护理。由于发热患者唾液分泌减少,口腔黏膜干燥,机体抵抗力下降,极易引起口腔炎、口腔溃疡,因此口腔护理可预防口腔及咽部细菌繁殖。③皮肤护理:发热患者退热期出汗较多,此时应及时擦干汗液并更换衣裤和大单等,以保持皮肤的清洁和干燥,防止皮肤继发性感染。

(4)心理调护:注意患者的心理状态,对体温的变化给予合理的解释,以缓解患者紧张和焦虑的情绪。

2.体温过低

(1)保暖:①给患者加盖衣被、毛毯、电热毯等或放置热水袋,注意小儿、老人、昏迷者,热水袋温度不宜过高,以防烫伤。②暖箱适用于体重小于 2 500 g,胎龄不足 35 周的早产儿、低体重儿。

(2)给予热饮。

(3)监测生命体征:每小时测体温 1 次,直至恢复正常且保持稳定,同时观察脉搏、呼吸、血压、意识的变化。

(4)设法提高室温:以 22～24 ℃为宜。

(5)积极宣教:教会患者避免导致体温过低的方法。

(四)测量体温的技术

1.体温计的种类及构造

(1)水银体温计:水银体温计又称玻璃体温计,是最常用的最普通的体温计。它是一种外标刻度为红线的真空玻璃毛细管。其刻度范围为 35～42 ℃,每小格 0.1 ℃,在 37 ℃刻度处以红线标记,以示醒目。体温计一端贮存水银,当水银遇热膨胀后沿毛细管上升;因毛细管下端和水银槽之间有一凹陷,所以水银柱遇冷不致下降,以便检视温度。

根据测量部位的不同可将体温计分为口表、肛表、腋表。口表的水银端呈圆柱形,较细长;肛表的水银端呈梨形,较粗短,适合插入肛门;腋表的水银端呈扁平鸭嘴形。临床上口表可代替腋表使用。

(2)其他:如电子体温计、感温胶片、可弃式化学体温计等。

2.测体温的方法

(1)目的:通过测量体温,了解患者的一般情况及疾病的发生、发展规律,为诊断、预防、治疗提供依据。

(2)用物准备:①测温盘内备体温计(水银柱甩至 35 ℃以下)、秒表、纱布、笔、记录本。②若测肛温,另备润滑油、棉签、手套、卫生纸、屏风。

(3)操作步骤:洗手、戴口罩,备齐用物,携至床旁;核对患者并解释目的;协助患者取舒适卧位;根据病情选择合适的测温方法。①测腋温:擦干汗液,将体温计放在患者腋窝,紧贴皮肤屈肘臂过胸,夹紧体温计。测量 10 分钟后,取出体温计用纱布擦拭。②测口温法:嘱患者张口,将口表汞柱端放于舌下热窝。嘱患者闭嘴用鼻呼吸,勿用牙咬体温计。测量时间 3～5 分钟。嘱患者张口,取出口表,用纱布擦拭。③测肛温法:协助患者取合适卧位,露出臀部。润滑肛表前端,戴手套用手垫卫生纸分开臀部,轻轻插入肛表 3～4 cm。测量时间 3～5 分钟。用卫生纸擦拭肛表。④检视读数,放体温计盒内,记录。⑤整理床单位。⑥洗手,绘制体温于体温单上。⑦消毒用过的体温计。

(4)注意事项:①测温前应注意有无影响体温波动的因素存在,如 30 分钟内有无进食、剧烈活动、冷热敷、坐浴等。②体温值如与病情不符,应重复测量。③腋下有创伤、手术或消瘦夹不紧体温计者不宜测腋温;腹泻、肛门手术、心肌梗死的患者禁测肛温;精神异常、昏迷、婴幼儿等不能合作者及口鼻疾病或张口呼吸者禁测口温;进热食或面颊部热敷者,应间隔 30 分钟后再测口温。④对小儿、重症患者测温时,护士应守护在旁。⑤测口温时,如不慎咬破体温计,应立即清除玻璃碎屑,以免损伤口腔黏膜;口服蛋清或牛奶,以保护消化道黏膜并延缓汞的吸收;病情允许者,进食粗纤维食物,以加快汞的排出。

3.体温计的消毒与检查

(1)体温计的消毒:为防止测体温引起的交叉感染,保证体温计清洁,用过的体温计应消毒。先将体温计分类浸泡于含氯消毒液/乙醇内 30 分钟后取出,再用冷开水冲洗擦干,放入清洁容器中备用。集体测温后的体温计,用后全部浸泡于消毒液中。①5 分钟后取出用清水冲净,擦干后放入另一消毒液容器中进行第二次浸泡,半小时后取出用清水冲净,擦干后放入清洁容器中备用。②消毒液的容器及清洁体温计的容器每周进行 2 次高压蒸汽灭菌消毒,消毒液每天更换一次,若有污染随时消毒。③传染病患者应设专人体温计,单独消毒。

(2)体温计的检查:在使用新的体温计前,或定期消毒体温计后,应对体温计进行校对,以检查其准确性。将全部体温计的水银柱甩至 35 ℃以下,同一时间放入已测好的 40 ℃水内,3 分钟后取出检视。若体温计之间相差0.2 ℃以上或体温计上有裂痕者,取出不用。

二、脉搏

(一)正常脉搏及生理性变化

1.正常脉搏

随着心脏节律性收缩和舒张,动脉内的压力也发生周期性的波动,这种周期性的压力变化可引起动脉血管发生扩张与回缩的搏动,这种搏动在浅表的动脉可触摸到,临床简称为脉搏。正常人的脉搏节律均匀、规则,间隔时间相等,每搏强弱相同且有一定的弹性,每分钟搏动的次数为60~100 次(即脉率)。脉搏通常与心率一致,是心率的指标。

2.生理性变化

脉率受许多生理性因素影响而发生一定范围的波动。

(1)年龄:一般新生儿、幼儿的脉率较成人快。

(2)性别:同龄女性比男性快。

(3)情绪:兴奋、恐惧、发怒时脉率增快,忧郁时则慢。

(4)活动:一般人运动、进食后脉率会加快;休息、禁食则相反。

(5)药物:兴奋剂可使脉搏增快,镇静剂、洋地黄类药物可使脉搏减慢。

(二)异常脉搏的观察

1.脉率异常

(1)速脉:成人脉率在安静状态下大于 100 次/分,又称为心动过速。见于高热、甲状腺功能亢进(甲亢,由于代谢率增加而使脉率增快)、贫血或失血等患者。正常人可有窦性心动过速,为一过性的生理现象。

(2)缓脉:成人脉率在安静状态下低于 60 次/分,又称心动过缓。颅内压增高、病窦综合征、二度以上房室传导阻滞,或服用某些药物,如地高辛、普尼拉明、利血平、普萘洛尔等可出现缓脉。正常人可有生理性窦性心动过缓,多见于运动员。

2.脉律异常

脉搏的搏动不规则,间隔时间时长时短,称为脉律异常。

(1)间歇脉:在一系列正常均匀的脉搏中出现一次提前而较弱的脉搏,其后有一较正常延长的间歇(即代偿性间歇),亦称期前收缩。见于各种心脏病或洋地黄中毒的患者;正常人在过度疲劳、精神兴奋、体位改变时也偶尔出现间歇脉。

(2)脉搏短绌:同一单位时间内脉率少于心率。绌脉是由于心肌收缩力强弱不等,有些心排血量少的搏动可发出心音,但不能引起周围血管搏动,导致脉率少于心率。特点:脉律完全不规则、心率快慢不一、心音强弱不等。多见于心房纤颤者。

3.强弱异常

(1)洪脉:当心排血量增加,血管充盈度和脉压较大时,脉搏强大有力,称洪脉。见于高热、甲状腺功能亢进、主动脉关闭不全等患者,运动后、情绪激动时也常触到洪脉。

(2)细脉:当心排血量减少,动脉充盈度降低时,脉搏细弱无力,扪之如细丝,称细脉或丝脉。见于大出血、主动脉瓣狭窄和休克、全身衰竭的患者,是一种危险的脉象。

(3)交替脉:节律正常而强弱交替时出现的脉搏,称为交替脉。交替脉是左心室衰竭的重要体征。常见于高血压性心脏病、急性心肌梗死、主动脉关闭不全等患者。

(4)水冲脉:脉搏骤起骤落,有如洪水冲涌,故名水冲脉,主要见于主动脉关闭不全、动脉导管未闭、甲亢、严重贫血患者,检查方法是将患者前臂抬高过头,检查者用手紧握患者手腕掌面,可明显感知。

(5)奇脉:在吸气时脉搏明显减弱或消失为奇脉。其产生主要与吸气时,左心室的搏出量减少有关。常见于心包积液、缩窄性心包炎等患者,是心脏压塞的重要体征之一。

4.动脉壁异常

由于动脉壁弹性减弱,动脉变得迂曲不光滑,有条索感,如按在琴弦上,多见于动脉硬化的患者。

(三)测量脉搏的技术

1.部位

临床上常在靠近骨骼的动脉测量脉搏。最常用最方便的是桡动脉,患者也乐于接受。其次为颞动脉、颈动脉、肱动脉、腘动脉、足背动脉和股动脉等。如怀疑患者心搏骤停或休克时,应选择大动脉为诊脉点,如颈动脉、股动脉。

2.测脉搏的方法

(1)目的:通过测量脉搏,可间接了解心脏的情况,观察相关疾病发生、发展规律,为诊断、治疗提供依据。

(2)准备:治疗盘内备带秒钟的表、笔、记录本及听诊器。

(3)操作步骤:①洗手、戴口罩,备齐用物,携至床旁。②核对患者,解释目的。③协助患者取坐位或半坐卧位,手臂放在舒适位置,腕部伸展。④以示指、中指、无名指的指端按在桡动脉表面,压力大小以能清楚地触及脉搏为宜,注意脉律、强弱、动脉壁的弹性。⑤一般情况下所测得的数值乘以2,心脏病患者、脉率异常者、危重患者则应以1分钟记录。⑥协助患者取舒适体位。⑦将脉搏记录在体温单上。

(4)注意事项:①诊脉前患者应保持安静,剧烈运动后应休息20分钟后再测。②偏瘫患者应选择健侧肢体测量。③脉搏细、弱难以测量时,用听诊器测心率。④脉搏短绌的患者,应由2名护士同时测量,一人听心率,另一人测脉率,一人发出"开始""停止"的口令,记数1分钟,以分数式记录:心率/脉率,若心率每分钟120次,脉率90次,即应写成120/90次/分。

三、呼吸

(一)正常呼吸及生理变化

1.正常呼吸的观察

在安静状态下,正常成人的呼吸频率为 16～20 次/分。正常呼吸表现为节律规则,均匀无声且不费力。

2.生理性变化

(1)年龄:一般年龄越小,呼吸频率越快,小儿比成年人稍快,老年人稍慢。

(2)性别:同龄的女性呼吸频率比男性稍快。

(3)运动:运动后呼吸加深加快,休息和睡眠时减慢。

(4)情绪:强烈的情绪变化会刺激呼吸中枢,导致呼吸加快或屏气。如恐惧、愤怒、紧张等都可引起呼吸加快。

(5)其他:环境温度过高或海拔增加,均会使呼吸加深加快,呼吸的频率和深浅度还可受意识控制。

(二)异常呼吸的评估及护理

1.异常呼吸的评估

(1)频率异常,包括呼吸过速和呼吸过缓。①呼吸过速:在安静状态下,成人呼吸频率超过 24 次/分,称为呼吸过速或气促。见于高热、疼痛、甲亢、缺氧等患者,因血液中二氧化碳积聚,血氧不足,可刺激呼吸中枢,使呼吸加快。发热时,体温每升高 1 ℃,每分钟呼吸增加 3～4 次。②呼吸过缓:在安静状态下,成人呼吸频率少于 10 次/分,称为呼吸过缓。常见于呼吸中枢抑制的疾病,如颅内压增高、麻醉剂及安眠药过量等患者。

(2)节律异常,包括潮式呼吸和间断呼吸。①潮式呼吸:又称陈-施呼吸(Cheyne-Stokes respiration)是一种周期性的呼吸异常,周期 0.5～2.0 分钟,需观察较长时间才能发现。特点表现为开始时呼吸浅慢,以后逐渐加深加快,又逐渐由深快变为浅慢,然后呼吸暂停 5～30 秒后,再重复上述状态的呼吸,如此周而复始,呼吸运动呈潮水涨落样,故称潮式呼吸(图 2-10)。发生机制:当呼吸中枢兴奋性减弱或高度缺氧时,呼吸减弱至暂停,血中二氧化碳增高到一定程度时,通过颈动脉和主动脉的化学感受器反射性地刺激呼吸中枢,使呼吸恢复。随着呼吸的由弱到强,二氧化碳不断排出,使其分压降低,呼吸中枢又失去有效的刺激,呼吸再次减弱至暂停,从而形成了周期性呼吸。常见于中枢神经系统疾病,如脑炎、颅内压增高、酸中毒、巴比妥中毒等患者。②间断呼吸:又称毕奥呼吸(Biot's respiration),表现为呼吸和呼吸暂停现象交替出现的呼吸。特点是有规律地呼吸几次后,突然暂停呼吸,间隔时间长短不同,随后又开始呼吸,然后反复交替出现(图 2-11)。其发生机制同潮式呼吸,是呼吸中枢兴奋性显著降低的表现,但比潮式呼吸更为严重,多在呼吸停止前出现,预后不佳。常见于颅内病变、呼吸中枢衰竭等患者。

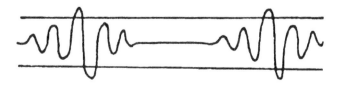

图 2-10　潮式呼吸

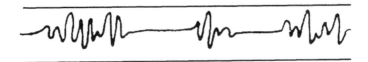

图 2-11　间断呼吸

(3)深浅度异常。①深度呼吸:又称库斯莫尔呼吸(Kussmaul's respiration),是一种深而规则的大呼吸。见于尿毒症、糖尿病等引起的代谢性酸中毒等患者。②浮浅性呼吸:是一种浅表而不规则的呼吸。有时呈叹息样,见于呼吸肌麻痹或濒死的患者。

(4)音响异常。①蝉鸣样呼吸:吸气时有一种高音调的音响,声音似蝉鸣,称为蝉鸣样呼吸。其发生机制多由声带附近有阻塞,使空气进入发生困难所致。见于喉头水肿、痉挛、喉头有异物等患者。②鼾声呼吸:呼气时发出粗糙的呼声。其发生机制由于气管或支气管内有较多的分泌物蓄积,多见于深昏迷等患者。

(5)呼吸困难:是指呼吸频率、节律和深浅度都有异常。呼吸困难的患者主观上表现为空气不足、呼吸费力;客观上表现为用力呼吸、张口耸肩、鼻翼翕动、发绀,辅助呼吸肌也参与呼吸运动,在呼吸频率、节律、深浅度上出现异常改变,根据临床表现可分为如下几种。

1)吸气性呼吸困难:是由于上呼吸道部分梗阻,使得气体进入肺部不畅,肺内负压极度增高所致,患者感觉吸气费力,吸气时间显著长于呼气时间,辅助呼吸肌收缩增强,出现明显的三凹征(胸骨上窝、锁骨上窝和肋间隙及腹上角凹陷)。多见于喉头水肿或气管、喉头有异物等患者。

2)呼气性呼吸困难:是由于下呼吸道部分梗阻,使得气体呼出肺部不畅所致,患者呼气费力,呼气时间显著长于吸气时间,多见于支气管哮喘和阻塞性肺气肿患者。

3)混合性呼吸困难:呼气和吸气均感费力,呼吸的频率加快而表浅。多见于重症肺炎、大片肺不张或肺纤维化的患者。

(6)形态异常。①胸式呼吸渐弱,腹式呼吸增强:正常女性以胸式呼吸为主。当胸部或肺有疾病或手术时均使胸式呼吸渐弱,腹式呼吸增强。②腹式呼吸渐弱,胸式呼吸增强:正常男性及儿童以腹式呼吸为主。当有腹部疾病时,如腹膜炎、腹部巨大肿瘤、大量腹水等,使膈肌下降,腹式呼吸渐弱,胸式呼吸增强。

2.异常呼吸的护理

(1)观察:密切观察呼吸状态及相关症状、体征的变化。

(2)吸氧:酌情给予氧气吸入,必要时可用呼吸机辅助呼吸。

(3)心理护理:根据患者的反应,有针对性地做好患者的心理护理,合理解释及安慰患者,以消除患者的紧张、恐惧心理,有安全感,主动配合治疗和护理。

(4)卧床休息:调节室内温度和湿度,保持空气清新,禁止吸烟;根据病情安置舒适体位,以保证患者的休息,减少耗氧量。

(5)保持呼吸道通畅:及时清除呼吸道分泌物,必要时给予吸痰。

(6)给药治疗:根据医嘱给药治疗,注意观察疗效及不良反应。

(7)健康教育:讲解有效咳嗽和正确呼吸方法,指导患者戒烟。

(三)呼吸测量技术

1.目的

(1)测量患者每分钟的呼吸次数。

(2)协助临床诊断,为预防、治疗、护理提供依据。

(3)观察呼吸的变化,了解患者疾病的发生、发展规律。

2.评估

(1)患者的病情、治疗情况及合作程度。

(2)患者在30分钟内有无活动、情绪激动等影响呼吸的因素存在。

3.操作前准备

(1)用物准备:有秒针的表、记录本和笔。

(2)患者准备:情绪稳定,保持自然的呼吸状态。

(3)护士准备:着装整洁,修剪指甲,洗手,戴口罩。

(4)环境准备:安静、整洁、光线充足。

4.操作步骤

见表2-2。

表 2-2 呼吸测量技术操作步骤

流程	步骤	要点说明
1.核对	携用物到床旁,核对床号、姓名	确定患者
2.取体位	测量脉搏后,护士仍保持诊脉手势	分散患者的注意力
3.测量呼吸	(1)观察患者胸部或腹部的起伏(一起一伏为一次呼吸),一般情况测30秒,将所测数值乘以2即为呼吸频率,如患者呼吸不规则或婴儿应测1分钟 (2)如患者呼吸微弱不易观察时,可用少许棉花放于患者鼻孔前,观察棉花纤维被吹动的次数,计数1分钟	男性多为腹式呼吸,女性多为胸式呼吸,同时应观察呼吸的节律、深浅度、音响及呼吸困难的症状
4.记录	记录呼吸值:次/分,洗手	

5.注意事项

测量患者呼吸时,患者应处于自然呼吸的状态,以保证测量数值的准确性。

四、血压

血压是指血液在血管内流动时对血管壁的侧压力。一般指动脉血压,如无特别注明均指肱动脉的血压。当心脏收缩时,主动脉压急剧升高,至收缩中期达最高值,此时的动脉血压称收缩压。当心室舒张时,主动脉压下降,至心舒末期达动脉血压的最低值,此时的动脉血压称舒张压。

(一)正常血压及生理性变化

1.正常血压

在安静状态下,正常成人的血压范围为(12.0～18.5)/(8.0～11.9)kPa,脉压为 4.0～5.3 kPa。

血压的计量单位,过去多用 mmHg(毫米汞柱),后改用国际统一单位 kPa(千帕斯卡)。目前我国仍用 mmHg(毫米汞柱)。两者换算公式:1 kPa=7.5 mmHg、1 mmHg=0.133 kPa。

2.生理性变化

在各种生理情况下,动脉血压可发生各种变化,影响血压的生理因素有以下几种。

(1)年龄:随着年龄的增长血压逐渐增高,以收缩压增高较显著。儿童血压的计算公式如下:

$$收缩压=80+年龄\times2$$

舒张压＝收缩压×2/3

(2)性别:青春期前的男女血压差别不显著。成年男子的血压比女性高 0.7 kPa(5 mmHg);绝经期后的女性血压又逐渐升高,与男性差不多。

(3)昼夜和睡眠:血压在上午 8～10 小时达全天最高峰,之后逐渐降低;午饭后又逐渐升高,下午 4～6 小时出现全天次高值,然后又逐渐降低;至入睡后 2 小时,血压降至全天最低值;早晨醒来又迅速升高。睡眠欠佳时,血压稍增高。

(4)环境:寒冷时血管收缩,血压升高;气温高时血管扩张,血压下降。

(5)部位:一般右上肢血压常高于左上肢,下肢血压高于上肢。

(6)情绪:紧张、恐惧、兴奋及疼痛均可引起血压增高。

(7)体重:血压正常的人发生高血压的危险性与体重增加呈正比。

(8)其他:吸烟、劳累、饮酒、药物等都对血压有一定的影响。

(二)异常血压的观察

1.高血压

目前基本上采用国际抗高血压联盟(ISH)高血压治疗指南的高血压定义:在未服抗高血压药的情况下,成人收缩压≥18.7 kPa(140 mmHg)和/或舒张压≥12.0 kPa(90 mmHg)者。95%的患者为病因不明的原发性高血压,多见于动脉硬化、肾炎、颅内压增高等,最易受损的部位是心、脑、肾、视网膜。

2.低血压

一般认为血压低于正常范围且有明显的血容量不足表现,如脉搏细速、心悸、头晕等,即可诊断为低血压。常见于休克、大出血等。

3.脉压异常

脉压增大多见于主动脉瓣关闭不全、主动脉硬化等;脉压减小多见于心包积液、缩窄性心包炎等。

(三)血压的测量

1.血压计的种类和构造

(1)水银血压计:分立式和台式两种,其基本结构都包括输气球、调节空气的阀门、袖带、能充水银的玻璃管、水银槽几部分。袖带的长度和宽度应符合标准:宽度比被测肢体的直径宽 20%,长度应能包绕整个肢体。充水银的玻璃管上标有刻度,范围为 0～40.0 kPa(0～300 mmHg),每小格表示 0.3 kPa(2 mmHg);玻璃管上端和大气相通,下端和水银槽相通。当输气球送入空气后,水银由玻璃管底部上升,水银柱顶端的中央凸起可指出压力的刻度。水银血压计测得的数值相当准确。

(2)弹簧表式血压计:由一袖带与有刻度[2.7～4.0 kPa(20～30 mmHg)]的圆盘表相连而成,表上的指针指示压力。此种血压计携带方便,但欠准确。

(3)电子血压计:袖带内有一换能器,可将信号经数字处理,在显示屏上直接显示收缩压、舒张压和脉搏的数值。此种血压计操作方便,清晰直观,不需听诊器,使用方便、简单,但欠准确。

2.测血压的方法

(1)目的:通过测量血压,了解循环系统的功能状况,为诊断、治疗提供依据。

(2)准备:听诊器、血压计、记录纸、笔。

(3)操作步骤:①测量前,让患者休息片刻,以消除活动或紧张因素对血压的影响;检查血压计,如袖带的宽窄是否适合患者、玻璃管有无裂缝、橡胶管和输气球是否漏气等。②向患者解释,以取得合作。患者取坐位或仰卧,被侧肢体的肘臂伸直、掌心向上,肱动脉与心脏在同一水平。坐位时,肱动脉平第4软骨;卧位时,肱动脉平腋中线。如手臂低于心脏水平,血压会偏高;手臂高于心脏水平,血压会偏低。③放平血压计于上臂旁,打开水银槽开关,将袖带平整地缠于上臂中部,袖带的松紧以能放入一指为宜,袖带下缘距肘窝2~3 cm。如测下肢血压。袖带下缘距腘窝3~5 cm。将听诊器胸件置于腘动脉搏动处,记录时注明下肢血压。④戴上听诊器,关闭输气球气门,触及肱动脉搏动。易地听诊器胸件放在肱动脉搏动最明显的地方,但勿塞入袖带内,以一手稍加固定。⑤挤压输气球囊打气至肱动脉搏动音消失,水银柱又升高2.7~4.0 kPa(20~30 mmHg)后,以每秒0.5 kPa(4 mmHg)左右的速度放气,使水银柱缓慢下降,视线与水银柱所指刻度平行。⑥在听诊器中听到第一声动脉音时,水银柱所指刻度即为收缩压;当搏动音突然变弱或消失时,水银柱所指的刻度即为舒张压。当变音与消失音之间有差异时,或危重者应记录两个读数。⑦测量后,驱尽袖带内的空气,解开袖带。安置患者于舒适卧位。⑧将血压计右倾45°,关闭气门,气球放在固定的位置,以免压碎玻璃管;关闭血压计盒盖。⑨用分数式即收缩压/舒张压 mmHg 记录测得的血压值,如14.7/9.3 kPa(110/70 mmHg)。

(4)注意事项:①测血压前,要求安静休息20~30分钟,如运动、情绪激动、吸烟、进食等可导致血压偏高。②血压计要定期检查和校正,以保证其准确性,切勿倒置或震动。③打气不可过猛、过高,如水银柱里出现气泡,应调节或检修,不可带着气泡测量。④降至"0",稍等片刻再行第二次测量。⑤对偏瘫、一侧肢体外伤或手术后患者,应在健侧手臂上测量。⑥排除影响血压值的外界因素,如袖带太窄、袖带过松、放气速度太慢测得的血压值偏高,反之则血压值偏低。⑦长期测血压应做到四定:定部位、定体位、定血压计、定时间。

(杜海岩)

第三章

神经内科护理

第一节　面神经炎

面神经炎又称 Bell 麻痹，是面神经在茎乳孔以上面神经管内段的急性非化脓性炎症。

一、病因

病因不明，一般认为面部受冷风吹袭、病毒感染、自主神经功能紊乱造成面神经的营养微血管痉挛，引起局部组织缺血、缺氧所致。近年来也有认为可能是一种免疫反应。膝状神经节综合征则系带状疱疹病毒感染，使膝状神经节及面神经发生炎症所致。

二、临床表现

无年龄和性别差异，多为单侧，偶见双侧，多为吉兰-巴雷综合征。发病与季节无关，通常急性起病，数小时至 3 天达到高峰。病前 1～3 天患侧乳突区可有疼痛。同侧额纹消失，眼裂增大，闭眼时，眼睑闭合不全，眼球向外上方转动并露出白色巩膜，称 Bell 现象。病侧鼻唇沟变浅，口角下垂。不能做噘嘴和吹口哨动作，鼓腮时病侧口角漏气，食物常滞留于齿颊之间。

若病变波及鼓索神经，尚可有同侧舌前 2/3 味觉减退或消失。镫骨肌支以上部位受累时，出现同侧听觉过敏。膝状神经节受累时除面瘫、味觉障碍和听觉过敏外，还有同侧唾液、泪腺分泌障碍，耳内及耳后疼痛，外耳道及耳郭部位带状疱疹，称膝状神经节综合征。一般预后良好，通常于起病 1～2 周后开始恢复，2～3 个月痊愈。发病时伴有乳突疼痛、老年、患有糖尿病和动脉硬化者预后差。可遗有面肌痉挛或面肌抽搐。可根据肌电图检查及面神经传导功能测定判断面神经受损的程度和预后。

三、诊断与鉴别诊断

根据急性起病的周围性面瘫即可诊断。但需与以下疾病鉴别。

(1)吉兰-巴雷综合征：可有周围面瘫，多为双侧性，并伴有对称性肢体瘫痪和脑脊液蛋白-细胞分离。

(2)中耳炎、内耳炎、乳突炎等并发的耳源性面神经麻痹，以及腮腺炎肿瘤下颌化脓性淋巴结炎等所致者多有原发病的特殊症状及病史。

(3)颅后窝肿瘤或脑膜炎引起的周围性面瘫:起病较慢,且有原发病及其他脑神经受损表现。

四、治疗

(一)急性期治疗

以改善局部血液循环,消除面神经的炎症和水肿为主。如为带状疱疹所致的亨特综合征,可口服阿昔洛韦 5 mg/(kg·d),每天 3 次,连服 7～10 天。①类固醇皮质激素:泼尼松(20～30 mg)每天 1 次,口服,连续 7～10 天。②改善微循环,减轻水肿:706 代血浆(羟乙基淀粉)或右旋糖酐-40 250～500 mL,静脉滴注每天 1 次,连续 7～10 天,亦可加用脱水利尿药。③神经营养代谢药物的应用:维生素 B_1 50～100 mg,维生素 B_{12} 500 μg,胞磷胆碱 250 mg,辅酶 Q_{10} 5～10 mg等,肌内注射,每天 1 次。④理疗:茎乳孔附近超短波透热疗法,红外线照射。

(二)恢复期治疗

以促进神经功能恢复为主:①口服维生素 B_1、维生素 B_{12} 各 1～2 片,每天 3 次;地巴唑10～20 mg,每天 3 次。亦可用加兰他敏 2.5～5.0 mg,肌内注射,每天 1 次。②中药,针灸,理疗。③采用眼罩,滴眼药水,涂眼药膏等方法保护暴露的角膜。④病后 2 年仍不恢复者,可考虑行神经移植治疗。

五、护理

(一)一般护理

(1)病后两周内应注意休息,减少外出。

(2)本病一般预后良好,约80%患者可在 3～6 周痊愈,因此应向患者说明病情,使其积极配合治疗,解除心理压力,尤其年轻患者,应保持健康心态。

(3)给予易消化、高热能的半流饮食,保证机体足够营养代谢,增加身体抵抗力。

(二)观察要点

面神经炎是神经科常见病之一,在护理观察中主要注意以下两方面的鉴别。

1.分清面瘫属中枢性还是周围性瘫痪

中枢性面瘫是由对侧皮质延髓束受损引起的,故只产生对侧下部面肌瘫痪,表现为鼻唇沟浅、口角下坠、露齿、鼓腮、吹口哨时出现肌肉瘫痪,而皱额、闭眼仍正常或稍差。哭笑等情感运动时,面肌仍能收缩。周围性面瘫所有表情肌均瘫痪,不论随意或情感活动,肌肉均无收缩。

2.正确判断患病一侧

面肌挛缩时病侧鼻唇沟加深,眼裂缩小,易误认健侧为病侧。如让患者露齿时可见挛缩侧面肌不收缩,而健侧面肌收缩正常。

(三)保护暴露的角膜及防止结膜炎

由于患者不能闭眼,因此必须注意眼的清洁卫生:①外出必须戴眼罩,避免尘沙进入眼内。②每天抗生素眼药水滴眼,入睡前用眼药膏,以防止角膜炎或暴露性角结膜炎。③擦拭眼泪的正确方法是向上,以防止加重外翻。④注意用眼卫生,养成良好习惯,不能用脏手、脏手帕擦泪。

(四)保持口腔清洁防止牙周炎

由于患侧面肌瘫痪,进食时食物残渣常停留在患侧颊齿间,故应注意口腔卫生:①经常漱口,必要时使用消毒漱口液;②正确使用刷牙方法,应采用"短横法或竖转动法"两种方法,以去除菌斑及食物残片;③牙齿的邻面与间隙容易堆积菌斑而发生牙周炎,可用牙线紧贴牙齿颈部,然后在邻面做上下移动,每个牙齿 4～6 次,直至刮净;④牙龈乳头萎缩和齿间空隙大的情况下可用牙签沿着牙龈的形态线平行插入,不宜垂直插入,以免影响美观和功能。

(五)家庭护理

1.注意面部保暖

夏天避免在窗下睡觉,冬天迎风乘车要戴口罩,在野外作业时注意面部及耳后的保护。耳后及病侧面部给予温热敷。

2.平时加强身体锻炼

增强抗风寒侵袭的能力,积极治疗其他炎性疾病。

3.瘫痪面肌锻炼

因面肌瘫痪后常松弛无力,患者自己可对着镜用手掌贴于瘫痪的面肌上做环形按摩,每天3～4 次,每次 15 分钟,以促进血液循环,并可减轻患者面肌受健侧的过度牵拉。当神经功能开始恢复时,鼓励患者练习病侧的各单个面肌的随意运动,以促进瘫痪肌的早日康复。

(董新萍)

第二节　偏　头　痛

偏头痛是一类发作性且常为单侧的搏动性头痛。发病率各家报告不一,Solomon 描述约6%的男性,18%的女性患有偏头痛,男女之比为 1∶3;Wilkinson 的数字为约 10%的英国人口患有偏头痛;Saper 报告在美国约有 2 300 万人患有偏头痛,其中男性占 6%,女性占 17%。偏头痛多开始于青春期或成年早期,约 25%的患者于 10 岁以前发病,55%的患者发生在 20 岁以前,90%以上的患者发生于 40 岁以前。在美国,偏头痛造成的社会经济负担为 10 亿～17 亿美元。在我国也有大量患者因偏头痛而影响工作、学习和生活。多数患者有家庭史。

一、病因与发病机制

偏头痛的确切病因及发病机制仍处于讨论之中。很多因素可诱发、加重或缓解偏头痛的发作。通过物理或化学的方法,学者们也提出了一些学说。

(一)激发或加重因素

对于某些个体而言,很多外部或内部环境的变化可激发或加重偏头痛发作。

(1)激素变化:口服避孕药可增加偏头痛发作的频度;月经是偏头痛常见的触发或加重因素("周期性头痛");妊娠、性交可触发偏头痛发作("性交性头痛")。

(2)某些药物:某些易感个体服用硝苯地平、异山梨酯或硝酸甘油后可出现典型的偏头痛发作。

(3)天气变化:特别是天气转热、多云或天气潮湿。

(4)某些食物添加剂和饮料:最常见者是酒精性饮料,如某些红葡萄酒;奶制品,奶酪,特别是硬奶酪;咖啡;含亚硝酸盐的食物,如汤、热狗;某些水果,如柑橘类水果;巧克力("巧克力性头痛");某些蔬菜;酵母;人工甜食;发酵的腌制品如泡菜;味精。

(5)运动:头部的微小运动可诱发偏头痛发作或使之加重,有些患者因惧怕乘车引起偏头痛发作而不敢乘车;踢足球的人以头顶球可诱发头痛("足球运动员偏头痛");爬楼梯上楼可出现偏头痛。

(6)睡眠过多或过少。

(7)一顿饭漏吃或延后。

(8)抽烟或置身于烟中。

(9)闪光、灯光过强。

(10)紧张、生气、情绪低落、哭泣("哭泣性头痛"):很多女性逛商场或到人多的场合可致偏头痛发作;国外有人骑马时尽管拥挤不到一分钟,也可使偏头痛加重。

在激发因素中,剂量、联合作用及个体差异尚应考虑。如对于敏感个体,吃一片橘子可能不致引起头痛,而吃数枚橘子则可引起头痛。有些情况下,吃数枚橘子也不引起头痛发作,但如同时有月经的影响,这种联合作用就可引起偏头痛发作。有的个体在商场中待一会儿即出现发作,而有的个体仅于商场中久待才出现偏头痛发作。

偏头痛尚有很多改善因素。有人于偏头痛发作时静躺片刻,即可使头痛缓解;有人于光线较暗淡的房间闭目而使头痛缓解;有人于头痛发作时喜以双手压迫双颞侧,以期使头痛缓解,有人通过冷水洗头使头痛得以缓解;妇女绝经后及妊娠3个月后偏头痛趋于缓解。

(二)有关发病机制的几个学说

1.血管活性物质

在所有血管活性物质中,5-HT学说是学者们提及最多的一个。人们发现偏头痛发作期血小板中5-HT浓度下降,而尿中5-HT代谢物5-HT羟吲哚乙酸增加。脑干中5-HT能神经元及去甲肾上腺素能神经元可调节颅内血管舒缩。很多5-HT受体拮抗剂治疗偏头痛有效。血压耗竭5-HT可加速偏头痛发生。

2.三叉神经血管脑膜反应

曾通过刺激啮齿动物的三叉神经,可使其脑膜产生炎性反应,而治疗偏头痛药物麦角胺,双氢麦角胺等可阻止这种神经源性炎症。在偏头痛患者体内可检测到由三叉神经所释放的降钙素基因相关肽(CGRP),而降钙素基因相关肽为强烈的血管扩张剂。双氢麦角胺、舒马普坦既能缓解头痛,又能降低降钙素基因相关肽含量。因此,偏头痛的疼痛是由神经血管性炎症产生的无菌性脑膜炎。Wilkinson认为三叉神经分布于涉痛区域,偏头痛可能就是一种神经源性炎症。Solomon在复习儿童偏头痛的研究文献后指出,儿童眼肌瘫痪型偏头痛的复视源于海绵窦内颈内动脉的肿胀伴第Ⅲ对脑神经的损害。另一种解释是小脑上动脉和大脑后动脉肿胀造成的第Ⅲ对脑神经的损害,也可能为神经的炎症。

3.内源性疼痛控制系统障碍

中脑水管周围及第四脑室室底灰质含有大量与镇痛有关的内源性阿片肽类物质,如脑啡肽、β内啡肽等。正常情况下,这些物质通过对疼痛传入的调节而起镇痛作用。虽然报告的结果不一,但多数报告显示偏头痛患者脑脊液或血浆中β-内啡肽或其类似物降低,提示偏头痛患者存在内源性疼痛控制系统障碍。这种障碍导致患者疼痛阈值降低,对疼痛感受性增强,易于发生疼痛。鲑钙紧张素治疗偏头痛的同时可引起患者血浆β-内啡肽水平升高。

4.自主功能障碍

自主功能障碍很早即引起了学者们的重视。瞬时心率变异及心血管反射研究显示,偏头痛患者存在交感功能低下。24小时动态心率变异研究提示,偏头痛患者存在交感、副交感功能平衡障碍。也有学者报道偏头痛患者存在瞳孔直径不均,提示这部分患者存在自主功能异常。有人认为在偏头痛患者中的猝死现象可能与自主功能障碍有关。

5.偏头痛的家族聚集性及基因研究

偏头痛患者具有肯定的家族聚集性倾向。遗传因素最明显,研究较多的是家族性偏瘫型偏头痛及基底型偏头痛。有先兆偏头痛比无先兆偏头痛具有更高的家族聚集性。有先兆偏头痛和偏瘫发作可在同一个体交替出现,并可同时出现于家族中,基于此,学者们认为家族性偏瘫型偏头痛和非复杂性偏头痛可能具有相同的病理生理和病因。Baloh 等报告了数个家族,其家族中多个成员出现偏头痛性质的头痛,并有眩晕发作或原发性眼震,有的晚年继发进行性周围性前庭功能丧失,有的家族成员发病年龄趋于一致,如均于 25 岁前出现症状发作。

有报告,偏瘫型偏头痛家族基因缺陷与 19 号染色体标志点有关,但也有发现提示有的偏瘫型偏头痛家族与 19 号染色体无关,提示家族性偏瘫型偏头痛存在基因的变异。与 19 号染色体有关的家族性偏瘫型偏头痛患者出现发作性意识障碍的频度较高,这提示在各种与 19 号染色体有关的偏头痛发作的外部诱发阈值较低是由遗传决定的。Ophoff 报告 34 例与 19 号染色体有关的家族性偏瘫型偏头痛家族,在电压闸门性钙通道 α_1 亚单位基因代码功能区域存在 4 种不同的错义突变。

有一种伴有发作间期眼震的家族性发作性共济失调,其特征是共济失调。眩晕伴以发作间期眼震,为显性遗传性神经功能障碍,这类患者约有 50% 出现无先兆偏头痛,临床症状与家族性偏瘫型偏头痛有重叠,二者亦均与基底型偏头痛的典型状态有关,且均可有原发性眼震及进行性共济失调。Ophoff 报告了 2 例伴有发作间期眼震的家族性共济失调家族,存在 19 号染色体电压依赖性钙通道基因的突变,这与在家族性偏瘫型偏头痛所探测到的一样。所不同的是其阅读框架被打断,并产生一种截断的 α_1 亚单位,这导致正常情况下可在小脑内大量表达的钙通道密度的减少,由此可能解释其发作性及进行性加重的共济失调。同样的错义突变如何导致家族性偏瘫型偏头痛中的偏瘫发作尚不明。

Baloh 报告了 3 个伴有双侧前庭病变的家族性偏头痛家族。家族中多个成员经历偏头痛性头痛、眩晕发作(数分钟),晚年继发前庭功能丧失,晚期,当眩晕发作停止,由于双侧前庭功能丧失导致平衡障碍及走路摆动。

6.血管痉挛学说

颅外血管扩张可伴有典型的偏头痛性头痛发作。偏头痛患者是否存在颅内血管的痉挛尚有争议。以往认为偏头痛的视觉先兆是由血管痉挛引起的,现在有确切的证据表明,这种先兆是由于皮层神经元活动由枕叶向额叶的扩布抑制(3 mm/min)造成的。血管痉挛更像是视网膜性偏头痛的始动原因,一些患者经历短暂的单眼失明,于发作期检查,可发现视网膜动脉的痉挛。另外,这些患者对抗血管痉挛剂有反应。与偏头痛相关的听力丧失和/或眩晕可基于内听动脉耳蜗和/或前庭分支的血管痉挛来解释。血管痉挛可导致内淋巴管或囊的缺血性损害,引起淋巴液循环损害,并最终发展成为水肿。经颅多普勒(TCD)脑血流速度测定发现,不论是在偏头痛发作期还是发作间期,均存在血流速度的加快,提示这部分患者颅内血管紧张度升高。

7.离子通道障碍

很多偏头痛综合征所共有的临床特征与遗传性离子通道障碍有关。偏头痛患者内耳存在局部细胞外钾的积聚。当钙进入神经元时钾退出。因为内耳的离子通道在维持富含钾的内淋巴和神经元兴奋功能方面是至关重要的,脑和内耳离子通道的缺陷可导致可逆性毛细胞除极及听觉和前庭症状。偏头痛中的头痛则是继发现象,这是细胞外钾浓度增加的结果。偏头痛综合征的很多诱发因素,包括紧张、月经,可能是激素对有缺陷的钙通道影响的结果。

8.其他学说

有人发现偏头痛于发作期存在血小板自发聚集和黏度增加。另有人发现偏头痛患者存在 TXA_2、PGI_2 平衡障碍、P 物质及神经激肽的改变。

二、临床表现

(一)偏头痛发作

Saper 在描述偏头痛发作时将其分为 5 期来叙述。需要指出的是,这 5 期并非每次发作所必备的,有的患者可能只表现其中的数期,大多数患者的发作表现为两期或两期以上,有的仅表现其中的一期。另一方面,每期特征可以存在很大不同,同一个体的发作也可不同。

1.前驱期

60%的偏头痛患者在头痛开始前数小时至数天出现前驱症状。前驱症状并非先兆,不论是有先兆偏头痛还是无先兆偏头痛均可出现前驱症状。患者可表现为精神、心理改变,如精神抑郁、疲乏无力、懒散、昏昏欲睡,也可情绪激动。易激惹、焦虑、心烦或欣快感等。尚可表现为自主神经症状,如面色苍白、发冷、厌食或明显的饥饿感、口渴、尿少、尿频、排尿费力、打哈欠、颈项发硬、恶心、肠蠕动增加、腹痛、腹泻、心慌、气短、心率加快,对气味过度敏感等,不同患者前驱症状具有很大的差异,但每例患者每次发作的前驱症状具有相对稳定性。这些前驱症状可在前驱期出现,也可于头痛发作中、甚至持续到头痛发作后成为后续症状。

2.先兆

约有 20%的偏头痛患者出现先兆症状。先兆多为局灶性神经症状,偶为全面性神经功能障碍。典型的先兆应符合下列 4 条特征中的 3 条,即重复出现、逐渐发展、持续时间不多于 1 小时,并跟随出现头痛。大多数病例先兆持续 5~20 分钟。极少数情况下先兆可突然发作,也有的患者于头痛期间出现先兆性症状,尚有伴迁延性先兆的偏头痛,其先兆不仅始于头痛之前,尚可持续到头痛后数小时至 7 天。

先兆可为视觉性的、运动性的、感觉性的,也可表现为脑干或小脑性功能障碍。最常见的先兆为视觉性先兆,约占先兆的 90%。如闪电、暗点、单眼黑蒙、双眼黑蒙、视物变形、视野外空白等。闪光可为锯齿样或闪电样闪光、城垛样闪光。视网膜动脉型偏头痛患者眼底可见视网膜水肿,偶可见樱红色黄斑。仅次于视觉现象的常见先兆为麻痹。典型的是影响一侧手和面部,也可出现偏瘫。如果优势半球受累,可出现失语。数十分钟后出现对侧或同侧头痛,多在儿童期发病。这称为偏瘫型偏头痛。偏瘫型偏头痛患者的局灶性体征可持续 7 天以上,甚至在影像学上发现脑梗死。偏头痛伴迁延性先兆和偏头痛性偏瘫以前曾被划入"复杂性偏头痛"。偏头痛反复发作后出现眼球运动障碍称为眼肌瘫痪型偏头痛。多为动眼神经麻痹所致,其次为滑车神经和展神经麻痹。多有无先兆偏头痛病史,反复发作者麻痹可经久不愈。如果先兆涉及脑干或小脑,则这种状况被称为基底型偏头痛,又称基底动脉型偏头痛。可出现头昏、眩晕、耳鸣、听力障碍、共济失调、复视,视觉症状包括闪光、暗点、黑蒙、视野缺损、视物变形。双侧损害可出现意识抑制,后者尤见于儿童。尚可出现感觉迟钝,偏侧感觉障碍等。

偏头痛先兆可不伴头痛出现,称为偏头痛等位症。多见于儿童偏头痛。有时见于中年以后,先兆可为偏头痛发作的主要临床表现而头痛很轻或无头痛。也可与头痛发作交替出现,可表现为闪光、暗点、腹痛、腹泻、恶心、呕吐、复发性眩晕、偏瘫、偏身麻木及精神心理改变。如儿童良性发作性眩晕、前庭性美尼尔氏病、成人良性复发性眩晕。有跟踪研究显示,为数不少的以往诊断为美尼尔氏病的患者,其症状大多数与偏头痛有关。有报告描述了一组成人良性复发性眩晕患者,年龄在7~55岁,晨起发病症状表现为反复发作的头晕、恶心、呕吐及大汗,持续数分钟至4天不等。发作开始及末期表现为位置性眩晕,发作期间无听觉症状。发作间期几乎所有患者均无症状,这些患者眩晕发作与偏头痛有着几个共同的特征,包括可因酒精、睡眠不足、情绪紧张造成及加重,女性多发,常见于经期。

3.头痛

头痛可出现于围绕头或颈部的任何部位,可位颞侧、额部、眶部。多为单侧痛,也可为双侧痛,甚至发展为全头痛,其中单侧痛者约占2/3。头痛性质往往为搏动性痛,但也有的患者描述为钻痛。疼痛程度往往为中、重度痛,甚至难以忍受。往往是晨起后发病,逐渐发展,达高峰后逐渐缓解。也有的患者于下午或晚上起病,成人头痛大多历时4小时至3天,而儿童头痛多历时2小时至2天。尚有持续时间更长者,可持续数周。有人将发作持续3天以上的偏头痛称为偏头痛持续状态。

头痛期间不少患者伴随出现恶心、呕吐、视物不清、畏光、畏声等,喜独居。恶心为最常见伴随症状,达一半以上,且常为中、重度恶心。恶心可先于头痛发作,也可于头痛发作中或发作后出现。近一半的患者出现呕吐,有些患者的经验是呕吐后发作即明显缓解。其他自主功能障碍也可出现,如尿频、排尿障碍、鼻塞、心慌、高血压、低血压,甚至可出现心律失常。发作累及脑干或小脑者可出现眩晕、共济失调、复视、听力下降、耳鸣、意识障碍。

4.头痛终末期

此期为头痛开始减轻至最终停止这一阶段。

5.后续症状期

为数不少的患者于头痛缓解后出现一系列后续症状。表现怠倦、困钝、昏昏欲睡。有的感到精疲力竭、饥饿感或厌食、多尿、头皮压痛、肌肉酸痛。也可出现精神心理改变,如烦躁、易怒、心境高涨或情绪低落、少语、少动等。

(二)儿童偏头痛

儿童偏头痛是儿童期头痛的常见类型。儿童偏头痛与成人偏头痛在一些方面有所不同。性别方面,发生于青春期以前的偏头痛,男女患者比例大致相等,而成人期偏头痛,女性比例大大增加,约为男性的3倍。

儿童偏头痛的诱发及加重因素有很多与成人偏头痛一致,如劳累和情绪紧张可诱发或加重头痛,为数不少的儿童可因运动而诱发头痛,儿童偏头痛患者可有睡眠障碍,而上呼吸道感染及其他发热性疾病在儿童比成人更易使头痛加重。

在症状方面,儿童偏头痛与成人偏头痛亦有区别。儿童偏头痛持续时间常较成人短。偏瘫型偏头痛多在儿童期发病,成年期停止,偏瘫发作可从一侧到另一侧,这种类型的偏头痛常较难控制。反复的偏瘫发作可造成永久性神经功能缺损,并可出现病理征,也可造成认知障碍。基底动脉型偏头痛,在儿童也比成人常见,表现闪光、暗点、视物模糊、视野缺损,也可出现脑干、小脑及耳症状,如眩晕、耳鸣、耳聋、眼球震颤。在儿童出现意识恍惚者比成人多,尚可出现跌倒发作。有些偏头痛儿童尚可仅出现反复发作性眩晕,而无头痛发作。一个平时表现完全正常的儿童可突然恐惧、大叫、面色苍白、大汗、步态蹒跚、眩晕、旋转感,并出现眼球震颤,数分钟后可完全缓解,恢复如常,称之为儿童良性发作性眩晕,属于一种偏头痛等位症。这种典型的眩晕发作始于 4 岁以前,可每天数次发作,其后发作次数逐渐减少,多数于 7～8 岁以后不再发作。与成人不同,儿童偏头痛的前驱症状常为腹痛,有时可无偏头痛发作而代之以腹痛、恶心、呕吐、腹泻,称为腹型偏头痛等位症。在偏头痛的伴随症状中,儿童偏头痛出现呕吐较成人更加常见。

儿童偏头痛的预后较成人偏头痛好。6 年后约有一半儿童不再经历偏头痛,约 1/3 的偏头痛得到改善。而始于青春期以后的成人偏头痛常持续几十年。

三、诊断与鉴别诊断

(一)诊断

偏头痛的诊断应根据详细的病史做出,特别是头痛的性质及相关的症状非常重要。如头痛的部位、性质、持续时间、疼痛严重程度、伴随症状及体征、既往发作的病史、诱发或加重因素等。

对于偏头痛患者应进行细致的一般内科查体及神经科检查,以除外症状与偏头痛有重叠、类似或同时存在的情况。诊断偏头痛虽然没有特异性的实验室指标,但有时给予患者必要的实验室检查非常重要,如血、尿、脑脊液及影像学检查,以排除器质性病变。特别是中年或老年期出现的头痛,更应排除器质性病变。当出现严重的先兆或先兆时间延长时,有学者建议行颅脑 CT 或 MRI 检查。也有学者提议当偏头痛发作每月超过 2 次时,应警惕偏头痛的原因。

国际头痛协会(IHS)头痛分类委员会于 1962 年制定了一套头痛分类和诊断标准,这个旧的分类与诊断标准在世界范围内应用了 20 余年,至今我国尚有部分学术专著仍在沿用或参考这个分类。近年来,国际头痛协会头痛分类委员会制定了新的关于头痛、脑神经痛及面部痛的分类和诊断标准。目前临床及科研多采用这个标准。本标准将头痛分为 13 个主要类型,包括了总数 129 个头痛亚型。其中常见的头痛类型为偏头痛、紧张型头痛、丛集性头痛和慢性发作性偏头痛,而偏头痛又被分为 7 个亚型(表 3-1～表 3-4)。这 7 个亚型中,最主要的两个亚型是无先兆偏头痛和有先兆偏头痛,其中最常见的是无先兆偏头痛。

表 3-1　偏头痛分类

无先兆偏头痛

有先兆偏头痛

　　偏头痛伴典型先兆

　　偏头痛伴迁延性先兆

　　家族性偏瘫型偏头痛

　　基底动脉型偏头痛

　　偏头痛伴急性先兆发作

眼肌瘫痪型偏头痛

视网膜型偏头痛

可能为偏头痛前驱或与偏头痛相关联的儿童期综合征

　　儿童良性发作性眩晕

　　儿童交替性偏瘫

续表

偏头痛并发症

　　偏头痛持续状态

　　偏头痛性偏瘫

不符合上述标准的偏头痛性障碍

表 3-2　国际头痛协会关于无先兆偏头痛的定义

无先兆偏头痛

诊断标准：

　　1.至少 5 次发作符合第 2～4 项标准

　　2.头痛持续 4～72 小时(未治疗或没有成功治疗)

　　3.头痛至少具备下列特征中的 2 条

　　　　(1)位于单侧

　　　　(2)搏动性质

　　　　(3)中度或重度(妨碍或不敢从事每天活动)

　　　　(4)因上楼梯或类似的日常体力活动而加重

　　4.头痛期间至少具备下列 1 条

　　　　(1)恶心和/或呕吐

　　　　(2)畏光和畏声

　　5.至少具备下列 1 条

　　　　(1)病史、体格检查和神经科检查不提示器质性障碍

　　　　(2)病史和/或体格检查和/或神经检查确实提示这种障碍(器质性障碍)，但被适当的观察所排除

　　　　(3)这种障碍存在，但偏头痛发作并非在与这种障碍有密切的时间关系上首次出现

表 3-3　国际头痛协会关于有先兆偏头痛的定义

有先兆偏头痛

　　先前用过的术语：经典型偏头痛，典型偏头痛；眼肌瘫痪型、偏身麻木型、偏瘫型、失语型偏头痛

　　诊断标准：

　　1.至少 2 次发作符合第 2 项标准

　　2.至少符合下列 4 条特征中的 3 条

　　　　(1)一个或一个以上提示局灶大脑皮质或脑干功能障碍的完全可逆性先兆症状

　　　　(2)至少一个先兆症状逐渐发展超过 4 分钟，或 2 个或 2 个以上的症状接着发生

　　　　(3)先兆症状持续时间不超过 60 分钟，如果出现 1 个以上先兆症状，持续时间可相应增加

　　　　(4)继先兆出现的头痛间隔期在 60 分钟之内(头痛尚可在先兆前或与先兆同时开始)

　　3.至少具备下列 1 条

　　　　(1)病史；体格检查及神经科检查不提示器质性障碍

　　　　(2)病史和/或体格检查和/神经科检查确实提示这障碍，但通过适当的观察被排除

　　　　(3)这种障碍存在，但偏头痛发作并非在与这种障碍有密切的时间关系上首次出现

有典型先兆的偏头痛

　诊断标准：

　　1.符合有先兆偏头痛诊断标准,包括第2项全部4条标准

　　2.有一条或一条以上下列类型的先兆症状

　　　(1)视觉障碍

　　　(2)单侧偏身感觉障碍和/或麻木

　　　(3)单侧力弱

　　　(4)失语或非典型言语困难

表 3-4　国际头痛协会关于儿童偏头痛的定义

1.至少5次发作符合第(1)、(2)项标准

　(1)每次头痛发作持续2~48小时

　(2)头痛至少具备下列特征中的2条

　　①位于单侧

　　②搏动性质

　　③中度或重度

　　④可因常规的体育活动而加重

2.头痛期间内至少具备下列1条

　(1)恶心和/或呕吐

　(2)畏光和畏声

　　国际头痛协会的诊断标准为偏头痛的诊断提供了一个可靠的、可量化的诊断标准,对于临床和科研的意义是显而易见的,有学者特别提到其对于临床试验及流行病学调查有重要意义。但临床上有时遇到患者并不能完全符合这个标准,对这种情况学者们建议随访及复查,以确定诊断。

　　由于国际头痛协会的诊断标准掌握起来比较复杂,为了便于临床应用,国际上一些知名的学者一直在探讨一种简单化的诊断标准。其中 Solomon 介绍了一套简单标准,符合这个标准的患者99%符合国际头痛协会关于无先兆偏头痛的诊断标准。这套标准较易掌握,供参考。

　　(1)具备下列4条特征中的任何2条,即可诊断无先兆偏头痛:①疼痛位于单侧。②搏动性痛。③恶心。④畏光或畏声。

　　(2)另有2条符加说明:①首次发作者不应诊断。②应无器质性疾病的证据。

　　在临床工作中尚能遇到患者有时表现为紧张型头痛,有时表现为偏头痛性质的头痛,为此有学者查阅了国际上一些临床研究文献后得到的答案是紧张型头痛和偏头痛并非是截然分开的,其临床上确实存在着重叠,故有学者提出二者可能是一个连续的统一体。有时遇到有先兆偏头痛患者可表现为无先兆偏头痛,同样,学者们认为二型之间既可能有不同的病理生理,又可能是一个连续的统一体。

(二)鉴别诊断

偏头痛应与下列疼痛相鉴别。

1.紧张型头痛

紧张型头痛又称肌收缩型头痛。其临床特点是头痛部位较弥散,可位于前额、双颞、顶、枕及颈部。头痛性质常呈钝痛,头部压迫感、紧箍感,患者常述犹如戴着一个帽子。头痛常呈持续性,可时轻时重。多有头皮、颈部压痛点,按摩头颈部可使头痛缓解,多有额、颈部肌肉紧张。多少伴有恶心、呕吐。

2.丛集性头痛

丛集性头痛又称组胺性头痛,Horton 综合征。表现为一系列密集的、短暂的、严重的单侧钻痛。与偏头痛不同,头痛部位多局限并固定于一侧眶部、球后和额颞部。发病时间常在夜间,并使患者痛醒。发病时间固定,起病突然而无先兆,开始可为一侧鼻部烧灼感或球后压迫感,继之出现特定部位的疼痛,常疼痛难忍,并出现面部潮红、结膜充血、流泪、流涕、鼻塞。为数不少的患者出现 Horner 征,可出现畏光,不伴恶心、呕吐。诱因可为发作群集期饮酒、兴奋或服用扩血管药引起。发病年龄常较偏头痛晚,平均 25 岁,男女之比约 4:1。罕见家族史。治疗包括非甾体抗炎药;激素治疗;睾丸素治疗;吸氧疗法(国外介绍为 100%氧,8～10 L/min,共 10～15 分钟,仅供参考);麦角胺咖啡因或双氢麦角碱睡前应用,对夜间头痛特别有效;碳酸锂疗效尚有争议,但多数介绍其有效,但中毒剂量有时与治疗剂量很接近,曾有老年患者(精神患者)服一片致昏迷者,建议有条件者监测血锂水平,不良反应有胃肠道症状、肾功能改变、内分泌改变、震颤、眼球震颤、抽搐等;其他药物尚有钙通道阻滞剂、舒马普坦等。

3.痛性眼肌麻痹

痛性眼肌麻痹又称 Tolosa-Hunt 综合征。是一种以头痛和眼肌麻痹为特征,涉及特发性眼眶和海绵窦的炎性疾病。病因可为颅内颈内动脉的非特异性炎症,也可能涉及海绵窦。常表现为球后及眶周的顽固性胀痛、刺痛,数天或数周后出现复视,并可有第Ⅲ、Ⅳ、Ⅵ对脑神经受累表现,间隔数月数年后复发,需行血管造影以排除颈内动脉瘤。皮质类固醇治疗有效。

4.颅内占位所致头痛

占位早期,头痛可为间断性或晨起为重,但随着病情的发展,多成为持续性头痛,进行性加重,可出现颅内高压的症状与体征,如头痛、恶心、呕吐、视盘水肿,并可出现局灶症状与体征,如精神改变、偏瘫、失语、偏身感觉障碍、抽搐、偏盲、共济失调、眼球震颤等,典型者鉴别不难。但需注意,也有表现为十几年的偏头痛,最后被确诊为巨大血管瘤者。

四、防治

(一)一般原则

偏头痛的治疗策略包括两个方面:对症治疗及预防性治疗。对症治疗的目的在于消除、抑制或减轻疼痛及伴随症状。预防性治疗用来减少头痛发作的频度及减轻头痛严重性。对偏头痛患者是单用对症治疗还是同时采取对症治疗及预防性治疗,要具体分析。一般说来,如果头痛发作频度较小,疼痛程度较轻,持续时间较短,可考虑单纯选用对症治疗。如果头痛发作频度较大,疼痛程度较重,持续时间较长,对工作、学习、生活影响较明显,则在给予对症治疗的同时,给予适当的预防性治疗。总之,既要考虑到疼痛对患者的影响,又要考虑到药物不良反应对患者的影响,有时还要参考患者个人的意见。Saper 的建议是每周发作 2 次以下者单独给予药物性对症治疗,而发作频繁者应给予预防性治疗。

不论是对症治疗还是预防性治疗均包括两个方面,即药物干预及非药物干预。

　　非药物干预方面,强调患者自助。嘱患者详细记录前驱症状、头痛发作与持续时间及伴随症状,找出头痛诱发及缓解的因素,并尽可能避免。如避免某些食物,保持规律的作息时间、规律饮食。不论是在工作日,还是周末抑或假期,坚持这些方案对于减轻头痛发作非常重要,接受这些建议对 30% 患者有帮助。另有人倡导有规律的锻炼,如长跑等,可能有效地减少头痛发作。认知和行为治疗,如生物反馈治疗等,已被证明有效,另有患者于头痛时进行痛点压迫,于凉爽、安静、暗淡的环境中独处,或以冰块冷敷均有一定效果。

(二)药物对症治疗

　　偏头痛对症治疗可选用非特异性药物治疗,包括简单的止痛药,非甾体抗炎药及麻醉剂。对于轻、中度头痛,简单的镇痛药及非甾体抗炎药常可缓解头痛的发作。常用的药物有脑清片、对乙酰氨基酚、阿司匹林、萘普生、吲哚美辛、布洛芬、罗痛定等。麻醉药的应用是严格限制的,Saper 提议主要用于严重发作,其他治疗不能缓解,或对偏头痛特异性治疗有禁忌或不能忍受的情况下应用。偏头痛特异性 5-HT 受体拮抗剂主要用于中、重度偏头痛。偏头痛特异性 5-HT 受体拮抗剂结合简单的止痛剂,大多数头痛可得到有效的治疗。

　　5-HT 受体拮抗剂治疗偏头痛的疗效是肯定的。麦角胺咖啡因既能抑制去甲肾上腺素的再摄取,又能拮抗其与 β-肾上腺素受体的结合,于先兆期或头痛开始后服用 1 片,常可使头痛发作终止或减轻。如效不显,于数小时后加服 1 片,每天不超过 4 片,每周用量不超过 10 片。该药缺点是不良反应较多,并且有成瘾性,有时剂量会越来越大。常见不良反应为消化道症状、心血管症状,如恶心、呕吐、胸闷、气短等。孕妇、心肌缺血、高血压、肝肾疾病等忌用。

　　麦角碱衍生物酒石酸麦角胺、舒马普坦和双氢麦角胺为偏头痛特异性药物,均为 5-HT 受体拮抗剂。这些药物作用于中枢神经系统和三叉神经中受体介导的神经通路,通过阻断神经源性炎症而起到抗偏头痛作用。

　　酒石酸麦角胺主要用于中、重度偏头痛,特别是当简单的镇痛治疗效果不足或不能耐受时。其有多项作用:既是 $5-HT_{1A}$、$5-HT_{1B}$、$5-HT_{1D}$ 和 $5-HT_{1F}$ 受体拮抗剂,又是 α-肾上腺素受体拮抗剂,通过刺激动脉平滑肌细胞 5-HT 受体而产生血管收缩作用;它可收缩静脉容量性血管、抑制交感神经末端去甲肾上腺素再摄取。作为 $5-HT_1$ 受体拮抗剂,它可抑制三叉神经血管系统神经源性炎症,其抗偏头痛活性中最基础的机制可能在此,而非其血管收缩作用。其对中枢神经递质的作用对缓解偏头痛发作亦是重要的。给药途径有口服、舌下及直肠给药。生物利用度与给药途径关系密切。口服及舌下含化吸收不稳定,直肠给药起效快,吸收可靠。为了减少过多应用导致麦角胺依赖性或反跳性头痛, 般每周应用不超过 2 次,应避免大剂量连续用药。

　　Saper 总结酒石酸麦角胺在下列情况下慎用或禁用:年龄 55～60 岁(相对禁忌);妊娠或哺乳;心动过缓(中至重度);心室疾病(中至重度);胶原-肌肉病;心肌炎;冠心病,包括血管痉挛性心绞痛;高血压(中至重度);肝、肾损害(中至重度);感染或高热/败血症;消化性溃疡性疾病;周围血管病;严重瘙痒。另外,该药可加重偏头痛造成的恶心、呕吐。

　　舒马普坦亦适用于中、重度偏头痛发作。作用于神经血管系统和中枢神经系统,通过抑制或减轻神经源性炎症而发挥作用。曾有人称舒马普坦为偏头痛治疗的里程碑。皮下用药 2 小时,约 80% 的急性偏头痛有效。尽管 24～48 小时内 40% 的患者重新出现头痛,这时给予第 2 剂仍可达到同样的有效率。口服制剂的疗效稍低于皮下给药,起效亦稍慢,通常在 4 小时内起效。皮下用药后 4 小时给予口吸制剂不能预防再出现头痛,但对皮下用药后 24 小时内出现的头痛有效。

舒马普坦具有良好的耐受性,其不良反应通常较轻和短暂,持续时间常在45分钟以内。包括注射部位的疼痛、耳鸣、面红、烧灼感、热感、头昏、体重增加、颈痛及发音困难。少数患者于首剂时出现非心源性胸部压迫感,仅有很少患者于后续用药时再出现这些症状。罕见引起与其相关的心肌缺血。

Saper总结应用舒马普坦注意事项及禁忌证为年龄超过55~60岁(相对禁忌证);妊娠或哺乳;缺血性心肌病(心绞痛、心肌梗死病史、记录到的无症状性缺血);不稳定型心绞痛;高血压(未控制);基底型或偏瘫型偏头痛;未识别的冠心病(绝经期妇女,男性>40岁,心脏病危险因素如高血压、高脂血症、肥胖、糖尿病、严重吸烟及强阳性家族史);肝肾功能损害(重度);同时应用单胺氧化酶抑制剂或单胺氧化酶抑制剂治疗终止后2周内;同时应用含麦角胺或麦角类制剂(24小时内),首次剂量可能需要在医师监护下应用。

酒石酸双氢麦角胺的效果超过酒石酸麦角胺。大多数患者起效迅速,在中、重度发作特别有用,也可用于难治性偏头痛。与酒石酸麦角胺有共同的机制,但其动脉血管收缩作用较弱,有选择性收缩静脉血管的特性,可静脉注射、肌内注射及鼻腔吸入。静脉注射途径给药起效迅速。肌内注射生物利用度达100%。鼻腔吸入的绝对生物利用度40%,应用酒石酸双氢麦角胺后再出现头痛的频率较其他现有的抗偏头痛剂小,这可能与其半衰期长有关。

酒石酸双氢麦角胺较酒石酸麦角胺具有较好的耐受性、恶心和呕吐的发生率及程度非常低,静脉注射最高,肌内注射及鼻吸入给药低。极少成瘾和引起反跳性头痛。通常的不良反应包括胸痛、轻度肌痛、短暂的血压上升。不应给予有血管痉挛反应倾向的患者,包括已知的周围性动脉疾病,冠状动脉疾病(特别是不稳定性心绞痛或血管痉挛性心绞痛)或未控制的高血压。注意事项和禁忌证同酒石酸麦角胺。

(三)药物预防性治疗

偏头痛的预防性治疗应个体化,特别是剂量的个体化。可根据患者体重,一般身体情况、既往用药体验等选择初始剂量,逐渐加量,如无明显不良反应,可连续用药2~3天,无效时再接用其他药物。

1.抗组胺药物

苯噻啶为一有效的偏头痛预防性药物。可每天2次,每次0.5 mg起,逐渐加量,一般可增加至每天3次,每次1.0 mg,最大量不超过6 mg/d。不良反应为嗜睡、头昏、体重增加等。

2.钙通道阻滞剂

氟桂利嗪,每晚1次,每次5~10 mg,不良反应有嗜睡、锥体外系反应、体重增加、抑郁等。

3.β受体阻滞剂

普萘洛尔,开始剂量3次/天,每次10 mg,逐渐增加至60 mg/d,也有介绍120 mg/d,心率<60次/分者停用。哮喘、严重房室传导阻滞者禁用。

4.抗抑郁剂

阿米替林每天3次,每次25 mg,逐渐加量。可有嗜睡等不良反应,加量后不良反应明显。氟西汀(我国商品名百优解)每片20 mg,每晨1片,饭后服,该药初始剂量及有效剂量相同,服用方便,不良反应有睡眠障碍、胃肠道症状等,常较轻。

5.其他

非甾体抗炎药,如萘普生;抗惊厥药,如卡马西平、丙戊酸钠等;舒必剂、硫必利;中医中药(辨证施治、辨经施治、成方加减、中成药)等皆可试用。

(四)关于特殊类型偏头痛

与偏头痛相关的先兆是否需要治疗及如何治疗,目前尚无定论。通常先兆为自限性的、短暂的,大多数患者于治疗尚未发挥作用时可自行缓解。如果患者经历复发性、严重的、明显的先兆,考虑舌下含化尼非地平,但头痛有可能加重,且疗效亦不肯定。给予舒马普坦及酒石酸麦角胺的疗效亦尚处观察之中。

(五)关于难治性、严重偏头痛性头痛

这类头痛主要涉及偏头痛持续状态,头痛常不能为一般的门诊治疗所缓解。患者除持续的进展性头痛外尚有一系列生理及情感症状,如恶心、呕吐、腹泻、脱水、抑郁、绝望,甚至自杀倾向。用药过度及反跳性依赖、戒断症状常促发这些障碍。这类患者常需收入急症室观察或住院,以纠正患者存在的生理障碍,如脱水等;排除伴随偏头痛出现的严重的神经内科或内科疾病;治疗纠正药物依赖;预防患者于家中自杀等。应注意患者的生命体征,可做心电图检查。药物可选用酒石酸双氢麦角胺、舒马普坦、鸦片类及止吐药,必要时亦可谨慎给予氯丙嗪等。可选用非肠道途径给药,如静脉或肌内注射给药。一旦发作控制,可逐渐加入预防性药物治疗。

(六)关于妊娠妇女的治疗

Schulman建议给予地美罗注射剂或片剂,并应限制剂量。还可应用泼尼松,其不易穿过胎盘,在妊娠早期不损害胎儿,但不宜应用太频。如欲怀孕,最好尽最大可能不用预防性药物并避免应用麦角类制剂。

(七)关于儿童偏头痛

儿童偏头痛用药的选择与成人有很多重叠,如止痛药物、钙通道阻滞剂、抗组胺药物等,但也有人质疑酒石酸麦角胺药物的疗效。如能确诊,重要的是对儿童及其家长进行安慰,使其对本病有一个全面的认识,以缓解由此带来的焦虑,对治疗当属有益。

五、护理

(一)护理评估

1.健康史

(1)了解头痛的部位、性质和程度:询问是全头疼还是局部头疼;是搏动性头疼还是胀痛、钻痛;是轻微痛、剧烈痛还是无法忍受的疼痛。偏头疼常描述为双侧颞部的搏动性疼痛。

(2)头疼的规律:询问头疼发病的急缓,是持续性还是发作性,起始与持续时间,发作频率,激发或缓解的因素,与季节、气候、体位、饮食、情绪、睡眠、疲劳等的关系。

(3)有无先兆及伴发症状:如头晕、恶心、呕吐、面色苍白、潮红、视物不清、闪光、畏光、复视、耳鸣、失语、偏瘫、嗜睡、发热、晕厥等。典型偏头疼发作常有视觉先兆和伴有恶心、呕吐、畏光。

(4)既往史与心理社会状况:询问患者的情绪、睡眠、职业情况以及服药史,了解头疼对日常生活、工作和社交的影响,患者是否因长期反复头疼而出现恐惧、忧郁或焦虑心理。大部分偏头疼患者有家族史。

2.身体状况

检查意识是否清楚,瞳孔是否等大等圆、对光反射是否灵敏;体温、脉搏、呼吸、血压是否正常;面部表情是否痛苦,精神状态怎样;眼睑是否下垂、有无脑膜刺激征。

3.主要护理问题及相关因素

(1)偏头疼:与发作性神经血管功能障碍有关。

（2）焦虑：与偏头疼长期、反复发作有关。

（3）睡眠形态紊乱：与头疼长期反复发作和/或焦虑等情绪改变有关。

（二）护理措施

1.避免诱因

告知患者可能诱发或加重头疼的因素，如情绪紧张、进食某些食物、饮酒、月经来潮、用力性动作等；保持环境安静、舒适、光线柔和。

2.指导减轻头疼的方法

如指导患者缓慢深呼吸，听音乐、练气功、生物反馈治疗，引导式想象，冷、热敷以及理疗、按摩、指压止痛法等。

3.用药护理

告知止痛药物的作用与不良反应，让患者了解药物依赖性或成瘾性的特点，如大量使用止痛剂，滥用麦角胺咖啡因可致药物依赖。指导患者遵医嘱正确服药。

（董新萍）

第三节 脑 卒 中

脑卒中又称中风或脑血管意外，是一组以急性起病、局灶性或弥漫性脑功能缺失为共同特征的脑血管病，通常指包括脑出血、脑梗死、蛛网膜下腔出血。脑卒中主要由于血管壁异常、血栓、栓塞以及血管破裂等所造成的神经功能障碍性疾病。我国脑卒中呈现高发病率、高复发率、高致残率、高死亡率的特点。据世界卫生组织调查结果显示，我国脑卒中发病率高于世界平均水平。世界卫生组织 MONICA 研究表明，我国的脑卒中发生率正以每年 8.7％的速率上升。我国居民第三次死因调查报告显示，脑血管病已成为国民第一位的死因。我国脑卒中的死亡率高于欧美国家 4～5 倍，是日本的 3.5 倍，甚至高于泰国、印度等发展中国家。MONICA 研究也表明，脑卒中病死率为 20％～30％。世界卫生组织对中国脑卒中死亡的人数进行了预测，如果死亡率维持不变，到 2030 年，我国每年将有近 400 万人口死于脑卒中。如果死亡率增长 1％，到 2030 年，我国每年将有近 600 万人口死于脑卒中，我国现幸存脑卒中患者近 700 万，其中致残率高达 75％，约有 450 万患者不同程度丧失劳动能力或生活不能自理。脑卒中复发率超过 30％，5 年内再次发生率达 54％。

一、脑出血的护理评估

脑出血（intra cerebral hemorrhage，ICH）是指原发于脑内动脉、静脉和毛细血管的病变出血，以动脉出血为多见，血液在脑实质内积聚形成脑内血肿。脑内出血临床病理过程与出血量和部位有关。小量出血时，血液仅渗透在神经纤维之间，对脑组织破坏较少；出血量较大时，血液在脑组织内积聚形成血肿，血肿的占位效应压迫周围脑组织，撕裂神经纤维间的横静脉使血肿进一步增大，血液成分特别是凝血酶、细胞因子 IL-1、TNF-α、血红蛋白的溶出等致使血肿周围的脑组织可在数小时内形成明显脑水肿、缺血和点状的微出血，血肿进一步扩大，导致邻近组织受压移位以至形成脑疝。脑内血肿和脑水肿可向内压迫脑室使之移位，向下压迫丘脑、下丘脑，引起严重的自主神经功能失调症状。幕上血肿时,中脑受压的危险性很大;小脑血肿时,延髓易于受下疝的小脑扁桃体压迫。脑内血肿可破入脑室或蛛网膜下腔,形成继发性脑室出血和继发性蛛网膜下腔出血。

(一)病因分析

高血压动脉硬化是自发性脑出血的主要病因,高血压患者约有 1/3 的机会发生脑出血,而93.91% 脑出血患者中有高血压病史。其他还包括脑淀粉样血管病、动脉瘤、动脉-静脉畸形、动脉炎、血液病等。

(二)临床观察

高血压性脑出血以 50 岁左右高血压患者发病最多。由于与高血压的密切关系以致在年轻高血压患者中,个别甚至仅 30 余岁也可发生。脑出血虽然在休息或睡眠中也会发生,但通常是在白天情绪激动、过度用力等体力或脑力活动紧张时即刻发病。除有头昏、头痛、工作效率差、鼻出血等高血压症状外,平时身体一般情况常无特殊。脑出血发生前常无预感。极个别患者在出血前数小时或数天诉有瞬时或短暂意识模糊、手脚动作不便或说话含糊不清等脑部症状。高血压性脑出血常突然发生,起病急骤,往往在数分钟到数小时内病情发展到高峰(图 3-1)。

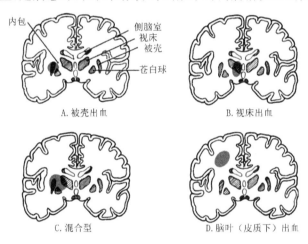

A. 被壳出血　　B. 视床出血

C. 混合型　　D. 脑叶(皮质下)出血

图 3-1　高血压性脑出血

1.壳核出血

大脑基底节为最常见的出血部位,约占脑出血的 60%。由于损伤到内囊故称为内囊出血。除具有脑出血的一般症状外,内囊出血的患者常有头和眼转向出血病灶侧,呈"凝视病灶"状和"三偏"症状,即偏瘫、偏身感觉障碍和偏盲。

(1)偏瘫:出血病灶对侧的肢体偏瘫,瘫痪侧鼻唇沟较浅,呼气时瘫侧面颊鼓起较高。瘫痪肢体由弛缓性瘫痪逐渐转为痉挛性瘫痪,上肢呈屈曲内收,下肢强直,腱反射转为亢进,可出现踝阵挛,病理反射阳性,呈典型上运动神经元性偏瘫。

(2)偏身感觉障碍:出血灶对侧偏身感觉减退,用针刺激肢体、面部时无反应或反应较另一侧迟钝。

(3)偏盲:在患者意识状态能配合检查时还可发现病灶对侧同向偏盲,主要是由于经过内囊的视放射受累所致。

另外,主侧大脑半球出血可伴有失语症,脑出血患者亦可发生顶叶综合征,如体象障碍(偏瘫无知症、幻多肢、错觉性肢体移位等)、结构性失用症、地理定向障碍等。记忆力、分析理解、计算等智能活动往往在脑出血后明显减退。

2.脑桥出血

常突然起病,出现剧烈头痛、头晕、眼花、坠地、呕吐、复视、讷吃、吞咽困难、一侧面部发麻等症状。起病初意识可部分保留,但常在数分钟内进入深度昏迷。出血往往先自一侧脑桥开始,表现为交叉性瘫痪,即出血侧面部瘫痪和对侧上下肢弛缓性瘫痪。头和两眼转向非出血侧,呈"凝视瘫肢"状。脑桥出血常迅速波及两侧,出现两侧面部和肢体均瘫痪,肢瘫大多呈弛缓性。少数呈痉挛性或呈去脑强直。双侧病理反射呈阳性。头和两眼位置回到正中,两侧瞳孔极度缩小。这种"针尖样"瞳孔见于1/3的脑桥出血患者,为特征性症状,是由脑桥内交感神经纤维受损所致。脑桥出血常阻断下丘脑对体温的正常调节而使体温急剧上升,呈持续高热状态。由于脑干呼吸中枢的影响常出现不规则呼吸,可于早期就出现呼吸困难。脑桥出血后,如两侧瞳孔散大、对光反射消失、呼吸不规则、脉搏和血压失调、体温不断上升或突然下降,则提示病情危重。

3.小脑出血

小脑出血多发生在一侧小脑半球,可导致急性颅内压增高,脑干受压,甚至发生枕大孔疝。起病急骤,少数病情凶险异常,可即刻出现神志深度昏迷,短时间内呼吸停止;多数患者于起病时神志清楚,常诉一侧后枕部剧烈头痛和眩晕,呕吐频繁,发音含糊;瞳孔往往缩小,两眼球向病变对侧同向凝视,病变侧肢体动作共济失调,但瘫痪可不明显,可有脑神经麻痹症状、颈项强直等。病情逐渐加重,意识渐趋模糊或昏迷,呼吸不规则。

4.脑室出血

脑室出血(intraventricular hemorrhage,IVH)多由于大脑基底节处出血后破入到侧脑室,以致血液充满整个脑室和蛛网膜下腔系统。小脑出血和脑桥出血也可破入到第四脑室,这种情况极其严重。意识往往在1~2小时内陷入深度昏迷,出现四肢抽搐发作或四肢瘫痪。双侧病理反射呈阳性。四肢常呈弛缓性瘫痪,所有腱反射均引不出,可阵发出现强直性痉挛或去脑强直状态。呕吐咖啡色残渣样液体,高热、多汗和瞳孔极度缩小,呼吸深沉带有鼾声,后转为浅速和不规则。

(三)辅助检查

1.CT检查

CT检查可显示血肿部位、大小、形态,是否破入脑室,血肿周围有无低密度水肿带及占位效应、脑组织移位等。24小时内出血灶表现为高密度,边界清楚(图3-2)。48小时以后,出血灶高密度影周围出现低密度水肿带。

2.数字减影血管造影(DSA)

脑血管DSA对颅内动脉瘤、脑血管畸形等的诊断均有重要价值(图3-3)。颈内动脉造影正位像可见大脑前、中动脉间距在正常范围,豆纹动脉外移(黑箭头)。

3.MRI

MRI具有比CT更高的组织分辨率,且可直接多方位成像,无颅骨伪影干扰,又具有血管流空效应等特点,使对脑血管疾病的显示率及诊断准确性,比CT更胜一筹。CT能诊断的脑血管疾病,MRI均能做到;而对发生于脑干、颞叶和小脑等的血管性疾病,MRI比CT更佳;对脑出血、脑梗死的演变过程,MRI比CT显示更完整;对CT较难判断的脑血管畸形、烟雾病等,MRI比CT更敏感。

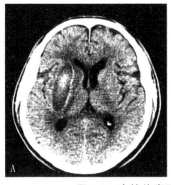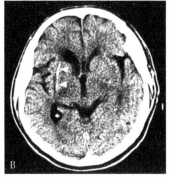

图 3-2 壳核外囊型脑出血的演变 CT

脑出血发病 40 天后 CT 平扫(图 3-2A)显示右侧壳核外囊区有一个卵圆形低密度病灶,其中心密度略高,同侧侧脑室较对侧略小;2.5 个月后复查 CT(图 3-2B)平扫可见原病灶部位呈裂隙状低密度,为后遗脑软化灶,并行伴有条状血肿壁纤维化高密度(白箭头),同侧侧脑室扩大

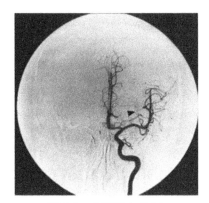

图 3-3 内囊出血 DSA

4.TCD

多普勒超声检查最基本的参数为血流速度与频谱形态。血流速度增加可表示高血流量、动脉痉挛或动脉狭窄;血流速度减慢则可能是动脉近端狭窄或循环远端阻力增高的结果。

(四)内科治疗

(1)静脉补液:静脉给予生理盐水或乳酸 Ringer 溶液静点,维持正常的血容量。

(2)控制血糖:既往有糖尿病病史和血糖＞200 mg/L 应给了胰岛素。低血糖者最好给予 10％～20％葡萄糖静脉输液,或静脉推注 50％葡萄糖溶液纠正。

(3)血压的管理:有高血压病史的患者,血压水平应控制在平均动脉压(MAP)17.3 kPa(130 mmHg)以下。颅内压(ICP)监测增高的患者,脑灌注压(CPP)[CPP＝(MAP－ICP)]应保持＞9.3 kPa(70 mmHg)。刚手术后的患者应避免平均动脉压＞14.7 kPa(110 mmHg)。心力衰竭、心肌缺血或动脉内膜剥脱,血压＞26.7/14.7 kPa(200/110 mmHg)者,应控制平均动脉压在 17.3 kPa(130 mmHg)以下。

(4)控制体温:体温＞38.5 ℃的患者及细菌感染者,给予退烧药及早期使用抗生素。

(5)维持体液平衡。

(6)禁用抗血小板和抗凝治疗。

(7)降颅压治疗:甘露醇(0.25～0.50 g/kg 静脉滴注),每隔 6 小时给 1 次。通常每天的最大量是 2 g/kg。

(8)纠正凝血异常:常用药物如华法林、鱼精蛋白、6-氨基己酸、凝血因子Ⅷ和新鲜血小板。

(五)手术治疗

1.开颅血肿清除术

对基底节区出血和皮层下出血,传统手术为开颅血肿清除。壳核出血一般经颞叶中回切开入路。Suzuki 提倡经侧裂入路,以减少颞叶损害。对脑室积血较多可经额叶前角或经侧脑室三角区入路清除血肿,并行脑室外引流术。传统开颅术因时间较长,出血较多,手术常需全麻,术后并发症较多,易发生肺部感染及上消化道出血,而使年龄较大、心肺功能较差的患者失去手术治疗的机会。优点在于颅压高、有脑疝的患者可同时行去骨片减压术。

2.颅骨开窗血肿清除术

用于壳核出血、皮层下出血及小脑出血。壳核出血在患侧颞部做一向前的弧形皮肤切口,分开颞肌,颅骨钻孔后扩大骨窗至 3 cm×3 cm 大小,星形剪开脑膜,手术宜在显微镜下进行,既可减小皮层切开以及脑组织切除的范围,还能窥清出血点。在颞中回做 1.5 cm 皮层切开,用窄脑压板轻轻牵开脑组织,见血肿后用吸引器小心吸除血块,其内侧壁为内囊方向不易出血,应避免压迫或电灼,而血肿底部外侧常见豆纹动脉出血点,用银夹夹闭或用双极电凝止血,其余地方出血常为静脉渗血,用吸收性明胶海绵片压迫即可止血。小脑出血如血肿不大,无扁桃体疝也可在患侧枕外粗隆水平下 2 cm,正中旁开 3 cm 为中心做皮肤切口,钻颅后咬除枕鳞部成 3 cm 直径骨窗即可清除小脑出血。该手术方法简单、快捷、失血较少,在局麻下也可完成,所以术后意识恢复较快,并发症特别是肺部感染相对减少,即使高龄、一般情况差的患者也可承受该手术。

3.钻颅血肿穿刺引流术

多采用 CT 引导下立体定向穿刺加引流术。现主要有 3 种方法:以 CT 示血肿中心为靶点,局麻下颅骨钻孔行血肿穿刺,首次抽吸量一般达血肿量的 1/3～1/2,然后注入尿激酶 6 000 U,6～12 小时后再次穿刺及注药,或同时置入硅胶引流管作引流,以避免反复穿刺而损伤脑组织。Niizuma 用此方法治疗除脑干外的其他各部位出血 175 例,半年后随访优良率达 86%,死亡率11%。优点在于操作简单、安全、局麻下能完成,同时应用尿激酶可较全清除血肿,高龄或危重患者均可采用,但在出血早期因血肿无液化效果不好。

4.锥颅血肿碎吸引流术

以 CT 示血肿中心为靶点,局麻下行锥颅血肿穿刺,置入带螺旋绞丝的穿刺针于血肿中心,在负压吸引下将血块粉碎吸出,根据吸除量及 CT 复查结果,血肿清除量平均可达 70%。此法简单易行,在急诊室和病床旁均可施行,高龄及危重患者也可应用。但有碎吸过度损伤脑组织及再出血危险,一般吸出量达血肿量 50%～70%即应终止手术。

5.微创穿刺冲洗尿激酶引流术

将带锥颅、穿刺、冲洗引流为一体的穿刺管,置入血肿中心后用含尿激酶、肝素的生理盐水每天冲洗 1 次,现已有许多医院应用。

6.脑室外引流术

单纯脑室出血和脑内出血破入脑室无开颅指征者,可行脑室外引流术。一般行双额部钻孔引流,Suzuki 提出在双侧眶上缘、中线旁开 3 cm 处分别钻孔,置管行外引流,因放入引流管与侧脑室体部大致平行,可引流出后角积血。也有人主张双侧置管,一管作冲洗另一管用于引流,或注入尿激酶加速血块的溶解。

7.脑内镜辅助血肿清除术

颅骨钻孔或小骨窗借助脑镜在直视下清除血肿,其对脑组织的创伤小,清除血肿后可以从不同角度窥清血肿壁。

二、蛛网膜下腔出血的护理评估

颅内血管破裂后血液流入蛛网膜下腔时,称为蛛网膜下腔出血(subarachnoid hemorrhage,SAH)。自发性蛛网膜下腔出血可由多种病因所致,临床表现为急骤起病的剧烈头痛、呕吐、意识障碍、脑膜刺激征和血性脑脊液,占脑卒中的 10%～15%。其中半数以上是先天性颅内动脉瘤破裂所致,其余是由各种其他的病因所造成的。

(一)病因分析

引起蛛网膜下腔出血的病因很多,在 SAH 的病因中以动脉瘤破裂占多数,达 76%,动-静脉畸形占 6%～9%,动-静脉畸形合并动脉瘤占 2.7%～22.8%。较常见的为:①颅内动脉瘤及动静脉畸形的破裂。②高血压、动脉硬化引起的动脉破裂。③血液病,如白血病、血友病、恶性贫血等。④颅内肿瘤,原发者有胶质瘤、脑膜瘤等;转移者有支气管性肺癌等。⑤血管性变态反应,如多发性结节性动脉炎系统性红斑狼疮。⑥脑与脑膜炎症,包括化脓性、细菌性、病毒性、结核性等。⑦抗凝治疗的并发症。⑧脑血管闭塞性疾病引起出血性脑梗死。脑底异常血管网病常以蛛网膜下腔出血为主要表现。⑨颅内静脉的血栓形成。⑩妊娠并发症。

(二)临床观察

蛛网膜下腔出血任何年龄均可发病,以青壮年多见,最常见的表现为颅内压增高症状、意识障碍、脑膜刺激征、脑神经损伤症状、肢体活动障碍或癫痫等。

1.出血前症状及诱因

部分患者于数天或数周前出现头痛、头昏、动眼神经麻痹或颈强直等先驱症状,又称前兆渗漏。其产生与动脉瘤扩大压迫邻近结构有关(图 3-4)。只有 1/3 患者是在活动状态下发病,如解大小便、弯腰、举重、咳嗽、生气等。

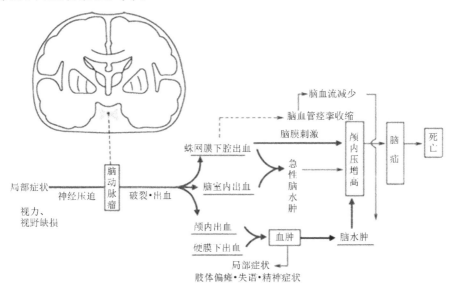

图 3-4 动脉瘤破裂

2.出血后观察

由于脑血管突然破裂,起病多很急骤。患者突感头部劈裂样剧痛,分布于前额、后枕或整个头部,并可延及颈、肩、背、腰及两腿部。伴有面色苍白、全身出冷汗、恶心呕吐。半数以上的患者出现不同程度的意识障碍。轻者有短暂的神志模糊,重者则昏迷逐渐加深。有的患者意识始终清醒,但表现为淡漠、嗜睡,并有畏光、胆小、怕响、拒动,有的患者出现谵妄、木僵、定向及记忆障碍、幻觉及其他精神症状。有的患者伴有部分性或全身性癫痫发作。起病初期,患者血压上升,1～2天后逐渐恢复至原有水平,脉搏明显加快,有时节律不齐,呼吸无明显改变。起病24小时后可逐渐出现发热、脉搏不稳、血压波动、多汗、皮肤黏膜充血、腹胀等。重症患者立即陷入深昏迷,伴有去大脑强直发作及脑疝形成,可很快导致死亡。老年患者临床表现常不典型,头痛多不明显,而精神症状和意识障碍则较多见。

3.护理查体

颈项强直明显,克尼格征及布鲁辛斯基征阳性。往往发病1～2天内出现,是蛛网膜下腔出血最常见的体征。眼底检查可见视盘周围、视网膜前的玻璃体下出血。

(三)辅助检查

1.CT 检查

利用血液浓缩区判定动脉瘤的部位。急性期(1周内)多数可见脑沟、脑池或外侧裂中有高密度影。在蛛网膜下腔高密度区中出现局部特高密度影者,可能为破裂的动脉瘤。脑表面出现局部团块影像者,可能为脑血管畸形。

2.DSA 检查

脑血管 DSA 是确定颅内动脉瘤、脑血管畸形等的"金标准"。一般选在发病后 3 天内或 3 周后。

3.脑脊液检查

脑脊液压力一般均增高,多为均匀一致血性。

4.血液检查

监测血糖、血脂等化验检查。

5.MRI 检查

急性期不宜显示病变,亚急性期 T_1 加权像上蛛网膜下腔呈高信号,MRI 对超过 1 周的蛛网膜下腔出血有重要价值。

三、脑梗死的护理评估

(一)疾病概述

脑梗死是指局部脑组织(包括神经细胞、胶质细胞和血管)由于血液供应缺乏而发生的坏死。引起脑梗死的根本原因是供应脑部血液的颅外或颅内动脉中发生闭塞性病变而未能获得及时、充分的侧支循环,使局部脑组织的代谢需要与可能得到的血液供应之间发生超过一定限度的供不应求现象所致。

血液供应障碍的原因,有以下 3 个方面。

1.血管病变

最重要而常见的血管病变是动脉粥样硬化和在此基础上发生的血栓形成。其次是高血压病伴发的脑小动脉硬化。其他还有血管发育异常,如先天性动脉瘤和脑血管畸形可发生血栓形成,或出血后导致邻近区域的血供障碍、脉管炎,如感染性的风湿热、结核病和国内已极罕见的梅毒等所致的动脉内膜炎等。

2.血液成分改变

血管病变处内膜粗糙,使血液中的血小板易于附着、积聚及释放更多的五羟色胺等化学物质;血液成分中脂蛋白、胆固醇、纤维蛋白原等含量的增高,可使血液黏度增高和红细胞表面负电荷降低,致血流速度减慢;以及血液病如白血病、红细胞增多症、严重贫血等和各种影响血液凝固性增高的因素均使血栓形成易于发生。

3.血流速度改变

脑血流量的调节受到多种因素的影响。血压的改变是影响局部血流量的重要因素。当平均动脉压低于 9.3 kPa(70 mmHg)和高于 24.0 kPa(180 mmHg)时,由于血管本身存在的病变,血管狭窄,自动调节功能失调,局部脑组织的血供即将发生障碍。

一些全身性疾病如高血压、糖尿病等可加速或加重脑动脉粥样硬化,亦与脑梗死的发生密切相关。通常临床上诊断为脑梗死或脑血栓形成的患者中,大多数是动脉粥样硬化血栓形成性脑梗死,简称为动脉硬化性脑梗死。

此外,导致脑梗死的另一类重要病因是脑动脉的栓塞即脑动脉栓塞性脑梗死,简称为脑栓塞。脑栓塞患者供应脑部的血管本身多无病变,绝大多数的栓子来源于心脏。

(二)动脉硬化性脑梗死的护理评估

动脉粥样硬化血栓形成性脑梗死,简称动脉硬化性脑梗死,是供应脑部的动脉系统中的粥样硬化和血栓形成使动脉管腔狭窄、闭塞,导致急性脑供血不足所引起的局部脑组织坏死,临床上常表现为偏瘫、失语等突然发生的局灶性神经功能缺失。

1.病因分析

动脉硬化性脑梗死的基本病因是动脉粥样硬化,最常见的伴发病是高血压,两者之间虽无直接的病因联系,但高血压常使动脉粥样硬化的发展加速、加重。动脉粥样硬化是可以发生在全身各处动脉管壁的非炎症性病变。其发病原因与脂质代谢障碍和内分泌改变有关,确切原因尚未阐明。

脑动脉的粥样硬化和全身各处的动脉粥样硬化相同,主要改变是动脉内膜深层的脂肪变性和胆固醇沉积,形成粥样硬化斑块及各种继发病变,使管腔狭窄甚至闭塞。管腔狭窄需达80%～90%方才影响脑血流量。硬化斑块本身并不引起症状。如病变逐渐发展,则内膜分裂、内膜下出血(动脉本身的营养血管破裂所致)和形成内膜溃疡。内膜溃疡处易发生血栓形成,使管腔进一步变狭窄或闭塞;硬化斑块内容物或血栓的碎屑可脱入血流形成栓子。

2.临床观察

脑动脉粥样硬化性发展,较同样程度的冠状动脉粥样硬化一般在年龄方面晚 10 年。60 岁以后动脉硬化性脑梗死发病率增高。男性较女性稍多。高脂肪饮食者血胆固醇高而高密度脂蛋白胆固醇偏低时,易有动脉粥样硬化形成。在高血压、糖尿病、吸烟、红细胞增多症患者中,均有较高发病率。

动脉硬化性脑梗死占脑卒中的 60%～80%。本病起病较其他脑卒中稍慢些,常在数分钟到数小时、半天,甚至一两天达到高峰。数天到 1 周内逐渐加重到高峰极为少见。不少患者在睡眠中发生。约占小半数的患者以往经历过短暂脑缺血发作。

起病时患者可有轻度头痛,可能由于侧支循环血管代偿性扩张所致。头痛常以缺血侧头部为主,有时可伴眼球后部疼痛。动脉硬化性脑梗死发生偏瘫时意识常很清楚。如果起病时即有意识不清,要考虑椎-基底动脉系统脑梗死。大脑半球较大区域梗死、缺血、水肿可影响间脑和脑干的功能,而在起病后不久出现意识障碍。

脑的局灶损害症状主要根据受累血管的分布而定。如颈动脉系统动脉硬化性脑梗死的临床表现主要为病变对侧肢体瘫痪或感觉障碍;主侧半球病变常伴不同程度的失语、非主侧半球病变伴偏瘫无知症,患者的两眼向病灶侧凝视。如病灶侧单眼失明伴对侧肢体运动或感觉障碍,为颈内动脉病变无疑。颈内动脉狭窄或闭塞可使整个大脑半球缺血造成严重症状,也可仅表现轻微症状。这种变异极大的病情取决于前、后交通动脉,眼动脉,脑浅表动脉等侧支循环的代偿功能状况。如瘫痪和感觉障碍限于面部和上肢,以大脑中动脉供应区缺血的可能性为大。大脑前动脉的脑梗死可引起对侧的下肢瘫痪,但由于大脑前交通动脉的侧支循环供应,这种瘫痪亦可不发生。大脑后动脉供应大脑半球后部、丘脑及上脑干,脑梗死可出现对侧同向偏盲,如病变在主侧半球时除皮质感觉障碍外还可出现失语、失读、失写、失认和顶叶综合征。椎-基底动脉系统动脉硬化性脑梗死主要表现为眩晕、眼球震颤、复视、同向偏盲、皮质性失明、眼肌麻痹、发音不清、吞咽困难、肢体共济失调、交叉性瘫痪或感觉障碍、四肢瘫痪。可有后枕部头痛和程度不等的意识障碍。

3.辅助检查

(1)血生化、血流变学检查、心电图等。

(2)CT检查:早期多正常,24～48小时后出现低密度灶(图3-5)。

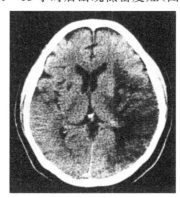

图3-5　CT左侧颞顶叶大片状低密度梗死灶

(3)MRI:急性脑梗死及伴发的脑水肿,在T_1加权像上均为低信号,T_2加权像上均为高信号,如伴出血,T_1加权像上可见高信号区(图3-6)。

(4)TCD和颈动脉超声检查:发现有血管高度狭窄或局部血流异常。

(5)脑脊液检查脑脊液多正常。

4.防治

患动脉粥样硬化者应摄取低脂饮食,多吃蔬菜和植物油,少吃胆固醇含量丰富的食物和动物内脏、蛋黄和动物油等。如伴有高血压、糖尿病等,应重视对该病的治疗。注意防止可能引起血压骤降的情况,如降压药物过量、严重腹泻、大出血等。生活要有规律。注意劳逸结合、避免身心过度疲劳。经常进行适当的保健体操,加强心血管的应激能力。对已有短暂性脑缺血发作者,应积极治疗。这是防止发生动脉硬化性脑梗死的重要环节。

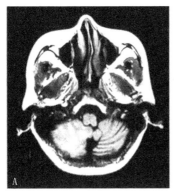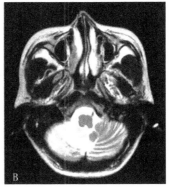

图 3-6 小脑出血性梗死

小脑出血性梗死发病 4 天 MRI 平扫横断 T_1 加权像(A)可见右侧小脑半球脑沟
消失,内部混杂有斑点状高信号;T_2 加权像(B)显示右侧小脑半球为均匀高信号

(三)脑栓塞的护理评估

由于异常的物体(固体、液体、气体)沿血液循环进入脑动脉或供应脑的颈部动脉,造成血流阻塞而产生脑梗死,称为脑栓塞,亦属于缺血性脑卒中。脑栓塞占脑卒中发病率的 10%～15%。2/3 患者的复发均发生在第一次发病后的 1 年之内。

1.病因分析

脑栓塞的栓子来源可分为心源性、非心源性、来源不明性三大类。

2.临床观察

脑栓塞的起病年龄不一。因多数与心脏病尤其是风湿性心脏病有关,所以发病年龄以中青年居多。起病急骤,大多数并无任何前驱症状。起病后常于数秒钟或很短时间内症状发展到高峰。个别患者可在数天内呈阶梯式进行性恶化,系由反复栓塞所致,脑栓塞可仅发生在单一动脉,也可广泛多发,因而临床表现不一。除颈内动脉栓塞外患者一般并不昏迷。一部分患者可在起病时有短暂的意识模糊、头痛或抽搐。神经系统局灶症状突然发生,并限于一个动脉支的分布区。约 4/5 栓塞发生在脑底动脉环前半部的分布区,因而临床表现为面瘫、上肢单瘫、偏瘫、失语、局灶性抽搐等颈内动脉-大脑中动脉系统病变的表现。偏瘫也以面部和上肢为重,下肢较轻。感觉和视觉可能有轻度影响。但一般不明显。抽搐大多数为局限性,如为全身性大发作,则提示梗死范围广泛,病情较重。1/5 的脑栓塞发生在脑底部动脉环的后半部的分布区,可出现眩晕、复视、共济失调、交叉性瘫痪等椎-基底动脉系统病变的表现。

3.辅助检查

(1)血生化、血流变学检查等。

(2)CT 检查:一般于 24～48 小时后出现低密度灶。病程中如低密度区中有高密度影,则提示为出血性梗死。

(3)颈动脉和主动脉超声检查可发现有不稳定斑块。

(4)TCD 栓子检测可发现脑血流中有过量的栓子存在。

(5)脑脊液检查:感染性梗死者脑脊液中的白细胞增加,出血性梗死者可见红细胞。脂肪栓塞时,可见脂肪球。

(6)心电图:有心房颤动。必要时做超声心动。

4.治疗

防治心脏病是防治脑栓塞的一个重要环节。一旦发生脑栓塞,其治疗原则上与动脉硬化性脑梗死相同。患者应取左侧卧位。右旋糖酐、扩血管药物、激素均有一定作用。由于风湿性二尖瓣病变等心源性脑栓塞的充血性梗死区极易出血,故抗凝治疗必须慎用。

四、短暂性脑缺血发作的护理评估

短暂性脑缺血发作(transient ischemic attacks,TIA)是颈内动脉系统或椎-基底动脉系统的短暂性血液供应不足,表现为突然发作的局限性神经功能缺失,在数秒钟、数分钟及数小时,最长不超过 24 小时完全恢复,而不留任何症状和体征,常反复发作。该定义是在 20 世纪 50 年代提出来的。随着临床脑卒中的研究,尤其是缺血性脑卒中起病早期溶栓治疗的应用,国内外有关 TIA 的时限提出争议。最近美国 TIA 工作组推荐的定义为 TIA 是由于局部脑组织或者视网膜缺血,引起短暂的神经功能异常发作,典型的临床症状持续不超过 1 小时,没有临床急性梗死的证据。一旦出现持续的临床症状或者临床症状虽很短,但是已经出现典型的影像学异常就应该诊断为脑梗死而不是 TIA。

(一)病因分析

引起 TIA 动脉粥样硬化是最主要的原因。主动脉弓、颈总动脉和颅内大血管动脉粥样斑块脱落,是引起动脉至动脉微栓塞最常见的原因。

(二)临床观察

TIA 发作好发于中年以后,50~70 岁多见,男性多于女性。起病突然,历时短暂,症状和体征出现后迅速达高峰,持续时间为数秒至数分钟、数小时,24 小时内完全恢复正常而无后遗症。各个患者的局灶性神经功能缺失症状常按一定的血管支配区而反复刻板地出现,多则一天数次,少则数周、数月甚至数年才发作 1 次,椎-基底动脉系统 TIA 发作较频繁。根据受累的血管不同,临床上将 TIA 分为两大类:颈内动脉系和椎-基底动脉系 TIA。

1.颈内动脉系统 TIA

症状多样,以大脑中动脉支配区 TIA 最常见。常见的症状可有患侧上肢和/或下肢无力、麻木、感觉减退或消失,亦可有失语、失读、失算、书写障碍,偏盲较少见,瘫痪通常以上肢和面部较重。短暂的单眼失明是颈内动脉分支眼动脉缺血的特征性症状,为颈内动脉系统 TIA 所特有。如果发作性偏瘫伴有瘫痪对侧的短暂单眼失明或视觉障碍,则临床上可诊断为失明侧颈内动脉短暂性脑缺血发作。上述症状可单独或合并出现。

2.椎-基底动脉系统 TIA

有时仅表现为头昏、眼花、走路不稳等含糊症状而难以诊断,局灶性症状以眩晕为最常见,一般不伴有明显的耳鸣。若有脑干、小脑受累的症状如复视、构音障碍、吞咽困难、交叉性或双侧肢体瘫痪等感觉障碍、共济失调,则诊断较为明确,大脑后动脉供血不足可表现为皮质性盲和视野缺损。倾倒发作为椎-基底动脉系 TIA 所特有,患者突然双下肢失去张力而跌倒在地,而无可觉察的意识障碍,患者可即刻站起,此由双侧脑干网状结构缺血所致。枕后部头痛、猝倒,特别是在急剧转动头部或上肢运动后发作,上述症状均提示椎-基底动脉系供血不足并有颈椎病、锁骨下动脉盗血征等存在的可能。

3.共同症状

症状既可见于颈内动脉系统,亦可见于椎-基底动脉系统。这些症状包括构音困难、同向偏盲等。发作时单独表现为眩晕(伴或不伴恶心、呕吐)、构音困难、吞咽困难、复视者,最好不要轻易诊断为 TIA,应结合其他临床检查寻找确切的病因。上述两种以上症状合并出现,或交叉性麻痹伴运动、感觉、视觉障碍及共济失调,即可诊断为椎-基底动脉系统 TIA 发作。

4.发作时间

TIA 的时限短暂,持续 15 分钟以下,一般不超过 30 分钟,少数也可达 12～24 小时。

(三)辅助检查

1.CT 和 MRI 检查

多数无阳性发现。恢复几天后,MRI 可有缺血改变。

2.TCD 检查

了解有无血管狭窄及动脉硬化程度。椎-基底动脉供血不足患者早期发现脑血流量异常。

3.单光子发射计算机断层扫描

单光子发射计算机断层扫描(singlephoton emission computed tomography,SPECT)脑血流灌注显像可显示血流灌注降低区。发作和缓解期均可发现异常。

4.其他

血生化检查血液成分或流变学检查等。

(四)临床治疗

1.抗血小板聚集治疗

阿司匹林是治疗 TIA 首选的抗血小板药物。对服用阿司匹林仍有 TIA 发作者,可改用噻氯匹定或氯吡格雷。

2.抗凝治疗

肝素或低分子肝素。

3.危险因素的干预

控制高血压、糖尿病;治疗冠状动脉性疾病和心律不齐、充血性心力衰竭、瓣膜性心脏病;控制高脂血症;停用口服避孕药;终止吸烟;减少饮酒;适量运动。

4.外科治疗

对于颈动脉狭窄达 70% 以上的患者可做颈动脉内膜剥脱术。颅内动脉狭窄的血管内支架治疗正受到重视,但对 TIA 预防效果正在评估中。

五、脑卒中的常见护理问题

(一)意识障碍

患者出现昏迷,说明患者病情危重,而正确判断患者意识状态,给予适当的护理,则可以防止不可逆的脑损伤。

(二)气道阻塞

分泌物及胃内容物的吸入造成气道阻塞或通气不足可引起低氧血症及高碳酸血症,导致心肺功能的不稳定,缺氧加重脑组织损伤。

(三)肢体麻痹或畸形

大脑半球受损时,对侧肢体的运动与感觉功能便发生了障碍,再加上脑血管疾病初期,肌肉呈现张力迟缓的现象,紧接着会发生肌肉张力痉挛,若发病初期未给予适当的良肢位摆放,则肢体关节会有僵硬、挛缩的现象,将导致肢体麻痹或畸形。

(四)语言沟通障碍

左侧大脑半球受损时,因语言中枢的受损部位不同而产生感觉性失语、表达性失语或两者兼有,因而与患者间会发生语言沟通障碍的问题。

(五)吞咽障碍

因口唇、颊肌、舌及软腭等肌肉的瘫痪,食物团块经口腔向咽部及食管入口部移动困难,食管入口部收缩肌不能松弛,食管入口处开大不全等阻碍食物团块进入食管,导致食物易逆流入鼻腔及误入气管。吞咽障碍可致营养摄入不足。

(六)恐惧、绝望、焦虑

脑卒中患者在脑卒中突然发生后处于急性心理应激状态,由于生理的、社会的、经济的多种因素,可引起患者一系列心理变化:害怕病治不好而恐惧;对疾病的治疗无信心,自己会成为一个残疾的人而绝望;来自对工作、家庭等的忧虑,担心自己并不会好,成为家庭和社会的负担。

(七)知觉刺激不足

由于中枢神经的受损,在神经传导上,可能在感觉刺激传入时会发生障碍,以致知觉刺激无法传达感受,尤其是感觉性失语症的患者,会失去语言讯息的刺激感受。此外,患者由于一侧肢体麻痹,因此所感受的触觉刺激也减少,常造成知觉刺激不足。

(八)并发症

1.神经源性肺水肿

脑卒中引起下丘脑功能紊乱,中枢交感神经兴奋,释放大量儿茶酚胺,使周围血管收缩,血液从高阻的体循环向低阻的肺循环转移,肺血容量增加,肺毛细血管压力升高而诱发肺水肿;中枢神经系统的损伤导致体内血管活性物质大量释放,使肺毛细血管内皮和肺泡上皮通透性增高,肺毛细血管流体静压增高,致使动-静脉分流,加重左心负担,出现左心功能衰竭而加重肺部淤血;颅内高压引起的频繁呕吐,患者昏迷状态下误吸入酸性胃液,可使肺组织发生急性损伤,引起急性肺水肿。由于脑卒中,呼吸中枢处于抑制状态,支气管敏感部位的神经反应性及敏感性降低,咳嗽能力下降,不能有效排出过多的分泌物而流入肺内造成肺部感染。平卧、床头角度过低增加向食管反流及分泌物逆流入呼吸道的机会。

2.发热

体温升高的原因包括体内产热增加、散热减少和下丘脑体温调节中枢功能异常。脑卒中患者发热的原因可分为感染性和非感染性。

3.压疮

由于脑卒中患者发生肢体瘫痪或长期卧床而容易发生压疮,临床又叫压迫性溃疡。它是脑卒中患者的严重并发症之一。

4.应激性溃疡

脑卒中患者常因颅内压增高,下丘脑及脑干受损而引起上消化道应激性溃疡出血。多在发病后7~15天,也有发病后数小时就发生大量呕血而致患者死亡者。

5.肾功能损害

由于脑损伤使肾血管收缩,肾血流减少,造成肾皮质损伤,肾小管坏死;另外脑损伤神经体液调节紊乱直接影响肾功能;脑损伤神经体液调节紊乱,心肺功能障碍,造成肾缺血、缺氧;脑损伤神经内分泌调节功能紊乱,肾素-血管紧张素分泌增加,肾缺血加重。加之使用脱水药,肾血管和肾小管的细胞膜通透性改变,易出现肾缺血、坏死。

6.便失禁

脑卒中引起上运动神经元或皮质损害,可出现粪嵌塞伴溢出性便失禁。长期粪嵌塞,直肠膨胀感消失和外括约肌收缩无力导致粪块外溢;昏迷、吞咽困难等原因导致营养不良及低蛋白血症,肠道黏膜水肿,容易发生腹泻。

7.便秘

便秘是由于排便反射被破坏、长期卧床、脱水治疗、摄食减少、排便动力不足、焦虑及抑郁所致。

8.尿失禁

脑卒中可直接导致高反射性膀胱或48小时内低张力性膀胱;当皮质排尿中枢损伤,不能接收和发出排尿信息,出现不择时间和地点的排尿,表现为尿失禁。由于脑桥水平以上的中枢抑制解除,膀胱表现为高反射性,或者脑休克导致膀胱表现为低反射性,引起膀胱-骶髓反射弧的自主控制功能丧失,导致尿失禁;长期卧床导致耻骨尾骨肌和尿道括约肌松弛,使患者在没有尿意的情况下尿液流出。

9.下肢深静脉血栓

下肢深静脉血栓(deepvein thrombosis,DVT)是指血液在下肢深静脉系统的不正常凝结若未得到及时诊治可导致下肢深静脉致残性功能障碍。有资料显示卧床2周的发病率明显高于卧床3天的患者。严重者血栓脱落可继发致命性肺栓塞(pulmonary embolism,PE)。

六、脑卒中的护理目标

(1)抢救患者生命,保证气道通畅。

(2)摄取足够营养。

(3)预防并发症。

(4)帮助患者达到自我照顾。

(5)指导患者及家属共同参与。

(6)稳定患者的健康和保健。

(7)帮助患者达到期望。

七、脑卒中的护理措施

(一)脑卒中的院前救护

发生脑卒中要启动急救医疗服务体系,使患者得到快速救治,并能在关键的时间窗内获得有益的治疗。脑卒中处理的要点可记忆为7"D":检诊(Detection)、派送(Dispatch)、转运(Delivery)、收入急诊(Door)、资料(Data)、决策(Decision)、药物(Drug)。前3个"D"是基本生命支持阶段,后4个"D"是进入医院脑卒中救护急诊绿色通道流程。在脑卒中紧急救护中护理人员起着重要的作用。

1.分诊护士职责

(1)鉴别下列症状、体征为脑血管常见症状,需分诊至神经内科:①身体一侧或双侧,上肢、下肢或面部出现无力、麻木或瘫痪。②单眼或双眼突发视物模糊,或视力下降,或视物成双。③言语表达困难或理解困难。④头晕目眩、失去平衡,或任何意外摔倒,或步态不稳。⑤头痛(通常是严重且突然发作)或头痛的方式意外改变。

（2）出现下列危及生命的情况时,迅速通知神经内科医师,并将患者护送至抢救室:①意识障碍。②呼吸、循环障碍。③脑疝。

（3）对极危重患者监测生命体征:意识、瞳孔、血压、呼吸、脉搏。

2.责任护士职责

（1）生命体征监测。

（2）开辟静脉通道,留置套管针。

（3）采集血标本:血常规、血生化(血糖、电解质、肝肾功能)、凝血四项。

（4）行心电图(ECG)检查。

（5）静脉输注第一瓶液体:生理盐水或林格液。

3.护理员职责

（1）对佩戴绿色通道卡片者,一对一地负责患者。

（2）运送患者行头颅 CT 检查。

（3）对无家属陪同者,必要时送血、尿标本。

（二）院中护理

1.观察病情变化,防止颅内压增高

（1）患者急性期要绝对卧床休息,避免不必要的搬动,保持环境安静。出血性脑卒中患者应将床头抬高 30°,缺血性脑卒中患者可平卧。意识障碍者头偏向一侧,如呼吸道有分泌物应立即协助吸出。

（2）评估颅内压变化,密切观察患者生命体征、意识和瞳孔等变化,评估患者吞咽、感觉、语言和运动等情况。

（3）了解患者思想情况,防止过度兴奋、情绪激动。对癫痫、偏瘫和有精神症状的患者,应加用床挡或适当约束,防止坠床发生意外。感觉障碍者,保暖时注意防止烫伤。患者应避免用力咳嗽、用力排便等,保持大便通畅。

（4）若有发热,应设法控制患者的体温。

2.评估吞咽情况,给予营养支持

（1）暂禁食:首先评价患者吞咽和胃肠功能情况,如是否有呕吐、腹胀、排便异常、未排气及肠鸣音异常,应激性溃疡出血量在 100 mL 以上者,必要时应暂禁食。

（2）观察脱水状态:很多患者往往会出现相对脱水状态,脱水所致血细胞比容和血液黏稠度增加,血液明显减少,使动脉血压降低。护理者可通过观察颈静脉搏动的强或弱、周围静脉的充盈度和末梢体温来判断患者是否出现脱水状态。

（3）营养支持:在补充营养时,应尽量避免静脉内输液,以免增加缺血性脑水肿的蓄积作用,最好的方法是鼻饲法。多数吞咽困难患者需要 2 周左右的营养支持。有误吸危险的患者,则需将管道末端置于十二指肠。有消化道出血的患者应暂停鼻饲,可改用胃肠外营养。经口腔进食的患者,要给予高蛋白、高维生素、低盐、低脂、富有纤维素的饮食,还可多吃含碘的食物。

（4）给予鼻饲喂养预防误吸护理:评估胃管的深度和胃潴留量。鼻饲前查看管道在鼻腔外端的长度,嘱患者张口查看鼻饲管是否盘卷在口中。用注射器注入 10 mL 空气,同时在腹部听诊,可听到气过水声;或鼻饲管中抽吸胃内容物,表明鼻饲管在胃内。无肠鸣音或胃潴留量过 100～150 mL 应停止鼻饲。抬高床头 30°呈半卧位减少反流,通常每天喂入总量以 2 000～2 500 mL 为宜,天气炎热或患者发热和出汗多时可适当增加。可喂入流质饮食,如牛奶、米汤、菜汁、西瓜水、橘子水等,药品要研成粉末。在鼻饲前后和注药前后,应冲洗管道,以预防管道堵塞。对于鼻饲患者,要注意固定好鼻饲管。躁动患者的手要适当地加以约束。

(5)喂食注意:对面肌麻痹的患者,喂食时应将食物送至口腔健侧近舌根处。进食时宜采用半卧位、颈部向前屈的姿势,这样既可以利用重力使食物容易吞咽,又可减少误吸。每口食物量要从少量开始,逐步增加,寻找合适的"一口量"。进食速度应适当放慢,出现食物残留口腔、咽部而不能完全吞咽情况时,应停止喂食并让患者重复多次吞咽动作或配合给予一些流质来促进残留食物吞入。

3.心脏损害的护理

心脏损害是脑卒中引起的循环系统并发症之一,大都在发病1周左右发生,如心电图显示心肌缺血、心律不齐和心力衰竭等,故护理者应经常观察心电图变化。在患者应用脱水剂时,应注意尿量和血容量,避免脱水造成血液浓缩或入量太多加重心脏负担。

4.应激性溃疡的护理

应注意患者的呕吐物和大便的性状,鼻饲患者于每天喂食前应先抽取胃液观察,同时定期检查胃中潜血及酸碱度。腹胀者应注意肠鸣音是否正常。

5.泌尿系统并发症的护理

对排尿困难的患者,尽可能避免导尿,可用诱导或按摩膀胱区的方法以助患者排尿。患者由于限制活动,处于某些妨碍排尿的位置;也可能是由于失语不能表达所致。护理者应细心观察,主动询问,定时给患者便器,在可能情况下尽量取直立姿势解除排尿困难。

(1)尿失禁的男患者可用阴茎套连接引流尿袋,每天清洁会阴部,以保持会阴部清洁舒适。

(2)女性尿失禁患者,留置导尿管虽然影响患者情绪,但在急性期内短期的应用是必要的,因为它明显增加了患者的舒适感并减少了压疮发生的机会。

(3)留置导尿管期间要每天进行会阴部护理。密闭式集尿系统除因阻塞需要冲洗外,集合系统的接头不可轻易打开。应定时查尿常规,必要时做尿培养。

6.压疮的护理

可因感染引起骨髓炎、化脓性关节炎、蜂窝织炎,甚至迅速通过表浅组织引起败血症等,这些并发症往往严重威胁患者的生命。

(1)压疮好发部位:多在受压和缺乏脂肪组织保护、无肌肉包裹或肌层较薄的骨骼隆突处,如枕骨粗隆、耳郭、肩胛部、肘部、脊椎体隆突处、髋部、骶尾部、膝关节的内外侧、内外踝、足跟部等处。

(2)压疮的预防措施。①压疮的预防要求做到"七勤":勤翻身、勤擦洗、勤按摩、勤换洗、勤整理、勤检查、勤交代。定时变换体位,1~2小时翻身1次。如皮肤干燥且有脱屑者,可涂少量润滑剂,以免干裂出血。另外还应监测患者的清蛋白指标。②患者如有大、小便失禁,呕吐及出汗等情况,应及时擦洗干净,保持干燥,及时更换衣服、床单,褥子应柔软、干燥、平整。③对肢体瘫痪的卧床患者,配备气垫床以达到对患者整体减压的目的,气垫床使用时注意根据患者的体重调节气垫床充其量。骨骼隆突易受压处,放置海绵垫或棉圈、软枕、气圈等,以防受压水肿、肥胖者不宜用气圈,以软垫更好,或软枕置于腿下,并抬高肢体,变换体位,更为重要。可疑压疮部位使用减压贴保护。④护理患者时动作要轻柔,不可拖拽患者,以防止关节牵拉、脱位或周围组织损伤。翻身后要仔细观察受压部位的皮肤情况,有无将要发生压疮的迹象,如皮肤呈暗红色。检查鼻管、尿管、输液管等是否脱出、折曲或压在身下。取放便盆时,动作更轻巧,防止损伤皮肤。

7.下肢深静脉血栓的护理

长期卧床者,首先在护理中应帮助他们减少形成静脉血栓的因素,例如抬高下肢20°～30°,下肢远端高于近端,尽量避免膝下垫枕,过度屈髋,影响静脉回流。另外,肢体瘫痪者增加患肢活动量,并督促患者在床上主动屈伸下肢作跖屈和背屈运动,内、外翻运动,足踝的"环转"运动;被动按摩下肢腿部比目鱼肌和腓肠肌,下肢应用弹力长袜,以防止血液滞留在下肢。还应减少在下肢输血、输液,并注意观察患肢皮温、皮色,倾听患者疼痛主诉,因为下肢深静脉是静脉血栓形成的好发部位,鼓励患者深呼吸及咳嗽和早期下床活动。

8.发热的护理

急性脑卒中患者常伴有发热,主要原因为感染性发热、中枢性发热、吸收热和脱水热。

(1)感染性发热:多在急性脑卒中后数天开始,体温逐渐升高,常不规则,伴有呼吸、心率增快,白细胞总数升高。应做细菌培养,应用有效抗生素治疗。

(2)中枢性发热:是病变侵犯了下丘脑,患者的体温调节中枢失去调节功能,导致发热。主要表现两种情况:其一是持续性高热,发病数小时后体温升高至39～40 ℃,持续不退,躯干和肢体近端大血管处皮肤灼热,四肢远端厥冷,肤色灰暗,静脉塌陷等,患者表现深昏迷、去大脑强直(一种病理性体征)、阵挛性或强直性抽搐、无汗、肢体发凉,患者常在1～2天内死亡。其二是持续性低热,患者表现为昏迷、阵发性大汗、血压不稳定、呼吸不规则、血糖升高、瞳孔大小多变,体温多在37～38 ℃。对中枢性发热主要是对病因进行治疗,同时给予物理降温,如乙醇擦浴、头置冰袋或冰帽等。但应注意缺血性脑卒中患者禁用物理降温法,可行人工冬眠。

1)物理降温。①乙醇、温水擦浴:可通过在皮肤上蒸发,吸收而带走机体大量的热;②冰袋降温:冰袋可放置在前额或体表大血管处(如颈部、腋下、腹股沟、窝等处);③冰水灌肠:要保留30分钟后再排出,便后30分钟测量体温。

2)人工冬眠疗法:分冬眠Ⅰ号和冬眠Ⅱ号,应用人工冬眠疗法可降低组织代谢,减少氧的消耗,并增强脑组织对创伤和缺氧的耐受力,减轻脑水肿和降低颅内压,改善脑缺氧,有利于损伤后的脑细胞功能恢复。

人工冬眠注意事项:①用药前应测量体温、脉搏、呼吸和血压。②注入冬眠药半小时内不宜翻身和搬动患者,防止直立性低血压。③用药半小时后,患者进入冬眠状态,方可行物理降温,因镇静降温作用较强。④冬眠期间,应严密观察生命体征变化及神经系统的变化,如有异常及时报告医师处理。冬眠期间每2小时测量生命体征1次,并详细记录,警惕颅内血肿引起脑疝。结束冬眠仍应每4小时测体温1次,保持观察体温的连贯性。⑤冬眠期间应加强基础护理,防止并发症发生。⑥减少输液量,并注意水、电解质和酸碱平衡。⑦停止冬眠药物和物理降温时,首先停止物理降温,然后逐渐停用冬眠药,以免引起寒战或体温升高,如有体温不升者要适当保暖,增加盖被和热水袋保温。

(3)吸收热:是脑出血或蛛网膜下腔出血时,红细胞分解后吸收而引起反应热。常在患者发病后3～10天发生,体温多在37.5 ℃左右。吸收热一般不需特殊处理,但要观察记录出入量并加强生活护理。

(4)脱水热:是由于应用脱水剂或补水不足,使血浆渗透压明显升高,脑组织严重脱水,脑细胞和体温调节中枢受损导致发热。患者表现体温升高,意识模糊,皮肤黏膜干燥,尿少或比重高,血清钠升高,血细胞比容增高。治疗给予补水或静脉输入5%葡萄糖,待缺水症状消失后,根据情况补充电解质。

(三)介入治疗的护理

神经介入治疗是指在 X 线下,经血管途径借助导引器械(针、导管、导丝)递送特殊材料进入中枢神经系统的血管病变部位,如各种颅内动脉瘤、颅内动静脉畸形、颈动脉狭窄、颈动脉海绵窦瘘、颅内血管狭窄及其他脑血管病。治疗技术分为血管成形术(血管狭窄的球囊扩张、支架植入)、血管栓塞术(固体材料栓塞术、液体材料栓塞术、可脱球囊栓塞术、弹簧圈栓塞术等)、血管内药物灌注(超选择性溶栓、超选择性化疗、局部止血)。广义的神经介入治疗还包括经皮椎间盘穿刺髓核抽吸术、经皮穿刺椎体成形术、微创穿刺电刺激等,以及在影像仪器定位下进行和神经功能治疗有关的各种穿刺、活检技术等。相比常规开颅手术的优点是血管内治疗技术具有创伤小,恢复快,疗效好的特点(图 3-7)。

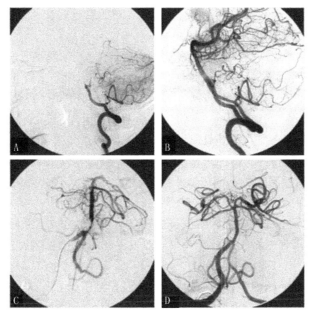

图 3-7 神经介入治疗

A.大脑后动脉栓塞;B.大脑后动脉栓塞溶栓治疗后;C.大脑基底动脉不全栓塞;D.大脑基底动脉栓塞溶栓治疗后

1.治疗前护理

(1)遵医嘱查血、尿、便常规,血型及生化,凝血四项和出凝血时间等。

(2)准备好物品:注射泵,监护仪器,药品如甘露醇、天普乐新等。

(3)建立可靠的静脉通路(套管针),尽量减少患者的穿刺,防止出血及瘀斑。

(4)须手术者术前手术区域备皮,沐浴,更衣。遵医嘱局麻 4~6 小时、全麻 9~12 小时前,需禁食、水、药。遵医嘱给予留置导尿。监测生命体征,遵医嘱给术前药。

(5)心理护理:术前了解患者思想动态,减轻心理负担,创造安静的修养环境,使患者得到充分休息。

2.治疗中护理

(1)密切观察给药时间及患者的病情变化,遵医嘱调节好给药的速度及浓度,并做好详细记录,以利于了解病情。

(2)注意血压的变化,溶栓过程中每 15 分钟测量 1 次,如出现异常应及时处理。

（3）患者如在溶栓过程中出现烦躁、意识障碍加重、瞳孔异常等生命体征的改变，并伴有鼻出血和四肢肌力瘫痪加重等各种异常反应时，应及时通知医师停止溶栓。

（4）患者如在用药过程中出现寒战、高热等不良反应时，应停止溶栓。

（5）护理者应准确、熟练地遵医嘱给药。

3.治疗后护理

（1）神经系统监测：严密观察病情变化，如意识、瞳孔、生命体征、感觉、运动、语言等。特别是血压、心率的异常变化。

（2）行腹股沟穿刺者穿刺区加压包扎制动24小时，观察有无出血及血肿。避免增加腹压动作，咳嗽时用手压迫穿刺部位，防止出血。观察穿刺肢体皮肤的色泽、温度，15分钟测量1次足背动脉搏动共2小时。保持动脉鞘通畅，防止脱落。鼓励患者多饮水，增加血容量，促进造影剂的排泄。

（3）注意观察四肢的肌力，防止血栓再形成而引起的偏瘫、偏身感觉障碍。

（4）24小时监测出凝血时间、凝血酶原时间、纤维蛋白原，防止血栓再形成。

（5）应用抗凝药前做出、凝血功能以及肝、肾功能测定。用肝素初期应每小时测定出、凝血时间，稳定后可适当延长。注意观察穿刺处、切口是否渗血过多或有无新的渗血，有无皮肤、黏膜、消化道、泌尿道出血，反复检查大便潜血及尿中有无红细胞。

（6）用肝素时主要观察APTT，为正常的1.5～2.5倍；用法华林时主要监测AT，应降至正常的20%～50%。注意观察药物的其他不良反应，肝素注意有无过敏如荨麻疹、哮喘、发热、鼻炎等；注意华法林有无皮肤坏死、无脱发、皮疹、恶心、腹泻等不良反应。

（7）使用速避凝皮下注射时应选择距肚脐4.5～5.0 cm处的皮下脂肪环行注射，并捏起局部垂直刺入，拔出后应按压片刻。注射前针头排气时要避免肝素挂在针头外面，造成皮下组织微小血管出血。

（8）术后遵医嘱行颈动脉超声，观察支架的位置及血流情况。

（四）其他护理措施

1.患者早期康复训练，提高患者的生活质量

（1）早期康复的内容：①保持良好的肢体位置；②体位变换；③关节的被动活动；④预防吸入性肺炎；⑤床上移动训练；⑥床上动作训练；⑦起坐训练；⑧坐位平衡训练；⑨日常生活活动能力训练；⑩移动训练等。

（2）早期康复的时间：康复治疗开始的时间应为患者生命体征稳定，神经病学症状不再发展后48小时。有人认为，康复应从急性期开始，只要不妨碍治疗，康复训练越早，功能恢复的可能性越大，预后就越好。脑卒中后，只要不影响抢救，马上就可以康复治疗、保持良肢位、体位变换和适宜的肢体被动活动等，而主动训练则应在患者神志清醒、生命体征平稳且精神症状不再进展后48小时开始。由于SAH近期再发的可能性很大，故对未手术的患者，应观察1个月左右再谨慎地开始康复训练。

（3）影响脑卒中预后和康复的主要因素：①不利因素。影响脑卒中预后和康复的不利因素有发病至开始训练的时间较长；病灶较大；以前发生过脑血管意外；年龄较大；严重的持续性弛缓性瘫痪；严重的感觉障碍或失认症；二便障碍；完全失语；严重认知障碍或痴呆；抑郁症状明显；以往有全身性疾病，尤其是心脏病；缺乏家庭支持。②有利因素。对脑卒中患者预后和康复的有利因素有发病至开始训练的时间较短；病灶较小；年轻；轻偏瘫或纯运动性偏瘫；无感觉障碍或失认

症;反射迅速恢复;随意运动有所恢复;能控制小便;无言语困难;认知功能完好或损害甚少;无抑郁症状;无明显复发性疾病;家庭支持。

(4)早期的康复治疗和训练:正确的床上卧位关系到康复预后的好坏。为预防并发症,应使患者肢体置于良好体位,即良肢位。这样既可使患者感觉舒适,又可使肢体处于功能位置,预防压疮和肢体挛缩,为进一步康复训练创造条件。

保持抗痉挛体位:其目的是预防或减轻以后易出现的痉挛模式。取仰卧位时,头枕枕头,不要有过伸、过屈和侧屈。患肩垫起防止肩后缩,患侧上肢伸展、稍外展,前臂旋后,拇指指向外方。患髋垫起以防止后缩,患腿股外侧垫枕头以防止大腿外旋。本体位是护理上最容易采取的体位,但容易引起紧张性迷路反射及紧张性颈反射所致的异常反射活动,为"应避免的体位"。"推荐体位"是侧卧位:取健侧侧卧位时,头用枕头支撑,不让向后扭转,躯干大致垂直,患侧肩胛带充分前伸,肩屈曲 90°～130°,肘和腕伸展,上肢置于前面的枕头上;患侧髋、膝屈曲似踏出一步置于身体前面的枕头上,足不要悬空。取患侧侧卧位时,头部用枕头舒适地支撑,躯干稍后仰,后方垫枕头,避免患肩被直接压于身体下,患侧肩胛带充分前伸,肩屈曲 90°～130°,患肘伸展,前臂旋后,手自然地呈背屈位;患髋伸展,膝轻度屈曲;健侧上肢置于体上或稍后方,健腿屈曲置于前面的枕头上,注意足底不放任何支撑物,手不握任何物品(图 3-8)。

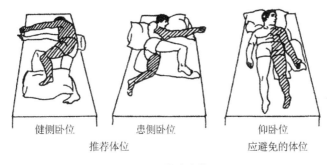

健侧卧位　　　患侧卧位　　　仰卧位
推荐体位　　　　　　　应避免的体位

图 3-8　抗痉挛体位

体位变换:主要目的是预防压疮和肺感染,另外由于仰卧位强化伸肌优势,健侧侧卧位强化患侧屈肌优势,患侧侧卧位强化患侧伸肌优势,不断变换体位可使肢体的伸屈肌张力达到平衡,预防痉挛模式出现。一般每 60～120 分钟变换体位一次。

关节被动运动:主要是为了预防关节活动受限(挛缩),另外可能有促进肢体血液循环和增加感觉输入的作用。先从健侧开始,然后参照健侧关节活动范围进行患侧运动。一般按从肢体近端到肢体远端的顺序进行,动作要轻柔缓慢。重点进行肩关节外旋、外展和屈曲,肘关节伸展,腕和手指伸展,髋关节外展和伸展,膝关节伸展,足背屈和外翻。在急性期每天做两次,每次每个关节做 3～5 遍,以后视肌张力情况确定被动运动次数,肌张力越高被动关节运动次数应越多。较长时间卧床者尤其要注意做此项活动。

2.心理护理措施

(1)护理者对患者要热情关心,多与患者交流,在病情允许的情况下,鼓励患者做自己力所能及的事情,减少过多、过细的照顾,给予患者心理上战胜疾病的信念。

(2)注意发挥药物的生理效应,在患病急性期要及时向患者通报疾病好转的消息,减少患者过分的担心和不必要、不准确的对自身疾病的猜疑等。

(3)鼓励患者参与治疗护理计划,教育患者重建生活、学习和工作内容,开始新的生活,使患者能早日回归家庭、回归社会。

3.语言沟通障碍的护理

(1)评估:失语的性质、理解能力,记录患者能表达的基本语言。观察患者手势、表情等,及时满足患者需要。向护理者/患者解释语言锻炼的目的、方法,促进语言功能恢复。如鼓励讲话、不耻笑患者,消除其羞怯心理,为患者提供练习机会。

(2)训练:包括肌群运动、发音训练、复述训练。

肌群运动:指进行唇、舌、齿、软腭、咽、喉与颌部肌群运动,包括缩唇、叩齿、卷舌、上下跳举舌、弹舌、鼓腮、吹气-叹气、咳嗽-清嗓子等活动。

发音训练:先练习易发或能够发的音,由无意义的词→有意义的词→短语→句子。举例:你→你好→你住院→你配合医师治疗。发单音后训练发双音,教患者先做吹的动作然后发 p 音。

复述训练:复述单字和词汇。命名训练让患者说出常用物品的名称。①词句训练与会话训练:给患者一个字音,让其组成各种词汇造句并与其会话交流。②听觉言语刺激训练:听语指图、指物、指字,并接触实物叫出物名。方法如下。a.手势法:与患者共同约定手势意图,如上竖拇指表示大便,下竖拇指表示小便;张口是吃饭,手掌上、下翻动是翻身。手捂前额表示头痛,手在腹部移动表示腹部不适。除偏瘫或双侧肢体瘫者和听力或听理解力障碍患者不能应用外,其他语均可应用。b.实物图片法:利用一些实物图片,进行简单的思想交流以满足生理需要,解决实际困难。利用常用物品如茶杯、便器、碗、人头像、病床等,反复教患者使用。如茶杯表示要喝水,人头像表示头痛,病床表示翻身。此种方法最适合于听力障碍的交流。c.文字书写法:适用于文化素质高,无机械书写障碍和视空间书写障碍的患者,在认识疾病的特点后,医护人员、护理者有什么要求,可用文字表达,根据病情和需要进行卫生知识宣教。

(3)沟通:包括对理解能力有缺陷的患者(感受性失语)的沟通、对表达能力有缺陷的患者(运动性失语)的沟通。

对理解能力有缺陷的患者(感觉性失语)的沟通:①交谈时减少外来的干扰。②若患者不注意,他将难以了解对方说了些什么,所以需将患者精神分散的情形减至最低。③自患者视野中除去不必要的东西,关掉收音机或电视。④一次只有一人对患者说话。⑤若患者精神分散,则重复叫患者的名字或拍其肩膀,走进其视野,使其注意。

对表达能力有缺陷的患者(运动性失语)的沟通:①用简短的"是""不是"的问题让患者回答。②说话的时候缓慢,并给予患者充分的时间以回答问题。③设法了解患者的某些需要,主动询问他们是否需要哪一件东西。④若患者所说的话,我们听不懂,则应加以猜测并予以澄清。⑤让患者说有关熟悉的事物,例如家人的名字、工作的性质,则患者较易表达。⑥可教导患者用手势或用手指出其需要或身体的不适。⑦利用所有的互动方式刺激患者说话。⑧患者若对说出物体的名称有困难,则先对患者说一遍,例如,先对患者说出"水"这个字,然后写下"水",给患者看,让患者跟着念或拿实物给患者看。

4.控制危险因素,建立良好生活方式

(1)了解脑卒中的危险因素:包括不可改变的危险因素、明确且可以改变的危险因素、明确且潜在可改变的危险因素和较少证据的危险因素。

不可改变的危险因素。①年龄:是主要的危险因素,脑卒中发病随年龄的升高而增高,55岁以上后每增加 10 年脑卒中危险加倍,60～65 岁后急剧增加,发病率和死亡率分别是 60 岁以前的 2～5 倍。②性别:一般男性高于女性。③家族史:脑卒中家族史是易发生脑卒中的一个因素。

父母双方直系亲属发生脑卒中或心脏病时年龄＜60岁即为有家族史。④种族:不同种族的脑卒中发病率不同,可能与遗传因素有关。社会因素如生活方式和环境,也可能起一部分作用。非洲裔的发病率大于亚洲裔。我国北方各少数民族脑卒中率水平高于南方。⑤出生低体重:出生体重＜2 500 g者发生脑卒中的概率高于出生体重≥4 000 g者两倍以上(中间出生体重者有明显的线性趋势)。

明确且可以改变的危险因素。①高血压:是脑卒中的主要危险因素,大量研究资料表明,90%脑卒中归因于高血压,70%～80%的脑卒中患者都患有高血压,无论是缺血还是出血性脑卒中都与高血压密切相关。在有效控制高血压后,脑卒中的发病率和病死率随之下降。②吸烟:是缺血性脑卒中独立的危险因素,长期吸烟者发生脑卒中的危险性是不吸烟者的6倍。戒烟者发生脑卒中的危险性可减少50%。吸烟会促进狭窄动脉的血栓形成,加重动脉粥样硬化,可使不明原因脑卒中的发生风险提高将近3倍。③心房纤颤:是发生缺血性脑卒中重要的危险因素,随年龄的增长,心房纤颤患者血栓栓塞性脑卒中的发生率迅速增长。心房颤动可使缺血性脑卒中的年发病率增加0.5%～12.0%。其他血管危险因素调整后单独心房颤动可以增加脑卒中的风险3～4倍。④冠心病:心肌梗死后脑卒中危险性为每年1%～2%。心肌梗死后1个月内脑卒中危险性最高可达31%。有冠心病史患者的脑卒中危险性增加2.0～2.2倍。⑤高脂血症:总胆固醇每升高1 mmol/L,脑卒中发生率就会增加25%。⑥无症状颈动脉狭窄:50%～99%的无症状性颈动脉狭窄者脑卒中的年发病率在1.0%～3.4%。⑦TIA/脑卒中史:TIA是早期脑卒中的危险因素,高达10%的未经治疗的缺血性脑卒中患者将在1个月内发生再次脑卒中。高达15%的未经治疗的缺血性脑卒中患者将在1年内发生再次脑卒中。高达40%的未经治疗的缺血性脑卒中患者将在5年内发生再次脑卒中。⑧镰状细胞病:5%～25%镰状细胞性贫血患者有发生TIA/脑卒中的风险。

明确且潜在可改变的危险因素。①糖尿病:是缺血性脑卒中独立的危险因素,2型糖尿病患者发生脑卒中的危险性增加2倍。②高同型半胱氨酸血症:血浆同型半胱氨酸每升高5 μmol/L,脑卒中风险增高1.5倍。

较少证据的危险因素:肥胖、过度饮酒、凝血异常、缺乏体育锻炼、口服避孕药、激素替代治疗和口服替代治疗、呼吸暂停综合征。

(2)脑卒中危险因素干预建议。①控制高血压:定时测量血压,合理服用降压药,全面评估缺血性事件的病因后,高血压的治疗应以收缩压低于18.7 kPa(140 mmHg),舒张压低于12.0 kPa(90 mmHg)为目标。对于患有糖尿病的患者,建议血压＜17.3/11.3 kPa(130/85 mmHg)。降压不能过快,选用平稳降压的降压药,降压药要长期规律服用;降压药最好在早晨起床后立即服用,不要在睡前服用。②冠状动脉疾病、心律失常、充血性心力衰竭及心脏瓣膜病应给予治疗。③严格戒烟:采取咨询专家、烟碱替代治疗及正规的戒烟计划等戒烟措施。④禁止酗酒,建议正规的戒酒计划。轻到中度的乙醇摄入(1～2杯)可减少脑卒中的发生率。饮酒者男性每天饮酒的乙醇含量不应超过20～30 g(相当于葡萄酒100～150 mL;啤酒250～500 mL;白酒25～50 mL;果酒200 mL),女性不应超过15～20 g。⑤治疗高脂血症:限制食物中的胆固醇量;减少饱和脂肪酸,增加多烯脂肪酸;适当增加食物中的混合碳水化合物、降低总热量,假如血脂维持较高水平(LDL＞130 mg/dL),建议应用降脂药物。治疗的目标应使LDL＜100 mg/dL。⑥控制糖尿病:监测血糖,空腹血糖应＜7 mmol/L,可通过控制饮食、口服降糖药物或使用胰岛素控制高血糖。⑦控制体重:适度锻炼,维持理想体重,成年人每周至少进行3～4次适度的体育锻炼活动,每次活动的时间不少于30分钟。运动后感觉自我良好,且保持理想体重,则表明运动量和运动方式合适。⑧合理膳食:根据卫健委发布的中国居民膳食指南及平衡膳食宝塔,建议每天食物以谷薯类及豆类为主,辅以蔬菜和水果,适当进食蛋类、鱼虾类、畜禽肉类及奶类,少食菜用油和盐。

(3)注意脑卒中先兆,及时就诊:脑卒中虽然多为突然发病,但有些脑卒中在发病前有先兆,生活中要多加注意,如发现一侧手脚麻木、无力、全身疲倦;头痛、头昏、颈部不适;恶心、剧烈呕吐;视力模糊;口眼㖞斜要立即到医院就诊。

(张　潇)

第四节　帕金森病

帕金森病由 James Parkinson(1817年)首先描述,旧称震颤麻痹,是发生于中年以上的中枢神经系统慢性进行性变性疾病,病因至今不明。多缓慢起病,逐渐加重。其病变主要在黑质和纹状体。其他疾病累及锥体外系统也可引起同样的临床表现者,则称为震颤麻痹综合征或帕金森综合征。65岁以上人群患病率为1 000/10万,随年龄增高,男性稍多于女性。

一、临床表现

(一)震颤

肢体和头面部不自主抖动,这种抖动在精神紧张时和安静时尤为明显,病情严重时抖动呈持续性,只有在睡眠后消失。

(二)肌肉僵直,肌张力增高

表现手指伸直,掌指关节屈曲,拇指内收,腕关节伸直,头前倾,躯干俯屈,髋关节和膝关节屈曲等特殊姿势。

(三)运动障碍

运动减少,动作缓慢,写字越写越小,精细动作不能完成,开步困难,慌张步态,走路前冲,呈碎步,面部缺乏表情。

(四)其他症状

多汗、便秘,油脂脸,直立性低血压,精神抑郁症状等,部分患者伴有智力减退。

二、体格检查

(一)震颤

检查可发现静止性、姿势性震颤,手部可有搓丸样动作。

(二)肌强直

患肢肌张力增高,可因均匀的阻力而出现"铅管样强直",如伴有震颤则似齿轮样转动,称为"齿轮样强直"。四肢躯干颈部和面部肌肉受累出现僵直,患者出现特殊姿态。

(三)运动障碍

平衡反射、姿势反射和翻正反射等障碍以及肌强直导致的一系列运动障碍,写字过小症以及慌张步态等。

（四）自主神经系统体征

仅限于震颤一侧的大量出汗和皮脂腺分泌增加等体征，食管、胃及小肠的功能障碍导致吞咽困难和食管反流，以及顽固性便秘等。

三、辅助检查

（一）MRI

唯一的改变为在 T_2 相上呈低信号的红核和黑质网状带间的间隔变窄。

（二）正电子发射计算机断层扫描（PET-CT）

可检出纹状体摄取功能下降，其中又以壳核明显，尾状核相对较轻，即使症状仅见于单侧的患者也可查出双侧纹状体摄功能降低。尚无明确症状的患者，PET-CT 若检出纹状体的摄取功能轻度下降或处于正常下界，以后均发病。

四、诊断

（一）诊断思维

（1）帕金森病实验室检查及影像学检查多无特殊异常，临床诊断主要依赖发病年龄、典型临床症状及治疗性诊断（即应用左旋多巴有效）。

（2）帕金森病诊断明确后，还须进行帕金森评分量表评分及分级，来评判帕金森病的严重程度并指导下步治疗。

（二）鉴别诊断

1.脑炎后帕金森综合征

通常所说的昏睡性脑炎所致帕金森综合征，已近几十年未见报道，因此该脑炎所致脑炎后帕金森综合征也随之消失。近年报道病毒性脑炎患者可有帕金森样症状，但本病有明显感染症状，可伴有颅神经麻痹、肢体瘫痪、抽搐、昏迷等神经系统损害的症状，脑脊液可有细胞数轻中度增高、蛋白增高、糖降低等。病情缓解后其帕金森样症状随之缓解，可与帕金森病鉴别。

2.肝豆状核变性

隐性遗传性疾病、约 1/3 有家族史，青少年发病、可有肢体肌张力增高、震颤、面具样脸、扭转痉挛等锥体外系症状。具有肝脏损害，角膜 K-F 环及血清铜蓝蛋白降低等特征性表现，可与帕金森病鉴别。

3.特发性震颤

特发性震颤属显性遗传病，表现为头、下颌、肢体不自主震颤，震颤频率可高可低，高频率者甚似甲状腺功能亢进，低频者甚似帕金森震颤。本病无运动减少、肌张力增高及姿势反射障碍，并于饮酒后消失，普萘洛尔治疗有效等，可与原发性帕金森病鉴别。

4.进行性核上性麻痹

本病也多发于中老年，临床症状可有肌强直、震颤等锥体外系症状。但本病有突出的眼球凝视障碍、肌强直以躯干为重、肢体肌肉受累轻而较好的保持了肢体的灵活性、颈部伸肌张力增高致颈项过伸与帕金森病颈项屈曲显然不同，均可与帕金森病鉴别。

5.Shy-Drager 综合征

临床常有锥体外系症状，但因有突出的自主神经症状，如晕厥、直立性低血压、性功能及膀胱功能障碍，左旋多巴制剂治疗无效等，可与帕金森病鉴别。

6.药物性帕金森综合征

过量服用利血平、氯丙嗪、氟哌啶醇及其他抗抑郁药物均可引起锥体外系症状,因有明显的服药史,并于停药后减轻可资鉴别。

7.良性震颤

良性震颤指没有脑器质性病变的生理性震颤(肉眼不易觉察)和功能性震颤。功能性震颤包括以下几点。①生理性震颤加强(肉眼可见):多呈姿势性震颤,与肾上腺素能的调节反应增强有关;也见于某些内分泌疾病,如嗜铬细胞瘤、低血糖、甲状腺功能亢进;②可卡因和乙醇中毒及一些药物的不良反应;癔症性震颤,多有心因性诱因,分散注意力可缓解震颤;③其他:情绪紧张时和做精细动作时出现的震颤。良性震颤临床上无肌强直、运动减少和姿势异常等帕金森病的特征性表现。

五、治疗

(一)一般治疗

因本病的临床表现为震颤、强直、运动障碍、便秘和生活不能自理,故家属及医务人员应鼓励PD早期患者多做主动运动,尽量继续工作,培养业余爱好,多吃蔬菜水果或蜂蜜,防止摔跤,避免刺激性食物和烟酒。对晚期卧床患者,应勤翻身,多在床上做被动运动,以防发生关节固定、压疮及坠积性肺炎。

(二)药物治疗

PD宜首选内科治疗,多数患者可通过内科药物治疗缓解症状。

各种药物治疗虽能使患者的症状在一定时期内获得一定程度的好转,但皆不能阻止本病的自然发展。药物治疗必须长期坚持,而长期服药则药效减退和不良反应难以避免。虽然有相当一部分患者通过药物治疗可获得症状改善,但即使目前认为效果较好的左旋多巴或复方多巴(美多芭及信尼麦),也有15%左右患者根本无效。用于治疗本病的药物种类繁多,现今最常用者仍为抗胆碱能药和多巴胺替代疗法。

1.抗胆碱能药物

该类药物最早用于 Parkinson 病的治疗,常用者为苯海索 2 mg,每天 3 次口服,可酌情增加;东莨菪碱 0.2 mg,每天 3～4 次口服;苯甲托品 2～4 mg,每天 1～3 次口服等。因苯甲托品对周围副交感神经的阻滞作用,不良反应多,应用越来越少。

2.多巴胺替代疗法

此类药物主要补充多巴胺的不足,使乙酰胆碱-多巴胺系统重获平衡而改善症状。最早使用的是左旋多巴,但其可刺激外周多巴胺受体,引起多方面的外周不良反应,如恶心、呕吐、厌食等消化道症状和血压降低、心律失常等心血管症状。目前不主张单用左旋多巴治疗,用它与苄丝肼或卡比多巴的复合制剂。常用的药物有美多芭、息宁或帕金宁。

(1)美多芭:是左旋多巴和苄丝肼 4∶1 配方的混合剂。对病变早期的患者,开始剂量可用62.5 mg,日服 3 次。如患者开始治疗时症状明显,则开始剂量可为 125 mg,每天 3 次;如效果不满意,可在第 2 周每天增加 125 mg,第 3 周每天再增加 125 mg。如果患者的情况仍不满意,则应每隔 1 周每天再增加 125 mg。如果美多芭的日剂量>1 000 mg,需再增加剂量只能每月增加1 次。该药明显减少了左旋多巴的外周不良反应,但却不能改善其中枢不良反应。

(2)息宁:是左旋多巴和卡比多巴 10∶1 的复合物,开始剂量可用 125 mg,日服 2 次,以后根据病情逐渐加量。其加药的原则和上述美多芭的加药原则是一致的。帕金宁是左旋多巴和卡比多巴 10：1 的复合物的控释片，它可使左旋多巴血浓度更稳定并达 4～6 小时，有利于减少左旋多巴的剂末现象、开始现象和剂量高峰多动现象。但是，控释片也有一些缺陷，如起效慢，并且由于在体内释放缓慢，有可能在体内产生蓄积作用，反而有时出现异动症的现象，改用美多芭后消失。

3.多巴胺受体激动剂

多巴胺受体激动剂能直接激动多巴胺能神经细胞突触受体，刺激多巴胺释放。

(1)溴隐亭：最常用，对震颤疗效好，对运动减少和强直均不及左旋多巴，常用剂量维持量为每天 15～40 mg。

(2)协良行：患者使用时应逐步增加剂量，以达到不出现或少出现不良反应的目的。一般来讲，增加到每天 0.3 mg 是比较理想的剂量，但对于个别早期的患者，可能并不需要增加到这个剂量，那么可以在医师认为合适的剂量长期服用而不再增加。如果效果不理想，还可以根据病情的需要及对药物的耐受情况，每隔 5 天增加 0.025 mg 或 0.05 mg。

(3)泰舒达：使用剂量是每天 100～200 mg。可以从小剂量每天 50 mg 开始，可逐渐增加剂量。在帕金森病的早期，可以单独使用泰舒达治疗帕金森病，剂量最大可增加至每天 150 mg。如果和左旋多巴合并使用，剂量可以维持在每天 50～150 mg。一般每使用 250 mg 左旋多巴，可考虑合并使用泰舒达 50 mg 左右。

（三）外科手术治疗

1.立体定向手术治疗

立体定向手术包括脑内核团毁损、慢性电刺激和神经组织移植。

(1)脑内核团毁损。①第一次手术适应证：长期服药治疗无效或药物治疗不良反应严重者；疾病进行性缓慢发展已超过 3 年以上；年龄在 70 岁以下；工作能力和生活能力受到明显限制（按 Hoehn 和 Yahr 分级为Ⅱ～Ⅳ级）；术后短期复发，同侧靶点再手术。②第二次对侧靶点毁损手术适应证：第一次手术效果好，术后震颤僵直基本消失，无任何并发症者；手术近期疗效满意并保持在 12 个月以上；年龄在 70 岁以下；两次手术间隔时间要 1 年；目前无明显自主神经功能紊乱症状或严重精神症状，病情仍维持在Ⅱ～Ⅳ级。③禁忌证：症状很轻，仍在工作者；年老体弱；出现严重关节挛缩或有明显精神障碍；严重的心、肝、肾功能不全，高血压脑动脉硬化者或有其他手术禁忌者。

(2)脑深部慢性电刺激（DBS）：目前 DBS 最常用的神经核团为丘脑腹中间核（VIM）、丘脑底核（STN）和苍白球腹后部（PVP）。

慢性刺激术控制震颤的效果优于丘脑腹外侧核毁损术，后者发生并发症也常影响手术的成功。通过改变刺激参数可减少不必要的不良反应，远期疗效可靠。该法尚可用于非帕金森性震颤，如多发硬化和创伤后震颤。

丘脑底核（STN）也是刺激术时选用的靶点。有学者报道应用此方法观察治疗一例运动不能的 PD 患者。靶点定位方法为脑室造影，并参照立体定向脑图谱，同时根据慢性电极刺激和电生理记录进行调整。发现神经元活动自发增多的区域位于 AC-PC 平面下 2～4 mm，AC-PC 线中点旁 10 mm。对该处进行 130 Hz 刺激，可立即缓解运动不能症状（主要在对侧肢体），但不诱发半身舞蹈症等运动障碍。上述观察表明，对 STN 进行慢性电刺激可用于治疗运动严重障碍的 PD 患者。

2.脑细胞移植和基因治疗

帕金森病脑细胞移植术和基因治疗已在动物试验上取得很大成功,但最近临床研究显示,胚胎脑移植只能轻微改善 60 岁以下患者的症状,并且 50％的患者在手术后出现不随意运动的不良反应,因此,目前此手术还不宜普遍采用。基因治疗还停留在试验阶段。

六、护理

(一)护理评估

1.健康史评估

(1)询问患者职业,农民的发病率较高,主要是他们与杀虫剂、除草剂接触有关。

(2)评估患者家族中有无患此病的人,PD 与家族遗传有关,患者的家族发病率为 7.5％～94.5％。

(3)评估患者居住、生活、工作的环境,农业环境中神经毒物(杀虫剂、除草剂),工业环境中暴露重金属等是 PD 的重要危险因素。

2.临床观察评估

帕金森病常为 50 岁以上的中老年人发病,发病年龄平均为 55 岁,男性稍多,起病缓慢,进行性发展,首发症状多为动作不灵活与震颤,随着病程的发展,可逐渐出现下列症状和体征。

(1)震颤:常为首发症状,多由一侧上肢远端(手指)开始,逐渐扩展到同侧下肢及对侧肢体,下颌、口唇、舌及头部通常最后受累,典型表现是静止性震颤,拇指与屈曲的食指间呈"搓丸样"动作,安静或休息时出现或明显,随意运动时减轻或停止,紧张时加剧,入睡后消失。

(2)肌强直:肌强直表现为屈肌和伸肌同时受累,被动运动关节时始终保持增高的阻力,类似弯曲软铅管的感觉,故称"铅管样强直";部分患者因伴有震颤,检查时可感到在均匀掌的阻力中出现断续停顿,如同转动齿轮感,称为"齿轮样强直",是由于肌强直与静止性震颤叠加所致。

(3)运动迟缓:表现为随意动作减少,包括行动困难和运动迟缓,并因肌张力增高,姿势反射障碍而表现一系列特征性运动症状,如起床、翻身、步行、方向变换等运动迟缓;面部表情肌活动减少,常常双眼凝视,瞬目运动减少,呈现"面具"脸;手指做精细动作如扣钮、系鞋带等困难;书写时字越写越小,呈现"写字过小征"。

(4)姿势步态异常:站立时呈屈曲体姿,步态障碍甚为突出,患者自坐位、卧位起立困难,迈步后即以极小的步伐向前冲去,越走越快,不能及时停步或转弯,称慌张步态。

(5)其他症状:反复轻敲眉弓上缘可诱发眨眼不止。口、咽、腭肌运动障碍,讲话缓慢,语音低沉、单调,流涎,严重时可有吞咽困难。还有顽固性便秘、直立性低血压等;睡眠障碍;部分患者疾病晚期可出现认知功能减退、抑郁和视幻觉等,但常不严重。

3.诊断性检查评估

(1)头颅 CT:CT 可显示脑部不同程度的脑萎缩表现。

(2)生化检测:采用高效液相色谱(HPLC)可检测到脑脊液和尿中 HVA 含量降低。

(3)基因检测:DNA 印迹技术、PCR、DNA 序列分析等在少数家族性 PD 患者可能会发现基因突变。

(4)功能显像检测:采用 PET 或 SPECT 与特定的放射性核素检测,可发现 PD 患者脑内 DAT 功能明显降低,且疾病早期即可发现,D_2 型 DA 受体(D_2R)活性在疾病早期超敏、后期低敏,以及 DA 递质合成减少,对 PD 的早期诊断、鉴别诊断及病情进展监测均有一定的价值。

(二)护理问题

1.运动障碍

帕金森病患者由于其基底核或黑质发生病变,以致负责运动的锥体外束发生功能障碍,患者运动的随意肌失去了协调与控制,产生运动障碍并随之带来一定的意外伤害。

(1)跌倒:震颤、关节僵硬、动作迟缓,协调功能障碍常是患者摔倒的原因。

(2)误吸:舌头、唇、颈部肌肉和眼睑亦有明显的震颤及吞咽困难。

2.营养摄取不足

患者常因手、头不自主的震颤,进食时动作太慢,常常无法独立吃完一顿饭,以致未能摄取日常所需热量,因此,约有70%的患者有体重减轻的现象。

3.便秘

由于药物的不良反应、缺乏运动、胃肠道中缺乏唾液(因吞咽能力丧失,唾液由口角流出),液体摄入不足及肛门括约肌无力,所以大多数患者有便秘。

4.尿潴留

吞咽功能障碍以致水分摄取不足,贮存在膀胱的尿液不足200 mL则不会有排尿的冲动感;排尿括约肌无力引起尿潴留。

5.精神障碍

疾病使患者协调功能不良、顺口角流唾液,而且又无法进行日常生活的活动,因此患者会有心情抑郁、产生敌意、罪恶感或无助感等情绪反应。由于外观的改变,有些患者还会发生因自我形象的改变而造成与社会隔离的问题。

(三)护理目标

(1)患者未发生跌倒或跌倒次数减少。

(2)患者有足够的营养;患者进食水时不发生呛咳。

(3)患者排便能维持正常。

(4)患者能维持部分自我照顾的能力。

(5)患者及家属的焦虑症状减轻。

(四)护理措施

1.安全护理

(1)安全配备:由于患者行动不便,在病房楼梯两旁、楼道、门把附近的墙上,增设沙发或木制的扶手,以增加患者开、关门的安全性;配置牢固且高度适中的座厕、沙发或椅,以利于患者坐下或站起,并在厕所、浴室增设可供扶持之物,使患者排便及穿脱衣服方便;应给患者配置助行器辅助设备;呼叫器置于患者床旁,日常生活用品放在患者伸手可及处。

(2)定时巡视:主动了解患者的需要,既要指导和鼓励患者增强自我照顾能力,做力所能及的事情,又要适当协助患者洗漱、进食、沐浴、如厕等。

(3)防止患者自伤:患者动作笨拙,常有失误,应谨防其进食时烫伤。端碗持筷困难者,尽量选择不易打碎的不锈钢餐具,避免使用玻璃和陶瓷制品。

2.饮食护理

(1)增加饮食中的热量、蛋白质的含量及容易咀嚼的食物;吃饭少量多餐。定时监测体重变化;在饮食中增加纤维与液体的摄取,以预防便秘。

(2)进食时,营造愉快的气氛,因患者吞咽困难及无法控制唾液,所以有的患者喜欢单独进食;应将食物事先切成小块或磨研,并给予粗大把手的叉子或汤匙,使患者易于把持;给予患者充分的进食时间,若进食中食物冷却了,应予以温热。

(3)吞咽障碍严重者,吞咽可能极为困难,在进食或饮水时有呛咳的危险,而造成吸入性肺炎,故不要勉强进食,可改为鼻饲喂养。

3.保持排便畅通

给患者摄取足够的营养与水分,并教导患者解便与排尿时,吸气后闭气,利用增加腹压的方法解便与排尿。另外,依患者的习惯,在进食后半小时应试着坐于马桶上排便。

4.运动护理

告之患者运动锻炼的目的在于防止和推迟关节僵直和肢体挛缩,与患者和家属共同制订锻炼计划,以克服运动障碍的不良影响。

(1)尽量参与各种形式的活动,如散步、太极拳、床边体操等。注意保持身体和各关节的活动强度与最大活动范围。

(2)对于已出现某些功能障碍或坐起已感到困难的患者,要有目的有计划地锻炼。告诉患者知难而退或由他人包办只会加速功能衰退。如患者感到坐立位变化有困难,应每天做完一般运动后,反复练习起坐动作。

(3)必须指导患者注意姿势,以预防畸形。应小心观察头与颈部是否有弯曲的倾向。正确姿势有助于头、颈直立。躺于床上时,不应垫枕头,且患者应定期俯卧。

(4)本病常使患者起步困难和步行时突然僵住,因此嘱患者步行时思想要放松。尽量跨大步伐;向前走时脚要抬高,双臂摆动,目视前方而不要注视地面;转弯时,不要碎步移动,否则会失去平衡;护士和家属在协助患者行走时,不要强行拖着患者走;当患者感到脚黏在地上时,可告诉患者先向后退一步,再往前走,这样会比直接向前容易。

(5)过度震颤者让他坐在有扶手的椅子上,手抓着椅臂,可以稍加控制震颤。

(6)晚期患者出现明显的运动障碍时。要帮助患者活动关节,按摩四肢肌肉,注意动作轻柔,勿给患者造成疼痛。

(7)鼓励患者尽量试着独立完成日常生活的活动,自己安排娱乐活动,培养兴趣。

(8)让患者穿轻便宽松的衣服,可减少流汗与活动的束缚。

5.合并抑郁症的护理

帕金森病患者的抑郁与帕金森疾病程度呈正相关,即患者的运动障碍愈重对其神经心理的影响愈严重。在护理患者时要教会患者一些心理调适技巧:重视自己的优点和成就;尽量维持过去的兴趣和爱好,积极参加文体活动,寻找业余爱好;向医师、护士及家人倾诉内心想法,疏泄郁闷,获得安慰和同情。

6.睡眠异常的护理

(1)创造良好的睡眠环境:建议患者要有舒适的睡眠环境,如室温和光线适宜;床褥不宜太软,以免翻身困难;为运动过缓和僵直较重的患者提供方便上下床的设施;卧室内放尿壶及便器,有利于患者夜间如厕等。避免在有限的睡眠时间内实施影响患者睡眠的医疗护理操作,必须进行的治疗和护理操作应穿插于患者的自然觉醒时,以减少被动觉醒次数。

(2)睡眠卫生教育:指导患者养成良好的睡眠习惯和方式,建立比较规律的活动和休息时间表。

(3)睡眠行为干预。①刺激控制疗法:只在有睡意时才上床;床及卧室只用于睡眠,不能在床上阅读、看电视或工作;若上床 15～20 分钟不能入睡,则应考虑换别的房间,仅在又有睡意时才上床(目的是重建卧室与睡眠间的关系);无论夜间睡多久,清晨应准时起床;白天不打瞌睡。②睡眠限制疗法:教导患者缩短在床上的时间及实际的睡眠时间,直到允许躺在床上的时间与期望维持的有效睡眠时间一样长。当睡眠效率超过 90% 时,允许增加 15～20 分钟卧床时间。睡眠效率低于 80%,应减少 15～20 分钟卧床时间。睡眠效率 80%～90%,则保持卧床时间不变。最终,通过周期性调整卧床时间直至达到适度的睡眠时间。③依据睡眠障碍的不同类型和药物的半衰期遵医嘱有的放矢地选择镇静催眠药物。并主动告知患者及家属使用镇静催眠药的原则,即最小剂量、间断、短期用药,注意停药反弹、规律停药等。

7.治疗指导

药物不良反应的观察如下。

(1)遵医嘱准时给药,预防或减少"开关"现象、剂末现象、异动症的发生。

(2)药物治疗初起可出现胃肠不适,表现为恶心、呕吐等,有些患者可出现幻觉。但这些不良反应可以通过逐步增加剂量或降低剂量的办法得到克服。特别值得指出的是,有一部分患者过分担心药物的不良反应,表现为尽量推迟使用治疗帕金森病的药物,或过分地减少药物的服用量,这不仅对疾病的症状改善没有好处,长期如此将导致患者的心、肺、消化系统等出现严重问题。

(3)精神症状:服用安坦、金刚烷胺药物后,患者易出现幻觉,当患者表述一些离谱事时,护士应考虑到是服药引起的幻觉,立即报告医师,遵医嘱给予停药或减药,以防其发生意外。

8.功能神经外科手术治疗护理

(1)手术方法:外科治疗方法目前主要有神经核团细胞毁损手术与脑深部电刺激器埋置手术两种方式。原理是为了抑制脑细胞的异常活动,达到改善症状的目的。

(2)手术适应证:诊断明确的原发性帕金森病患者都是手术治疗的适合人群,尤其是对左旋多巴(美多巴或息宁)长期服用以后疗效减退,出现了"开关"波动现象、异动症和"剂末"恶化效应的患者。

(3)手术并发症:因手术靶点的不同,会有不同的并发症。苍白球腹后部(PVP)切开术可能出现偏盲或视野缺损,丘脑腹外侧核(VIM)毁损术可出现感觉异常如嘴唇、指尖麻木等,丘脑底核(STN)毁损术可引起偏瘫。

(4)手术前护理。①术前教育:相关知识教育。②术前准备:术前一天头颅备皮;对术中术后应用的抗生素遵医嘱做好皮试;嘱患者晚 12:00 后开始禁食水药;嘱患者清洁个人卫生,并在术前晨起为患者换好干净衣服。③术前 30 分钟给予患者术前哌替啶 25 mg 肌内注射;并将一片美巴多备好交至接手术者以便术后备用。④患者离病房后为其备好麻醉床、无菌小巾、一次性吸痰管、心电监护。

(5)手术后护理。①交接患者:术中是否顺利、有无特殊情况发生、术后意识状态、伤口的引流情况等。②安置患者于麻醉床上,头枕于无菌小巾上,取平卧位,嘱患者卧床 2 天,减少活动,以防诱发颅内出血;嘱患者禁食、水、药 6 小时后逐渐改为流食、半流食、普通饮食。③术后治疗效果观察:原有症状改善情况并记录。④术后并发症的观察:术后患者会出现脑功能障碍、脑水肿、颅内感染、颅内出血等并发症。因此术后严密观察患者神志、瞳孔变化,有无高热、头疼、恶心、呕吐等症状;有无偏盲、视野变窄及感知觉异常;观察患者伤口有无出血及分泌物等。⑤心电监测、颅脑监测 24 小时,低流量吸氧 6 小时。

9.给予患者及家属心理的支持

对于心情抑郁的患者,应鼓励其说出对别人依赖感的感受。对于怀有敌意、罪恶感或无助感的患者,应给予帮助与支持,提供良好的照顾。寻找患者有兴趣的活动,鼓励患者参与。

10.健康教育

(1)指导术后服药(参见本节治疗中所述),针对手术的患者,要让患者认识到手术虽然改善运动障碍,但体内多巴胺缺乏客观存在,仍需继续服药。

(2)指导日常生活中的运动训练告知患者运动锻炼的目的在于防止和推迟关节僵直和肢体挛缩,与患者和家属共同制定锻炼计划,以克服运动障碍的不良影响。①关节活动度的训练:脊柱、肩、肘、腕、指、髋、膝、踝及趾等各部位都应进行活动度训练。对于脊柱,主要进行前屈后伸、左右侧屈及旋转运动。②肌力训练:上肢可进行哑铃操或徒手训练;下肢股四头肌的力量和膝关节控制能力密切相关,可进行蹲马步或反复起坐练习;腰背肌可进行仰卧位的桥式运动或俯卧位的燕式运动;腹肌力量较差行仰卧起坐训练。③姿势转换训练:必须指导患者注意姿势,以预防畸形。应小心观察头与颈部是否有弯曲的倾向。正确姿势有助于头、颈直立。躺于床上时,不应垫枕头,且患者应定期俯卧,注意翻身、卧位转为坐位、坐位转为站位训练。④重心转移和平衡训练:训练坐位平衡时可让患者重心在两臀间交替转移,也可训练重心的前后移动;训练站立平衡时双足分开 5~10 cm,让患者从前后方或侧方取物,待稳定后便可突然施加推或拉外力,最好能诱发患者完成迈步反射。⑤步行步态训练:对于下肢起步困难者,最初可用脚踢患者的足跟部向前,用膝盖推挤患者腘窝使之迈出第一步,以后可在患者足前地上放一矮小障碍物,提醒患者迈过时方能起步。抬腿低可进行抬高腿练习,步距短的患者行走时予以提醒;步频快则应给予节律提示。对于上下肢动作不协调的患者,一开始嘱患者做一些站立相的两臂摆动,幅度可较大;还可站于患者身后,两人左、右手分别共握一根体操棒,然后喊口令一起往前走,手的摆动频率由治疗师通过体操棒传给患者。⑥让患者穿轻便宽松的衣服,可减少流汗与活动的束缚。

(董新萍)

第五节　重症肌无力

重症肌无力(MG)是乙酰胆碱受体抗体(AchR-Ab)介导的,细胞免疫依赖及补体参与者的神经-肌肉接头处传递障碍的自身免疫性疾病。病变主要累及神经-肌肉接头突触后膜上乙酰胆碱受体(AchR)。临床特征为部分或全身骨骼肌易疲劳,通常在活动后加重、休息后减轻,具有晨轻暮重等特点。MG 在一般人群中发病率为 8/10 万~20/10 万,患病率约为 50/10 万。

一、病因

(1)重症肌无力确切的发病机制目前仍不明确,但是有关该病的研究还是很多的,其中,研究最多的是有关重症肌无力与胸腺的关系,以及乙酰胆碱受体抗体在重症肌无力中的作用。大量的研究发现,重症肌无力患者神经-肌肉接头处突触后膜上的乙酰胆碱受体(AchR)数目减少,受体部位存在抗 AchR 抗体,且突触后膜上有 IgG 和 C3 复合物的沉积。

(2)血清中的抗 AchR 抗体的增高和突触后膜上的沉积所引起的有效的 AchR 数目的减少,

是本病发生的主要原因。而胸腺是 AchR 抗体产生的主要场所,因此,本病的发生一般与胸腺有密切的关系。所以,调节人体 AchR,使之数目增多,化解突触后膜上的沉积,抑制抗 AchR 抗体的产生是治愈本病的关键。

(3)很多临床现象也提示本病和免疫机制紊乱有关。

二、诊断要点

(一)临床表现

本病根据临床特征诊断不难。起病隐袭,主要表现受累肌肉病态疲劳,肌肉连续收缩后出现严重肌无力甚至瘫痪,经短暂休息后可见症状减轻或暂时好转。肌无力多于下午或傍晚劳累后加重,晨起或休息后减轻,称之为"晨轻暮重"。首发症状常为眼外肌麻痹,出现非对称性眼肌麻痹和上睑下垂,斜视和复视,严重者眼球运动明显受限,甚至眼球固定,瞳孔光反射不受影响。面肌受累表现皱纹减少,表情困难,闭眼和示齿无力;咀嚼肌受累使连续咀嚼困难,进食经常中断;延髓肌受累导致饮水呛咳,吞咽困难,声音嘶哑或讲话鼻音;颈肌受损时抬头困难。严重时出现肢体无力,上肢重于下肢,近端重于远端。呼吸肌、膈肌受累,出现咳嗽无力、呼吸困难,重症可因呼吸肌麻痹继发吸入性肺炎可导致死亡。偶有心肌受累可突然死亡,平滑肌和膀胱括约肌一般不受累。感染、妊娠、月经前常导致病情恶化,精神创伤、过度疲劳等可为诱因。

(二)临床试验

肌疲劳试验,如反复睁闭眼、握拳或两上肢平举,可使肌无力更加明显,有助诊断。

(三)药物试验

1.新斯的明试验

以甲基硫酸新斯的明 0.5 mg 肌内注射或皮下注射。如肌力在半至 1 小时内明显改善时可以确诊,如无反应,可次日用 1 mg、1.5 mg,直至 2 mg 再试,如 2 mg 仍无反应,一般可排除本病。为防止新斯的明的毒碱样反应,需同时肌内注射阿托品 0.5～1.0 mg。

2.氯化腾喜龙试验

适用于病情危重、有延髓性麻痹或肌无力危象者。用 10 mg 溶于 10 mg 生理盐水中缓慢静脉注射,至 2 mg 后稍停 20 秒,若无反应可注射 8 mg,症状改善者可确诊。

(四)辅助检查

1.电生理检查

常用感应电持续刺激,受损肌反应及迅速消失。此外,也可行肌电图重复频率刺激试验,低频刺激波幅递减超过 10% 以上,高频刺激波幅递增超过 30% 以上为阳性。单纤维肌电图出现颤抖现象延长,延长超过 50 μs 者也属阳性。

2.其他

血清中抗 AchR 抗体测定约 85% 患者增高。胸部 X 线检查或胸腺 CT 检查,胸腺增生或伴有胸腺肿瘤,也有辅助诊断价值。

三、鉴别要点

(1)本病眼肌型需与癔症、动眼神经麻痹、甲状腺毒症、眼肌型营养不良症、眼睑痉挛鉴别。

(2)延髓肌型者,需与真假延髓性麻痹鉴别。

(3)四肢无力者需与神经衰弱、周期性瘫痪、感染性多发性神经炎、进行性脊肌萎缩症、多发性肌炎和癌性肌无力等鉴别。特别由支气管小细胞肺癌所引起的 Lambert-Eaton 综合征与本病十分相似,但药物试验阴性。肌电图(EMG)有特征异常,静息电位低于正常,低频重复电刺激活动电位渐次减小,高频重复电刺激活动电位渐次增大。

四、规范化治疗

(一)胆碱酯酶抑制剂

主要药物是溴吡斯的明,剂量为 60 mg,每天 3 次,口服。可根据患者症状确定个体化剂量,若患者吞咽困难,可在餐前 30 分钟服药;如晨起行走无力,可起床前服长效溴吡斯的明 180 mg。

(二)糖皮质激素

糖皮质激素适用于抗胆碱酯酶药反应较差并已行胸腺切除的患者。由于用药早期肌无力症状可能加重,患者最初用药时应住院治疗,用药剂量及疗程应根据患者具体情况做个体化处理。

1.大剂量泼尼松

开始剂量为 60~80 mg/d,口服,当症状好转时可逐渐减量至相对低的维持量,隔天服 5~15 mg/d,隔天用药可减轻不良反应发生。通常 1 个月内症状改善,常于数月后疗效达到高峰。

2.甲泼尼龙冲击疗法

反复发生危象或大剂量泼尼松不能缓解,住院危重病例、已用气管插管或呼吸机可用,每天 1 g,口服,连用 3~5 天。如 1 个疗程不能取得满意疗效,隔 2 周可再重复 1 个疗程,共治疗 2~3 个疗程。

(三)免疫抑制剂

严重的或进展型病例必须做胸腺切除术,并用抗胆碱酯酶药。症状改善不明显者可试用硫唑嘌呤;小剂量糖皮质激素未见持续疗效的患者也可用硫唑嘌呤替代大剂量糖皮质激素,常用剂量为 2~3 mg/(kg·d),最初自小剂量 1 mg/(kg·d) 开始,应定期检查血常规和肝、肾功能。白细胞计数低于 $3×10^9$/L 应停用;可选择性抑制 T 和 B 淋巴细胞增生,每次 1 g,每天 2 次,口服。

(四)血浆置换

用于病情急骤恶化或肌无力危象患者,可暂时改善症状,或于胸腺切除术前处理,避免或改善术后呼吸危象,疗效持续数天或数月,该法安全,但费用昂贵。

(五)免疫球蛋白

通常剂量为 0.4 g/(kg·d),静脉滴注,连用 3~5 天,用于各种类型危象。

(六)胸腺切除

60 岁以下的 MG 患者可行胸腺切除术,适用于全身型 MG 包括老年患者,通常可使症状改善或缓解,但疗效常在数月或数年后显现。

(七)危象的处理

1.肌无力危象

肌无力危象最常见,常因抗胆碱酯药物剂量不足引起,注射腾喜龙或新斯的明后症状减轻,应加大抗胆碱酯药的剂量。

2.胆碱能危象

抗胆碱酯酶药物过量可导致肌无力加重,出现肌束震颤及毒蕈碱样反应,腾喜龙静脉注射无效或加重,应立即停用抗胆碱酯药,待药物排出后重新调整剂量或改用其他疗法。

3.反拗危象

抗胆碱酯酶药不敏感所致。腾喜龙试验无反应。应停用抗胆碱酯酶药,输液维持或改用其他疗法。

(八)慎用和禁用的药物

奎宁、吗啡及氨基苷类抗生素、新霉素、多黏菌素、巴龙霉素等应禁用,地西泮、苯巴比妥等应慎用。

五、护理

(一)护理诊断

1.活动无耐力

活动无耐力与神经-肌肉联结点传递障碍;肌肉萎缩、活动能力下降;呼吸困难、氧供需失衡有关。

2.废用综合征

废用综合征与神经肌肉障碍导致活动减少有关。

3.吞咽障碍

吞咽障碍与神经肌肉障碍(呕吐反射减弱或消失;咀嚼肌肌力减弱;感知障碍)有关。

4.生活自理缺陷

生活自理缺陷与眼外肌麻痹、眼睑下垂或四肢无力、运动障碍有关。

5.营养不足

低于机体需要量与咀嚼无力、吞咽困难致摄入减少有关。

(二)护理措施

(1)轻症者适当休息,避免劳累、受凉、感染、创伤、激怒。病情进行性加重者须卧床休息。

(2)在急性期,鼓励患者充分卧床休息。将患者经常使用的日常生活用品(如便器、卫生纸、茶杯等)放在患者容易拿取的地方。根据病情或患者的需要协助其日常生活活动,以减少能量消耗。

(3)指导患者使用床挡、扶手、浴室椅等辅助设施,以节省体力和避免摔伤。鼓励患者在能耐受的活动范围内,坚持身体活动。患者活动时,注意保持周围环境安全,无障碍物,以防跌倒,路面防滑,防止滑倒。

(4)给患者和家属讲解活动的重要性,指导患者和家属对受累肌肉进行按摩和被动/主动运动,防止肌肉萎缩。

(5)选择软饭或半流质饮食,避免粗糙干硬、辛辣等刺激性食物。根据患者需要供给高蛋白、高热量、高维生素饮食。吃饭或饮水时保持端坐、头稍微前倾的姿势。给患者提供充足的进餐时间、喂饭速度要慢,少量多餐,交替喂液体和固体食物,让患者充分咀嚼、吞咽后再继续喂。把药片碾碎后制成糊状再喂药。

(6)注意保持进餐环境安静、舒适;进餐时,避免讲话或进行护理活动等干扰因素。进食宜在口服抗胆碱酯酶药物后 30～60 分钟,以防呛咳。如果有食物滞留,鼓励患者把头转向健侧,并控制舌头向受累的一侧清除残留的食物或喂食数口汤,让食物咽下。如果误吸液体,让患者上身稍前倾,头稍微低于胸口,便于分泌物引流,并擦去分泌物。在床旁备吸引器,必要时吸引。患者不能由口进食时,遵医嘱给予营养支持或鼻饲。

（7）注意观察抗胆碱酯酶药物的疗效和不良反应，严格执行用药时间和剂量，以防因用量不足或过量导致危象的发生。

（三）应急措施

（1）一旦出现重症肌无力危象，应迅速通知医师；立即给予吸痰、吸氧、简易呼吸器辅助呼吸，做好气管插管或切开，人工呼吸机的准备工作；备好新斯的明等药物，按医嘱给药，尽快解除危象。

（2）避免应用一切加重神经肌肉传导障碍的药物，如吗啡、利多卡因、链霉素、卡那霉素、庆大霉素和磺胺类药物。

（四）健康指导

1.入院教育

（1）给患者讲解疾病的名称，病情的现状、进展及转归。

（2）根据患者需要，给患者和家属讲解饮食营养的重要性，取得他们的积极配合。

2.住院教育

（1）仔细向患者解释治疗药物的名称、药物的用法、作用和不良反应。

（2）告知患者常用药治疗方法、不良反应、服药注意事项，避免因服药不当而诱发肌无力危象。

（3）肌无力症状明显时，协助做好患者的生活护理，保持口腔清洁防止外伤和感染等并发症。

3.出院指导

（1）保持乐观情绪、生活规律、饮食合理、睡眠充足，避免疲劳、感染、情绪抑郁和精神创伤等诱因。

（2）注意根据季节、气候，适当增减衣服，避免受凉、感冒。

（3）按医嘱正确服药，避免漏服、自行停服和更改药量。

（4）患者出院后应随身带有卡片，包括姓名、年龄、住址、诊断证明，目前所用药物及剂量，以便在抢救时参考。

（5）病情加重时及时就诊。

（董新萍）

第四章

心内科护理

第一节　先天性心脏病

先天性心脏病简称先心病,是胎儿时期心脏血管发育异常而致的畸形,是小儿时期最常见的心脏病。根据左右心腔或大血管间有无直接分流和临床有无青紫,可将先心病分为三大类:①左向右分流型(潜伏青紫型),常见有室间隔缺损、房间隔缺损、动脉导管未闭。②右向左分流型(青紫型),常见有法洛四联症和大动脉错位。③无分流型(无青紫型),常见有主动脉缩窄和肺动脉狭窄。

小儿先天性心脏病中最常见的是室间隔缺损、房间隔缺损、动脉导管未闭、肺动脉狭窄、法洛四联症和大动脉错位。

一、临床特点

(一)室间隔缺损

室间隔缺损(ventricular septal defect,VSD)为小儿最常见的先天性心脏病,缺损可单独存在,亦可为其他畸形的一部分。按缺损部位可分为室上嵴上方、室上嵴下方、三尖瓣后方、室间隔肌部4种类型。临床症状与缺损大小及肺血管阻力有关。大型 VSD(缺损 1～3 cm 者)可继发肺动脉高压,当肺动脉压超过主动脉压时,造成右向左分流而产生发绀,称为艾森门格(Eisenmenger)综合征。

1.症状

小型室间隔缺损可无症状;中型室间隔缺损易患呼吸道感染,或在剧烈运动时发生呼吸急促,生长发育多为正常,偶有心力衰竭;大型室间隔缺损在婴幼儿时期由于缺损较大,左向右分流量多超过肺循坏量的 50%,使体循环内血量显著减少,而肺循环内明显充血,可于生后 1～3 个月即发生充血性心力衰竭,平时反复呼吸道感染、肺炎、哭声嘶哑、喂养困难、乏力、多汗等,并有生长发育迟缓。

2.体征

心前区隆起;胸骨左缘第 3～4 肋间可闻及Ⅲ～Ⅳ/Ⅵ级全收缩期杂音,在心前区广泛传导;肺动脉第二心音显著增强或亢进。

3.辅助检查

(1)X线检查:肺充血,心脏左心室或左右心室大;肺动脉段突出,主动脉结缩小。

(2)心电图:小型室间隔缺损,心电图多数正常;中等大小室间隔缺损示左心室增大或左右心室增大;大型室间隔缺损或有肺动脉高压时,心电图示左右心室增大。

(3)超声心动图:室间隔回声中断征象,左右心室增大。

(二)房间隔缺损

房间隔缺损(atrial septal defect,ASD)按病理解剖分为继发孔(第二孔)缺损和原发孔(第一孔)缺损,以继发孔缺损为多见。继发孔缺损为较常见的先天性心脏病之一,以女性较多见,缺损位于房间隔中部卵圆窝处,血流动力学特点为右心室舒张期负荷过重。原发孔缺损位于房间隔下端,是心内膜垫发育障碍未能与第一房间隔融合,常合并二尖瓣裂缺。

1.症状

在初生后及婴儿期大多无症状,偶有暂时性发绀。年龄稍大,症状渐渐明显,患儿发育迟缓,体格瘦小,易反复呼吸道感染,活动耐力减低,有劳累后气促、咳嗽等症状。左胸部常隆起,一般无发绀或杵状指(趾)。

2.体征

胸骨左缘第2～3肋间闻及柔和的喷射性收缩期杂音,肺动脉瓣区第二心音可增强或亢进、固定分裂。

3.辅助检查

(1)X线检查:右心房、右心室扩大,主动脉结缩小,肺动脉段突出,肺血管纹理增多,肺门舞蹈。

(2)心电图:电轴右偏,完全性或不完全性右束支传导阻滞,右心房、右心室增大;原发孔ASD常见电轴左偏及心室肥大。

(3)超声心动图:右心房右心室增大,右心室流出道增宽,室间隔与左心室后壁呈同向运动。二维切面可显示房间隔缺损的位置及大小。

(三)动脉导管未闭

动脉导管未闭(patent ductus arteriosus,PDA)是临床较常见的先天性心脏病,女性多于男性。开放的动脉导管位于肺总动脉分叉与主动脉之间,有管型、漏斗型和窗型,以漏斗型为多见。

1.症状

导管较细时,临床无症状。导管较粗时临床表现为反复呼吸道感染、肺炎,发育迟缓,早期即可发生心力衰竭。重症病例常有呼吸急促、心悸。临床无发绀,但若合并肺动脉高压,即出现发绀。

2.体征

胸骨左缘第2肋间可闻及粗糙、响亮、机器样的连续性杂音,向心前区、颈部及左肩部传导,肺动脉第二音亢进。脉压增宽,出现股动脉枪击音、毛细血管搏动和水冲脉。

3.辅助检查

(1)X线检查:分流量小者,心影正常;分流量大者,多见左心房、左心室增大,主动脉结增宽,可有漏斗征,肺动脉段突出,肺血增多,重症病例左右心室均肥大。

(2)心电图:左心房、左心室增大或双心室肥大。

(3)超声心动图:左心房、左心室大,肺动脉与降主动脉之间有交通。

(四)法洛四联症

法洛四联症(tetralogy of Fallot,TOF)是临床上最常见的发绀型先天性心脏病,病变包括肺动脉狭窄、室间隔缺损、主动脉骑跨及右心室肥大,其中肺动脉狭窄程度是决定病情严重程度的主要因素。主动脉骑跨及室间隔缺损存在使体循环血液中混有静脉血,临床上出现发绀与缺氧,并代偿性引起红细胞增多现象。

1.症状

发绀是主要症状,它出现的时间早、晚和程度与肺动脉狭窄程度有关,多见于毛细血管丰富的浅表部位,如唇、指(趾)甲床、球结膜等。患儿活动后有气促、易疲劳、蹲踞等;并常有缺氧发作,表现为呼吸加快、加深,烦躁不安,发绀加重,持续数分钟至数小时,严重者可表现为神志不清、惊厥或偏瘫,死亡。发作多在清晨、哭闹、吸乳或用力后诱发,发绀严重者常有鼻出血和咯血。

2.体征

生长发育落后,全身发绀,眼结膜充血,杵状指(趾);多有行走不远自动蹲踞姿势或膝胸位。胸骨左缘第2～4肋间闻及粗糙收缩期杂音;肺动脉第二心音减弱。

3.辅助检查

(1)X线检查:心影呈靴形,上纵隔增宽,肺动脉段凹陷,心尖上翘,肺纹理减少,右心房、右心室肥厚。

(2)心电图:电轴右偏,右心房、右心室肥大。

(3)超声心动图:显示主动脉骑跨及室间隔缺损,右心室流出道、肺动脉狭窄,右心室内径增大,左心室内径缩小。

(4)血常规:血红细胞增多,一般在(5.0～9.0)×10^{12}/L,血红蛋白170～200 g/L,红细胞容积60%～80%。当有相对性贫血时,血红蛋白低于150 g/L。

二、护理评估

(一)健康史

了解母亲妊娠史,在孕期最初3个月内有无病毒感染、放射线接触和服用过影响胎儿发育的药物,孕母是否有代谢性疾病。患儿出生有无缺氧、心脏杂音,出生后各阶段的生长发育状况。是否有下列常见表现:喂养困难,哭声嘶哑,易气促、咳嗽,发绀,蹲踞现象,突发性晕厥。

(二)症状、体征

评估患儿的一般情况,生长发育是否正常,皮肤发绀程度,有无气急、缺氧、杵状指(趾),有无哭声嘶哑,有无蹲踞现象,胸廓有无畸形。听诊心脏杂音位置、性质、程度,尤其要注意肺动脉第二心音的变化。评估有无肺部啰音及心力衰竭的表现。

(三)社会、心理

评估家长对疾病的认知程度和对治疗的信心。

(四)辅助检查

了解并分析X线、心电图、超声心动图、血液等检查结果。较复杂的畸形者还应了解心导管检查和心血管造影的结果。

三、常见护理问题

(一)活动无耐力
与氧的供需失调有关。

(二)有感染的危险
与机体免疫力低下有关。

(三)营养失调
低于机体需要量,与缺氧使胃肠功能障碍、喂养困难有关。

(四)焦虑
与疾病严重,花费大,预后难以估计有关。

(五)合作性问题
脑血栓、脑脓肿、心力衰竭、感染性心内膜炎、晕厥。

四、护理措施

(1)休息:制定适合患儿活动的生活制度,轻症无症状者与正常儿童一样生活,但要避免剧烈活动;有症状患儿应限制活动,避免情绪激动和剧烈哭闹;重症患儿应卧床休息,给予妥善的生活照顾。

(2)饮食护理:给予高蛋白、高热量、高维生素饮食,适当限制食盐摄入,并给予适量的蔬菜类粗纤维食品,以保证大便通畅。重症患儿喂养困难,应有耐心,少量多餐,以免导致呛咳、气促、呼吸困难等,必要时从静脉补充营养。

(3)预防感染:病室空气清新,穿着衣服冷热要适中,防止受凉,应避免与感染性疾病患儿接触。

(4)注意心率、心律、呼吸、血压变化,必要时使用监护仪监测。

(5)防止法洛四联症:患儿因哭闹、进食、活动、排便等引起缺氧发作,一旦发生可立即置于胸膝卧位,吸氧,遵医嘱应用普萘洛尔、吗啡和纠正酸中毒。

(6)青紫型先天性心脏病患儿由于血液黏稠度高,暑天、发热、吐泻时体液量减少,加重血液浓缩,易形成血栓,有造成重要器官栓塞的危险,因此应注意多饮水,必要时静脉输液。

(7)合并贫血者可加重缺氧,导致心力衰竭,须及时纠正。

(8)合并心力衰竭者按心力衰竭护理。

(9)做好心理护理关心患儿,建立良好护患关系,充分理解家长及患儿对检查、治疗、预后的期望心理,介绍疾病的有关知识、诊疗计划、检查过程、病室环境,消除恐惧心理。

(10)健康教育:①向家长讲述疾病的相关护理知识和各种检查的必要性,以取得配合。②指导患儿及家长掌握活动种类和强度。③告知家长如何观察病情变化,一旦发现异常(婴儿哭声无力,呕吐,不肯进食,手脚发软,皮肤出现花纹,较大患儿自诉头晕等),应立即呼叫。④向患儿及家长讲述重要药物(如地高辛)的作用及注意事项。

五、出院指导

(1)饮食宜高营养、易消化、少量多餐。人工喂养儿用柔软的奶头孔稍大的奶嘴,每次喂奶时间不宜过长。

（2）休息根据耐受力确立适宜的活动，以不出现乏力、气短为度，重者应卧床休息。

（3）避免感染居室空气新鲜，经常通风，不去公共场所、人群集中的地方。注意气候变化及时添减衣服，预防感冒。按时预防接种。

（4）发热、出汗时要给足水分，呕吐、腹泻时应到医院就诊补液，以免血液黏稠而发生脑血栓。

（5）保证休息，避免哭闹，减少外界刺激以预防晕厥的发生。当患儿在吃奶、哭闹或活动后出现气急、发绀加重或年长儿诉头痛、头晕时应立即将患儿取胸膝卧位并送医院。

（董新萍）

第二节 急性心肌梗死

急性心肌梗死（acute myocardial infarction，AMI）为急性心肌缺血性坏死，是在冠状动脉病变的基础上，发生冠状动脉血供急剧减少或中断，使相应的心肌严重而持久地急性缺血所致。原因通常是在冠状动脉粥样硬化病变的基础上继发血栓形成所致。非动脉粥样硬化所导致的心肌梗死可由感染性心内膜炎、血栓脱落、主动脉夹层形成、动脉炎等引起。

本病在欧美常见，美国 35～84 岁人群中年发病率男性为 71‰，女性为 22‰；每年约有 80 万人发生心肌梗死，45 万人再梗死。在我国本病远不如欧美多见，北京、河北、哈尔滨、黑龙江、上海、广州等省市年发病率仅 0.2‰～0.6‰，其中以华北地区最高。

一、病因和发病机制

急性心肌梗死绝大多数（90％以上）是由于冠状动脉粥样硬化所致。由于冠状动脉有弥漫而广泛的粥样硬化病变，使管腔有＞75％的狭窄。侧支循环尚未充分建立。一旦由于管腔内血栓形成、劳力、情绪激动、休克、外科手术或血压剧升等诱因而导致血供进一步急剧减少或中断，使心肌严重而持久急性缺血达 1 小时以上，即可发生心肌梗死。

冠状动脉闭塞后约半小时，心肌开始坏死，1 小时后心肌凝固性坏死，心肌间质充血、水肿、炎性细胞浸润。以后坏死心肌逐渐溶解，形成肌溶灶，随后渐有肉芽组织形成，坏死组织约有1～2 周后开始吸收，逐渐纤维化，在 6～8 周形成瘢痕而愈合，即为陈旧性心肌梗死。坏死心肌波及心包可引起心包炎。心肌全层坏死，可产生心室壁破裂，游离壁破裂或室间隔穿孔，也可引起乳头肌断裂。若仅有心内膜下心肌坏死，在心室腔压力的冲击下，外膜下层向外膨出，形成室壁膨胀瘤，造成室壁运动障碍甚至矛盾运动，严重影响左心室射血功能。冠状动脉可有一支或几支闭塞而引起所供血区部位的梗死。

急性心肌梗死时，心脏收缩力减弱，顺应性减低，心肌收缩不协调，心排血量下降，严重时发生泵衰竭、心源性休克及各种心律失常，病死率高。

二、病理生理

主要出现左心室舒张和收缩功能障碍的一些血流动力学变化，其严重度和持续时间取决于梗死的部位、程度和范围。心脏收缩力减弱、顺应性减低、心肌收缩不协调，左心室压力曲线最大上升速度减低，左心室舒张末期压增高、舒张和收缩末期容量增多。射血分数减低，心搏量和心排血量下降,心率增快或有心律失常,血压下降,静脉血氧含量降低。心室重构出现心壁厚度改变、心脏扩大和心力衰竭(先左心衰竭然后全心衰竭),可发生心源性休克。右心室梗死在心肌梗死患者中少见,其主要病理生理改变是右心衰竭的血流动力学变化,右心房压力增高,高于左心室舒张末期压,心排血量减低,血压下降。

急性心肌梗死引起的心力衰竭称为泵衰竭,按 Killip 分级法可分为:Ⅰ级尚无明显心力衰竭;Ⅱ级有左心衰竭;Ⅲ级有急性肺水肿;Ⅳ级有心源性休克等不同程度或阶段的血流动力学变化。心源性休克是泵衰竭的严重阶段。但如兼有肺水肿和心源性休克则情况最严重。

三、临床表现

(一)病史

发病前常有明显诱因,如精神紧张、情绪激动、过度体力活动、饱餐、高脂饮食、糖尿病未控制、感染、手术、大出血、休克等。少数在睡眠中发病。半数以上的患者过去有高血压及心绞痛史。部分患者则无明确病史及先兆表现,首次发展即是急性心肌梗死。

(二)症状

1.先兆症状

急性心肌梗死多突然发病,少数患者起病症状轻微。1/2~2/3 的患者起病前 1~2 天至 1~2 周或更长时间有先兆症状,其中最常见的是稳定性心绞痛转变为不稳定型;或既往无心绞痛,突然出现心绞痛,且发作频繁,程度较重,用硝酸甘油难以缓解,持续时间较长。伴恶心、呕吐、血压剧烈波动。心电图显示 ST 段一时性明显上升或降低,T 波倒置或增高。这些先兆症状如诊断及时,治疗得当,半数以上患者可免于发生心肌梗死;即使发生,症状也较轻,预后较好。

2.胸痛

为最早出现而突出的症状。其性质和部位多与心绞痛相似,但程度更为剧烈,呈难以忍受的压榨、窒息,甚至"濒死感",伴有大汗淋漓及烦躁不安。持续时间可长达 1~2 小时甚至 10 小时以上,或时重时轻达数天之久。用硝酸甘油无效,需用麻醉性镇痛药才能减轻。疼痛部位多在胸骨后,但范围较为广泛,常波及整个心前区,约 10% 的病例波及剑突下及上腹部或颈、背部,偶尔到下颌、咽部及牙齿处。约 25% 病例无明显的疼痛,多见于老年、糖尿病(由于感觉迟钝)或神志不清患者,或有急性循环衰竭者,疼痛被其他严重症状所掩盖。15%~20% 病例在急性期无症状。

3.心律失常

见于 75%~95% 的患者,多发生于起病后 1~2 周内,而以 24 小时内最多见。经心电图观察可出现各种心律失常,可伴乏力、头晕、晕厥等症状,且为急性期引起死亡的主要原因之一。其中最严重的心律失常是室性异位心律(包括频发性期前收缩、阵发性心动过速和颤动)。频发(>5 次/分),多源,成对出现,或 R 波落在 T 波上的室性期前收缩可能为心室颤动的先兆。房室传导阻滞和束支传导阻滞也较多见,严重者可出现完全性房室传导阻滞。室上性心律失常则较少见,多发生于心力衰竭患者。前壁心肌梗死易发生室性心律失常。下壁(膈面)梗死易发生房室传导阻滞。

4.心力衰竭

主要是急性左心衰竭,为心肌梗死后收缩力减弱或不协调所致,可出现呼吸困难、咳嗽、烦躁及发绀等症状。严重时两肺满布湿啰音,形成肺水肿,进一步则导致右心衰竭。右心室心肌梗死者可一开始就出现右心衰竭。

5.低血压和休克

仅于疼痛剧烈时血压下降,未必是休克。但如疼痛缓解而收缩压仍低于 10.7 kPa(80 mmHg),伴有烦躁不安、大汗淋漓、脉搏细快、尿量减少(<20 mL/h)、神志恍惚甚至晕厥时,则为休克,主要为心源性,由于心肌广泛坏死、心排血量急剧下降所致。而神经反射引起的血管扩张尚属次要,有些患者还有血容量不足的因素参与。

6.胃肠道症状

疼痛剧烈时,伴有频繁的恶心呕吐、上腹胀痛、肠胀气等,与迷走神经张力增高有关。

7.坏死物质吸收引起的症状

主要是发热,一般在发病后 1～3 天出现,体温 38 ℃左右,持续约 1 周。

(三)体征

主要体征:①约半数患者心浊音界轻度至中度增大,有心力衰竭时较显著。②心率多增快,少数可减慢。③心尖区第一心音减弱,有时伴有奔马律。④10%～20%的患者在病后 2～3 天出现心包摩擦音,多数在几天内又消失,是坏死波及心包面引起的反应性纤维蛋白性心包炎所致。⑤心尖区可出现粗糙的收缩期杂音或收缩中晚期喀喇音,为二尖瓣乳头肌功能失调或断裂所致。⑥可听到各种心律失常的心音改变。⑦常见到血压下降到正常以下(病前高血压者血压可降至正常),且可能不再恢复到起病前水平。⑧还可有休克、心力衰竭的相应体征。

(四)并发症

心肌梗死除可并发心力衰竭及心律失常外,还可有下列并发症。

1.动脉栓塞

主要为左心室壁血栓脱落所引起。根据栓塞的部位,可能产生脑部或其他部位的相应症状,常在起病后 1～2 周发生。

2.心室膨胀瘤

梗死部位在心脏内压的作用下,显著膨出。心电图常示持久的 ST 段抬高。

3.心肌破裂

少见。可在发病 1 周内出现,患者常突然休克甚至造成死亡。

4.乳头肌功能不全

乳头肌功能不全的病变可分为坏死性与纤维性 2 种,在发生心肌梗死后,心尖区突然出现响亮的全收缩期杂音,第一心音减低。

5.心肌梗死后综合征

发生率约 10%,于心肌梗死后数周至数月内出现,可反复发生,表现为发热、胸痛、心包炎、胸膜炎或肺炎等症状、体征,可能为机体对坏死物质的变态反应。

四、诊断要点

(一)诊断标准

诊断 AMI 必须至少具备以下标准中的两条。

(1)缺血性胸痛的临床病史,疼痛常持续 30 分钟以上。

(2)心电图的特征性改变和动态演变。

(3)心肌坏死的血清心肌标记物浓度升高和动态变化。

(二)诊断步骤

对疑为 AMI 的患者,应争取在 10 分钟内完成。

(1)临床检查:问清缺血性胸痛病史,如疼痛性质、部位、持续时间、缓解方式、伴随症状;查明心、肺、血管等的体征。

(2)描记 18 导联心电图(常规 12 导联加 $V_7 \sim V_9$,$V_{3R} \sim V_{5R}$),并立即进行分析、判断。

(3)迅速进行简明的临床鉴别诊断后做出初步诊断(老年人突发原因不明的休克、心衰、上腹部疼痛伴胃肠道症状、严重心律失常或较重而持续性胸痛或胸闷,应慎重考虑有无本病的可能)。

(4)对病情做出基本评价并确定即刻处理方案。

(5)继之尽快进行相关的诊断性检查和监测,如血清心肌标记物浓度的检测,结合缺血性胸痛的临床病史、心电图的特征性改变,做出 AMI 的最终诊断。此外,尚应进行血常规、血脂、血糖、凝血时间、电解质等检测,二维超声心动图检查,床旁心电监护等。

(三)危险性评估

(1)伴下列任一项者,如高龄(>70 岁)、既往有心肌梗死史、心房颤动、前壁心肌梗死、心源性休克、急性肺水肿或持续低血压等可确定为高危患者。

(2)病死率随心电图 ST 段抬高的导联数的增加而增加。

(3)血清心肌标记物浓度与心肌损害范围呈正相关,可助估计梗死面积和患者预后。

五、鉴别诊断

(一)不稳定型心绞痛

疼痛的性质、部位与心肌梗死相似,但发作持续时间短、次数频繁、含服硝酸甘油有效。心电图的改变及酶学检查是与心肌梗死鉴别的主要依据。

(二)急性肺动脉栓塞

大块的栓塞可引起胸痛、呼吸困难、咯血、休克,但多出现右心负荷急剧增加的表现如有心室增大,P_2 亢进、分裂和有心衰体征。无心肌梗死时的典型心电图改变和血清心肌酶的变化。

(三)主动脉夹层

该病也具有剧烈的胸痛,有时出现休克,其疼痛常为撕裂样,一开始即达高峰,多放射至背部、腹部、腰部及下肢。两上肢的血压和脉搏常不一致是本病的重要体征。可出现主动脉瓣关闭不全的体征,心电图和血清心肌酶学检查无 AMI 时的变化。X 线和超声检查可出现主动脉明显增宽。

(四)急腹症

急性胆囊炎、胆石症、急性坏死性胰腺炎、溃疡病穿孔等常出现上腹痛及休克的表现,但应有相应的腹部体征,心电图及酶学检查有助于鉴别。

(五)急性心包炎

尤其是非特异性急性心包炎,也可出现严重胸痛、心电图 ST 段抬高,但该病发病前常有上呼吸道感染,呼吸和咳嗽时疼痛加重,早期即有心包摩擦音。无心电图的演变及酶学异常。

六、处理

(一)治疗原则

改善冠状动脉血液供给,减少心肌耗氧,保护心脏功能,挽救因缺血而濒死的心肌,防止梗死面积扩大,缩小心肌缺血范围,及时发现、处理、防治严重心律失常、泵衰竭和各种并发症,防止猝死。

(二)院前急救

流行病学调查发现,50％的患者发病后 1 小时在院外猝死,死因主要是可救治的心律失常。因此,院前急救的重点是尽可能缩短患者就诊延误的时间和院前检查、处理、转运所用的时间;尽量帮助患者安全、迅速地转送到医院;尽可能及时给予相关急救措施,如嘱患者停止任何主动性活动和运动,舌下含化硝酸甘油,高流量吸氧,镇静止痛(吗啡或哌替啶),必要时静脉注射或滴注利多卡因,或给予除颤治疗和心肺复苏;缓慢性心律失常给予阿托品肌内注射或静脉注射;及时将患者情况通知急救中心或医院,在严密观察、治疗下迅速将患者送至医院。

(三)住院治疗

急诊室医师应力争在 10～20 分钟内完成病史、临床检数记录 18 导联心电图,尽快明确诊断。对 ST 段抬高者应在 30 分钟内收住冠心病监护病房(CCU)并开始溶栓,或在 90 分钟内开始行急诊 PTCA 治疗。

1.休息

患者应卧床休息,保持环境安静,减少探视,防止不良刺激。

2.监测

在冠心病监护室进行心电图、血压和呼吸的监测 5～7 天,必要时进行床旁血流动力学监测,以便于观察病情和指导治疗。

3.护理

第一周完全卧床,加强护理,对进食、漱洗、大小便、翻身等,都需要别人帮助。第二周可从床上坐起,第三至第四周可逐步离床和室内缓步走动。但病重或有并发症者,卧床时间宜适当延长。食物以易消化的流质或半流质为主,病情稳定后逐渐改为软食。便秘 3 天者可服轻泻剂或用甘油栓等,必须防止用力大便造成病情突变。焦虑、不安患者可用地西泮等镇静剂。禁止吸烟。

4.吸氧

在急性心肌梗死早期,即便未合并有左侧心力衰竭或肺疾病,也常有不同程度的动脉低氧血症。其原因可能由于细支气管周围水肿,使小气道狭窄,增加小气道阻力,气流量降低,局部换气量减少,特别是两肺底部最为明显。有些患者虽未测出动脉低氧血症,由于增加肺间质液体,肺顺应性一过性降低,而有气短症状。因此,应给予吸氧,通常在发病早期用鼻塞给氧 24～48 小时,3～5 L/min。有利于氧气运送到心肌,可能减轻气短、疼痛或焦虑症状。在严重左侧心力衰竭、肺水肿和并有机械并发症的患者,多伴有严重低氧血症,需面罩加压给氧或气管插管并机械通气。

5.补充血容量

心肌梗死患者,由于发病后出汗、呕吐或进食少,以及应用利尿剂等因素,引起血容量不足和血液浓缩,从而加重缺血和血栓形成,有导致心肌梗死面积扩大的危险。因此,如每天摄入量不足,应适当补液,以保持出入量的平衡。一般可用极化液。

6.缓解疼痛

AMI 时,剧烈胸痛使患者交感神经过度兴奋,产生心动过速、血压升高和心肌收缩力增强,从而增加心肌耗氧量。并易诱发快速性室性心律失常,应迅速给予有效镇痛药。本病早期疼痛是难以区分坏死心肌疼痛和可逆性心肌缺血疼痛,二者常混杂在一起。先予含服硝酸甘油,随后静脉点滴硝酸甘油,如疼痛不能迅速缓解,应即用强的镇痛药,吗啡和派替啶最为常用。吗啡是解除急性心肌梗死后疼痛最有效的药物。其作用于中枢阿片受体而发挥镇痛作用,并阻滞中枢交感神经冲动的传出,导致外周动脉、静脉扩张,从而降低心脏前后负荷及心肌耗氧量。通过镇痛,减轻疼痛引起的应激反应,使心率减慢。1 次给药后 10～20 分钟发挥镇痛作用,1～2 小时作用最强,持续 4～6 小时。通常静脉注射吗啡 3 mg,必要时每 5 分钟重复 1 次,总量不宜超过 15 mg。吗啡治疗剂量时即可发生不良反应,随剂量增加,发生率增加。不良反应有恶心、呕吐、低血压和呼吸抑制。其他不良反应有眩晕、嗜睡、表情淡漠、注意力分散等。一旦出现呼吸抑制,可每隔 3 分钟静脉注射纳洛酮,纳洛酮有拮抗吗啡的作用,剂量为 0.4 mg,总量不超过 1.2 mg。一般用药后呼吸抑制症状可很快消除,必要时采用人工辅助呼吸。哌替啶有消除迷走神经作用和镇痛作用,其血流动力学作用与吗啡相似,75 mg 哌替啶相当于 10 mg 吗啡,不良反应有致心动过速和呕吐作用,但较吗啡轻。可用阿托品 0.5 mg 对抗之。临床上可肌内注射 25～75 mg,必要时 2～3 小时重复,过量出现麻醉作用和呼吸抑制,当引起呼吸抑制时,也可应用纳洛酮治疗。对重度烦躁者可应用冬眠疗法,经肌内注射哌替啶 25 mg 异丙嗪(非那根)12.5 mg,必要时 4～6 小时重复 1 次。

中药可用复方丹参滴丸,麝香保心丸口服,或复方丹参注射液 16 mL 加入 5％葡萄糖液 250～500 mL 静脉滴注。

(四)再灌注心肌

起病 3～6 小时内,使闭塞的冠状动脉再通,心肌得到再灌注,濒临坏死的心肌可能得以存活或使坏死范围缩小,预后改善,是一种积极的治疗措施。

1.急诊溶栓治疗

溶栓治疗是 20 世纪 80 年代初兴起的一项新技术,其治疗原理是针对急性心肌梗死发病的基础,即大部分穿壁性心肌梗死是由于冠状动脉血栓性闭塞引起的。血栓是由于凝血酶原在异常刺激下被激活,形成凝血酶,使纤维蛋白原转化为纤维蛋白,然后与其他有形成分如红细胞、血小板一起形成的。机体内存在一个纤维蛋白溶解系统,它是由纤维蛋白溶酶原和内源性或外源性激活物组成的。在激活物的作用下,纤维蛋白溶酶原被激活,形成纤维蛋白溶酶,它可以溶解稳定的纤维蛋白血栓,还可以降解纤维蛋白原,促使纤维蛋白裂解、使血栓溶解。但是纤维蛋白溶酶的半衰期很短,要想获得持续的溶栓效果,只有依靠连续输入外源性补给激活物的办法。现在临床常用的纤溶激活物有两大类,一类为非选择性纤溶剂,如链激酶、尿激酶。它们除了激活与血栓相关的纤维蛋白溶酶原外,还激活循环中的纤溶酶原,导致全身的纤溶状态,因此可以引起出血并发症。另一类为选择性纤溶剂,有重组组织型纤溶酶原激活剂(rt-PA)、单链尿激酶型纤溶酶原激活剂(scu-PA)及乙酰纤溶酶原-链激酶激活剂复合物（APSAC）。它们选择性的激活与血栓有关的纤溶酶原,而对循环中的纤溶酶原仅有中等度的作用。这样可以避免或减少出血并发症的发生。

(1)溶栓疗法的适应证:①持续性胸痛超过半小时,含服硝酸甘油片后症状不能缓解。②相邻两个或更多导联 ST 段抬高＞0.2 mV。③发病 6 小时内,或虽超过 6 小时,患者仍有严重胸痛,并且 ST 段抬高的导联有 R 波者,也可考虑溶栓治疗。

(2)溶栓治疗的禁忌证:①近 10 天内施行过外科手术者,包括活检、胸腔或腹腔穿刺和心脏体外按压术等。②10 天内进行过动脉穿刺术者。③颅内病变,包括出血、梗死或肿瘤等。④有明显出血或潜在的出血性病变,如溃疡性结肠炎、胃十二指肠溃疡或有空洞形成的肺部病变。⑤有出血性或脑栓死倾向的疾病,如各种出血性疾病、肝肾疾病、心房纤颤、感染性心内膜炎、收缩压＞24.0 kPa(180 mmHg),舒张压＞14.7 kPa(110 mmHg)等。⑥妊娠期和分娩后头 10 天。⑦在半年至 1 年内进行过链激酶治疗者。⑧年龄＞65 岁,因为高龄患者溶栓疗法引起颅内出血者多,而且冠脉再通率低于中年。

(3)溶栓剂的选择。①链激酶(Streptokinase,SK):SK 是 C 类乙型链球菌产生的酶,在体内将前活化素转变为活化素,后者将纤溶酶原转变为纤溶酶。有抗原性,用前需做皮肤过敏试验。静脉滴注常用量为 50 万～100 万 U 加入 5％葡萄糖液 100 mL 内,30～60 分钟滴完,后每小时给予 10 万 U,滴注 24 小时。治疗前半小时肌内注射异丙嗪 25 mg,加少量(2.5～5.0 mg)地塞米松同时滴注可减少变态反应的发生。用药前后进行凝血方面的化验检查,用量大时尤应注意出血倾向。冠脉内注射时先做冠脉造影,经导管向闭塞的冠状动脉内注入硝酸甘油 0.2～0.5 mg,后注入 SK 2 万 U,继之每分钟 2 000～4 000 U,共 30～90 分钟,至再通后继用每分钟 2 000 U,共 30～60 分钟。患者胸痛突然消失,ST 段恢复正常,心肌酶峰值提前出现为再通征象,可每分钟注入 1 次造影剂观察是否再通。②尿激酶(Urokinase,UK):作用于纤溶酶原使之转变为纤溶酶。本品无抗原性,作用较 SK 弱。50 万～100 万 U 静脉滴注,60 分钟滴完。冠状动脉内应用时每分钟 6 000 U 持续 1 小时以上至溶栓后再维持 0.5～1.0 小时。③组织型重组纤维蛋白溶酶原激活剂(rt-PA):本品对血凝块有选择性,故疗效高于 SK。冠脉内滴注 0.375 mg/kg,持续 45 分钟。静脉滴注用量为 0.75 mg/kg,持续 90 分钟。④其他制剂还有单链尿激酶型纤维蛋白溶酶原激活剂(scu-PA)、异化纤维蛋白溶酶原链激酶激活剂复合物(APSAC)等。

文献资料显示,用药 2～3 小时的开通率 rt-PA 为 65％～80％,SK 为 65％～75％,UK 为 50％～68％,APSAC 为 68％～70％。究竟选用哪一种溶栓剂,不能根据以上的数据武断的选择,而应根据患者的病变范围、部位、年龄、起病时间的长短以及经济情况等因素选择。比较而言,如患者年轻(年龄小于 45 岁)、大面积前壁 AMI、到达医院时间较早(2 小时内)、无高血压,应首选 rt-PA。如果年龄较大(大于 70 岁)、下壁 AMI、有高血压,应选 SK 或 UK。由于 APSAC 的半衰期最长(70～120 分钟),因此它可在患者家中或救护车上一次性快速静脉注射;rt-PA 的半衰期最短(3～4 分钟),需静脉持续滴注 90～180 分钟;SK 的半衰期为 18 分钟,给药持续时间为 60 分钟;UK 半衰期为 40 分钟,给药时间为 30 分钟。SK 与 APSAC 可引起低血压和变态反应,UK 与 rt-PA 无这些不良反应。rt-PA 需要联合使用肝素,SK、UK、APSAC 除具有纤溶作用外,还有明显的抗凝作用,不需要积极使用静脉肝素。另外,rt-PA 价格较贵,SK、UK 较低廉。以上这些因素在临床选用溶栓剂时应予以考虑。

(4)溶栓治疗的并发症。①出血:轻度出血,皮肤、黏膜、肉眼及显微镜下血尿,或小量咯血、呕血等(穿刺或注射部位少量瘀斑不作为并发症);重度出血,大量咯血或消化道大出血,腹膜后出血等引起失血性休克或低血压,需要输血者;危及生命部位的出血,颅内、蛛网膜下腔、纵隔内或心包出血。②再灌注心律失常,注意其对血流动力学的影响。③一过性低血压及其他的变态反应。

溶栓治疗急性心梗的价值是肯定的。加速血管再通,减少和避免冠脉早期血栓性再堵塞,可望进一步增加疗效。已证实有效的抗凝治疗可加速血管再通和有助于保持血管通畅。今后研究应着重于改进治疗方法或使用特异性溶栓剂,以减少纤维蛋白分解、防止促凝血活动和纤溶酶原偷窃;研制合理的联合使用的药物和方法。如此,可望使现已明显降低的急性心梗死亡率进一步下降。

2.经皮腔内冠状动脉成形术(PTCA)

(1)直接 PTCA(direct PTCA):急性心肌梗死发病后直接做 PTCA。指征:静脉溶栓治疗有禁忌证者;合并心源性休克者(急诊 PTCA 挽救生命是作为首选治疗);诊断不明患者,如急性心肌梗死病史不典型或左束支传导阻滞(LBBB)者,可从直接冠状动脉造影和 PTCA 中受益;有条件在发病后数小时内行 PTCA 者。

(2)补救性 PTCA(rescue PTCA):在发病 24 小时内,静脉溶栓治疗失败,患者胸痛症状不缓解时,行急诊 PTCA,以挽救存活的心肌,限制梗死面积进一步扩大。

(3)半择期 PTCA(semi-elective PTCA):溶栓成功患者在梗死后 7~10 天,有心肌缺血指征或冠脉再闭塞者。

(4)择期 PTCA(elective PTCA):在急性心肌梗死后 4~6 周,用于再发心绞痛或有心肌缺血客观指征,如运动试验、动态心电图、^{201}Tl 运动心肌断层显像等证实有心肌缺血。

(5)冠状动脉旁路移植术(CABG):适用于溶栓疗法及 PTCA 无效,而仍有持续性心肌缺血;急性心肌梗死合并有左心房室瓣关闭不全或室间隔穿孔等机械性障碍需要手术矫正和修补,同时进行 CABG;多支冠状动脉狭窄或左冠状动脉主干狭窄。

(五)缩小梗死面积

AMI 是心肌氧供/氧需的严重失衡,纠正这种失衡,就能挽救濒死的心肌,限制梗死的扩大,有效地减少并发症和改善患者的预后。控制心律失常,适当补充血容量和治疗心力衰竭,均有利于减少梗死区。目前多主张采用以下几种药物。

1.扩血管药物

扩血管药物必须应用于梗死初期的发展阶段,即起病后 4~6 小时。一般首选硝酸甘油静脉滴注或消心痛舌下含化,也可在皮肤上用硝酸甘油贴片或软膏。使用时应注意:静脉给药时,最好有血流动力学监测,当肺动脉楔嵌压小于 2 kPa,动脉压正常或增高时,其疗效较好,反之,则可使病情恶化;应从小剂量开始,在应用过程中保持肺动脉楔嵌压不低于 2 kPa(2.0~2.4 kPa),且动脉压不低于正常低限,以保证必需的冠状动脉灌注。

2.β 受体阻滞剂

大量临床资料表明,在 AMI 发生后的 4~12 小时,给普萘洛尔或阿普洛尔、阿替洛尔、美托洛尔等药治疗(最好是早期静脉内给药),常能达到明显降低患者的最高血清酶(CPK、CK-MB 等)水平,提示有限制梗死范围扩大的作用。但因这些药的负性肌力、负性频率作用,临床应用时,当心率低于每分钟 60 次,收缩压≤14.6 kPa,有心衰及下壁心梗者应慎用。

3.低分子右旋糖苷及复方丹参等活血化瘀药物

一般可选用低分子右旋糖苷每天静脉滴注 250~500 mL,7~14 天为 1 个疗程。在低分子右旋糖苷内加入活血化瘀药物如血栓通 4~6 mL、川芎嗪 80~160 mg 或复方丹参注射液 12~

30 mL,疗效更佳。心功能不全者低分子右旋糖苷应慎用。

4.极化液(GIK)

可减少心肌坏死,加速缺血心肌的恢复。但近几年因其效果不显著,已趋向不用,仅用于 AMI 伴有低血容量者。其他改善心肌代谢的药物有维生素 C(3～4 g)、辅酶 A(50～100 U)、肌苷(0.2～0.6 g)、维生素 B_6(50～100 mg),每天 1 次静脉滴注。

5.其他

有人提出用大量激素(氢化可的松 150 mg/kg)或透明质酸酶(每次 500 U/kg,每 6 小时 1 次,每天 4 次),或用钙通道阻滞剂(硝苯地平 20 mg,每 4 小时 1 次)治疗 AMI,但对此分歧较大,尚无统一结论。

(六)严密观察,及时处理并发症

1.左心功能不全

AMI 时左心功能不全因病理生理改变的程度不同,可表现轻度肺淤血、急性左心衰(肺水肿)、心源性休克。

(1)急性左心衰(肺水肿)的治疗:可选用吗啡、利尿剂(呋塞米等)、硝酸甘油(静脉滴注),尽早口服 ACEI 制剂(以短效制剂为宜)。肺水肿合并严重高血压时应静脉滴注硝普钠,由小剂量(10 μg/min)开始,据血压调整剂量。伴严重低氧血症者可行人工机械通气治疗。洋地黄制剂在 AMI 发病 24 小时内不主张使用。

(2)心源性休克:在严重低血压时应静脉滴注多巴胺 5～15 μg/(kg·min),一旦血压升至 12.0 kPa(90 mmHg)以上,则可同时静脉滴注多巴酚丁胺 3～10 μg/(kg·min),以减少多巴胺用量。如血压不升应使用大剂量多巴胺[≥15 μg/(kg·min)]。大剂量多巴胺无效时,可静脉滴注去甲肾上腺素 2～8 μg/min。轻度低血压时,可用多巴胺或与多巴酚丁胺合用。药物治疗无效者,应使用主动脉内球囊反搏(IABP)。AMI 合并心源性休克提倡 PTCA 再灌注治疗。中药可酌情选用独参汤、参附汤、生脉散等。

2.抗心律失常

急性心肌梗死有 90% 以上出现心律失常,绝大多数发生在梗死后 72 小时内,不论是快速性或缓慢性心律失常,对急性心肌梗死患者均可引起严重后果。因此,及早发现心律失常,特别是严重的心律失常前驱症状,并给予积极的治疗。

(1)对出现室性期前收缩的急性心肌梗死患者,均应严密心电监护及处理。频发的室性期前收缩或室速,应以利多卡因 50～100 mg 静脉注射,无效时 5～10 分钟可重复,控制后以每分钟 1～3 mg 静脉滴注维持,情况稳定后可改为药物口服;美西律 150～200 mg,普鲁卡因胺 250～500 mg,溴苄胺 100～200 mg 等,6 小时 1 次维持。

(2)对已发生室颤应立即行心肺复苏术,在进行心脏按压和人工呼吸的同时争取尽快实行电除颤,一般首次即采取较大能量(200～300 J)争取 1 次成功。

(3)对窦性心动过缓如心率小于每分钟 50 次,或心率在每分钟 50～60 次但合并低血压或室性心律失常,可以阿托品每次 0.3～0.5 mg 静脉注射,无效时 5～10 分钟重复,但总量不超过 2 mg。也可以氨茶碱 0.25 g 或异丙基肾上腺素 1 mg 分别加入 300～500 mL 液体中静脉滴注,但这些药物有可能增加心肌氧耗或诱发室性心律失常,故均应慎用。以上治疗无效症状严重时可采用临时起搏措施。

(4)对房室传导阻滞一度和二度Ⅰ型者,可应用肾上腺皮质激素、阿托品、异丙肾上腺素治疗,但应注意其不良反应。对三度及二度Ⅱ型者宜行临时心脏起搏。

(5)对室上性快速心律失常可选用β受体阻滞剂、洋地黄类(24小时内尽量不用)、维拉帕米、胺碘酮、奎尼丁、普鲁卡因胺等治疗,对阵发性室上性、房颤及房扑药物治疗无效可考虑直流同步电转复或人工心脏起搏器复律。

3.机械性并发症的处理

(1)心室游离壁破裂:可引起急性心包填塞致突然死亡,临床表现为电-机械分离或心脏停搏,常因难以即时救治而死亡。亚急性心脏破裂应积极争取冠状动脉造影后行手术修补及血管重建术。

(2)室间隔穿孔:伴血流动力学失代偿者,提倡在血管扩张剂和利尿剂治疗及IABP支持下,早期或急诊手术治疗。如穿孔较小,无充血性心衰,血流动力学稳定,可保守治疗,6周后择期手术。

(3)急性二尖瓣关闭不全:急性乳头肌断裂时突发左心衰和/或低血压,主张用血管扩张剂、利尿剂及IABP治疗,在血流动力学稳定的情况下急诊手术。因左心室扩大或乳头肌功能不全者,应积极应用药物治疗心衰,改善心肌缺血并行血管重建术。

(七)恢复期处理

住院3~4周后,如病情稳定,体力增进,可考虑出院。近年主张出院前做症状限制性运动负荷心电图、放射性核素和/或超声显像检查,如显示心肌缺血或心功能较差,宜行冠状动脉造影检查考虑进一步处理。心室晚电位检查有助于预测发生严重室性心律失常的可能性。

七、护理

(一)护理评估

1.病史

发病前常有明显诱因,如精神紧张、情绪激动、过度体力活动、饱餐、高脂饮食、糖尿病未控制、感染、手术、大出血、休克等。少数在睡眠中发病。有半数以上的患者过去有高血压及心绞痛史。部分患者则无明确病史及先兆表现,首次发展即是急性心肌梗死。

2.身体状况

(1)先兆:半数以上的患者在梗死前数天至数周,有乏力、胸部不适、活动时心悸、气急、心绞痛等,最突出为心绞痛发作频繁,持续时间较长,疼痛较剧烈,甚至伴恶心、呕吐、大汗、心动过缓,硝酸甘油疗效差等,特称为梗前先兆。应警惕近期内发生心肌梗死的可能,要及时住院治疗。

(2)症状:急性心肌梗死的临床表现与梗死的大小、部位、发展速度及原来心脏的功能情况等有关。①疼痛:是最常见的起始症状。典型的疼痛部位和性质与心绞痛相似,但疼痛更剧烈,诱因多不明显,持续时间较长,多在30分钟以上,也可达数小时或更长,休息和含服硝酸甘油多不能缓解。患者常烦躁不安、出汗、恐惧,或有濒死感。老年人、糖尿病患者及脱水、休克患者常无疼痛。少数患者以休克、急性心力衰竭、突然晕厥为始发症状。部分患者疼痛位于上腹部,或者疼痛放射至下颌、颈部、背部上方,易被误诊,应与相关疾病鉴别。②全身症状:有发热和心动过速等。发热由坏死物质吸收所引起,一般在疼痛后24~48小时出现,体温一般在38℃左右,持续约1周。③胃肠道症状:常伴有恶心、呕吐、肠胀气和消化不良,特别是下后壁梗死者。重症者可发生呃逆。④心律失常:见于75%~95%的患者,以发病24小时内最多见,可伴心悸、乏力、头晕、晕厥等症状。其中以室性心律失常居多,可出现室性期前收缩、室性心动过速、心室颤动或加速性心室自主心律。如出现频发的、成对的、多源的和 R 落在 T 的室性期前收缩,或室性心动过速,常为心室颤动的先兆。室颤是急性心肌梗死早期主要的死因。室上性心律失常则较少,多发生在心力衰竭者中。缓慢型心律失常中以房室传导阻滞最为常见,束支传导阻滞和窦性心动过缓也较多见。⑤低血压和休克:见于 20%～30% 的患者。疼痛期的血压下降未必是休克。如疼痛缓解后收缩压仍低于 10.7 kPa(80 mmHg),伴有烦躁不安、面色苍白、皮肤湿冷、大汗淋漓、脉细而快、少尿、精神迟钝、甚或昏迷者,则为休克表现。休克多在起病后数小时至 1 周内发生,主要是心源性,为心肌收缩力减弱、心排血量急剧下降所致,尚有血容量不足、严重心律失常、周围血管舒缩功能障碍和酸中毒等因素参与。⑥心力衰竭:主要为急性左心衰竭。可在发病最初的几天内发生,或在疼痛、休克好转阶段出现,是因为心肌梗死后心脏收缩力显著减弱或不协调所致。患者可突然出现呼吸困难、咳泡沫痰、发绀等,严重时可发生急性肺水肿,也可继而出现全心衰竭。

(3)体征。①一般情况:患者常呈焦虑不安或恐惧,手抚胸部,面色苍白,皮肤潮湿,呼吸增快;如左心功能不全时呼吸困难,常采半卧位或咳粉红色泡沫痰;发生休克时四肢厥冷,皮肤有蓝色斑纹。多数患者于发病第 2 天体温升高,一般在 38 ℃ 左右,1 周内退至正常。②心脏:心脏浊音界可轻至中度增大;心率增快或减慢;可有各种心律失常;心尖部第一心音常减弱,可出现第三或第四音奔马律;一般听不到心脏杂音,二尖瓣乳头肌功能不全或腱索断裂时心尖部可听到明显的收缩期杂音;室间隔穿孔时,胸骨左缘可闻及响亮的全收缩期杂音;发生严重的左心衰竭时,心尖部也可闻及收缩期杂音;1%～20% 的患者可在发病 1～3 天出现心包摩擦音,持续数天,少数可持续 1 周以上。③肺部:发病早期肺底可闻及少数湿啰音,常在 1～2 天消失,啰音持续存在或增多常提示左心衰竭。

3.实验室及其他检查

(1)心电图:可起到定性、定位、定期的作用。透壁性心肌梗死典型改变是出现异常、持久的 Q 波或 QS 波。损伤型 ST 段的抬高,弓背向上与 T 波融合形成单向曲线,起病数小时之后出现,数天至数周回到基线。T 波改变:起病数小时内异常增高,数天至 2 周左右变为平坦,继而倒置。但有 5%～15% 病例心电图表现不典型,其原因为小灶梗死,多处或对应性梗死,再发梗死,心内膜下梗死及伴室内传导阻滞,心室肥厚或预激综合征等。以上情况可不出现坏死性 Q 波,只表现为 QRS 波群高度、ST 段、T 波的动态改变。另外,右心肌梗死,真后壁和局限性高侧壁心肌梗死,常规导联中不显示梗死图形,应加做特殊导联以明确诊断。

(2)心向量图:当心电图不能肯定诊断为心肌梗死时,往往可通过心向量图得到证实。

(3)超声心动图:超声心动图并不用来诊断急性心肌梗死,但对探查心肌梗死的各种并发症极有价值,尤其是室间隔穿孔破裂,乳头肌或腱索断裂或功能不全造成的二尖瓣关闭不全、脱垂、室壁瘤和心包积液。

(4)放射性核素检查:放射性核素心肌显影及心室造影^{99m}Tc 及 ^{131}I 等形成热点成像或^{201}Tl、^{42}K 等冷点成像可判断梗死的部位和范围。用门电路控制 γ 闪烁照相法进行放射性核素血池显像,可观察壁动作及测定心室功能。

(5)心室晚电位(LPs):心肌梗死时 LPs 阳性率 28%～58%,其出现不似陈旧性心梗稳定,但与室速与室颤有关,阳性者应进行心电监护及予以有效治疗。

(6)磁共振成像(MRI 技术):易获得清晰的空间隔像,故对发现间隔段运动障碍、间隔心肌梗死并发症较其他方法优越。

(7)血常规:白细胞计数上升,达$(10\sim20)\times10^9$/L,中性粒细胞增至$75\%\sim90\%$。

(8)红细胞沉降率:增快,可持续$1\sim3$周。

(9)血清酶学检查:心肌细胞内含有大量的酶,受损时这些酶进入血液,测定血中心肌酶谱对诊断及估计心肌损害程度有十分重要的价值。常用如下。①血清肌酸磷酸激酶(CPK):发病$4\sim6$小时在血中出现,24小时达峰值,后很快下降,$2\sim3$天消失。②乳酸脱氢酶(LDH)在起病$8\sim10$小时后升高,达到高峰时间在$2\sim3$天,持续$1\sim2$周恢复正常。其中CPK的同工酶CPK-MB和LDH的同工酶CDH,诊断的特异性最高,其增高程度还能更准确地反映梗死的范围。

(10)肌红蛋白测定:血清肌红蛋白升高出现时间比CPK略早,在4小时左右,多数24小时即恢复正常;尿肌红蛋白在发病后$5\sim40$小时开始排泄,持续时间平均达83小时。

(二)护理目标

(1)患者疼痛减轻。

(2)患者能遵医嘱服药,说出治疗的重要性。

(3)患者的活动量增加、心率正常。

(4)生命体征维持在正常范围。

(5)患者看起来放松。

(三)护理措施

1.一般护理

(1)安置患者于冠心病监护病房(CCU),连续监测心电图、血压、呼吸$5\sim7$天,对行漂浮导管检查者做好相应护理,询问患者有无心悸、胸闷、胸痛、气短、乏力、头晕等不适。

(2)病室保持安静、舒适,限制探视,有计划地护理患者,减少对患者的干扰,保证患者充足的休息和睡眠时间,防止任何不良刺激。据病情安置患者于半卧位或平卧位。第$1\sim3$天绝对卧床休息,翻身、进食、洗漱、排便等均由护理人员帮助料理;第$4\sim6$天可在床上活动肢体,无并发症者可床上坐起,逐渐过渡到坐在床边或椅子上,每次20分钟,每天$3\sim5$次,鼓励患者深呼吸;第$1\sim2$周后开始在室内走动,逐步过渡到室外行走;第$3\sim4$周可试着上下楼梯或出院。病情严重或有并发症者应适当延长卧床时间。

(3)介绍本病知识和监护室的环境。关心、尊重、鼓励、安慰患者,以和善的态度回答患者提出的问题,帮助其树立战胜疾病的信心。

(4)给予低钠、低脂、低胆固醇、无刺激、易消化的饮食,少量多餐,避免进食过饱。

(5)心肌梗死患者由于卧床休息、消化功能减退、哌替啶或吗啡等止痛药物的应用,使胃肠功能和膀胱收缩无力抑制,易发生便秘和尿潴留。应予以足够的重视,酌情给予轻泻剂,嘱患者排便时勿屏气,避免增加心脏负担和导致附壁血栓脱落。排便不畅时宜加用开塞露,对5天无大便者可保留灌肠或给低压盐水灌肠。对排尿不畅者,可采用物理或诱导法,协助排尿,必要时行导尿。

(6)吸氧:氧治疗可提高改善低氧血症,有利于心肌梗死的康复。急性期给患者高流量吸氧,持续48小时。氧流量在每分钟$3\sim5$L,病情变化可延长吸氧时间。待疼痛减轻,休克解除,可减低氧流量。注意鼻导管的通畅,24小时更换1次。如果合并急性左心衰竭,出现重度低氧血症时。死亡率较高,可采用加压吸氧或乙醇除泡沫吸氧。

(7)防止血栓性静脉炎或深部静脉血栓形成:血栓性静脉炎表现为受累静脉局部红、肿、痛,可延伸呈条索状,多因反复静脉穿刺输液和多种药物输注所致。所以行静脉穿刺时应严格无菌操作,患者感觉输液局部皮肤疼痛或红肿,应及时更换穿刺部位,并予以热敷或理疗。下肢静脉血栓形成一般在血栓较大引起阻塞时才出现患肢肤色改变,皮肤温度升高和可凹性水肿。应注意每天协助患者做被动下肢活动 2～3 次,注意下肢皮肤温度和颜色的变化避免选用下肢静脉输液。

2.病情观察与护理

急性心肌梗死系危重疾病、应早期发现危及患者生命的先兆表现,如能得到及时处理,可使病情转危为安。故需严密观察以下情况。

(1)血压:始发病时应 0.5～1.0 小时测量一次血压,随血压恢复情况逐步减少测量次数为每天 4～6 次,基本稳定后每天 1～2 次。若收缩压在 12.0 kPa(90 mmHg)以下,脉压减小,且音调低落,要注意患者的神志状态、脉搏、面色、皮肤色泽及尿量等,是否有心源性休克的发生。此时,在通知医师的同时,对休克者采取抗休克措施,如补充血容量,应用升压药、血管扩张剂及纠正酸中毒,避免脑缺氧,保护肾功能等。有条件者应准备好中心静脉压测定装置或漂浮导管测定肺微血管楔嵌压设备,以正确应用输液量及调节液体滴速。

(2)心率、心律:在冠心病监护病房(CCU)进行连续的心电、呼吸监测,在心电监测示波屏上,应注意观察心率及心律变化。及时检出可能作为恶性心动过速先兆的任何室性期前收缩,以及室颤或完全性房室传导阻滞,严重的窦性心动过缓,房性心律失常等,如发现室性期前收缩:①每分钟 5 次以上。②呈二、三联律。③多原性期前收缩。④室性期前收缩的 R 波落在前一次主搏的 T 波之上,均为转变阵发性室性心动过速及心室颤动的先兆,易造成心搏骤停。遇有上述情况,在立即通知医师的同时,需应用相应的抗心律失常药物,并准备好除颤器和人工心脏起搏器,协同医师抢救处理。

(3)胸痛:急性心肌梗死患者常伴有持续剧烈的胸痛,因此,应注意观察患者的胸痛程度,因剧烈胸痛可导致低血压,加重心肌缺氧,扩大梗死面积,引起心力衰竭、休克及心律失常。常用的止痛剂有罂粟碱肌内注射或静脉滴注,硝酸甘油 0.6 mg 含服,疼痛较重者可用哌替啶或吗啡。在护理中应注意可能出现的药物不良反应,同时注意观察血压、尿量、呼吸及一般状态,确保用药的安全。

(4)呼吸急促:注意观察患者的呼吸状态,对有呼吸急促的患者应注意观察血压,皮肤黏膜的血循环情况,肺部体征的变化及血流动力学和尿量的变化。发现患者有呼吸急促,不能平卧,烦躁不安,咳嗽,咳泡沫样血痰时,立即取半坐位,给予吸氧,准备好快速强心、利尿剂,配合医师按急性心力衰竭处理。

(5)体温:急性心肌梗死患者可有低热,体温在 37.0～38.5 ℃,多持续 3 天。如体温持续升高,1 周后仍不下降,应疑有继发肺部或其他部位感染,及时向医师报告。

(6)意识变化:如发现患者意识恍惚,烦躁不安,应注意观察血流动力学及尿量的变化。警惕心源性休克的发生。

(7)器官栓塞:在急性心肌梗死第 1、第 2 周内,注意观察组织或脏器有无发生栓塞现象。因左心室内附壁血栓可脱落,而引起脑、肾、四肢、肠系膜等动脉栓塞,应及时向医师报告。

(8)心室膨胀瘤:在心肌梗死恢复过程中,心电图表现虽有好转,但患者仍有顽固性心力衰竭或心绞痛发作,应疑有心室膨胀瘤的发生。这是由于在心肌梗死区愈合过程中,心肌被结缔组织所替代,成为无收缩力的薄弱纤维瘢痕区。该区内受心腔内的压力而向外呈囊状膨出,造成心室膨胀瘤。应配合医师进行 X 线检查以确诊。

（9）心肌梗死后综合征：需注意在急性心肌梗死后 2 周、数月甚至 2 年内，可并发心肌梗死后综合征。表现为肺炎、胸膜炎和心包炎征象，同时有发热、胸痛、红细胞沉降率和白细胞升高现象，酷似急性心肌梗死的再发。这是由于坏死心肌引起机体自身免疫变态反应所致。如心肌梗死的特征性心电图变化有好转现象又有上述表现时，应做好 X 线检查的准备，配合医师做出鉴别诊断。因本病应用激素治疗效果良好，若因误诊而用抗凝药物，可导致心腔内出血而发生急性心包填塞。故应严密观察病情，在确诊为本病后，应向患者及家属做好解释工作，解除顾虑，必要时给患者应用镇痛及镇静剂；做好休息、饮食等生活护理。

（四）健康教育

（1）注意劳逸结合，根据心功能进行适当的康复锻炼。

（2）避免紧张、劳累、情绪激动、饱餐、便秘等诱发因素。

（3）节制饮食，禁忌烟酒、咖啡、酸辣刺激性食物，多吃蔬菜、蛋白质类食物，少食动物脂肪、胆固醇含量较高的食物。

（4）按医嘱服药，随身常备硝酸甘油等扩张冠状动脉药物，定期复查。

（5）指导患者及家属，病情突变时，采取简易应急措施。

（王光慧）

第三节 急性心包炎

急性心包炎为心包脏层和壁层的急性炎症，可由细菌、病毒、自身免疫、物理、化学等因素引起。主要病因为风湿热、结核及细菌性感染。近年来，病毒感染、肿瘤、尿毒症及心肌梗死性心包炎发病率明显增多。分为纤维蛋白性和渗出性两种。

一、病因

（一）感染性心包炎

以细菌最为常见，尤其是结核菌和化脓菌感染，其他病菌有病毒、肺炎支原体、真菌和寄生虫等。

（二）非感染性心包炎

以风湿性为最常见，其他有心肌梗死、尿毒症性、结缔组织病性、变态反应性、肿瘤性、放射线性和乳糜性等。临床上以结核性、风湿性、化脓性和急性非特异性心包炎较为多见。

二、临床表现

（一）心前区疼痛

心前区疼痛为纤维蛋白性心包炎的主要症状。可放射到颈部、左肩、左臂及左肩胛骨。疼痛也可呈压榨样，位于胸骨后。

（二）呼吸困难

心包积液时最突出的症状。可有端坐呼吸、身体前倾、呼吸浅速、面色苍白、发绀。

（三）心包摩擦音

心包摩擦音是纤维蛋白性心包炎的特异性征象,以胸骨左缘第 3、第 4 肋间听诊最为明显。渗出性心包炎心脏叩诊浊音界向两侧增大为绝对浊音区,心尖冲动弱,心音低而遥远,大量心包积液时可出现心包积液征。可出现奇脉、颈静脉怒张、肝大、腹水及下肢水肿等。

三、诊断要点

根据心前区疼痛、呼吸困难、全身中毒症状,以及心包摩擦音、心音遥远等临床征象,结合心电图、X 线表现和超声心动图等检查,便可确诊。

四、治疗

如结核性心包炎应给予抗结核治疗,总疗程不少于半年至 1 年;化脓性心包炎除使用足量、有效的抗生素外,应早期施行心包切开引流术;风湿性心包炎主要是抗风湿治疗;急性非特异性心包炎目前常采用抗生素及糖皮质激素合并治疗。心包渗液较多且心脏受压明显者,可行心包穿刺,以解除心包填塞症状。

五、评估要点

（一）一般情况

观察生命体征有无异常,询问有无过敏史、家族史、有无发热、消瘦等,了解患者对疾病的认识。

（二）专科情况

(1)呼吸困难的程度、肺部啰音的变化。

(2)心前区疼痛的性质、部位及其变化,是否可闻及心包摩擦音。

(3)是否有颈静脉怒张、肝大、下肢水肿等心功能不全的表现。

(4)是否有心包枳液征:左肩胛骨下出现浊音及左肺受压时引起的支气管呼吸音。心脏叩诊的性质。

（三）实验室及其他检查

1.心电图

心电图改变主要由心外膜下心肌受累而引起,多个导联出现弓背向下的 ST 段抬高;心包渗液时可有 QRS 波群低电压。

2.超声心动图

超声心动图是简而易行的可靠方法,可见液性暗区。

3.心包穿刺

心包穿刺证实心包积液的存在,并进一步确定积液的性质及药物治疗。

六、护理诊断

（一）气体交换受损

与肺淤血、肺或支气管受压有关。

（二）疼痛

心前区痛与心包炎有关。

（三）体温过高

与细菌、病毒等因素导致急性炎症反应有关。

（四）活动无耐力

与心排血量减少有关。

七、护理措施

（1）给予氧气吸入，充分休息，保持情绪稳定，注意防寒保暖，防止呼吸道感染。

（2）给予高热量、高蛋白、高维生素易消化饮食，限制钠盐摄入。

（3）帮助患者采取半卧位或前倾坐位，保持舒适。

（4）记录心包抽液的量、性质，按要求留标本送检。

（5）控制输液滴速，防止加重心脏负荷。

（6）加强巡视，及早发现心包填塞的症状，如心动过速、血压下降等。

（7）遵医嘱给予抗菌、抗结核、抗肿瘤等药物治疗，密切观察药物不良反应。

（8）应用止痛药物时，观察止痛药物的疗效。

八、应急措施

出现心包压塞征象时，保持患者平卧位；迅速建立静脉通路，遵医嘱给予升压药；密切观察生命体征的变化，准备好抢救物品；配合医师做好紧急心包穿刺。

九、健康教育

（1）嘱患者应注意充分休息，加强营养。注意防寒保暖，防止呼吸道感染。

（2）告诉患者应坚持足够疗程的药物治疗，勿擅自停药。

（3）对缩窄性心包炎的患者应讲明行心包切除术的重要性，消除其顾虑，尽早接受手术治疗。

（王光慧）

第四节　心　肌　炎

心肌炎常是全身性疾病在心肌上的炎症性表现，由于心肌病变范围大小及病变程度的不同，轻者可无临床症状，严重可致猝死，诊断及时并经适当治疗者，可完全治愈，迁延不愈者，可形成慢性心肌炎或导致心肌病。

一、病因病机

（一）病因

细菌性白喉杆菌、溶血性链球菌、肺炎双球菌、伤寒杆菌等。病毒如柯萨奇病毒、艾柯病毒、肝炎病毒、流行性出血热病毒、流感病毒、腺病毒等，其他如真菌、原虫等均可致心肌炎。但目前以病毒性心肌炎较常见。

致病条件因素。①过度运动：运动可致病毒在心肌内繁殖复制加剧，加重心肌炎症和坏死。

②细菌感染:细菌和病毒混合感染时,可能起协同致病作用。③妊娠:妊娠可以增强病毒在心肌内的繁殖,所谓围生期心肌病可能是病毒感染所致。④其他:营养不良、高热寒冷、缺氧、过度饮酒等,均可诱发病毒性心肌炎。

(二)发病机制

从动物试验、临床与病毒学、病理观察,发现有以下 2 种机制。

1.病毒直接作用

试验中将病毒注入血循环后可致心肌炎。以在急性期,主要在起病 9 天以内,患者或动物的心肌中可分离出病毒,病毒荧光抗体检查结果阳性,或在电镜检查时发现病毒颗粒。病毒感染心肌细胞后产生溶细胞物质,使细胞溶解。

2.免疫反应

病毒性心肌炎起病 9 天后心肌内已不能再找到病毒,但心肌炎病变仍继续;有些患者病毒感染的其他症状轻微而心肌炎表现颇为严重;还有些患者心肌炎的症状在病毒感染其他症状开始一段时间以后方出现;有些患者的心肌中可能发现抗原抗体复合体。以上都提示免疫机制的存在。

(三)病理改变

病变范围大小不一,可为弥漫性或局限性。随病程发展可为急性或慢性。病变较重者肉眼见心肌非常松弛,呈灰色或黄色,心腔扩大。病变较轻者在大体检查时无发现,仅在显微镜下有所发现而赖以诊断,而病理学检查必须在多个部位切片,方使病变免于遗漏。在显微镜下,心肌纤维之间与血管四周的结缔组织中可发现细胞浸润,以单核细胞为主。心肌细胞可有变性、溶解或坏死。病变如在心包下区则可合并心包炎,成为病毒性心包心肌炎。病变可涉及心肌与间质,也可涉及心脏的起搏与传导系统如窦房结、房室结、房室束和束支,成为心律失常的发病基础。病毒的毒力越强,病变范围越广。在试验性心肌炎中,可见到心肌坏死之后由纤维组织替代。

二、临床表现

取决于病变的广泛程度与部位。重者可致猝死,轻者几无症状。老幼均可发病,但以年轻人较易发病。男多于女。

(一)症状

心肌炎的症状可能出现于原发的症状期或恢复期。如在原发病的症状期出现,其表现可被原发病掩盖。多数患者在发病前有发热、全身酸痛、咽痛、腹泻等症状,反映全身性病毒感染,但也有部分患者原发病症状轻而不显著,须仔细追问方被注意到,而心肌炎症状则比较显著。心肌炎患者常诉胸闷、心前区隐痛、心悸、乏力、恶心、头晕。临床上诊断的心肌炎中,90%左右以心律失常为主诉或首见症状,其中少数患者可由此而发生昏厥或阿-斯综合征。极少数患者起病后发展迅速,出现心力衰竭或心源性休克。

(二)体征

1.心脏扩大

轻者心脏不扩大,一般有暂时性扩大,不久即恢复。心脏扩大显著反映心肌炎广泛而严重。

2.心率改变

心率增速与体温不相称,或心率异常缓慢,均为心肌炎的可疑征象。

3.心音改变

心尖区第一音可减低或分裂。心音可呈胎心样。心包摩擦音的出现反映有心包炎存在。

4.杂音

心尖区可能有收缩期吹风样杂音或舒张期杂音,前者为发热、贫血、心腔扩大所致,后者因左心室扩大造成的相对性左心房室瓣狭窄。杂音响度都不超过三级。心肌炎好转后即消失。

5.心律失常

极常见,各种心律失常都可出现,以房性与室性期前收缩最常见,其次为房室传导阻滞,此外,心房颤动、病态窦房结综合征均可出现。心律失常是造成猝死的原因之一。

6.心力衰竭

重症弥漫性心肌炎患者可出现急性心力衰竭,属于心肌泵血功能衰竭,左右心同时发生衰竭,引起心排血量过低,故除一般心力衰竭表现外,易合并心源性休克。

三、辅助检查

(一)心电图

心电图异常的阳性率高,且为诊断的重要依据,起病后心电图由正常可突然变为异常,随感染的消退而消失。主要表现有 ST 段下移,T 波低平或倒置。

(二)X 线检查

由于病变范围及病变严重程度不同,放射线检查亦有较大差别,$1/3 \sim 1/2$ 心脏扩大,多为轻中度扩大,明显扩大者多伴有心包积液,心影呈球形或烧瓶状,心搏动减弱,局限性心肌炎或病变较轻者,心界可完全正常。

(三)血液检查

白细胞计数在病毒性心肌炎可正常,偏高或降低,红细胞沉降率大多正常,亦可稍增快,C 反应蛋白大多正常,GOT、GPT、LDH、CPK 正常或升高,慢性心肌炎多在正常范围。有条件者可做病毒分离或抗体测定。

四、诊断

病毒性心肌炎的诊断必须建立在有心肌炎的证据和病毒感染的证据基础上。胸闷、心悸常可提示心脏波及,心脏扩大、心律失常或心力衰竭为心脏明显受损的表现,心电图上 ST-T 改变与异位心律或传导障碍反映心肌病变的存在。病毒感染的证据:①有发热、腹泻或流感症状,发生后不久出现心脏症状或心电图变化。②血清病毒中和抗体测定阳性结果,由于柯萨奇 B 病毒最为常见,通常检测此组病毒的中和抗体,在起病早期和 $2 \sim 4$ 周各取血标本 1 次,如 2 次抗体效价示 4 倍上升或其中 1 次≥1:640,可作为近期感染该病毒的依据。③咽、肛拭病毒分离,如阳性有辅助意义,有些正常人也可阳性,其意义须与阳性中和抗体测定结果相结合。④用聚合酶链反应法从粪便、血清或心肌组织中检出病毒 RNA。⑤心肌活检,从取得的活组织做病毒检测,病毒学检查对心肌炎的诊断有帮助。

五、治疗

应卧床休息,以减轻组织损伤,病变加速恢复。伴有心律失常,应卧床休息 $2 \sim 4$ 周,然后逐渐增加活动量,严重心肌炎伴有心脏扩大者,应休息 6 个月至 1 年,直到临床症状完全消失,心脏大小恢复正常。应用免疫抑制剂,激素的应用尚有争论,但重症心肌炎伴有房室传导阻滞、心源性休克心功能不全者均可应用激素。常用泼的松,40～60 mg/d,病情好转后逐渐减量,6周1个疗程。必要时亦可用氢化可的松或地塞米松,静脉给药。心力衰竭者可用强心、利尿、血管扩张剂。心律失常者同一般心律失常的治疗。

六、病情观察

(1)定时测量体温、脉搏,其体温与脉率增速不成正比。

(2)密切观察患者呼吸频率、节律的变化,及早发现是否心功能不全。

(3)定时测量血压,观察记录尿量,以及早判断有无心源性休克的发生。

(4)密切观察心率与心律,及早发现有无心律失常,如室性期前收缩、不同程度的房室传导阻滞等,严重者可出现急性心力衰竭、心律失常等。

七、对症护理

(一)心悸、胸闷

保证患者休息,急性期卧床。按医嘱及时使用改善心肌营养与代谢的药物。

(二)心律失常

当急性病毒性心肌炎患者引起四度房室传导阻滞或窦房结病变引起窦房传导阻滞、窦房停搏而致阿-斯综合征者,应就地进行心肺复苏,并积极配合医师进行药物治疗或紧急做临时心脏起搏处理。

(三)心力衰竭

按心力衰竭护理常规。

八、护理措施

(1)遵医嘱给予氧气吸入,给予药物治疗。注意心肌炎时心肌细胞对洋地黄的耐受性较差,应用洋地黄时应特别注意其毒性反应。

(2)休息与活动:反复向患者解释急性期卧床休息可减轻心脏负荷,减少心肌耗氧量,有利于心功能的恢复,防止病情恶化或转为慢性病程。患者常需卧床2～3周,待症状、体征和实验室检查恢复后,方可逐渐增加活动量。

(3)心理护理:告诉患者体力恢复需要一段时间,不要急于求成。当活动耐力有所增加时,应及时给予鼓励。对不愿意活动或害怕活动的患者,应给予心理疏导,督促患者完成范围内的活动量。

(4)病情观察:急性期严密监测患者的体温、心率、心律、血压的变化,发现心率突然变慢、血压偏低、频发期前收缩、房室传导阻滞及时报告。观察患者有无脉速、易疲劳、呼吸困难、烦躁及肺水肿的表现。

(5)活动中监测:病情稳定后,与患者及家属一起制订并实施每天活动计划,严密监测活动时心率、心律、血压变化,若活动后出现胸闷、心悸、呼吸困难、心律失常等,应停止活动,以此作为限制最大活动量的指征。

九、健康教育

(1)讲解充分休息的必要性及心肌营养药物的作用。指导患者给予高蛋白、高维生素、易消化饮食,尤其是补充富含维生素C的食物如新鲜蔬菜、水果,以促进心肌代谢与修复,戒烟酒。

(2)告诉患者经积极治疗后多数可以痊愈,少数可留有心律失常后遗症,极少数患者在急性期因严重心律失常、急性心力衰竭和心源性休克而死亡,有部分患者演变成慢性心肌炎。

(3)积极预防感冒,避免受凉及接触传染源,恢复期每天有一定时间的户外活动,以适应环境,增强体质。

(4)积极治疗和消除细菌感染灶,如慢性扁桃体炎、慢性鼻窦炎、中耳炎等。

(5)遵医嘱按时服药,定期复查。

(6)教会患者及家属测脉搏、节律,发现异常或有胸闷、心悸等不适应及时复诊。

(王光慧)

第五节 心律失常

正常心律起源于窦房结,并沿正常房室传导系统顺序激动心房和心室,频率为 60～100 次/分(成人),节律基本规则。心律失常是指心脏冲动的起源、频率、节律、传导速度和传导顺序等异常。

一、分类

心律失常按其发生机制分为冲动形成异常和冲动传导异常两大类。

(一)冲动形成异常

1.窦性心律失常

(1)窦性心动过速。

(2)窦性心动过缓。

(3)窦性心律不齐。

(4)窦性停搏等。

2.异位心律

(1)主动性异位心律:①期前收缩(房性、房室交界性、室性)。②阵发性心动过速(房性、房室交界性、室性)。③心房扑动、心房颤动。④心室扑动、心室颤动。

(2)被动性异位心律:①逸搏(房性、房室交界性、室性)。②逸搏心律(房性、房室交界性、室性)。

(二)冲动传导异常

1.生理性

干扰及房室分离。

2.病理性

(1)窦房传导阻滞。

(2)房内传导阻滞。

(3)房室传导阻滞。

(4)室内传导阻滞(左、右束支及左束支分支传导阻滞)。

3.房室间传导途径异常

预激综合征。

此外,临床上依据心律失常发作时心率的快慢分为快速性心律失常和缓慢性心律失常。

二、病因及发病机制

(一)生理因素

健康人均可发生心律失常,特别是窦性心律失常和期前收缩等。情绪激动、精神紧张、过度疲劳、大量吸烟、饮酒、喝浓茶或咖啡等常为诱发因素。

(二)器质性心脏病

各种器质性心脏病是引发心律失常的最常见原因,以冠心病、心肌病、心肌炎、风湿性心脏病多见,尤其发生心力衰竭或心肌梗死时。

(三)非心源性疾病

除了心脏病外,其他系统的严重疾病,均可引发心律失常,如急性脑血管病、甲状腺功能亢进、慢性阻塞性肺疾病等。

(四)其他

电解质紊乱(低钾血症、低钙血症、高钾血症等)、药物作用(洋地黄、肾上腺素等)、心脏手术或心导管检查、中暑、电击伤等均可引发心律失常。

心律失常发生的基本原理是由于多种原因引起心肌细胞的自律性、兴奋性、传导性改变,导致心脏冲动形成异常、冲动传导异常,或两者兼而有之。

三、诊断要点

通过病史、体征可以做出初步判定。确定心律失常的类型主要依靠心电图,某些心律失常尚需做心电生理检查。

(一)病史

心律失常的诊断应从详尽采集病史入手,让患者客观描述发生心悸等症状时的感受。症状的严重程度取决于心律失常对血流动力学的影响,轻者可无症状或出现心悸、头晕;严重者可诱发心绞痛、心力衰竭、晕厥甚至猝死,增加心血管病死亡的危险性。

(二)体格检查

包括心脏视诊、触诊、叩诊、听诊的全面检查,并注意检查患者的神志、血压、脉搏频率及节律。

(三)辅助检查

心电图是诊断心律失常最重要的一项无创性检查技术。应记录多导联心电图,并记录能清楚显示 P 波导联的心电图长条以备分析,通常选择 Ⅱ 或 V_1 导联。其他辅助诊断的检查还有动态心电图、运动试验和食管心电图等。临床心电生理检查,如食管心房调搏检查、心室内心电生理检查对明确心律失常的发病机制、治疗、预后均有很大帮助。

四、各种心律失常的概念、临床意义及心电图特点

(一)窦性心律失常

正常心脏起搏点位于窦房结,由窦房结发出冲动引起的心律称窦性心律,成人频率为 60～

100 次/分。正常窦性心律的心电图特点(图 4-1):①P 波在Ⅰ、Ⅱ、aVF 导联直立,aVR 导联倒置。②PR 间期 0.12～0.20 秒。③PP 间期之差<0.12 秒。窦性心律的频率可因年龄、性别、体力活动等不同有显著差异。

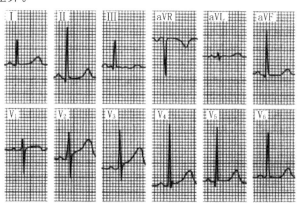

图 4-1　正常心电图

1.窦性心动过速

(1)成人窦性心律的频率超过 100 次/分,称为窦性心动过速,其心率的增快和减慢是逐渐改变的。

(2)心电图特点(图 4-2)为窦性心律,PP 间期<0.60 秒,成人频率在 100～180 次/分。

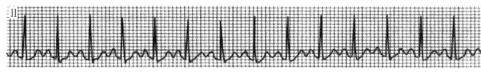

图 4-2　窦性心动过速

(3)窦性心动过速一般不需特殊治疗。治疗主要针对原发病和去除诱因,必要时可应用 β 受体阻滞剂(如普萘洛尔)或镇静剂(如地西泮)。

2.窦性心动过缓

(1)成人窦性心律的频率低于 60 次/分,称为窦性心动过缓。

(2)心电图特点(图 4-3)为窦性心律,PP 间期>1.0 秒。常伴窦性心律不齐,即 PP 间期之差>0.12 秒。

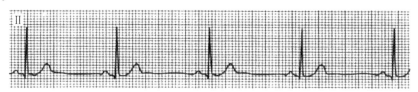

图 4-3　窦性心动过缓

(3)无症状的窦性心动过缓通常无须治疗。因心率过慢出现头晕、乏力等心排血量不足症状时,可用阿托品、异丙肾上腺素等药物,必要时需行心脏起搏治疗。

3.窦性停搏

(1)窦性停搏是指窦房结冲动形成暂停或中断,导致心房及心室活动相应暂停的现象,又称窦性静止。

(2)心电图特点(图 4-4)为一个或多个 PP 间期显著延长,而长 PP 间期与窦性心律的基本 PP 间期之间无倍数关系,其后可出现交界性或室性逸搏或逸搏心律。

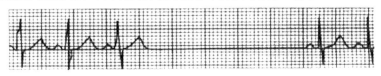

图 4-4 窦性停搏

(3)窦性停搏可由迷走神经张力增高或洋地黄、胺碘酮、钾盐、乙酰胆碱等药物,高钾血症、心肌炎、心肌病、冠心病等引起。临床症状轻重不一,轻者无症状或偶尔出现心搏暂停,重者可发生阿-斯综合征甚至死亡。

4.病态窦房结综合征

(1)病态窦房结综合征(SSS)简称病窦综合征,由窦房结及其邻近组织病变引起的窦房结起搏功能和/或窦房结传导功能障碍,从而产生多种心律失常的综合表现。

(2)病窦综合征常见病因为冠心病、心肌病、心肌炎,亦可见于结缔组织病、代谢性疾病及家族性遗传性疾病等,少数病因不明。主要临床表现为心动过缓所致脑、心、肾等脏器供血不足症状,尤以脑供血不足症状为主。轻者表现为头晕、心悸、乏力、记忆力减退等,重者可发生短暂晕厥或阿-斯综合征。部分患者合并短阵室上性快速性心律失常发作(慢-快综合征),进而可出现心悸、心绞痛或心力衰竭。

(3)心电图特点(图 4-5):①持续而显著的窦性心动过缓(<50 次/分)。②窦性停搏和/或窦房传导阻滞。③窦房传导阻滞与房室传导阻滞并存。④心动过缓-心动过速综合征又称慢-快综合征,是指心动过缓与房性快速性心律失常(如房性心动过速、心房扑动、心房颤动)交替发作,房室交界性逸搏心律。

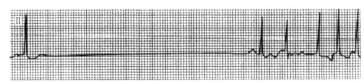

图 4-5 病态窦房结综合征(慢-快综合征)

(4)积极治疗原发疾病。无症状者,不必给予治疗,仅定期随访观察;反复出现严重症状及心电图大于 3 秒长间歇者宜首选安装人工心脏起搏器。慢-快综合征应用起搏器治疗后,患者仍有心动过速发作,则可同时用药物控制快速性心律失常发作。

(二)期前收缩

期前收缩又称过早搏动,简称早搏,是指窦房结以外的异位起搏点发出的过早冲动引起的心脏搏动。根据异位起搏点的部位不同可分为房性、房室交界性和室性。期前收缩可偶发或频发,如每个窦性搏动后出现一个期前收缩,称为二联律;每两个窦性搏动后出现一个期前收缩,称为三联律。在同一导联上如室性期前收缩的形态不同,称为多源性室性期前收缩。

期前收缩可见于健康人,其发生与情绪激动、过度疲劳、过量饮酒或吸烟、饮浓茶、咖啡等有关。冠心病急性心肌梗死、风湿性心瓣膜病、心肌病、心肌炎等各种心脏病常可引起。此外,药物毒性作用,电解质紊乱,心脏手术或心导管检查均可引起期前收缩。

1.临床意义

偶发的期前收缩一般无症状,部分患者可有漏跳的感觉。频发的期前收缩由于影响心排血量,可引起头痛、乏力、晕厥等;原有心脏病者可诱发或加重心绞痛或心力衰竭。听诊心律不规则,期前收缩的第一心音增强,第二心音减弱或消失。脉搏触诊可发现脉搏脱落。

2.心电图特点

(1)房性期前收缩(图4-6):提前出现的房性异位 P′波,其形态与同导联窦性 P 波不同;P′R 间期>0.12 秒。P′波后的 QRS 波群有 3 种可能:①与窦性心律的 QRS 波群相同。②因室内差异性传导出现宽大畸形的 QRS 波群。③提前出现的 P′波后无 QRS 波群,称为未下传的房性期前收缩;多数为不完全性代偿间歇(即期前收缩前后窦性 P 波之间的时限常短于 2 个窦性 PP 间期)。

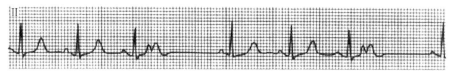

图 4-6　房性期前收缩

(2)房室交界性期前收缩(图4-7):提前出现的 QRS 波群,其形态与同导联窦性心律 QRS 波群相同,或因室内差异性传导而变形。逆行 P 波(Ⅰ、Ⅱ、aVF 导联倒置,aVR 导联直立)有 3 种可能:①P′波位于 QRS 波群之前,P′R 间期<0.12 秒。②P′波位于 QRS 波群之后,RP′间期<0.20 秒。③P′波埋于 QRS 波群中,QRS 波群之前后均看不见 P′波;多数为完全性代偿间期(即期前收缩前后窦性 P 波之间的时限等于 2 个窦性 PP 间期)。

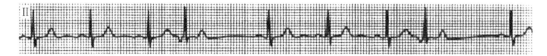

图 4-7　房室交界性期前收缩

(3)室性期前收缩(图4-8):①提前出现的 QRS 波群宽大畸形,时限>0.12 秒。②QRS 波群前无相关的 P 波。③T 波方向与 QRS 波群主波方向相反。④多数为完全性代偿间歇。

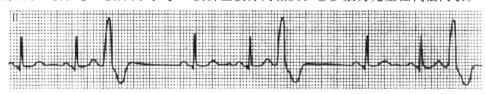

图 4-8　室性期前收缩

3.治疗要点

(1)病因治疗:积极治疗原发病,解除诱因。如改善心肌供血,控制心肌炎症,纠正电解质紊乱,避免情绪激动或过度疲劳等。

(2)药物治疗:无明显自觉症状或偶发的期前收缩者,一般无须抗心律失常药物治疗,可酌情使用镇静剂,如地西泮等。如频繁发作,症状明显或有器质性心脏病者,必须积极治疗。根据期前收缩的类型选用不同的药物。房性期前收缩、房室交界性期前收缩可选用维拉帕米、普罗帕酮、莫雷帕酮或 β 受体阻滞剂等药物。室性期前收缩选用 β 受体阻滞剂、美西律、普罗帕酮、莫雷帕酮等药物。

（3）其他：急性心肌梗死早期发生的室性期前收缩可选用利多卡因；洋地黄中毒引起的室性期前收缩者首选苯妥英钠。

（三）阵发性心动过速

阵发性心动过速是一种阵发性快速而规律的异位心律，是由 3 个或 3 个以上连续发生的期前收缩形成，根据异位起搏点的部位不同可分为房性、房室交界性和室性阵发性心动过速。由于房性、房室交界性阵发性心动过速在临床上难以区别，故统称为阵发性室上性心动过速（PSVT）。阵发性室上性心动过速常见于无器质性心脏病者，其发作与体位改变、情绪激动、过度疲劳、烟酒过量等有关。阵发性室性心动过速多见于心肌病变广泛而严重的患者，如冠心病发生急性心肌梗死时；其次是心肌病、心肌炎、二尖瓣脱垂、心瓣膜病等。

1.临床意义

（1）阵发性室上性心动过速突然发作、突然终止，持续时间长短不一。发作时患者常有心悸、焦虑、紧张、乏力，甚至诱发心绞痛、心功能不全、晕厥或休克。症状轻重取决于发作时的心率、持续时间和有无心脏病变等。听诊，心律规则，心率 150～250 次/分，心尖部第一心音强度不变。

（2）阵发性室性心动过速症状轻重取决于室速发作的频率、持续时间、有无器质性心脏病及心功能状况。非持续性室速（发作时间＜30 秒）患者通常无症状或仅有心悸；持续性室速患者常伴明显血流动力学障碍与心肌缺血，可出现低血压、晕厥、心绞痛、休克或急性肺水肿。听诊心律略不规则，心率常在 100～250 次/分。如发生完全性房室分离，则第一心音强度不一致。

2.心电图特点

（1）阵发性室上性心动过速（图 4-9）：①3 个或 3 个以上连续而迅速的室上性期前收缩，频率范围达 150～250 次/秒，节律规则。②P 波不易分辨。③绝大多数患者 QRS 波群形态与时限正常。

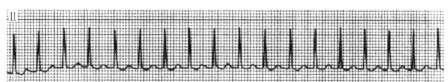

图 4-9　阵发性室上性心动过速

（2）阵发性室性心动过速（图 4-10）：①3 个或 3 个以上连续而迅速的室性期前收缩，频率范围达 100～250 次/分，节律较规则或稍有不齐。②QRS 波群形态畸形，时限＞0.12 秒，有继发ST-T 改变。③如有 P 波，则 P 波与 QRS 波无关，且其频率比 QRS 频率缓慢。④常可见心室夺获与室性融合波。

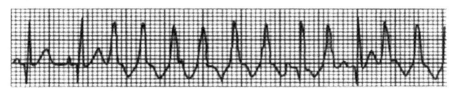

图 4-10　阵发性室性心动过速

3.治疗要点

(1)阵发性室上性心动过速。急性发作时治疗如下。①刺激迷走神经:可起到减慢心率、终止发作的作用。方法包括刺激悬雍垂诱发恶心、呕吐;深吸气后屏气,再用力做呼气动作(Valsalva动作);颈动脉窦按摩等。上述方法可重复多次使用。②药物终止发作:当刺激迷走神经无效时,可采用维拉帕米或三磷酸腺苷(ATP)静脉注射。

预防复发:除避免诱因外,发作频繁者可选用地高辛、长效钙通道阻滞剂、长效普萘洛尔等药物。

对于反复发作或药物治疗无效者,可考虑施行射频消融术。该方法具有安全、迅速、有效且能治愈心动过速的优点,可作为预防发作的首选方法。

(2)阵发性室性心动过速:由于室速多发生于器质性心脏病者,往往导致血流动力学障碍,甚至发展为室颤,应严密观察予以紧急处理,终止其发作。

一般遵循的原则:无器质性心脏病者发生的非持续性室速,如无症状,无须进行治疗;持续性室速发作,无论有无器质性心脏病,均应给予治疗;有器质性心脏病的非持续性室速亦应考虑治疗。药物首选利多卡因,静脉注射100 mg,有效后可予静脉滴注维持。其他药物如普罗帕酮、胺碘酮也有疗效。如使用上述药物无法终止发作,且患者已出现低血压、休克、脑血流灌注不足等危险表现,应立即给予同步直流电复律。

(四)扑动与颤动

当自发性异位搏动的频率超过阵发性心动过速的范围时,形成扑动或颤动。根据异位起搏点的部位不同可分为心房扑动(简称房扑)与心房颤动(简称房颤);心室扑动(简称室扑)与心室颤动(简称室颤)。房颤是成人最常见的心律失常之一,远较房扑多见,二者发病率之比为(10~20):1,绝大多数见于各种器质性心脏病,其中以风湿性心瓣膜病最为常见。室扑与室颤是最严重的致命性心律失常,室扑多为室颤的前奏,而室颤则是导致心源性猝死的常见心律失常,也是心脏病或其他疾病临终前的表现。

1.临床意义

(1)心房扑动与心房颤动:房扑和房颤的症状取决于有无器质性心脏病、基础心功能以及心室率的快慢。如心室率不快且无器质性心脏病者可无症状;心室率快者可有心悸、胸闷、头晕、乏力等。房颤时心房有效收缩消失,心排血量减少25%~30%,加之心室率增快,对血流动力学影响较大,导致心排血量、冠状循环及脑部供血明显减少,引起心力衰竭、心绞痛或晕厥;还易引起心房内附壁血栓的形成,部分血栓脱落可引起体循环动脉栓塞,以脑栓塞最常见。体检时房扑的心室律可规则或不规则。房颤时,听诊第一心音强弱不等,心室律绝对不规则;心室率较快时,脉搏短绌(脉率慢于心率)明显。

(2)心室扑动与心室颤动:室扑和室颤对血流动力学的影响均等于心室停搏,其临床表现无差别,二者具有下列特点。意识突然丧失,常伴有全身抽搐,持续时间长短不一;心音消失,脉搏触不到,血压测不出;呼吸不规则或停止;瞳孔散大,对光反射消失。

2.心电图特点

(1)心房扑动心电图特征(图4-11):①P波消失,代之以250~350次/分,间隔均匀,形状相似的锯齿状心房扑动波(F波)。②F波与QRS波群成某种固定的比例,最常见的比例为2:1房室传导,有时比例关系不固定,则引起心室律不规则。③QRS波群形态一般正常,伴有室内差异性传导者QRS波群可增宽、变形。

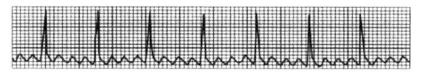

图 4-11　心房扑动(2∶1房室传导)

(2)心房颤动心电图特征(图 4-12)：①P 波消失,代之以大小不等、形态不一、间期不等的心房颤动波(f 波),频率为 350～600 次/分。②RR 间期绝对不等。③QRS 波群形态通常正常,当心室率过快,发生室内差异性传导时,QRS 波群增宽、变形。

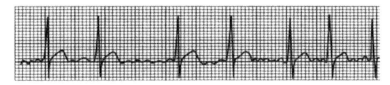

图 4-12　心房颤动

(3)心室扑动的心电图特点(图 4-13)：P-QRS-T 波群消失,代之以 150～300 次/分波幅大而较规则的正弦波(室扑波)图形。

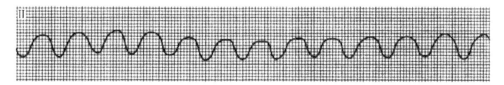

图 4-13　心室扑动

(4)心室颤动的心电图特点(图 4-14)：P-QRS-T 波群消失,代之以形态、振幅与间隔绝对不规则的颤动波(室颤波),频率为 150～500 次/分。

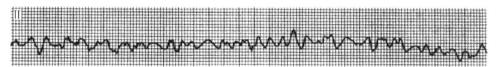

图 4-14　心室颤动

3.治疗要点

(1)心房扑动和心房颤动：房扑或房颤伴有较快心室率时,可使用洋地黄类药物减慢心室率,以保持血流动力学的稳定,此法可以使有些房扑或房颤转为窦性心律。其他药物如维拉帕米、地尔硫䓬等也能起到终止房扑、房颤的作用。对于持续性房颤的患者,符合条件者可采用药物如奎尼丁、胺碘酮等进行复律。无效时可使用电复律。

(2)心室扑动和心室颤动：室扑或室颤发生后,如果不迅速采取抢救措施,患者一般在 3～5 分钟内死亡,因此必须争分夺秒、尽快恢复有效心律。一旦心电监测确定为室扑或室颤时,立即采用除颤器进行非同步直流电除颤,同时配合胸部按压及人工呼吸等心肺复苏术,并经静脉注射利多卡因及其他复苏药物如肾上腺素等。

(五)房室传导阻滞

房室传导阻滞(AVB)是指冲动从心房传到心室的过程中,冲动传导的延迟或中断。根据病因不同,其阻滞部位可发生在房室结、房室束以及束支系统内,按阻滞程度可分为3类。常见器质性心脏病,偶尔第一度和第二度Ⅰ型房室传导阻滞可见于健康人,与迷走神经张力过高有关。

1.临床意义

(1)第一度房室传导阻滞:指传导时间延长(PR间期延长);患者多无自觉症状,听诊时第一心音可略为减弱。

(2)第二度房室传导阻滞:指心房冲动部分不能传入心室(心搏脱漏);心搏脱漏仅偶尔出现时,患者多无症状或偶有心悸,如心搏脱漏频繁心室率缓慢时,可有乏力、头晕甚至短暂晕厥;听诊有心音脱漏,触诊脉搏脱落,若为2:1传导阻滞,则可听到慢而规则的心室率。

(3)第三度房室传导阻滞:指心房冲动全部不能传入心室;患者症状取决于心室率的快慢,如心室率过慢,心排血量减少,导致心脑供血不足,可出现头晕、疲乏、心绞痛、心力衰竭等,如心室搏动停顿超过15秒可引起晕厥、抽搐,即阿-斯综合征发生,严重者可猝死;听诊心律慢而规则,心室率为35～50次/分,第一心音强弱不等,间或闻及心房音及响亮清晰的第一心音(大炮音)。

2.心电图特点

(1)第一度房室传导阻滞心电图特征(图4-15):①PR间期延长,成人>0.20秒(老年人>0.21秒);②每个P波后均有QRS波群。

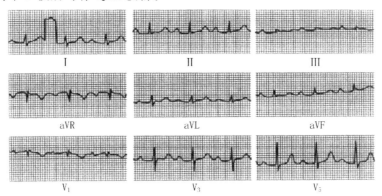

图4-15　第一度房室传导阻滞

(2)第二度房室传导阻滞:按心电图表现可分为Ⅰ型和Ⅱ型。

1)第二度Ⅰ型房室传导阻滞心电图特征(图4-16):①PR间期在相继的心搏中逐渐延长,直至发生心室脱漏,脱漏后的第一个PR间期缩短,如此周而复始。②相邻的RR间期进行性缩短,直至P波后QRS波群脱漏。③心室脱漏造成的长RR间期小于两个PP间期之和。

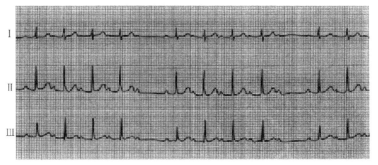

图4-16　第二度Ⅰ型房室传导阻滞

2)第二度Ⅱ型房室传导阻滞心电图特征(图 4-17):①PR 间期固定不变(可正常或延长)。②数个 P 波之后有一个 QRS 波群脱漏,形成 2∶1、3∶1、3∶2 等不同比例房室传导阻滞。③QRS波群形态一般正常,亦可有异常。

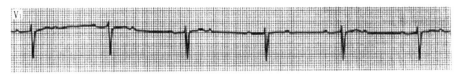

图 4-17 第二度Ⅱ型房室传导阻滞

如果第二度Ⅱ型房室传导阻滞下传比例≥3∶1时,称为高度房室传导阻滞。

(3)第三度房室传导阻滞心电图特征(图 4-18):①P 波与 QRS 波群各有自己的规律,互不相关,呈完全性房室分离。②心房率>心室率。③QRS 波群形态和时限取决于阻滞部位,如阻滞位于希氏束及其附近,心室率 40～60 次/分,QRS 波群正常。④如阻滞部位在希氏束分叉以下,心室率可在 40 次/分以下,QRS 波群宽大畸形。

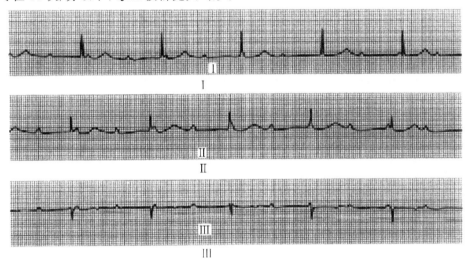

图 4-18 第三度房室传导阻滞

3.治疗要点

(1)病因治疗:积极治疗引起房室传导阻滞的各种心脏病,纠正电解质紊乱,停用有关药物,解除迷走神经过高张力等。第一度或第二度Ⅰ型房室传导阻滞,心室率不太慢(>50 次/分)且无症状者,仅需病因治疗,心律失常本身无须进行治疗。

(2)药物治疗:第二度Ⅱ型或第三度房室传导阻滞,心室率慢并影响血流动力学,应及时提高心室率以改善症状,防止发生阿-斯综合征。常用药物:①异丙肾上腺素持续静脉滴注,使心室率维持在 60～70 次/分,对急性心肌梗死患者要慎用。②阿托品静脉注射,适用于阻滞部位位于房室结的患者。

(3)人工心脏起搏治疗:对心室率低于 40 次/分,症状严重者,特别是曾发生过阿-斯综合征者,应首选安装人工心脏起搏器。

五、常见护理诊断

（一）活动无耐力
与心律失常导致心排血量减少有关。

（二）焦虑
与心律失常致心跳不规则、停跳及反复发作、治疗效果不佳有关。

（三）潜在并发症
心力衰竭、猝死。

六、护理措施

（一）一般护理
1.体位与休息

当心律失常发作患者出现胸闷、心悸、头晕等不适时，应采取高枕卧位、半卧位或其他舒适体位，尽量避免左侧卧位。有头晕、晕厥发作或曾有跌倒病史者应卧床休息，加强生活护理。

2.饮食护理

给予清淡易消化、低脂和富于营养的饮食，且少量多餐，避免刺激性饮料。有心力衰竭患者应限制钠盐摄入，对服用利尿剂者应鼓励多进食富含钾盐的食物，避免出现低钾血症而诱发心律失常。

（二）病情观察

（1）评估心律失常可能引起的临床症状，如心悸、乏力、胸闷、头晕、晕厥等，注意观察和询问这些症状的程度、持续时间及给患者日常生活带来的影响。

（2）定期测量心率和心律，判断有无心动过速、心动过缓、期前收缩、房颤等心律失常发生。对于房颤患者，两名护士应同时测量患者心率和脉率一分钟，并记录，以观察脉短绌的变化发生情况。

（3）心电图检查是判断心律失常类型及检测心律失常病情变化的最重要的手段，护士应掌握心电图机的使用方法，在患者心律失常突然发作时及时描记心电图并表明日期和时间。行 24 小时动态心电图检查的患者，应嘱其保持平素的生活和活动，并记录症状出现的时间及当时所从事的活动，以利于发现病情及查找病因。

（4）对持续心电监测的患者，应注意观察是否出现心律失常及心律失常的类型、发作次数、持续时间、治疗效果等情况。当患者出现频发、多源性室性期前收缩、RonT 现象、阵发性室性心动过速、第二度Ⅱ型及第三度房室传导阻滞时，应及时通知医师。

（三）用药护理

严格遵医嘱按时按量应用抗心律失常药物，静脉注射抗心律失常药物时速度应缓慢，静脉滴注速度严格按医嘱执行。用药期间严密监测脉率、心律、心率、血压及患者的反应，及时发现因用药而引起的新的心律失常和药物中毒，做好相应的护理。

1.奎尼丁

毒性反映较重，可致心力衰竭、窦性停搏、房室传导阻滞、室性心动过速等心脏毒性反应，故在给药前要测量血压、心率、心律，如有血压低于 12.0/8.0 kPa(90/60 mmHg)，心率慢于 60 次/分，或心律不规则时需告知医师。

2.普罗帕酮

可引起恶心、呕吐、眩晕、视物模糊、房室传导阻滞,诱发和加重心力衰竭等。餐时或餐后服用可减少胃肠道刺激。

3.利多卡因

有中枢抑制作用和心血管系统不良反应,剂量过大可引起震颤、抽搐,甚至呼吸抑制和心脏停搏等,应注意给药的剂量和速度。对心力衰竭、肝肾功能不全、酸中毒和老年人应减少剂量。

4.普萘洛尔

可引起低血压、心动过缓、心力衰竭等,并可加重哮喘与慢性阻塞性肺部疾病。在给药前应测量患者的心率,当心率低于 50 次/分时应及时停药。糖尿病患者可能引起低血糖、乏力。

5.胺碘酮

可致胃肠道反应、肝功能损害、心动过缓、房室传导阻滞,久服可影响甲状腺功能和引起角膜碘沉着,少数患者可出现肺纤维化,是其最严重的不良反应。

6.维拉帕米

可出现低血压、心动过缓、房室传导阻滞等。严重心衰、高度房室传导阻滞及低血压者禁用。

7.腺苷

可出现面部潮红、胸闷、呼吸困难,通常持续时间小于 1 分钟。

(四)特殊护理

当患者发生较严重心律失常时应采取如下护理措施。

(1)嘱患者卧床休息,保持情绪稳定,以减少心肌耗氧量和对交感神经的刺激。

(2)给予鼻导管吸氧,改善因心律失常造成血流动力学改变而引起的机体缺氧。立即建立静脉通道,为用药、抢救做好准备。

(3)准备好纠正心律失常的药物、其他抢救药品及除颤器、临时起搏器等。对突然发生室扑或室颤的患者,应立即施行非同步直流电除颤。

(4)遵医嘱给予抗心律失常药物,注意药物的给药途径、剂量、给药速度,观察药物的作用效果和不良反应。用药期间严密监测心电图、血压,及时发现因用药而引起的新的心律失常。

(五)健康教育

1.疾病知识指导

向患者及家属讲解心律失常的常见病因、诱因及防治知识,使患者和家属能充分了解该疾病,而与医护人员配合共同控制疾病。

2.生活指导

快速心律失常患者应改变不良的生活习惯,如吸烟、饮酒、喝咖啡、浓茶等;避开造成精神紧张激动的环境,保持乐观稳定的情绪,分散注意力,不要过分注意心悸的感受。使患者和亲属明确无器质性心脏病的良性心律失常对人的影响主要是心理因素。帮助患者协调好活动与休息,根据心功能情况合理安排,注意劳逸结合。运动有诱发心律失常的危险,建议做较轻微的运动或最好在有家人陪同的条件下运动。心动过缓者应避免屏气用力的动作,以免兴奋迷走神经而加重心动过缓。

3.用药指导

让患者认识服药的重要性,按医嘱继续服用抗心律失常药物,不可自行减量或撤换药物。教会患者观察药物疗效和不良反应,必要时提供书面材料,嘱有异常时及时就医。对室上性阵发性心动过速的患者和家属,教会采用刺激迷走神经的方法,如刺激咽后壁诱发恶心;深吸气后屏气再用力呼气,上述方法可终止或缓解室上速。教会患者家属徒手心肺复苏的方法,以备紧急需要时应用。

4.自我监测指导

教会患者及家属测量脉搏的方法,每天至少1次,每次应在1分钟以上并做好记录。告诉患者和家属何时应来医院就诊:①脉搏过缓,少于60次/分,并有头晕、目眩或黑矇。②脉搏过快,超过100次/分,休息及放松后仍不减慢。③脉搏节律不齐,出现漏搏、期前收缩超过5次/分。④原本整齐的脉搏出现脉搏忽强忽弱、忽快忽慢的现象。⑤应用抗心律失常药物后出现不良反应。出现上述情形应及时就诊,并能按时随诊复查。

(王光慧)

第六节　风湿性心脏瓣膜病

风湿性心脏病简称风心病。本病多见于20～40岁,女性多于男性,约1/3的患者无典型风湿热病史。二尖瓣病变最常见,发生率达95%～98%;主动脉瓣病变次之,发生率为20%～35%;三尖瓣病变为5%;肺动脉瓣病变仅为1%;联合瓣膜病变占20%～30%。非风湿性心瓣膜病见于老年瓣膜病、二尖瓣脱垂综合征、先天性瓣膜异常、感染性心内膜炎、外伤等。

一、二尖瓣狭窄

(一)病因和发病机制

二尖瓣狭窄(MS)几乎均为风湿性,2/3为女性,急性风湿热一般10年后(至少2年)才出现杂音,常于25～30岁时出现症状。先天性MS罕见,患儿的存活时间一般不超过2年。老年性二尖瓣狭窄患者并不罕见。占位性病变,如左心房黏液瘤或血栓形成很少导致MS。

MS是一种进行性损害性病变,狭窄程度随年龄增加而逐渐加重。无症状期为10～20年。多数患者在风湿热发作后10年内无狭窄的临床症状。在随后的10年内,多数患者可做出二尖瓣狭窄的诊断,但患者常无症状。正常二尖瓣瓣口面积为4～6 cm²,当瓣口缩小到1.5～2.5 cm²时,才出现明显的血流动力学障碍,患者可感到劳累时心悸气促,此时患者一般在20～40岁。再过10年,当瓣口缩小到1.1～1.5 cm²时,就会出现明显的左心衰竭症状。当瓣口小于1.0 cm²时,肺动脉压明显升高,患者出现右心衰竭的症状和体征,随后因反复发作心力衰竭而死亡。

(二)临床表现

1.症状

MS的临床表现主要有呼吸困难、咯血、咳嗽、心悸,少数患者可有胸痛、晕厥。合并快速性心房颤动、肺部感染等,可发生急性左心衰竭。有胸痛者,常提示合并冠心病、严重主动脉瓣病变或肺动脉高压(致右心室缺血)等。出现晕厥者少见,如反复发生晕厥多提示合并主动脉瓣狭窄、左心房球形血栓、并发肺栓塞或左心房黏液瘤等。由于患者左心房扩大和肺动脉扩张而挤压左喉返神经而引起声音嘶哑,压迫食管可引起吞咽困难。肺水肿为重度二尖瓣狭窄的严重并发症,患者突然出现重度呼吸困难,不能平卧,咳粉红色泡沫样痰,双肺布满啰音,如不及时抢救,往往致死。长期的肺淤血可引起肺动脉高压、右心衰竭而使患者出现颈静脉怒张、肝大、直立性水肿和胸腔积液、腹水等;右心衰竭发生后患者的呼吸困难减轻,发生急性肺水肿和大咯血的危险性减少。

MS常并发心房颤动(发生率为20%～60%,平均为50%),主要见于病程晚期;房颤发生后心排血量减少20%左右,可诱发、加重心功能不全,甚至引起急性肺水肿。房颤发生后平均存活年限为5年左右,但也有存活长达25年以上者。由于房颤后心房内血流缓慢及淤滞,故易促发心房内血栓形成,血栓脱落后可引起栓塞。其他并发症有感染性心内膜炎(8%)、肺部感染等。

2.体征

查体可有二尖瓣面容——双颧绀红色,心尖区第一心音(S_1)亢进和开瓣音(如瓣膜钙化僵硬则第一心音减弱、开瓣音消失),心尖区有低调的隆隆样舒张中晚期杂音,常伴舒张期震颤。肺动脉高压时可有肺动瓣第二音(P_2)亢进,也可有肺动脉扩张及三尖瓣关闭不全的杂音。心房颤动特别是伴有较快心室率时,心尖区舒张期杂音可发生改变或暂时消失,心率变慢后杂音又重新出现。所谓"哑型MS"是指有MS存在,但临床上未能闻及心尖区舒张期杂音,这种情况可见于快速性心房颤动、合并重度二尖瓣反流或主动脉瓣病变、心脏重度转位、合并肺气肿、肥胖以及重度心功能不全等。

(三)诊断

1.辅助检查

(1)X线:典型表现为二尖瓣型心脏,左心房大、右心室大、主动脉结小,食管下段后移,肺淤血,间质性肺水肿和含铁血黄素沉着等征象。

(2)心电图:可出现二尖瓣型P波,PTFV1(+),心电轴右偏和右心室肥厚。

(3)超声心动图:可确定狭窄瓣口面积及形态,M型超声可见二尖瓣运动曲线呈典型"城垛样改变"。

2.诊断要点

查体发现心尖区隆隆样舒张期杂音、心尖区S_1亢进和开瓣音、P_2亢进,可考虑MS的诊断。辅助检查可明确诊断。

依瓣口大小,将MS分为轻、中、重度;其瓣口面积分别为1.5～2.0 cm^2、1.0～1.5 cm^2、小于1.0 cm^2。

3.鉴别诊断

临床上应与下列情况的心尖区舒张期杂音相鉴别,如功能性MS、左心房黏液瘤或左心房球形血栓、扩张型或肥厚型心肌病、三尖瓣狭窄、Austin-Flint杂音、Carey-Coombs杂音、甲状腺功能亢进、贫血、二尖瓣关闭不全、室缺等流经二尖瓣口的血流增加时产生的舒张期杂音。

(四)治疗

MS患者左心室并无压力负荷或容量负荷过重,因此没有任何特殊的内科治疗。内科治疗的重点是针对房颤和防止血栓栓塞并发症。对出现肺淤血或肺水肿的患者,可慎用利尿剂和静脉血管扩张药,以减轻心脏前负荷和肺淤血。洋地黄仅适用于控制快速性房颤时的心室率。β受体阻滞剂仅适用于心房颤动并快速心室率或有窦性心动过速时。MS的主要治疗措施是手术。

二、二尖瓣关闭不全

(一)病因和发病机制

二尖瓣关闭(MR)包括急性和慢性两种类型。急性二尖瓣关闭不全起病急,病情重。急性MR多为腱索断裂或乳头肌断裂引起,此外,感染性心内膜炎所致的瓣膜穿孔、二尖瓣置换术后发生的瓣周漏、MS的闭式二尖瓣分离术或球囊扩张术的瓣膜撕裂等也可引起。慢性MR在我国以风心病为其最常见原因,在西方国家则二尖瓣脱垂为常见原因。其他原因有冠心病、老年瓣膜病、感染性心内膜炎、左心室显著扩大、先天畸形、特发性腱索断裂、系统性红斑狼疮、类风湿关节炎、肥厚型梗阻性心肌病、心内膜心肌纤维化和左心房黏液瘤等。

急性MR时,左心房压急速上升,进而导致肺淤血,甚至急性肺水肿,相继出现肺动脉高压及右心衰竭;而左心室的前向排血量明显减少。慢性MR时,左心房顺应性增加,左心房扩大。同时扩大的左心房、左心室在较长时间内适应容量负荷增加,使左心房室压不至于明显上升,故肺淤血出现较晚。持续的严重过度负荷,终致左心衰竭,肺淤血、肺动脉高压、右心衰竭相继出现。

(二)临床表现

1.症状

轻度MR患者,如无细菌性心内膜炎等并发症,可无症状。最早症状常为活动后易疲乏,或体力活动后心悸、呼吸困难。当出现左心衰竭时,可表现为活动后呼吸困难或端坐呼吸,但较少发生肺水肿及咯血。一旦出现左心衰竭,多呈进行性加重,病情多难以控制。急性MR时,起病急,病情重,肺淤血,甚至急性肺水肿,相继出现肺动脉高压及右心衰竭。

2.体征

查体于心尖区可闻及全收缩期吹风样高调一贯性杂音,可伴震颤;杂音一般向左腋下和左肩胛下区传导。心尖冲动呈高动力型;瓣叶缩短所致重度关闭不全者,第一心音常减弱。

二尖瓣脱垂者的收缩期非喷射性喀喇音和收缩晚期杂音为本病的特征。凡使左心室舒张末期容积减少的因素,如从平卧位到坐位或直立位、吸入亚硝酸异戊酯等都可以使喀喇音提前和收缩期杂音延长;凡使左心室舒张末期容积增加的因素,如下蹲、握拳、使用普萘洛尔(心得安)等均使喀喇音出现晚和收缩期杂音缩短。严重的二尖瓣脱垂产生全收缩期杂音。

(三)诊断

1.辅助检查

(1)左心室造影:为本病半定量反流严重程度的金标准。

(2)多普勒超声:诊断MR敏感性几乎达100%,一般将左心房内最大反流面积<4 cm²为轻度反流,4~8 cm²为中度反流,>8 cm²为重度反流。

(3)超声心动图:可显示二尖瓣形态特征,并提供心腔大小、心功能及并发症等情况。

2.诊断要点

MR的主要诊断依据为心尖区响亮而粗糙的全收缩期杂音,伴左心房、左心室增大。确诊有赖于超声心动图等辅助检查。

3.鉴别诊断

因非风湿性MR占全部MR的55%,加之其他心脏疾病也可在心尖区闻及收缩期杂音,故应注意鉴别。非风湿性MR杂音可见于房缺合并MR、乳头肌功能不全或断裂、室间隔缺损、三

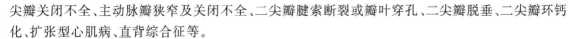

尖瓣关闭不全、主动脉瓣狭窄及关闭不全、二尖瓣腱索断裂或瓣叶穿孔、二尖瓣脱垂、二尖瓣环钙化、扩张型心肌病、直背综合征等。

(四)治疗

1.二尖瓣关闭不全

无症状的慢性 MR、左心室功能正常时,并无公认的内科治疗。如无高血压,也无应用扩血管药或 ACEI 的指征。主要的治疗措施是手术。

2.二尖瓣脱垂

二尖瓣脱垂不伴有 MR 时,内科治疗主要是预防心内膜炎和防止栓塞。β 受体阻滞剂可应用于二尖瓣脱垂患者伴有心悸、心动过速或伴交感神经兴奋增加的症状以及有胸痛、忧虑的患者。

三、主动脉瓣狭窄

(一)病因和发病机制

主动脉瓣狭窄(AS)的主要原因是风湿性、先天性和老年退行性瓣膜病变。风湿性 AS 约占慢性风湿性心脏病的 25%,男性多见,几乎均伴发二尖瓣病变和主动脉瓣关闭不全。

正常瓣口面积为≥3.0 cm^2。当瓣口面积减少一半时,收缩期无明显跨瓣压差;小于或等于 1.0 cm^2 时,左心室收缩压明显增高,压差显著。左心室对慢性 AS 所致后负荷增加的代偿机制为进行性左心室壁向心性肥厚,顺应性降低,左心室舒张末期压力进行性增高;进而导致左心房代偿性肥厚,最终由于室壁应力增高、心肌缺血和纤维化而致左心衰竭。严重的 AS 致心肌缺血。

(二)临床表现

1.症状

AS 可多年无症状,一旦出现症状平均寿命仅 3 年。典型的 AS 三联症是晕厥、心绞痛和劳力性呼吸困难。呼吸困难是最常见的症状,约见于 90% 的患者,先是劳力性呼吸困难,进而发生端坐呼吸、阵发性夜间呼吸困难和急性肺水肿。心绞痛见于 60% 的有症状患者,多发生于劳累或卧床时,3%~5% 的患者可发生猝死。晕厥或晕厥先兆可见于 1/3 的有症状患者,可发生于用力或服用硝酸甘油时,表明 AS 严重。晕厥也可由心室纤颤引起。少部分患者可发生心律失常、感染性心内膜炎、体循环栓塞、胃肠道出血和猝死等。

2.体征

查体心尖部抬举性搏动十分有力且有滞留感,心尖部向左下方移位。80% 的患者于心底部主动脉瓣区可能触及收缩期震颤,反映跨膜压差>5.3 kPa(40 mmHg)。典型的 AS 收缩期杂音在 Ⅲ/Ⅵ级以上,为喷射性,呈递增-递减型,菱峰位于收缩中期,在胸骨右缘第 2 肋间及胸骨左缘第 3~4 肋间最清楚。主动脉瓣区第二心音减弱或消失。收缩压显著降低,脉压小,脉搏弱。高度主动脉瓣狭窄时,杂音可不明显,而心尖部可闻及第四心音,提示狭窄严重,跨膜压差在 9.3 kPa(70 mmHg)以上。

(三)诊断

1.辅助检查

(1)心电图:可表现为左心室肥厚、伴 ST-T 改变和左心房增大。

(2)超声心动图:有助于确定瓣口狭窄的程度和病因诊断。

（3）心导管检查：可测出跨瓣压差并据此计算出瓣口面积，＞1.0 cm² 为轻度狭窄，0.75～1.0 cm² 为中度狭窄，＜0.75 cm² 为重度狭窄。根据压差判断，则平均压差＞6.7 kPa(50 mmHg)或峰压差＞9.3 kPa(70 mmHg)为重度狭窄。

2.诊断和鉴别诊断

根据病史、主动脉瓣区粗糙而响亮的喷射性收缩期杂音和收缩期震颤，诊断多无困难。应鉴别是风湿性、先天性、老年钙化性 AS 或特发性肥厚型主动脉瓣下狭窄(IHSS)。病史、超声心动图等可助鉴别。

(四)治疗

无症状的 AS 患者并无特殊内科治疗。有症状的 AS 则必须手术。有肺淤血的患者，可慎用利尿剂。ACEI 具有血管扩张作用，应慎用于瓣膜狭窄的患者，以免前负荷过度降低致心排血量减少，引起低血压、晕厥等。AS 患者亦应避免应用 β 受体阻滞剂等负性肌力药物。重度 AS 患者应选用瓣膜置换术。经皮主动脉球囊成形术尚不成熟，仅适用于不能手术患者的姑息治疗。

四、主动脉瓣关闭不全

(一)病因和发病机制

主动脉瓣关闭不全(AR)系由主动脉瓣和主动脉根部病变所引起，分急性与慢性两类。慢性 AR 的病因有风湿性、先天性畸形、主动脉瓣脱垂、老年瓣膜病变、主动脉瓣黏液变性、梅毒性 AR、升主动脉粥样硬化与扩张、马方综合征、强直性脊柱炎、特发性升主动脉扩张、严重高血压和/或动脉粥样硬化等，其中 2/3 的 AR 为风心病引起，单纯风湿性 AR 少见。

急性 AR 的原因：感染性心内膜炎、主动脉根部夹层或动脉瘤、由外伤或其他原因导致的主动脉瓣破裂或急性脱垂、AS 行球囊成形术或瓣膜置换术的并发症。

急性 AR 时，心室舒张期血流从主动脉反流入左心室，左心室同时接受左心房和主动脉反流的血液，左心室急性扩张以适应容量过度负荷的能力有限，故左心室舒张压急剧上升，随之左心房压升高、肺淤血、肺水肿。同时，AR 使心脏前向排血量减少。

慢性 AR 时，常缓慢发展、逐渐加重，故左心室有充足的时间进行代偿；使左心室能够在反流量达心排血量 80%左右的情况下，多年不出现严重循环障碍的症状；晚期才出现心室收缩功能降低、左心衰竭。

(二)临床表现

1.症状

急性 AR，轻者可无症状，重者可出现急性左心衰竭和低血压。慢性 AR 可多年(5～10 年)无症状，首发症状可为心悸、胸壁冲撞感、心前区不适、头部强烈搏动感；随着左心功能减退，出现劳累后气急或呼吸困难，左心衰竭逐渐加重后，可随时发生阵发性夜间呼吸困难、肺水肿及端坐呼吸，随后发生右心衰竭。亦可发生心绞痛(较主动脉瓣狭窄少见)和晕厥。在出现左心衰竭后，病情呈进行性恶化，常于 1～2 年内死亡。

2.体征

查体在胸骨左缘第 3～4 肋间或胸骨右缘第 2 肋间闻及哈气样递减型舒张期杂音。该杂音沿胸骨左缘向下传导，达心尖部及腋前线，取坐位、前倾、深呼气后屏气最清楚。主动脉瓣区第二心音减弱或消失。脉压升高，有水冲脉，周围血管征常见。

（三）诊断

1.辅助检查

（1）胸部 X 线片：表现为左心室、左心房大，心胸比率增大，左心室段延长及隆突，心尖向下延伸，心腰凹陷，心脏呈主动脉型，主动脉继发性扩张。

（2）心电图：表现为左心室肥厚伴劳损。

（3）超声心动图：可见主动脉增宽，AR 时存在裂隙或瓣膜撕裂、穿孔等，二尖瓣前叶舒张期纤细扑动或震颤（为 AR 的可靠征象，但敏感性只有 43％），左心室扩大，室间隔活动增强并向右移动等。

（4）心脏多普勒超声心动图：可显示血液自主动脉反流入左心室。

（5）主动脉根部造影：是诊断本病的金标准，若注射造影剂后，造影剂反流到左心室，可确定 AR 的诊断，若左心室造影剂浓度低于主动脉内造影剂浓度，则提示为轻度 AR；若两者浓度相近，则提示中度反流；若左心室浓度高于主动脉浓度，则提示重度反流。

2.诊断要点

如在胸骨左缘或主动脉瓣区有哈气样舒张期杂音，左心室明显增大，并有周围血管征，则 AR 之诊断不难确立。超声心动图、心脏多普勒超声心动和主动脉根部造影可明确诊断。风湿性 AR 常与 AS 并存，同时合并二尖瓣病变。

3.鉴别诊断

风湿性 AR 需与老年性和梅毒性 AR、马方综合征及瓣膜松弛综合征、先天性主动脉瓣异常、细菌性心内膜炎、高血压和动脉粥样硬化性主动脉瓣病变、主动脉夹层、动脉瘤以及外伤等所致的 AR 相鉴别。

（四）治疗

有症状的 AR 患者必须手术治疗，而不是长期内科治疗的对象。血管扩张药（包括 ACEI）应用于慢性 AR 患者，目的是减轻后负荷，增加前向心排血量而减轻反流，但是否能有效降低左心室舒张末容量，增加 LVEF 尚不肯定。

五、护理措施

注意休息，劳逸结合，避免过重体力活动。但在心功能允许情况下，可进行适量的轻体力活动或轻体力的工作。预防感冒、防止扁桃体炎、牙龈炎等。如果发生感染可选用青霉素治疗。对青霉素过敏者可选用红霉素或林可霉素治疗。心功能不全者应控制水分的摄入，饮食中适量限制钠盐，每天以 10 g 以下为宜，切忌食用盐腌制品。服用利尿剂者应吃些水果，如香蕉、橘子等。房颤的患者不宜做剧烈活动。应定期门诊随访；在适当时期要考虑行外科手术治疗，何时进行，应由医师根据具体情况定。如需拔牙或做其他小手术，术前应采用抗生素预防感染。

（王光慧）

第七节　心力衰竭

心力衰竭（heart failure）是由于心脏收缩机能和/或舒张功能障碍，不能将静脉回心血量充分排出心脏,造成静脉系统淤血及动脉系统血液灌注不足,而出现的综合征。

一、病因

(一)基本病因

1.心肌损伤

任何大面积(大于心室面积的40%)的心肌损伤都会导致心脏收缩及/或舒张功能的障碍。

2.心脏负荷过重

压力负荷(后负荷)过重,心脏排血阻力增大,心排血量降低,心室收缩期负荷过度,引起心室肥厚性心力衰竭;容量负荷(前负荷)过重,心脏舒张期容量增大,心排血量减低,引起心室扩张性心力衰竭。

3.机械障碍

腱索或乳头肌断裂、心室间隔穿孔、心脏瓣膜严重狭窄或关闭不全等引起的心脏机械功能衰退,导致心力衰竭。

4.心脏负荷不足

如缩窄性心包炎、大量心包积液、限制性心肌病等,使静脉血液回心受限,因而心室心房充盈不足,腔静脉及门脉系统淤血,心排血量减低。

5.血液循环容量过多

如静脉过多过快输液,尤其在无尿少尿时超量输液,急性或慢性肾炎引起高度水钠潴留,高度水肿等均引起血液循环容量急剧膨胀而致心力衰竭。

(二)诱发因素

1.感染

感染可增加基础代谢,增加机体耗氧,增加心脏排血量而诱发心力衰竭,尤其呼吸道感染较多见。

2.体力过劳

正常心脏在体力活动时,随身体代谢增高心脏排血量也随之增加。而有器质性心脏病患者体力活动时,心率增快,心肌耗氧量增加,心排血量减少,冠状动脉血液灌注不足,导致心肌缺血,心慌气急,诱发心力衰竭。

3.情绪激动

情绪激动促使儿茶酚胺释放,心率增快,心肌耗氧增加,动脉与静脉血管痉挛,增加心脏前后负荷而诱发心力衰竭。

4.妊娠与分娩

风湿性心脏病或先天性心脏病患者,心功能低下,在妊娠32~34周,分娩期及产褥期最初3天内心脏负荷最重,易诱发心力衰竭。

5.动脉栓塞

心脏病患者长期卧床,静脉系统长期处于淤血状态,容易形成血栓,一旦血栓脱落导致肺栓塞,加重肺循环阻力诱发心力衰竭。

6.水、钠摄入量过多

心功能减退时,肾脏排水排钠机能减弱,如果水、钠摄入量过多可引起水、钠潴留,血容量扩增。

7.心律失常

心动过速可使心脏无效收缩次数增加而加重心脏负荷;心脏舒张期缩短使心室充盈受限进而降低心排血量,同时心脏氧渗透期缩短不利于心肌代谢。

8.冠脉痉挛

冠状动脉粥样硬化易发生冠脉痉挛,引起心肌缺血导致心脏收缩或舒张功能障碍。

9.药物反应

因用药或停药不当导致的心力衰竭或心力衰竭恶化不在少数。慢性心力衰竭不该停用强心剂而停用,服用过量洋地黄、利尿剂或抗心律失常药,都可导致心力衰竭恶化。

二、病理生理

(一)心脏的代偿机制

正常心脏有比较充足的储备能力,以适应一般生活需要所增加的心脏负担。当心脏功能减退,心排血量降低不足以供应机体需要时,机体将同时通过神经、体液等机制进行调整,力争恢复心排血量。

(1)反射性交感神经兴奋,迷走神经抑制,代偿性心率加快及心肌收缩力加强,以维持心排血量。由于交感神经兴奋,周围血管及,小动脉收缩可使血压维持正常而不随心排血量降低而下降;小静脉收缩可使静脉回心血量增加,从而使心搏血量增加。

(2)心肌肥厚:长期的负荷加重,使心肌肥厚和心室扩张,维持心排血量。然而,扩大和肥厚的心脏虽然完成较多的工作,但它耗氧量也随之增加,可是心肌内毛细血管数量并没有相应的增加,所以,扩大肥厚的心肌细胞相对的供血不足。

(3)心率增快:心率加快在一定范围内使心排血量增加,但如果心率太快则心脏舒张期显著缩短,使心室充盈不足,导致心排血量降低及静脉淤血加重。

(二)心脏的失代偿机制

当心脏储备力耗损至不能适应机体代谢的需要时,心功能便由代偿转为失代偿阶段,即心力衰竭。

心力衰竭时,心排血量相对或绝对的降低,一方面供给各器官的血流不足,引起各器官组织的功能改变,血液重新分配,首先为保证心、脑、肾血液供应,皮肤、内脏、肌肉的供血相应有较大的减少。肾血流量减少时,可使肾小球滤过率降低和肾素分泌增加,进而促使肾上腺皮质的醛固酮分泌增加,引起水、钠潴留,血容量增加,静脉和毛细血管充血和压力增加。另一方面,心脏收缩力减弱,不能完全排出静脉回流的血液,心室收缩末期残留血量增多,心室舒张末期压力升高,遂使静脉回流受阻,引起静脉淤血和静脉压力升高,从而引起外周毛细血管的漏出增加,水分渗入组织间隙引起各脏器淤血水肿,肝脏淤血时对醛固酮的灭活减少;以及抗利尿激素分泌增加,肾排水量进一步减少,水、钠潴留进一步加重,这也是水肿发生和加重的原因。

根据心脏代偿功能发挥的情况及失代偿的程度,可将心力衰竭分为三度,或心功能Ⅳ级。

Ⅰ级(心功能代偿期):有心脏病的客观证据,而无呼吸困难、心悸、水肿等症状。

Ⅱ级(心力衰竭Ⅰ度):日常劳动并无异常感觉,但稍重劳动即有心悸、气急等症状。

Ⅲ级(心力衰竭Ⅱ度):普通劳动亦有症状,但休息时消失。

Ⅳ级(心力衰竭Ⅲ度):休息时也有明显症状,甚至卧床仍有症状。

三、临床表现

心力衰竭在早期可仅有一侧衰竭,临床上以左心衰竭为多见,但左心衰竭后,右心也相继发生功能损害,最后导致全心衰竭。临床表现的轻重,常依病情发展的快慢和患者的耐受能力的不同而不同。

(一)左心衰竭

1.呼吸困难

轻症患者自觉呼吸困难,重者同时有呼吸困难和短促的征象。早期仅发生于劳动或运动时,休息后很快消失。这是由于劳动促使回心血量增加,肺淤血加重的缘故。随着病情加重,轻度劳动即感到呼吸困难,严重者休息时亦感呼吸困难,以致被迫采取半卧位或坐位,为端坐呼吸。

2.阵发性呼吸困难

多发生于夜间,故又称为阵发性夜间性呼吸困难。患者常在熟睡中惊醒,出现严重呼吸困难及窒息感,被迫坐起,咳嗽频繁,咳粉红色泡沫样痰液。轻者数分钟,重者经1～2小时逐渐停止。阵发性呼吸困难的发生原因:①睡眠时平卧位,回心血量增加,超过左心负荷的限度,加重了肺淤血。②睡眠时,膈肌上升,肺活量减少。③夜间迷走神经兴奋性增高,使冠状动脉和支气管收缩,影响了心肌的血液供应,发生支气管痉挛,降低心肌收缩性能和肺通气量,肺淤血加重。④熟睡时中枢神经敏感度降低,因此,肺淤血必须达到一定程度后方能使患者因气喘惊醒。

3.急性肺水肿

急性肺水肿是左心衰竭的重症表现,是阵发性呼吸困难的进一步发展。常突然发生,呈端坐呼吸,表情焦虑不安,频频咳嗽,咳大量泡沫状或血性泡沫性痰液,严重时可有大量泡沫样液体由鼻涌出,面色苍白,口唇发绀,皮肤湿冷,两肺布满湿啰音及哮鸣音,血压可下降,甚至休克。

4.咳嗽和咯血

咳嗽和咯血为肺泡和支气管黏膜淤血所致,多与呼吸困难并存,咳白色泡沫样黏痰或血性痰。

5.其他症状

可有疲乏无力、失眠、心悸、发绀等。严重患者脑缺氧缺血时可出现陈-施氏呼吸、嗜睡、眩晕、意识丧失、抽搐等。

6.体征

除原有心脏病体征外,可有舒张期奔马律、交替脉、肺动脉瓣区第二心音亢进。轻症肺底部可听到散在湿性啰音,重症则湿啰音满布全肺。有时可伴哮鸣音。

7.X线及其他检查

X线检查,可见左心扩大及肺淤血,肺纹理增粗。急性肺水肿时可见由肺门伸向肺野呈蝶形的云雾状阴影。心电图检查可出现心率快及左心室肥厚图形。臂舌循环时间延长(正常10～15秒),臂肺时间正常(4～8秒)。

(二)右心衰竭

1.水肿

皮下水肿是右心衰竭的典型症状。在水肿出现前,由于体内已有钠、水潴留,体液潴留达5 kg以上才出现水肿,故多只有体重增加。水肿多先见于下肢,卧床患者则在腰、背及骶部等低重部位明显,呈凹陷性水肿。重症则波及全身。水肿多于傍晚发生或加重,休息一夜后消失或减轻,伴有夜间尿量增加。这是由于夜间休息时,回心血量比白天活动时增多,心脏能将静脉回流血量排出,心室收缩末期残留血量减少,静脉和毛细血管压力有所减轻,因而水肿减轻或消退。

少数患者可出现胸腔积液和腹水。胸腔积液可同时见于左、右两侧胸腔,但以右侧较多,其原因不甚明了。由于壁层胸膜静脉回流体静脉,而脏层胸膜静脉血流入肺静脉,因而胸腔积液多见于左右心衰竭并存时。腹水多由心源性肝硬化引起。

2.颈静脉怒张和内脏淤血

坐位或半卧位时可见颈静脉怒张,其出现常较皮下水肿或肝大出现为早,同时可见舌下、手臂等浅表静脉异常充盈。肝大并压痛可先于皮下水肿出现。长期肝淤血,缺氧,可引起肝细胞变性、坏死,并发展为心源性肝硬化,肝功能检查异常或出现黄疸。若有三尖瓣关闭不全并存,肝脏触诊呈扩张性搏动。胃肠道淤血常引起消化不良、食欲减退、腹胀、恶心和呕吐等症状。肾淤血致尿量减少,尿中可有少量蛋白和细胞。

3.发绀

右心衰竭患者多有不同程度发绀,首先见于指端,口唇和耳郭,较单纯左心功能不全者为显著,其原因除血红蛋白在肺部氧合不全外,与血流缓慢,组织自身毛细血管中吸取较多的氧而使还原血红蛋白增加有关。严重贫血者则不出现发绀。

4.神经系统症状

可有神经过敏、失眠、嗜睡等症状。重者可发生精神错乱,可能是脑出血,缺氧或电解质紊乱等原因引起。

5.心脏及其他检查

主要为原有心脏病体征,由于右心衰竭常继发于左心衰竭的基础上,因而左、右心均可扩大。右心扩大引起了三尖瓣关闭不全时,在三尖瓣音区可听到收缩期吹风样杂音。静脉压增高。臂肺循环时间延长,因而臂舌循环时间也延长。

(三)全心衰竭

左、右心功能不全的临床表现同时存在,但患者或以左心衰竭的表现为主或以右心衰竭的表现为主,左心衰竭肺充血的临床表现可因右心衰竭的发生而减轻。

四、护理

(一)护理要点

(1)减轻心脏负担,预防心力衰竭的发生。

(2)合理使用强心、利尿、扩血管药物,改善心功能。

(3)密切观察病情变化,及时救治急性心力衰竭。

(4)健康教育。

(二)减轻心脏负担,预防心力衰竭

休息可减少全身肌肉活动,减少氧的消耗,也可减少静脉回心血量及减慢心率,从而减轻心脏负担。根据患者病情适当安排其生活和劳动,可以尽量减轻心脏负荷。对于轻度心力衰竭患者,可仅限制其体力活动,并规定充分的午睡时间或较正常人多一些的夜间睡眠时间。较重的心力衰竭患者均应卧床休息,并尽可能使卧床休息患者的体位舒适。当心力衰竭表现有明显改善时,应尽快允许和鼓励患者逐渐恢复体力活动,恢复体力活动的速度和程度视患者心力衰竭的严重程度和发作时间的长短及患者对治疗的反应等而定。如心脏功能已完全恢复正常或接近正常,则每天可作轻度的体力活动。

饮食应少食多餐,给予低热量、多维生素、易消化食物,避免过饱,加重心脏负担。目前由于利尿剂应用方便。对钠盐限制不必过于严格,一般轻度心力衰竭患者每天摄入食盐 5 g 左右(正常人每天摄入食盐 10 g 左右),中度心力衰竭患者给予低盐饮食(含钠 2～4 g),重度心力衰竭患者给予无钠饮食。如果经一般限盐、利尿,病情未能很好控制者,则应进一步严格限盐,摄入量不超过 1 g。饮水量一般不加限制,仅在并发稀释性低钠血症者,限制每天入水量 500 mL 左右。

(三)合理使用强心药物并观察毒性反应

洋地黄类强心苷是目前治疗心力衰竭的主要药物,能直接加强心肌收缩力,增加心排血量,从而使心脏收缩末期残余血量减少,舒张末期压力下降,有利于缓解各器官的淤血,增加尿量,减慢心率。常用的给药方法:负荷量加维持量,在短期内,1～3 天给予一定的负荷量,以后每天用维持量,适用于急性心力衰竭,较重的心力衰竭或需尽快控制病情的患者;单用维持量,近年来证实,洋地黄类药物治疗剂量的大小与其增强心肌收缩力作用呈线性关系,故对较轻的心力衰竭和易发生中毒的患者可用较小的剂量,而不采用惯用的洋地黄负荷量法,尤其对慢性心力衰竭更适用。

洋地黄用量的个体差异大,且治疗剂量与中毒剂量较接近,故用药期间需要密切观察洋地黄的毒性反应。洋地黄毒性反应如下。①消化道反应:食欲缺乏、恶心、呕吐、腹泻等。②神经系统反应:头痛、眩晕、视觉改变(黄视或绿视)。③心脏反应:可发生各种心律失常,常见的心律失常类型为室性期前收缩,尤其是呈二联、三联或呈多源性者。其他有房性心动过速伴有房室传导阻滞,交界性心动过速,各种不同程度的房室传导阻滞,室性心动过速,心房纤维颤动等。④血清洋地黄含量:放射性核素免疫法测定血清地高辛含量<2.0 ng/mL,或洋地黄毒苷<20 μg/mL 为安全剂量。中毒者多数大于以上浓度。

使用洋地黄类药物时注意事项:①服药前要先了解病史,如询问已用洋地黄情况,利尿剂的使用情况及电解质浓度如何,如果存在低钾,低镁易诱发洋地黄中毒。②心力衰竭反复发作,严重缺氧,心脏明显扩大的患者对洋地黄药物耐受性差,宜小剂量使用。③询问有无合并使用增加或降低洋地黄敏感性的药物,如普萘洛尔、利血平、利尿剂、抗甲状腺药物、维拉帕米、胺碘酮、肾上腺素等可增加洋地黄敏感性;而考来烯胺,抗酸药物,降胆固醇药及巴比妥类药则可降低洋地黄敏感性。④了解肝脏肾脏功能,地高辛主要自肾脏排泄,肾功能不全的,宜减少用量;洋地黄毒苷经肝脏代谢胆管排泄,部分转化为地高辛。⑤密切观察洋地黄毒性反应。⑥静脉给药时应用 5％～20％的 GS 溶液稀释,混匀后缓慢静推,一般不少于 10 分钟,用药时注意听诊心率及节律的变化。

(四)观察应用利尿剂后的反应

慢性心力衰竭患者,首选噻嗪类药,采用间歇用药,即每周固定服药 2～3 天,停用 4～5 天。若无效可加服氨苯蝶啶或螺内酯。如果上两药联用效果仍不理想可以呋塞米代替噻嗪类药物。急性心力衰竭或肺水肿者,首选呋塞米或依他尼酸或汞撒利等快速利尿剂。在应用利尿剂 1 小时后,静脉缓慢注射氨茶碱0.25 g,可增加利尿效果。应用利尿剂后要密切观察尿量,每天测体重,准确记录 24 小时液体出入量,大量利尿者应测血压,脉搏和抽血查电解质,观察有无利尿过度引起的脱水,低血容量和电解质紊乱的表现,尤其是应用排钾利尿剂后有无乏力、恶心、呕吐、腹胀等低钾表现。对于利尿反应差者,应找出利尿不佳的原因,如了解肾脏功能情况,是否存在低血压、低血钾、低血镁或稀释性低钠血症,以及用药是否合理等。

(五)合理使用扩血管药物并观察用药反应

血管扩张剂可以扩张周围小动脉,减轻心脏排血时的阻力,而减轻心脏后负荷;又可以扩张周围静脉,减少回心血量,减轻心脏前负荷,进而改善心功能。常用的扩张静脉为主的药物有硝酸甘油、硝酸酯类及吗啡类药物;扩张动脉为主的药物有平胺唑啉、肼苯达嗪、硝苯地平;兼有扩张动脉和静脉的药物有硝普钠、哌唑嗪及卡托普利等。在开始使用血管扩张剂时,要密切观察病情和用药前后血压,心率的变化,慎防血管扩张过度,心脏充盈不足,血压下降,心率加快等不良反应。用血管扩张药注意,应从小剂量开始,用药前后对比心率,血压变化情况或床边监测血流动力学。根据具体情况,每5~10分钟测量1次,若用药后血压较用药前降低1.33~2.66 kPa,应谨慎调整药物浓度或停用。

(六)急性肺水肿的救治及护理

急性肺水肿为急性左心功能不全或急性左心衰竭的主要表现。多因突发严重的左心室排血不足或左心房排血受阻引起肺静脉及肺毛细血管压力急剧升高所致。当肺毛细血管压升高超过血浆胶体渗透压时,液体即从毛细血管漏到肺间质、肺泡甚至气道内,引起肺水肿。典型发作表现为突然严重气急,每分钟呼吸可达30~40次,端坐呼吸,阵阵咳嗽,面色苍白,大汗,常咳出泡沫样痰,严重者可从口腔和鼻腔内涌出大量粉红色泡沫液体。发作时心率、脉搏增快,血压在起始时可升高,以后降至正常或低于正常。两肺内可闻及广泛的水泡音和哮鸣音。心尖部可听到奔马律。

1.治疗原则

(1)减少肺循环血量和静脉回心血量。

(2)增加心搏量,包括增强心肌收缩力和降低周围血管阻力。

(3)减少血容量。

(4)减少肺泡内液体漏出,保证气体交换。

2.护理措施

(1)使患者取坐位或半卧位,两腿下垂,减少下肢静脉回流,减少回心血量。

(2)立即皮下注射吗啡10 mg或哌替啶50~100 mg,使患者安静及减轻呼吸困难。但对昏迷、严重休克、有呼吸道疾病或痰液极多者忌用,年老、体衰、瘦小者应减量。

(3)改善通气-换气功能,轻度肺水肿早期高流量氧气吸入,开始是2~3 L/min,以后逐渐增至4~6 L/min,氧气湿化瓶内加75 ％乙醇或选用有机硅消泡沫剂,以降低肺泡内泡沫的表面张力,使泡沫破裂,改善通气功能。肺水肿明显出现即应做气管插管进行加压辅助呼吸,改善通气与氧的弥散,减少肺内分流,提高血氧分压。肺水肿基本控制后,可采用呼吸机间歇正压呼吸,如果动脉血氧分压<9.31 kPa时,可改为持续正压呼吸。

(4)速给毛花苷C 0.4 mg或毒毛花苷K 0.25 mg,加入葡萄糖溶液中缓慢静推。

(5)快速利尿,如呋塞米20~40 mg或依他尼酸25 mg静脉注射。

(6)静脉注射氨茶碱0.25 g用50％葡萄糖液20~40 mL稀释后缓慢注入,减轻支气管痉挛,增加心肌收缩力和促进尿液排出。

(7)氢化可的松100~200 mg或地塞米松10 mg溶于葡萄糖中静脉注射。

(七)健康教育

随着人们生活水平的不断提高,人们对生活质量的要求也越来越高。心力衰竭的转归及治愈程度将直接影响患者的生活质量,预防心力衰竭发生以保证患者的生活质量就显得更为重要。

首先要避免诱发因素,如气候转换时要预防感冒,及时添加衣服;以乐观的态度对待生活,情绪平稳,不要大起大落过于激动;体力劳动不要过重;适当掌握有关的医学知识以便自我保健等。其次,对已明确心功能Ⅱ级、Ⅲ级的患者要按一般治疗标准,合理正确按医嘱服用强心、利尿、扩血管药物,注意休息和营养,并定期门诊随访。

（王光慧）

第八节 心源性休克

心源性休克(Cardiogenic shock)是指由于严重的心脏泵功能衰竭或心功能不全导致心排血量减少,各重要器官和周围组织灌注不足而发生的一系列代谢和功能障碍综合征。

一、临床表现

多数心源性休克患者,在出现休克之前有相应心脏病史和原发病的各种表现,如急性肌梗死患者可表现严重心肌缺血症状,心电图可能提示急性冠状动脉供血不足,尤其是广泛前壁心肌梗死;急性心肌炎者则可有相应感染史,并有发热、心悸、气短及全身症状,心电图可有严重心律失常;心脏手术后所致的心源性休克,多发生于手术1周内。

心源性休克目前国内外比较一致的诊断标准如下。

(1)收缩压低于12.0 kPa(90 mmHg)或原有基础血压降低4.0 kPa(30 mmHg),非原发性高血压患者一般收缩压小于10.7 kPa(80 mmHg)。

(2)循环血量减少的征象:①尿量减少,常少于20 mL/h。②神志障碍、意识模糊、嗜睡、昏迷等。③外周血管收缩,伴四肢厥冷、冷汗,皮肤湿凉、脉搏细弱快速、颜面苍白或发绀等外周循环衰竭征象。

(3)纠正引起低血压和低心排血量的心外因素(低血容量、心律失常、低氧血症、酸中毒等)后,休克依然存在。

二、诊断

(1)有急性心肌梗死、急性心肌炎、原发或继发性心肌病、严重的恶性心律失常、具有心肌毒性的药物中毒、急性心脏压塞及心脏手术等病史。

(2)早期患者烦躁不安、面色苍白,诉口干、出汗,但神志尚清;后逐渐表情淡漠、意识模糊、神志不清直至昏迷。

(3)体检心率逐渐增快,常>120次/分。收缩压<10.7 kPa(80 mmHg),脉压<2.7 kPa(20 mmHg),后逐渐降低,严重时血压测不出。脉搏细弱,四肢厥冷,肢端发绀,皮肤出现花斑样改变。心音低纯,严重者呈单音律。尿量<17 mL/h,甚至无尿。休克晚期出现广泛性皮肤、黏膜及内脏出血,即弥漫性血管内凝血的表现,以及多器官衰竭。

(4)血流动力学监测提示心脏指数降低、左心室舒张末压升高等相应的血流动力学异常。

三、检查

(1)血气分析。

(2)弥漫性血管内凝血的有关检查。血小板计数及功能检测,出凝血时间,凝血酶原时间,凝血因子Ⅰ,各种凝血因子和纤维蛋白降解产物(FDP)。

(3)必要时做微循环灌注情况检查。

(4)血流动力学监测。

(5)胸部 X 线片,心电图,必要时做动态心电图检查,条件允许时行床旁超声心动图检查。

四、治疗

(一)一般治疗

(1)绝对卧床休息,有效止痛,由急性心肌梗死所致者吗啡 3～5 mg 或哌替啶 50 mg,静脉注射或皮下注射,同时予安定、苯巴比妥(鲁米那)。

(2)建立有效的静脉通道,必要时行深静脉插管。留置导尿管监测尿量。持续心电、血压、血氧饱和度监测。

(3)氧疗:持续吸氧,氧流量一般为 4～6 L/min,必要时气管插管或气管切开,人工呼吸机辅助呼吸。

(二)补充血容量

首选低分子右旋糖苷 250～500 mL 静脉滴注,或 0.9%氯化钠液、平衡液 500 mL 静脉滴注,最好在血流动力学监护下补液,前 20 分钟内快速补液 100 mL,如中心静脉压上升不超过 0.2 kPa(1.5 mmHg),可继续补液直至休克改善,或输液总量达 500～750 mL。无血流动力学监护条件者可参照以下指标进行判断:诉口渴,外周静脉充盈不良,尿量<30 mL/h,尿比重>1.02,中心静脉压<0.8 kPa(6 mmHg),则表明血容量不足。

(三)血管活性药物的应用

首选多巴胺或与间羟胺(阿拉明)联用,从 2～5 μg/(kg·min)开始渐增剂量,在此基础上根据血流动力学资料选择血管扩张剂:①肺充血而心排血量正常,肺毛细血管嵌顿压>2.4 kPa(18 mmHg),而心脏指数>2.2 L/(min·m²)时,宜选用静脉扩张剂,如硝酸甘油 15～30 μg/min静脉滴注或泵入,并可适当利尿。②心排血量低且周围灌注不足,但无肺充血,即心脏指数<2.2 L/(min·m²),肺毛细血管嵌顿压<2.4 kPa(18 mmHg)而肢端湿冷时,宜选用动脉扩张剂,如酚妥拉明 100～300 μg/min 静脉滴注或泵入,必要时增至 1 000～2 000 μg/min。③心排血量低且有肺充血及外周血管痉挛,即心脏指数<2.2 L/(min·m²),肺毛细血管嵌顿压<2.4 kPa(18 mmHg)而肢端湿冷时,宜选用硝普钠,10 μg/min 开始,每 5 分钟增加 5～10 μg/min,常用量为 40～160 μg/min,也有高达 430 μ/min 才有效。

(四)正性肌力药物的应用

1.洋地黄制剂

一般在急性心肌梗死的 24 小时内,尤其是 6 小时内应尽量避免使用洋地黄制剂,在经上述处理休克无改善时可酌情使用西地兰 0.2～0.4 mg,静脉注射。

2.拟交感胺类药物

对心排血量低,肺毛细血管嵌顿压不高,体循环阻力正常或低下,合并低血压时选用多巴胺,用量同前;而心排血量低,肺毛细血管嵌顿压高,体循环血管阻力和动脉压在正常范围者,宜选用多巴酚丁胺 $5\sim10\ \mu g/(kg\cdot min)$,亦可选用多培沙明 $0.25\sim1.00\ \mu g/(kg\cdot min)$。

3.双异吡啶类药物

常用氨力农 $0.5\sim2.0\ mg/kg$,稀释后静脉注射或静脉滴注,或米力农 $2\sim8\ mg$,静脉滴注。

(五)其他治疗

1.纠正酸中毒

常用 5% 碳酸氢钠或摩尔乳酸钠,根据血气分析结果计算补碱量。

2.激素应用

早期(休克 $4\sim6$ 小时内)可尽早使用糖皮质激素,如地塞米松(氟美松)$10\sim20\ mg$ 或氢化可的松 $100\sim200\ mg$,必要时每 $4\sim6$ 小时重复 1 次,共用 $1\sim3$ 天,病情改善后迅速停药。

3.纳洛酮

首剂 $0.4\sim0.8\ mg$,静脉注射,必要时在 $2\sim4$ 小时后重复 $0.4\ mg$,继以 $1.2\ mg$ 置于 500 mL 液体内静脉滴注。

4.机械性辅助循环

经上述处理后休克无法纠正者,可考虑主动脉内气囊反搏(IABP)、体外反搏、左心室辅助泵等机械性辅助循环。

5.原发疾病治疗

如急性心肌梗死患者应尽早进行再灌注治疗,溶栓失败或有禁忌证者应在 IABP 支持下进行急诊冠状动脉成形术;急性心包填塞者应立即心包穿刺减压;乳头肌断裂或室间隔穿孔者应尽早进行外科修补等。

6.心肌保护

1,6-二磷酸果糖 $5\sim10\ g/d$,或磷酸肌酸(护心通)$2\sim4\ g/d$,酌情使用血管紧张素转换酶抑制剂等。

(六)防治并发症

1.呼吸衰竭

包括持续氧疗,必要时呼气末正压给氧,适当应用呼吸兴奋剂,如尼可刹米(可拉明)0.375 g 或洛贝林(山梗菜碱)$3\sim6\ mg$ 静脉注射;保持呼吸道通畅,定期吸痰,加强抗感染等。

2.急性肾衰竭

注意纠正水、电解质紊乱及酸碱失衡,及时补充血容量,酌情使用利尿剂如呋塞米 $20\sim40\ mg$ 静脉注射。必要时可进行血液透析、血液滤过或腹膜透析。

3.保护脑功能

酌情使用脱水剂及糖皮质激素,合理使用兴奋剂及镇静剂,适当补充促进脑细胞代谢药,如脑活素、胞磷胆碱、三磷酸腺苷等。

4.防治弥散性血管内凝血(DIC)

休克早期应积极应用低分子右旋糖苷、阿司匹林(乙酰水杨酸)、双嘧达莫(潘生丁)等抗血小板及改善微循环药物,有 DIC 早期指征时应尽早使用肝素抗凝,首剂 $3\,000\sim6\,000$ U 静脉注射,后续以 $500\sim1\,000$ U/h 静脉滴注,监测凝血时间调整用量,后期适当补充消耗的凝血因子,对有栓塞表现者可酌情使用溶栓药如小剂量尿激酶(25 万~50 万 U)或链激酶。

五、护理

(一)急救护理

(1)护理人员熟练掌握常用仪器、抢救器材及药品。

(2)各抢救用物定点放置、定人保管、定量供应、定时核对,定期消毒,使其保持完好备用状态。

(3)患者一旦发生晕厥,应立即就地抢救并通知医师。

(4)应及时给予吸氧,建立静脉通道。

(5)按医嘱准、稳、快地使用各类药物。

(6)若患者出现心脏骤停,立即进行心、肺、脑复苏。

(二)护理要点

1.给氧用面罩或鼻导管给氧

面罩要严密,鼻导管吸氧时,导管插入要适宜,调节氧流量 4~6 L/min,每天更换鼻导管一次,以保持导管通畅。如发生急性肺水肿时,立即给患者端坐位,两腿下垂,以减少静脉回流,同时加用 30% 乙醇吸氧,降低肺泡表面张力,特别是患者咳大量粉红色泡沫样痰时,应及时用吸引器吸引,保持呼吸道通畅,以免发生窒息。

2.建立静脉输液通道

迅速建立静脉通道。护上应建立静脉通道 1~2 条。在输液时,输液速度应控制,应当根据心率、血压等情况,随时调整输液速度,特别是当液体内有血管活性药物时,更应注意输液通畅,避免管道滑脱、输液外渗。

3.尿量观察

单位时间内尿量的观察,对休克病情变化及治疗是十分敏感和有意义的指标。如果患者六小时无尿或每小时少于 20 mL,说明肾小球滤过量不足,如无肾实质变说明血容量不足。相反,每小时尿量大于 30 mL,表示微循环功能良好,肾血灌注好,是休克缓解的可靠指标。如果血压回升,而尿量仍很少,考虑发生急性肾功衰竭,应及时处理。

4.血压、脉搏、外周循环的观察

血压变化直接标志着休克的病情变化及预后,因此,在发病几小时内应严密观察血压,15~30 分钟 1 次,待病情稳定后 1~2 小时观察 1 次。若收缩压下降到 10.7 kPa(80 mmHg)以下,脉压小于 2.7 kPa(20 mmHg)或患者原有高血压,血压的数值较原血压下降 2.7 kPa(20 mmHg)以上,要立即通知医师迅速给予处理。

脉搏的快慢取决于心率,其节律是否整齐,也与心搏节律有关,脉搏强弱与心肌收缩力及排血量有关。所以休克时脉搏在某种程度上反映心功能,同时,临床上脉搏的变化,往往早于血压变化。

心源性休克由于心排血量减少,外周循环灌注量减少,血流留滞,末梢发生发绀,尤其以口唇、黏膜及甲床最明显,四肢也因血运障碍而冰冷,皮肤潮湿。这时,即使血压不低,也应按休克处理。当休克逐步好转时,外周循环得到改善,发绀减轻,四肢转温。所以末梢的变化也是休克病情变化的一个标志。

5.心电监护的护理患者入院后

立即建立心电监护,通过心电监护可及时发现致命的室速或室颤。当患者入院后一般监测

24～48 小时,有条件可直到休克缓解或心律失常纠正。常用标准 Ⅱ 导进行监测,必要时描记心电记录。在监测过程中,要严密观察心律、心率的变化,对于频发室早(每分钟 5 个以上)、多源性室早,室早呈二联律、三联律,室性心动过速,RonT、RonP(室早落在前一个 P 波或 T 波上)立即报告医师,积极配合抢救,准备各种抗心律失常药,随时做好除颤和起搏的准备,分秒必争,以挽救患者的生命。

此外,还必须做好患者的保温工作,防止呼吸道并发症和预防褥疮等方面的基础护理工作。

(王光慧)

第九节　心源性猝死

一、疾病概述

(一)概念和特点

心源性猝死(sudden cardiac death,SCD)是由心脏原因引起的急性症状发作后以意识突然丧失为特征的、自然死亡。世界卫生组织将发病后立即或 24 小时以内的死亡定为猝死,2007 年美国 ACC 会议上将发病1 小时内死亡定为猝死。

据统计,全世界每年有数百万人因心源性猝死丧生,占死亡人数的 15%～20%。美国每年有约 30 万人发生心源性猝死,占全部心血管病死亡人数的 50% 以上,而且是 20～60 岁男性的首位死因。在我国,心源性猝死也居死亡原因的首位,虽然没有大规模的临床流生病学资料报道,但心源性猝死比例在逐年增高,且随年龄增加发病率也逐渐增高,老年人心源性猝死的概率高达 80%～90%。

心源性猝死的发病率男性较女性高,美国 Framingham 20 年随访冠心病猝死发病率男性为女性的3.8 倍;北京市的流行病学资料显示,心源性猝死的男性年平均发病率为 10.5/10 万,女性为 3.6/10 万。

(二)相关病理生理

冠状动脉粥样硬化是最常见的病理表现,病理研究显示心源性猝死患者急性冠状动脉内血栓形成的发生率为 15%～64%。陈旧性心梗也是心源性猝死的病理表现,这类患者也可见心肌肥厚、冠状动脉痉挛、心电不稳与传导障碍等病理改变。

心律失常是导致心源性猝死的重要原因,通常包括致命性快速心律失常、严重缓慢性心律失常和心室停顿。致命性快速心律失常导致冠状动脉血管事件、心肌损伤、心肌代谢异常和/或自主神经张力改变等因素相互作用,从而引起的一系列病理生理变化,引发心源性猝死,但其最终作用机制仍无定论。严重缓慢性心律失常和心室停顿的电生理机制是当窦房结和/或房室结功能异常时,次级自律细胞不能承担起心脏的起搏功能,常见于病变弥漫累及心内膜下浦肯野纤维的严重心脏疾病。

非心律失常导致的心源性猝死较少,常由心脏破裂、心脏流入和流出道的急性阻塞、急性心脏压塞等原因导致。心肌电-机械分离是指心肌细胞有电兴奋的节律活动,而无心肌细胞的机械收缩,是心源性猝死较少见的原因之一。

(三)病因与危险因素

1.基本病因

绝大多数心源性猝死发生在有器质性心脏病的患者。Braunward 认为心源性猝死的病因有十大类:①冠状动脉疾病;②心肌肥厚;③心肌病和心力衰竭;④心肌炎症、浸润、肿瘤及退行性变;⑤瓣膜疾病;⑥先天性心脏病;⑦心电生理异常;⑧中枢神经及神经体液影响的心电不稳;⑨婴儿猝死综合征及儿童猝死;⑩其他。

(1)冠状动脉疾病:主要包括冠心病及其引起的冠状动脉栓塞或痉挛等。而另一些较少见的,如先天性冠状动脉异常、冠状动脉栓塞、冠状动脉炎、冠状动脉机械性阻塞等都是引起心源性猝死的原因。

(2)心肌问题和心力衰竭:心肌的问题引起的心源性猝死常在剧烈运动时发生,其机制认为是心肌电生理异常的作用。慢性心力衰竭患者由于其射血分数较低常常引发猝死。

(3)瓣膜疾病:在瓣膜病中最易引发猝死的是主动脉瓣狭窄,瓣膜狭窄引起心肌突发性、大面积的缺血而导致猝死。梅毒性主动脉炎、主动脉扩张引起主动脉瓣关闭不全时引起的猝死也不少见。

(4)电生理异常及传导系统的障碍:心传导系统异常、QT 间期延长综合征、不明或未确定原因的室颤等都是引起心源性猝死的病因。

2.主要危险因素

(1)年龄:从年龄关系而言,心源性猝死有两个高峰期,即出生后至 6 个月内及 45～75 岁。成年人心源性猝死的发病率随着年龄增长而增长,而老年人是成年人心源性猝死的主要人群。随着年龄的增长,高血压、高血脂、心律失常、糖尿病、冠心病和肥胖的发生率增加,这些危险因素促进了心源性猝死的发生率。

(2)冠心病和高血压:在西方国家,心源性猝死约 80％是由冠心病及其并发症引起。冠心病患者发生心肌梗死后,左心室射血分数降低是心源性猝死的主要因素。高血压是冠心病的主要危险因素,且在临床上两种疾病常常并存。高血压患者左心室肥厚、维持血压应激能力受损,交感神经控制能力下降易出现快速心律失常而导致猝死。

(3)急性心功能不全和心律失常:急性心功能不全患者心脏机械功能恶化时,可出现心肌电活动紊乱,引发心力衰竭患者发生猝死。临床上多种心脏病理类型几乎都是由心律失常恶化引发心源性猝死的。

(4)抑郁:其机制可能是抑郁患者交感或副交感神经调节失衡,导致心脏的电调节失调所致。

(5)时间:美国 Framingham 38 年随访资料显示,猝死发生以 7～10 时和 16～20 时为两个高峰期,这可能与此时生活、工作紧张,交感神经兴奋,诱发冠状动脉痉挛,导致心律失常有关。

(四)临床表现

心源性猝死可分为 4 个临床时期:前驱期、终末事件期、心搏骤停期与生物学死亡期。

1.前驱期

前驱症状表现形式多样,具有突发性和不可测性,如在猝死前数天或数月,有些患者可出现胸痛、气促、疲乏、心悸等非特异性症状,但也可无任何前驱症状,瞬间发生心脏骤停。

2.终末事件期

终末事件期是指心血管状态出现急剧变化到心搏骤停发生前的一段时间,时间从瞬间到1 小时不等。心源性猝死所定义时间多指该时期持续的时间。其典型表现包括严重胸痛、急性呼吸困难、突发心悸或眩晕等。在猝死前常有心电活动改变,其中以致命性快速心律失常和室性异位搏动为主因室颤猝死者,常先有室性心动过速,少部分以循环衰竭为死亡原因。

3.心脏骤停期

心搏骤停后脑血流急剧减少,患者出现意识丧失,伴有局部或全身的抽搐。心搏骤停刚发生时可出现叹息样或短促痉挛性呼吸,随后呼吸停止伴发绀,皮肤苍白或发绀,瞳孔散大,脉搏消失二便失禁。

4.生物学死亡期

从心搏骤停至生物学死亡的时间长短取决于原发病的性质和复苏开始时间。心搏骤停后4～6分钟脑部出现不可逆性损害,随后经数分钟发展至生物学死亡。心搏骤停后立即实施心肺复苏和除颤是避免发生生物学死亡的关键。

(五)急救方法

1.识别心搏骤停

在最短时间内判断患者是否发生心搏骤停。

2.呼救

在不影响实施救治的同时,设法通知急救医疗系统。

3.初级心肺复苏

初级心肺复苏即基础生命活动支持,包括人工胸外按压、开放气道和人工呼吸,被简称CBA三部曲。如果具备AED自动电除颤仪,应联合应用心肺复苏和电除颤。

4.高级心肺复苏

高级心肺复苏即高级生命支持,是在基础生命支持的基础上,应用辅助设备、特殊技术等建立更为有效的通气和血运循环,主要措施包括气管插管、电除颤转复心律、建立静脉通道并给药维护循环等。在这一救治阶段应给予心电、血压、血氧饱和度及呼气末二氧化碳分压监测,必要时还需进行有创血流动力学监测,如动脉血气分析、动脉压、中心动脉压、肺动脉压、肺动脉楔压等。早期电除颤对于救治心搏骤停至关重要,如有条件越早进行越好。心肺复苏的首选药物是肾上腺素,每3～5分钟重复静脉推注1 mg,可逐渐增加剂量到5 mg。低血压时可使用去甲肾上腺素、多巴胺、多巴酚丁胺等,抗心律失常药物常用胺碘酮、利多卡因、β受体阻滞剂等。

5.复苏后处理

处理原则是维护有效循环和呼吸功能,特别是维持脑灌注,预防再次发生心搏骤停,维护水电解质和酸碱平衡,防治脑水肿、急性肾衰竭和继发感染等,其中重点是脑复苏提高营养补充。

(六)预防

1.识别高危人群、采用相应预防措施

对高危人群,针对其心脏基础疾病采用相应的预防措施能减少心源性猝死的发生率,如对冠心病患者采用减轻心肌缺血、预防心梗或缩小梗死范围等措施;对急性心梗、心梗后充血性心衰的患者应用β受体阻滞剂;对充血性心衰患者应用血管紧张素转换酶抑制剂。

2.抗心律失常

胺碘酮在心源性猝死的二级预防中优于传统的Ⅰ类抗心律失常药物。抗6心律失常的外科手术治疗对部分药物治疗效果欠佳的患者有一定的预防心源性猝死的作用。近年研究证明,埋藏式心脏复律除颤器(implantable cardioverter defibrillator,ICD)能改善一些高危患者的预后。

3.健康知识和心肺复苏技能的普及

高危人群尽量避免独居,对其及家属进行相关健康知识和心肺复苏技能普及。

二、护理评估

(一)一般评估

(1)识别心搏骤停:当发现无反应或突然倒地的患者时,首先观察其对刺激的反应,并判断有无呼吸和大动脉搏动。判断心搏骤停的指标包括意识突然丧失或伴有短阵抽搐;呼吸断续,喘息,随后呼吸停止;皮肤苍白或明显发绀,瞳孔散大,大小便失禁;颈、股动脉搏动消失;心音消失。

(2)患者主诉:胸痛、气促、疲乏、心悸等前驱症状。

(3)相关记录:记录心搏骤停和复苏成功的时间。

(4)复苏过程中须持续监测血压、血氧饱和度,必要时进行有创血流动力学监测。

(二)身体评估

1.头颈部

轻拍肩部呼叫,观察患者反应、瞳孔变化情况,气道内是否有异物。手指于胸锁乳突肌内侧沟中检测颈总动脉搏动(耗时不超过10秒)。

2.胸部

视诊患者胸廓起伏,感受呼吸情况,听诊呼吸音判断自主呼吸恢复情况。

3.其他

观察全身皮肤颜色及肢体活动情况,触诊全身皮肤温湿度等。

(三)心理-社会评估

复苏后应评估患者的心理反应与需求,家庭及社会支持情况,引导患者正确配合疾病的治疗与护理。

(四)辅助检查结果评估

(1)心电图:显示心室颤动或心电停止。

(2)各项生化检查情况和动脉血气分析结果。

(五)常用药物治疗效果的评估

1.血管升压药的评估要点

(1)用药剂量和速度、用药的方法(静脉滴注、注射泵/输液泵泵入)的评估与记录。

(2)血压的评估:患者意识是否恢复,血压是否上升到目标值,尿量、肤色和肢端温度的改变等。

2.抗心律失常药的评估要点

(1)持续监测心电,观察心律和心率的变化,评估药物疗效。

(2)不良反应的评估:应观察用药后不良反应是否发生,如使用胺碘酮可能引起窦性心动过缓、低血压等现象,使用利多卡因可能引起感觉异常、窦房结抑制、房室传导阻滞等。

三、主要护理诊断/问题

(一)循环障碍

与心脏收缩障碍有关。

(二)清理呼吸道无效

与微循环障碍、缺氧和呼吸形态改变有关。

(三)潜在并发症

脑水肿、感染、胸骨骨折等。

四、护理措施

(一)快速识别心搏骤停,正确及时进行心肺复苏和除颤

心源性猝死抢救成功的关键是快速识别心搏骤停和启动急救系统,尽早进行心肺复苏和复律治疗。快速识别是进行心肺复苏的基础,而及时行心肺复苏和尽早除颤是避免发生生物学死亡的关键。

(二)合理饮食

多摄入水果、蔬菜和黑鱼等易消化的清淡食物,可通过改善心律变异性预防心源性猝死。

(三)用药护理

应严格按医嘱用药,并注意观察常用药的疗效和毒不良反应,发现问题及时处理等。

(四)心理护理

复苏后部分患者会对曾发生的猝死产生明显的恐惧和焦虑心情,应帮助患者正确评估所面对情况,鼓励患者和积极参与治疗和护理计划的制订,使之了解心源性猝死的高危因素和救治方法。帮助患者建立良好有效的社会支持系统,帮助患者克服恐惧和焦虑的情绪。

(五)健康教育

1.高危人群

对高危人群,如冠心病患者应教会患者及家属了解心源性猝死早期出现的症状和体征,做到早发现、早诊断、早干预。教会家属基本救治方法和技能,患者外出时随身携带急救物品和救助电话,以方便得到及时救助。

2.用药原则

按时、正确服用相关药物,让患者了解常用药物不良反应及自我观察要点。

五、急救效果的评估

(1)患者意识清醒。

(2)患者恢复自主呼吸和心跳。

(3)患者瞳孔缩小。

(4)患者大动脉搏动恢复。

(王光慧)

第五章

呼吸内科护理

第一节　急性上呼吸道感染

一、概述

(一)疾病概述

急性上呼吸道感染简称急性上感,为外鼻孔至环状软骨下缘包括鼻腔、咽或喉部急性炎症的概称。主要病原体是病毒,少数是细菌,免疫功能低下者易感。通常病情较轻、病程短、可自愈,预后良好。但由于发病率高,不仅影响工作和生活,有时还可伴有严重并发症,并具有一定的传染性,应积极防治。

多发于冬春季节,多为散发,且可在气候突变时小规模流行。主要通过患者喷嚏和含有病毒的飞沫经空气传播,或经污染的手和用具接触传播。可引起上感的病原体大多为自然界中广泛存在的多种类型病毒,同时健康人群亦可携带,且人体对其感染后产生的免疫力较弱、短暂,病毒间也无交叉免疫,故可反复发病。

(二)相关病理生理

组织学上可无明显病理改变,亦可出现上皮细胞的破坏。可有炎症因子参与发病,使上呼吸道黏膜血管充血和分泌物增多,伴单核细胞浸润,浆液性及黏液性炎性渗出。继发细菌感染者可有中性粒细胞浸润及脓性分泌物。

(三)急性上呼吸道感染的病因与诱因

1.基本病因

急性上感有 70%～80% 由病毒引起,包括鼻病毒、冠状病毒、腺病毒、流感和副流感病毒及呼吸道合胞病毒、埃可病毒和柯萨奇病毒等。另有 20%～30% 的上感为细菌引起,可单纯发生或继发于病毒感染之后发生,以口腔定植菌溶血性链球菌为多见,其次为流感嗜血杆菌、肺炎链球菌和葡萄球菌等,偶见革兰阴性杆菌。

2.常见诱因

淋雨、受凉、气候突变、过度劳累等可降低呼吸道局部防御功能,致使原存的病毒或细菌迅速繁殖,或者直接接触含有病原体的患者喷嚏、空气及污染的手和用具诱发本病。老幼体弱,免疫功能低下或有慢性呼吸道疾病如鼻窦炎、扁桃体炎者更易发病。

(四)临床表现

临床表现有以下几种类型。

1.普通感冒

普通感冒俗称"伤风",又称急性鼻炎或上呼吸道卡他,为病毒感染引起。起病较急,主要表现为鼻部症状,如喷嚏、鼻塞、流清水样鼻涕,也可表现为咳嗽、咽干、咽痒或烧灼感甚至鼻后滴漏感。咽干、咳嗽和鼻后滴漏与病毒诱发的炎症介质导致的上呼吸道传入神经高敏状态有关。2～3天后鼻涕变稠,可伴咽痛、头痛、流泪、味觉迟钝、呼吸不畅、声嘶等,有时由于咽鼓管炎致听力减退。严重者有发热、轻度畏寒和头痛等。体检可见鼻腔黏膜充血、水肿、有分泌物,咽部可为轻度充血。一般经5～7天痊愈,伴并发症者可致病程迁延。

2.急性病毒性咽炎和喉炎

由鼻病毒、腺病毒、流感病毒、副流感病毒及肠病毒、呼吸道合胞病毒等引起。临床表现为咽痒和灼热感,咽痛不明显。咳嗽少见。急性喉炎多为流感病毒、副流感病毒及腺病毒等引起,临床表现为明显声嘶、讲话困难、可有发热、咽痛或咳嗽,咳嗽时咽喉疼痛加重。体检可见喉部充血、水肿,局部淋巴结轻度肿大和触痛,有时可闻及喉部的喘息声。

3.急性疱疹性咽峡炎

多由柯萨奇病毒A引起,表现为明显咽痛、发热,病程约为一周。查体可见咽部充血,软腭、腭垂、咽及扁桃体表面有灰白色疱疹及浅表溃疡,周围伴红晕。多发于夏季,多见于儿童,偶见于成人。

4.急性咽结膜炎

主要由腺病毒、柯萨奇病毒等引起。表现为发热、咽痛、畏光、流泪、咽及结膜明显充血。病程4～6天,多发于夏季,由游泳传播,儿童多见。

5.急性咽扁桃体炎

病原体多为溶血性链球菌,其次为流感嗜血杆菌、肺炎链球菌、葡萄球菌等。起病急,咽痛明显、伴发热、畏寒,体温可达39℃以上。查体可发现咽部明显充血,扁桃体肿大、充血,表面有黄色脓性分泌物。有时伴有领下淋巴结肿大、压痛,而肺部查体无异常体征。

(五)辅助检查

1.血液学检查

因多为病毒性感染,白细胞计数常正常或偏低,伴淋巴细胞比例升高。细菌感染者可有白细胞计数与中性粒细胞增多和核左移现象。

2.病原学检查

因病毒类型繁多,且明确类型对治疗无明显帮助,一般无需明确病原学检查。需要时可用免疫荧光法、酶联免疫吸附法、血清学诊断或病毒分离鉴定等方法确定病毒的类型。细菌培养可判断细菌类型并做药物敏感试验以指导临床用药。

(六)主要治疗原则

由于目前尚无特效抗病毒药物,以对症处理为主,同时戒烟、注意休息、多饮水、保持室内空气流通和防治继发细菌感染。对有急性咳嗽、鼻后滴漏和咽干的患者应给予伪麻黄碱治疗以减轻鼻部充血,亦可局部滴鼻应用。必要时适当加用解热镇痛类药物。

(七)药物治疗

1.抗菌药物治疗

目前已明确普通感冒无须使用抗菌药物。除非有白细胞计数升高、咽部脓苔、咳黄痰和流鼻涕等细菌感染证据,可根据当地流行病学史和经验用药,可选口服青霉素、第一代头孢菌素、大环内酯类或喹诺酮类。

2.抗病毒药物治疗

由于目前有滥用造成流感病毒耐药现象,所以如无发热,免疫功能正常,发病超过 2 天一般无需应用。对于免疫缺陷患者,可早期常规使用。利巴韦林和奥司他韦有较广的抗病毒谱,对流感病毒、副流感病毒和呼吸道合胞病毒等有较强的抑制作用,可缩短病程。

二、护理评估

(一)病因评估

主要评估患者健康史和发病史,是否有受凉感冒史。对流行性感冒者,应详细询问患者及家属的流行病史,以有效控制疾病进展。

(二)一般评估

1.生命体征

患者体温可正常或发热;有无呼吸频率加快或节律异常。

2.患者主诉

有无鼻塞、流涕、咽干、咽痒、咽痛、畏寒、发热、咳嗽、咳痰、声嘶、畏光、流泪、眼痛等症状。

3.相关记录

体温、痰液颜色、性状和量等记录结果。

(三)身体评估

1.视诊

咽喉部有无充血;鼻腔黏膜有无充血、水肿及分泌物情况;扁桃体有无充血、肿大(肿大扁桃体的分度),有无黄色脓性分泌物;眼结膜有无充血等情况。

2.触诊

有无颌下、耳后等头颈部部位浅表淋巴结肿大,肿大淋巴结有无触痛。

3.听诊

有无异常呼吸音;双肺有无干、湿啰音。

(四)心理-社会评估

患者在疾病治疗过程中的心理反应与需求,家庭及社会支持情况,引导患者正确配合疾病的治疗与护理。

(五)辅助检查结果评估

1.血常规检查

有无白细胞计数降低或升高、有无淋巴细胞比值升高、有无中性粒细胞升高及核左移等。

2.胸部 X 线检查

有无肺纹理增粗、炎性浸润影等。

3.痰培养

有无细菌生长,药敏试验结果如何。

(六)治疗常用药效果的评估

对于呼吸道病毒感染,尚无特异的治疗药物。一般以对症处理为主,辅以中医治疗,并防治继发细菌感染。

三、主要护理诊断/问题

(一)舒适受损

鼻塞、流涕、咽痛、头痛与病毒、细菌感染有关。

(二)体温过高

与病毒、细菌感染有关。

四、护理措施

(一)病情观察

观察生命体征及主要症状,尤其是体温、咽痛、咳嗽等的变化。高热者联合使用物理降温与药物降温,并及时更换汗湿衣物。

(二)环境与休息

保持室内温、湿度适宜和空气流通,症状轻者应适当休息,病情重者或年老者卧床休息为主。

(三)饮食

选择清淡、富含维生素、易消化的食物,并保证足够热量。发热者应适当增加饮水量。

(四)口腔护理

进食后漱口或按时给予口腔护理,防止口腔感染。

(五)防止交叉感染

注意隔离患者,减少探视,以避免交叉感染。指导患者咳嗽时应避免对着他人。患者使用过的餐具、痰盂等用品应按规定及时消毒。

(六)用药护理

遵医嘱用药且注意观察药物的不良反应。为减轻马来酸氯苯那敏或苯海拉明等抗过敏药的头晕、嗜睡等不良反应,宜指导患者在临睡前服用,并告知驾驶员和高空作业者应避免使用。

(七)健康教育

1.疾病预防指导

生活规律、劳逸结合、坚持规律且适当的体育运动,以增强体质,提高抗寒能力和机体的抵抗力。保持室内空气流通,避免受凉、过度疲劳等感染的诱发因素。在高发季节少去人群密集的公共场所。

2.疾病知识指导

指导患者采取适当的措施避免疾病传播,防止交叉感染。患病期间注意休息,多饮水并遵医嘱用药。出现下列情况应及时应诊。

3.预防感染的措施

注意保暖,防止受凉,尤其是要避免呼吸道感染。

4.就诊的指标

告诉患者如果出现下列情况应及时到医院就诊。

(1)经药物治疗症状不缓解。

（2）出现耳鸣、耳痛、外耳道流脓等中耳炎症状。

（3）恢复期出现胸闷、心悸、眼睑水肿、腰酸或关节疼痛。

五、护理效果评估

（1）患者自觉症状好转（鼻塞、流涕、咽部不适感、发热、咳嗽咳痰等症状减轻）。

（2）患者体温恢复正常。

（3）身体评估。①视诊：患者咽喉部充血减轻；鼻腔黏膜充血、水肿减轻情况；扁桃体无充血、肿大程度减轻，无脓性分泌物；眼结膜无充血等情况。②听诊：患者无异常呼吸音；双肺无干、湿啰音。

（董新萍）

第二节　急性气管-支气管炎

一、概述

（一）疾病概述

急性气管-支气管炎是由生物、物理、化学刺激或过敏等因素引起的急性气管-支气管黏膜炎症。多为散发，无流行倾向，年老体弱者易感。临床症状主要为咳嗽和咳痰。常发生于寒冷季节或气候突变时。也可由急性上呼吸道感染迁延不愈所致。

（二）相关病理生理

由病原体、吸入冷空气、粉尘、刺激性气体或因吸入致敏原引起气管-支气管急性炎症反应。其共同的病理表现为气管、支气管黏膜充血水肿，淋巴细胞和中性粒细胞浸润；同时可伴纤毛上皮细胞损伤，脱落；黏液腺体肥大增生。合并细菌感染时，分泌物呈脓性。

（三）急性气管-支气管炎的病因与诱因

病原体导致的感染是最主要病因，过度劳累、受凉、年老体弱是常见诱因。

1.病原体

病原体与上呼吸道感染类似。常见病毒为腺病毒、流感病毒（甲型、乙型）、冠状病毒、鼻病毒、单纯疱疹病毒、呼吸道合胞病毒和副流感病毒。常见细菌为流感嗜血杆菌、肺炎链球菌、卡他莫拉菌等，近年来衣原体和支原体感染明显增加，在病毒感染的基础上继发细菌感染亦较多见。

2.物理、化学因素

冷空气、粉尘、刺激性气体或烟雾（如二氧化硫、二氧化氮、氨气、氯气等）的吸入，均可刺激气管-支气管黏膜引起急性损伤和炎症反应。

3.变态反应

常见的吸入致敏原包括花粉、有机粉尘、真菌孢子、动物毛皮排泄物；或对细菌蛋白质的过敏，钩虫、蛔虫的幼虫在肺内的移行均可引起气管-支气管急性炎症反应。

（四）临床表现

临床主要表现为咳嗽咳痰。一般起病较急，通常全身症状较轻，可有发热。初为干咳或少量黏液痰,随后痰量增多,咳嗽加剧,偶伴血痰。咳嗽、咳痰可延续 2～3 周,如迁延不愈,可演变成慢性支气管炎。伴支气管痉挛时,可出现程度不等的胸闷气促。

(五)辅助检查

1.血液检查

病毒感染时,血常规检查白细胞计数多正常;细菌感染较重时,白细胞计数和中性粒细胞计数增高。红细胞沉降率检查可有红细胞沉降率快。

2.胸部 X 线检查

多无异常,或仅有肺纹理的增粗。

3.痰培养

细菌或支原体衣原体感染时,可明确病原体;药物敏感试验可指导临床用药。

(六)治疗要点

1.对症治疗

咳嗽无痰或少痰,可用右美沙芬、喷托维林(咳必清)镇咳。咳嗽有痰而不易咳出,可选用盐酸氨溴索、溴己新(必嗽平),桃金娘油提取物化痰,也可雾化帮助祛痰。较为常用的为兼顾止咳和化痰的棕色合剂,也可选用中成药止咳祛痰。发生支气管痉挛时,可用平喘药如茶碱类、β_2 受体激动剂等。发热可用解热镇痛药对症处理。

2.抗菌药物治疗

有细菌感染证据时应及时使用。可以首选新大环内酯类、青霉素类,亦可选用头孢菌素类或喹诺酮类等药物。多数患者口服抗菌药物即可,症状较重者可经肌内注射或静脉滴注给药,少数患者需要根据病原体培养结果指导用药。

3.一般治疗

多休息,多饮水,避免劳累。

二、护理评估

(一)病因评估

主要评估患者健康史和发病史,近期是否有受凉、劳累、是否有粉尘过敏史、是否有吸入冷空气或刺激性气体史。

(二)一般评估

1.生命体征

患者体温可正常或发热;有无呼吸频率加快或节律异常。

2.患者主诉

有无发热、咳嗽、咳痰、喘息等症状。

3.相关记录

体温、痰液颜色、性状和量等情况。

(三)身体评估

听诊有无异常呼吸音;有无双肺呼吸音变粗,两肺可否闻及散在的干、湿啰音,湿啰音部位是否固定,咳嗽后湿啰音是否减少或消失。有无闻及哮鸣音。

(四)心理-社会评估

患者在疾病治疗过程中的心理反应与需求,家庭及社会支持情况,引导患者正确配合疾病的治疗与护理。

(五)辅助检查结果评估

1.血液检查

有无白细胞总数和中性粒细胞百分比升高,有无红细胞沉降率加快。

2.胸部 X 线检查

有无肺纹理增粗。

3.痰培养

有无致病菌生长,药敏试验结果如何。

(六)治疗常用药效果的评估

1.应用抗生素的评估要点

(1)记录每次给药的时间与次数,评估有无按时,按量给药,是否足疗程。

(2)评估用药后患者发热、咳嗽、咳痰等症状有否缓解。

(3)评估用药后患者是否出现皮疹、呼吸困难等变态反应。

(4)评估用药后患者有无较明显的恶心、呕吐、腹泻等不良反应。

2.应用止咳祛痰剂效果的评估

(1)记录每次给药的时间与次量。

(2)评估用祛痰剂后患者痰液是否变稀,是否较易咳出。

(3)评估用止咳药后,患者咳嗽频繁是否减轻,夜间睡眠是否改善。

3.应用平喘药后效果的评估

(1)记录每次给药的时间与量。

(2)评估用药后,患者呼吸困难是否减轻,听诊哮鸣音有否消失。

(3)如应用氨茶碱时间较长,需评估有无茶碱中毒表现。

三、主要护理诊断/问题

(一)清理呼吸道无效

与呼吸道感染、痰液黏稠有关。

(二)气体交换受损

与过敏、炎症引起支气管痉挛有关。

四、护理措施

(一)病情观察

观察生命体征及主要症状,尤其咳嗽,痰液的颜色、性质、量等的变化;有无呼吸困难与喘息等表现;监测体温情况。

(二)休息与保暖

急性期应减少活动,增加休息时间,室内空气新鲜,保持适宜的温度和湿度。

(三)保证充足的水分及营养

鼓励患者多饮水,必要时由静脉补充。给予易消化营养丰富的饮食,发热期间进食流质或半流质食物为宜。

（四）保持口腔清洁

由于患者发热、咳嗽、痰多且黏稠,咳嗽剧烈时可引起呕吐,故要保持口腔卫生,以增加舒适感,增进食欲,促进毒素的排泄。

（五）发热护理

热度不高不需特殊处理,高热时要采取物理降温或药物降温措施。

（六）保持呼吸道通畅

观察呼吸道分泌物的性质及能否有效地咳出痰液,指导并鼓励患者有效咳嗽;若为细菌感染所致,按医嘱使用敏感的抗生素。若痰液黏稠,可采用超声雾化吸入或蒸气吸入稀释分泌物;对于咳嗽无力的患者,宜经常更换体位,拍背,使呼吸道分泌物易于排出,促进炎症消散。

（七）给氧与解痉平喘

有咳喘症状者可给予氧气吸入或按医嘱采用雾化吸入平喘解痉剂,严重者可口服。

（八）健康教育

1.疾病预防指导

预防急性上呼吸道感染的诱发因素。增强体质,可选择合适的体育活动,如健康操、太极拳、跑步等,可进行耐寒训练,如冷水洗脸、冬泳等。

2.疾病知识指导

患病期间增加休息时间,避免劳累;饮食宜清淡、富含营养;按医嘱用药。

3.就诊指标

如 2 周后症状仍持续应及时就诊。

五、护理效果评估

（1）患者自觉症状好转（咳嗽咳痰、喘息、发热等症状减轻）。

（2）患者体温恢复正常。

（3）患者听诊时双肺有无闻及干、湿啰音。

（董新萍）

第三节　慢性支气管炎

慢性支气管炎是由于感染或非感染因素引起气管、支气管黏膜及其周围组织的慢性非特异性炎症。临床以咳嗽、咳痰或伴有喘息反复发作为特征,每年持续 3 个月以上,且连续 2 年以上。

一、病因和发病机制

慢性支气管炎的病因极为复杂,迄今尚有许多因素还不够明确,往往是多种因素长期相互作用的综合结果。

（一）感染

病毒、支原体和细菌感染是本病急性发作的主要原因。病毒感染以流感病毒、鼻病毒、腺病毒和呼吸道合胞病毒常见;细菌感染以肺炎链球菌、流感嗜血杆菌和卡他莫拉菌及葡萄球菌常见。

(二)大气污染

化学气体如氯气、二氧化氮、二氧化硫等刺激性烟雾,空气中的粉尘等均可刺激支气管黏膜,使呼吸道清除功能受损,为细菌入侵创造条件。

(三)吸烟

吸烟为本病发病的主要因素。吸烟时间的长短与吸烟量决定发病率的高低,吸烟者的患病率较不吸烟者高 2~8 倍。

(四)过敏因素

喘息型支气管患者,多有过敏史。患者痰中嗜酸性粒细胞和组胺的含量及血中 IgE 明显高于正常。此类患者实际上应属慢性支气管炎合并哮喘。

(五)其他因素

气候变化,特别是寒冷空气对慢支的病情加重有密切关系。自主神经功能失调,副交感神经功能亢进,老年人肾上腺皮质功能减退,慢性支气管炎的发病率增加。维生素 C 缺乏,维生素 A 缺乏,易患慢性支气管炎。

二、临床表现

(一)症状

患者常在寒冷季节发病,出现咳嗽、咳痰,尤以晨起显著,白天多于夜间。病毒感染痰液为白色黏液泡沫状,继发细菌感染,痰液转为黄色或黄绿色黏液脓性,偶可带血。慢性支气管炎反复发作后,支气管黏膜的迷走神经感受器反应性增高,副交感神经功能亢进,可出现过敏现象而发生喘息。

(二)体征

早期多无体征。急性发作期可有肺底部闻及干、湿性啰音。喘息型支气管炎在咳嗽或深吸气后可闻及哮鸣音,发作时,有广泛哮鸣音。

(三)并发症

(1)阻塞性肺气肿:为慢性支气管炎最常见的并发症。

(2)支气管肺炎:慢性支气管炎蔓延至支气管周围肺组织中,患者表现寒战、发热、咳嗽加剧、痰量增多且呈脓性;白细胞总数及中性粒细胞增多;胸部 X 线片显示双下肺野有斑点状或小片阴影。

(3)支气管扩张。

三、诊断

(一)辅助检查

1.血常规

白细胞总数及中性粒细胞数可升高。

2.胸部 X 线

单纯型慢性支气管炎,X 线片检查阴性或仅见双下肺纹理增多、增粗、模糊、呈条索状或网状。继发感染时为支气管周围炎症改变,表现为不规则斑点状阴影,重叠于肺纹理之上。

3.肺功能检查

早期病变多在小气道,常规肺功能检查多无异常。

（二）诊断要点

凡咳嗽、咳痰或伴有喘息，每年发作持续 3 个月，连续 2 年或 2 年以上者，并排除其他心、肺疾病（如肺结核、肺尘埃沉着病、支气管哮喘、支气管扩张、肺癌、肺脓肿、心脏病、心功能不全等）、慢性鼻咽疾病后，即可诊断。如每年发病不足 3 个月，但有明确的客观检查依据（如胸部 X 线片、肺功能等）亦可诊断。

（三）鉴别诊断

1.支气管扩张

多于儿童或青年期发病，常继发于麻疹、肺炎或百日咳后，并有咳嗽、咳痰反复发作的病史，合并感染时痰量增多，并呈脓性或伴有发热，病程中常反复咯血。在肺下部周围可闻及不易消散的湿性啰音。晚期重症患者可出现杵状指（趾）。胸部 X 线上可见双肺下野纹理粗乱或呈卷发状。薄层高分辨 CT（HRCT）检查有助于确诊。

2.肺结核

活动性肺结核患者多有午后低热、消瘦、乏力、盗汗等中毒症状。咳嗽痰量不多，常有咯血。老年肺结核的中毒症状多不明显，常被慢性支气管炎的症状所掩盖而误诊。胸部 X 线上可发现结核病灶，部分患者痰结核菌检查可获阳性。

3.支气管哮喘

支气管哮喘常为特质性患者或有过敏性疾病家族史，多于幼年发病。一般无慢性咳嗽、咳痰史。哮喘多突然发作，且有季节性，血和痰中嗜酸性粒细胞常增多，治疗后可迅速缓解。发作时双肺布满哮鸣音，呼气延长，缓解后可消失，且无症状，但气道反应性仍增高。慢性支气管炎合并哮喘的患者，病史中咳嗽、咳痰多发生在喘息之前，迁延不愈较长时间后伴有喘息，且咳嗽、咳痰的症状多较喘息更为突出，平喘药物疗效不如哮喘等可资鉴别。

4.肺癌

肺癌多发生于 40 岁以上男性，并有多年吸烟史的患者，刺激性咳嗽常伴痰中带血和胸痛。胸部 X 线片检查肺部常有块影或反复发作的阻塞性肺炎。痰脱落细胞及支气管镜等检查，可明确诊断。

5.慢性肺间质纤维化

慢性咳嗽，咳少量黏液性非脓性痰，进行性呼吸困难，双肺底可闻及爆裂音（Velcro 啰音），严重者发绀并有杵状指。胸部 X 线片见中下肺野及肺周边部纹理增多紊乱呈网状结构，其间见弥漫性细小斑点阴影。肺功能检查呈限制性通气功能障碍，弥散功能减低，PaO_2 下降。肺活检是确诊的手段。

四、治疗

（一）急性发作期及慢性迁延期的治疗

以控制感染、祛痰、镇咳为主，同时解痉平喘。

1.抗感染药物

及时、有效、足量，感染控制后及时停用，以免产生细菌耐药或二重感染。一般患者可按常见致病菌用药。可选用青霉素 G 80 万 U 肌内注射；复方磺胺甲噁唑（SMZ），每次 2 片，2 次/天；阿莫西林 2～4 g/d，3～4 次口服；氨苄西林 2～4 g/d，分 4 次口服；头孢氨苄 2～4 g/d 或头孢拉定 1～2 g/d，分 4 次口服；头孢呋辛 2 g/d 或头孢克洛 0.5～1.0 g/d，分 2～3 次口服。亦可选择新一代大环内酯类抗生素，如罗红霉素，0.3 g/d，2 次口服。抗菌治疗疗程一般 7～10 天，反复感染病例可适当延长。严重感染时,可选用氨苄西林、环丙沙星、氧氟沙星、阿米卡星、奈替米星或头孢菌素类联合静脉滴注给药。

2.祛痰镇咳药

刺激性干咳者不宜单用镇咳药物,否则痰液不易咳出。可给盐酸溴环己胺醇30 mg或羧甲基半胱氨酸500 mg,3次/天,口服。乙酰半胱氨酸(富露施)及氯化铵甘草合剂均有一定的疗效。α-糜蛋白酶雾化吸入亦有消炎祛痰的作用。

3.解痉平喘

解痉平喘主要为解除支气管痉挛,利于痰液排出。常用药物为氨茶碱0.1~0.2 g,8次/小时口服;丙卡特罗50 mg,2次/天;特布他林2.5 mg,2~3次/天。慢性支气管炎有可逆性气道阻塞者应常规应用支气管舒张剂,如异丙托溴铵(异丙阿托品)气雾剂、特布他林等吸入治疗。阵发性咳嗽常伴不同程度的支气管痉挛,应用支气管扩张药后可改善症状,并有利于痰液的排出。

(二)缓解期的治疗

应以增强体质,提高机体抗病能力和预防发作为主。

(三)中药治疗

采取扶正固本原则,按肺、脾、肾的虚实辨证施治。

五、护理措施

(一)常规护理

1.环境

保持室内空气新鲜,流通,安静,舒适,温湿度适宜。

2.休息

急性发作期应卧床休息,取半卧位。

3.给氧

持续低流量吸氧。

4.饮食

给予高热量、高蛋白、高维生素易消化饮食。

(二)专科护理

(1)解除气道阻塞,改善肺泡通气。及时清除痰液,神志清醒患者应鼓励咳嗽,痰稠不易咯出时,给予雾化吸入或雾化泵药物喷入,减少局部淤血水肿,以利痰液排出。危重体弱患者,定时更换体位,叩击背部,使痰易于咯出,餐前应给予胸部叩击或胸壁震荡。方法:患者取侧卧位,护士两手手指并拢,手背隆起,指关节微屈,自肺底由下向上,由外向内叩拍胸壁,震动气管,边拍边鼓励患者咳嗽,以促进痰液的排出,每侧肺叶叩击3~5分钟。对神志不清者,可进行机械吸痰,需注意无菌操作,抽吸压力要适当,动作轻柔,每次抽吸时间不超过15秒,以免加重缺氧。

(2)合理用氧减轻呼吸困难。根据缺氧和二氧化碳潴留的程度不同,合理用氧,一般给予低流量、低浓度、持续吸氧,如病情需要提高氧浓度,应辅以呼吸兴奋剂刺激通气或使用呼吸机改善通气,吸氧后如呼吸困难缓解、呼吸频率减慢、节律正常、血压上升、心率减慢、心律正常、发绀减轻、皮肤转暖、神志转清、尿量增加等,表示氧疗有效。若呼吸过缓,意识障碍加深,需考虑二氧化碳潴留加重,必要时采取增加通气量措施。

(董新萍)

第六章

普外科护理

第一节 胃十二指肠损伤

一、概述

由于有肋弓保护且活动度较大,柔韧性较好,壁厚,钝挫伤时胃很少受累,只有胃膨胀时偶有发生胃损伤。上腹或下胸部的穿透伤则常导致胃损伤,多伴有肝、脾、横膈及胰等损伤。胃镜检查及吞入锐利异物或吞入酸、碱等腐蚀性毒物也可引起穿孔,但很少见。十二指肠损伤是由上中腹部受到间接暴力或锐器的直接刺伤而引起的,缺乏典型的腹膜炎症状和体征,术前诊断困难,漏诊率高,多伴有腹部脏器合并伤,病死率高,术后并发症多,肠瘘发生率高。

二、护理评估

(一)健康史

详细询问患者、现场目击者或陪同人员,以了解受伤的时间地点、环境,受伤的原因,外力的特点、大小和作用方向,坠跌高度;了解受伤前后饮食及排便情况,受伤时的体位,有无防御,伤后意识状态、症状、急救措施、运送方式,既往疾病及手术史。

(二)临床表现

(1)胃损伤若未波及胃壁全层,可无明显症状。若全层破裂,由于胃酸有很强的化学刺激性,可立即出现剧痛及腹膜刺激征。当破裂口接近贲门或食管时,可因空气进入纵隔而呈胸壁下气肿。较大的穿透性胃损伤时,可自腹壁流出食物残渣、胆汁和气体。

(2)十二指肠破裂后,因有胃液、胆汁及胰液进入腹腔,早期即可发生急性弥漫性腹膜炎,有剧烈的刀割样持续性腹痛伴恶心、呕吐,腹部检查可见有板状腹、腹膜刺激征症状。

(三)辅助检查

(1)疑有胃损伤者,应置胃管,若自胃内吸出血性液或血性物者可确诊。

(2)腹腔穿刺术和腹腔灌洗术:腹腔穿刺抽出不凝血液、胆汁,灌洗吸出 10 mL 以上肉眼可辨的血性液体,即为阳性结果。

(3)X 线检查:腹部 X 线片可显示腹膜后组织积气、肾脏轮廓清晰、腰大肌阴影模糊不清等有助于腹膜后十二指肠损伤的诊断。

(4)CT检查:可显示少量的腹膜后积气和渗至肠外的造影剂。

(四)治疗原则

抗休克和及时、正确的手术处理是治疗的两大关键。

(五)心理-社会因素

胃十二指肠外伤性损伤多数在意外情况下发生,患者出现突发外伤后易出现紧张、痛苦、悲哀、恐惧等心理变化,担心手术成功及疾病预后。

三、护理问题

(一)疼痛

疼痛与胃肠破裂、腹腔内积液、腹膜刺激征有关。

(二)组织灌注量不足

组织灌注量不足与大量失血、失液,严重创伤,有效循环血量减少有关。

(三)焦虑或恐惧

焦虑或恐惧与经历意外及担心预后有关。

(四)潜在并发症

出血、感染、肠瘘、低血容量性休克。

四、护理目标

(1)患者疼痛减轻。

(2)患者血容量得以维持,各器官血供正常、功能完整。

(3)患者焦虑或恐惧减轻或消失。

(4)护士密切观察病情变化,如发现异常,及时报告医师,并配合处理。

五、护理措施

(一)一般护理

1.预防低血容量性休克

吸氧、保暖、建立静脉通道,遵医嘱输入温热生理盐水或乳酸盐林格液,抽血查全血细胞计数、血型和交叉配血。

2.密切观察病情变化

每15~30分钟应评估患者情况。评估内容包括意识状态、生命体征、肠鸣音、尿量、氧饱和度、有无呕吐、肌紧张和反跳痛等。观察胃管内引流物颜色、性质及量,若引流出血性液体,提示有胃、十二指肠破裂的可能。

3.术前准备

胃十二指肠破裂大多需要手术处理,故患者入院后,在抢救休克的同时,尽快完成术前准备工作,如备皮、备血、插胃管及留置尿管、做好抗生素皮试等,一旦需要,可立即实施手术。

(二)心理护理

评估患者对损伤的情绪反应,鼓励他们说出自己内心的感受,帮助建立积极有效的应对措施。向患者介绍有关病情、损伤程度、手术方式及疾病预后,鼓励患者,告诉患者良好的心态、积极的配合有利于疾病早日康复。

（三）术后护理

1.体位

患者意识清楚、病情平稳,给予半坐卧位,有利于引流及呼吸。

2.禁食、胃肠减压

观察胃管内引流液颜色、性质及量,若引流出血性液体,提示有胃十二指肠再出血的可能。十二指肠创口缝合后,胃肠减压管置于十二指肠腔内,使胃液、肠液、胰液得到充分引流,一定要妥善固定,避免脱出。一旦脱出,要在医师的指导下重新置管。

3.严密监测生命体征

术后 15～30 分钟监测生命体征直至患者病情平稳。注意肾功能的改变,胃十二指肠损伤后,特别有出血性休克时,肾脏会受到一定的损害,尤其是严重腹部外伤伴有重度休克者,有发生急性肾功能障碍的危险,所以,术后应密切注意尿量,争取保持每小时尿量在 50 mL 以上。

4.补液和营养支持

根据医嘱,合理补充水、电解质和维生素,必要时输新鲜血、血浆,维持水、电解质、酸碱平衡。给予肠内、外营养支持,促进合成代谢,提高机体防御能力。继续应用有效抗生素,控制腹腔内感染。

5.术后并发症的观察和护理

（1）出血:如胃管内 24 小时内引流出新鲜血液＞200 mL,提示吻合口出血,要立即配合医师给予胃管内注入凝血酶粉、冰盐水洗胃等止血措施。

（2）肠瘘:患者术后持续低热或高热不退,腹腔引流管中引流出黄绿色或褐色渣样物,有恶臭或引流出大量气体,提示肠瘘发生,要配合医师进行腹腔双套管冲洗,并做好相应护理。

（四）健康教育

（1）讲解术后饮食注意事项,当患者胃肠功能恢复,一般 3～5 天后开始恢复饮食,由流质逐步恢复至半流质、普食,进食高蛋白、高能量、易消化饮食,增强抵抗力,促进愈合。

（2）行全胃切除或胃大部分切除术的患者,因胃肠吸收功能下降,要及时补充微量元素和维生素等营养素,预防贫血、腹泻等并发症。

（3）避免工作过于劳累,注意劳逸结合。讲明饮酒、抽烟对胃、十二指肠疾病的危害性。

（4）避免长期大量服用非甾体抗炎药,如布洛芬等,以免引起胃肠道黏膜损伤。

（董新萍）

第二节　胃十二指肠溃疡与并发症

一、胃溃疡和十二指肠溃疡

胃十二指肠溃疡是指发生于胃十二指肠黏膜的局限性圆形或椭圆形的全层黏膜缺损。因溃疡的形成与胃酸-蛋白酶的消化作用有关,故又称为消化性溃疡。纤维内镜技术的不断完善、新型制酸剂和抗幽门螺杆菌药物的合理应用使得大部分患者经内科药物治疗可以痊愈,需要外科手术的溃疡患者显著减少。外科治疗主要用于溃疡穿孔、溃疡出血、瘢痕性幽门梗阻、药物治疗无效及恶变的患者。

(一)病因与发病机制

胃十二指肠溃疡病因复杂,是多种因素综合作用的结果。其中最为重要的是幽门螺杆菌感染、胃酸分泌异常和黏膜防御机制的破坏,某些药物的作用及其他因素也参与溃疡病的发病。

1.幽门螺杆菌感染

幽门螺杆菌(helieobacter pylori,Hp)感染与消化性溃疡的发病密切相关。90%以上的十二指肠溃疡患者与近70%的胃溃疡患者中检出Hp感染,Hp感染者发展为消化性溃疡的累计危险率为15%～20%;Hp可分泌多种酶,部分Hp还可产生毒素,使细胞发生变性反应,损伤组织细胞。Hp感染破坏胃黏膜细胞与胃黏膜屏障功能,损害胃酸分泌调节机制,引起胃酸分泌增加,最终导致胃十二指肠溃疡。幽门螺杆菌被清除后,胃十二指肠溃疡易被治愈且复发率低。

2.胃酸分泌过多

溃疡只发生在经常与胃酸相接触的黏膜。胃酸过多的情况下,激活胃蛋白酶,可使胃十二指肠黏膜发生自身消化。十二指肠溃疡可能与迷走神经张力及兴奋性过度增高有关,也可能与壁细胞数量的增加及壁细胞对胃泌素、组胺、迷走神经刺激敏感性增高有关。

3.黏膜屏障损害

非甾体消炎药、肾上腺皮质激素、胆汁酸盐、乙醇等均可破坏胃黏膜屏障,造成H^+逆流入黏膜上皮细胞,引起胃黏膜水肿、出血、糜烂,甚至溃疡。长期使用NSAIDs者胃溃疡的发生率显著增加。

4.其他因素

包括遗传、吸烟、心理压力和咖啡因等。遗传因素在十二指肠溃疡的发病中起一定作用。O型血者患十二指肠溃疡的概率比其他血型者显著增高。

正常情况下,酸性胃液对胃黏膜的侵蚀作用和胃黏膜的防御机制处于相对平衡状态。如平衡受到破坏,侵害因子的作用增强、胃黏膜屏障等防御因子的作用削弱,胃酸、胃蛋白酶分泌增加,最终导致消化性溃疡的形成。

(二)临床表现

1.症状

(1)十二指肠溃疡:主要表现为上腹部或剑突下的疼痛,有明显的节律性,与进食密切相关,常表现为餐后延迟痛(餐后3～4小时发作),进食后腹痛能暂时缓解,服制酸药物能止痛。饥饿痛和夜间痛是十二指肠溃疡的特征性症状,与胃酸分泌过多有关,疼痛多为烧灼痛或钝痛,程度不一。腹痛具有周期性发作的特点,好发于秋冬季。十二指肠溃疡每次发作时,症状持续数周后缓解,间歇1～2个月再发。若间歇期缩短,发作期延长,腹痛程度加重,则提示溃疡病变加重。

(2)胃溃疡:腹痛是胃溃疡的主要症状,多于餐后0.5～1.0小时开始疼痛,持续1～2小时,进餐后疼痛不能缓解,有时反而加重,服用抗酸药物疗效不明显。疼痛部位在中上腹偏左,但腹痛的节律性不如十二指肠溃疡明显。胃溃疡经抗酸治疗后常容易复发,除易引起大出血、急性穿孔等严重并发症外,约有5%胃溃疡可发生恶变;其他症状:反酸、嗳气、恶心、呕吐、食欲减退,病程迁延可致消瘦、贫血、失眠、心悸及头晕等症状。

2.体征

溃疡活动期剑突下或偏右有一固定的局限性压痛,十二指肠溃疡压痛点在脐部偏右上方,胃溃疡压痛点位于剑突与脐的正中线或略偏左。缓解期无明显体征。

（三）实验室及其他检查

1.内镜检查

胃镜检查是诊断胃十二指肠溃疡的首选检查方法，可明确溃疡部位，并可经活检做病理学检查及幽门螺杆菌检测。

2.X线钡餐检查

可在胃十二指肠部位显示一周围光滑、整齐的龛影或见十二指肠壶腹部变形。上消化道大出血时不宜行钡餐检查。

（四）治疗要点

无严重并发症的胃十二指肠溃疡一般均采取内科治疗，外科手术治疗主要针对胃十二指肠溃疡的严重并发症进行治疗。

1.非手术治疗

（1）一般治疗：包括养成生活规律、定时进餐的良好习惯，避免过度劳累及精神紧张等。

（2）药物治疗：包括根除幽门螺杆菌、抑制胃酸分泌和保护胃黏膜的药物。

2.手术治疗

（1）适应证包括十二指肠溃疡手术适应证和胃溃疡手术适应证。

十二指肠溃疡外科治疗：外科手术治疗的主要适应证包括十二指肠溃疡急性穿孔、内科无法控制的急性大出血、瘢痕性幽门梗阻及经内科正规治疗无效的十二指肠溃疡，即顽固性溃疡。

胃溃疡的外科治疗：胃溃疡外科手术治疗的适应证：①包括抗幽门螺杆菌措施在内的严格内科治疗8～12周，溃疡不愈合或短期内复发者。②发生胃溃疡急性大出血、溃疡穿孔及溃疡穿透至胃壁外者。③溃疡巨大（直径＞2.5 cm）或高位溃疡者。④胃十二指肠复合型溃疡者。⑤溃疡不能除外恶变或已经恶变者。

（2）手术方式包括胃大部切除术和迷走神经切断术。

1）胃大部切除术：这是治疗胃十二指肠溃疡的首选式式。胃大部切除术治疗溃疡的原理是：①切除胃窦部，减少G细胞分泌的胃泌素所引起的体液性胃酸分泌。②切除大部分胃体，减少了分泌胃酸、胃蛋白酶的壁细胞和主细胞数量。③切除了溃疡本身及溃疡的好发部位。胃大部切除的范围是胃远侧2/3～3/4，包括部分胃体、胃窦部、幽门和十二指肠壶腹部的近胃部分。

毕（Billrorh）Ⅰ式胃大部切除术：即在胃大部切除后将残胃与十二指肠吻合（图6-1），多适用于胃溃疡。其优点是重建后的胃肠道接近正常解剖生理状态，胆汁、胰液反流入残胃较少，术后因胃肠功能紊乱而引起的并发症亦较少；缺点是有时为避免残胃与十二指肠吻合口的张力过大致切除胃的范围不够，增加了术后溃疡的复发机会。

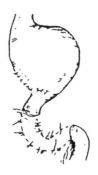

图6-1　毕Ⅰ式胃大部切除术

毕(Billrorh)Ⅱ式胃大部切除术:即切除远端胃后,缝合关闭十二指肠残端,将残胃与空肠行断端侧吻合(图6-2)。适用于各种胃及十二指肠溃疡,特别是十二指肠溃疡。十二指肠溃疡切除困难时,可行溃疡旷置。优点是即使胃切除较多,胃空肠吻合口张力也不致过大,术后溃疡复发率低;缺点是吻合方式改变了正常的解剖生理关系,术后发生胃肠道功能紊乱的可能性较毕Ⅰ式大。

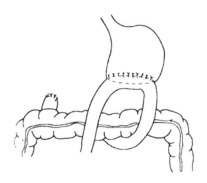

图 6-2　毕Ⅱ式胃大部切除术

胃大部切除后胃空肠 Roux-en-Y 吻合术:即胃大部切除后关闭十二指肠残端,在距十二指肠悬韧带 10～15 cm 处切断空肠,将残胃和远端空肠吻合,据此吻合口以下 45～60 cm 处将空肠与空肠近侧断端吻合。此法临床应用较少,但有防止术后胆汁、胰液进入残胃的优点。

2)胃迷走神经切断术:此手术方式临床已较少使用。迷走神经切断术治疗溃疡的原理:阻断迷走神经对壁细胞的刺激,消除神经性胃酸分泌。阻断迷走神经引起的促胃泌素的分泌,减少体液性胃酸分泌。可分为三种类型:①迷走神经干切断术。②选择性迷走神经切断术。③高选择性迷走神经切断术。

(五)常见护理诊断/问题

1.焦虑、恐惧

焦虑、恐惧与对疾病缺乏了解,担心治疗效果及预后有关。

2.疼痛

疼痛与胃十二指肠黏膜受侵蚀及手术后创伤有关。

3.潜在并发症

出血、感染、十二指肠残端破裂、吻合口瘘、胃排空障碍、消化道梗阻、倾倒综合征等。

(六)护理措施

1.术前护理

(1)心理护理:关心、了解患者的心理和想法,告知有关疾病治疗和手术的知识、手术前和手术后的配合,耐心解答患者的各种疑问,消除患者的不良心理,使其能积极配合疾病的治疗和护理。

(2)饮食护理:一般择期手术患者饮食宜少食多餐,给予高蛋白、高热量、高维生素等易消化的食物,忌酸辣、生冷、油炸、浓茶、烟酒等刺激性食品。患者营养状况较差或不能进食者常伴有贫血、低蛋白血症,术前应给予静脉输液,补充足够的热量,必要时补充血浆或全血,以改善患者的营养状况,提高其对手术的耐受力。术前 1 天进流质饮食,术前 12 小时禁食水。

(3)协助患者做好各种检查及手术前常规准备,做好健康教育,如教会患者深呼吸、有效咳嗽、床上翻身及肢体活动方法等。

(4)术日晨留置胃管,必要时遵医嘱留置胃肠营养管,并铺好麻醉床,备好吸氧装置,综合心电监护仪等。

2.术后护理

(1)病情观察:术后严密观察患者生命体征的变化,每30分钟测量1次,直至血压平稳,如病情较重仍需每1~2小时测量1次,或根据医嘱给予心电监护。同时观察患者神志、体温、尿量、伤口渗血、渗液情况。并且注意有无内出血、腹膜刺激征、腹腔脓肿等迹象,发现异常及时通知医师给予处理。

(2)体位:麻患者去枕平卧头后仰偏向一侧,麻醉清醒、血压平稳后改半卧位,以保持腹部松弛,减少切口缝合处张力,减轻疼痛和不适,以利腹腔引流,也有利于呼吸和循环。

(3)引流管护理:十二指肠溃疡术后患者常留有胃管、尿管及腹腔引流管等。护理时应注意:①妥善固定各种引流管,防止松动和脱出,并做好标识,一旦脱出后不可自行插回。②保持引流通畅、持续有效,防止引流管受压、扭曲及折叠等,可经常挤捏引流管以防堵塞。如若堵塞,可在医师指导下用生理盐水冲洗引流管。③密切观察并记录引流液的性质、颜色和量,发现异常及时通知医师,协助处理。

留置胃管可减轻胃肠道张力,促进吻合口愈合。护理时还应注意:胃大部切除术后24小时内可由胃管内引流出少量血液或咖啡样液体,若引流液有较多鲜血,应警惕吻合口出血,需及时与医师联系并处理;术后胃肠减压量减少,腹胀减轻或消失,肠蠕动功能恢复,肛门排气后可拔除胃管。

(4)疼痛护理:术后切口疼痛的患者,可遵医嘱给予镇痛药物或应用自控止痛泵,应用自控止痛泵的患者应注意预防并处理可能发生的并发症,如尿潴留、恶心、呕吐等。

(5)禁食及静脉补液:禁食期间应静脉补充液体。因胃肠减压期间,引流出大量含有各种电解质的胃肠液,加之患者禁食水,易造成水、电解质及酸碱失调和营养缺乏。因此,术后需及时补充患者所需的各种营养物质,包括糖、脂肪、氨基酸、维生素及电解质等,必要时输血、血浆或清蛋白,以改善患者的营养状况,促进切口的愈合。同时详细记录24小时液体出入量,为合理补液提供依据。

(6)早期肠内营养支持的护理:术前或术中放置空肠喂养管的患者,术后早期(术后24小时)可经喂养管输注肠内营养制剂,对改善患者的全身营养状况、维持胃肠道屏障结构和功能、促进肠功能恢复等均有益处。护理时应注意:①妥善固定喂养管,避免过度牵拉,防止滑脱、移动、扭曲和受压;保持喂养管的通畅,每次输注前后及输注中间每隔4~6小时用温开水或温生理盐水冲洗管道,防止营养液残留堵塞管腔。②肠内营养支持早期,应遵循从少到多、由慢至快和由稀到浓的原则,使肠道能更好地适应。③营养液的温度以37 ℃左右为宜,温度偏低会刺激肠道引起肠痉挛,导致腹痛、腹泻;温度过高则可灼伤肠道黏膜,甚至可引起溃疡或出血。同时观察患者有无恶心、呕吐、腹痛、腹胀、腹泻和水电解质紊乱等并发症的发生。

(7)饮食护理:功能恢复、肛门排气后可拔除胃管,拔除胃管后当日可给少量饮水或米汤;如无不适,第2天进半量流食,每次50~80 mL;第3天进全量流食,每次100~150 mL;进食后若无不适,第4天可进半流食,以温、软、易于消化的食物为好;术后第10~14天可进软食,忌生、冷、硬和刺激性食物。要少食多餐,开始每天5~6餐,以后逐渐减少进餐次数并增加每餐进食量,逐步过渡到正常饮食。术后早期禁食牛奶及甜品,以免引起腹胀及胃酸。

（8）鼓励患者早期活动：围床期间，鼓励并协助患者翻身，病情允许时，鼓励并协助患者早期下床活动。如无禁忌，术日可活动四肢，术后第 1 天床上翻身或坐起做轻微活动，第 2～3 天视情况协助患者床边活动，第 4 天可在室内活动。患者活动量应根据个体差异而定，以不感到劳累为宜。

（9）胃大部切除术后并发症的观察及护理如下。

术后出血：包括胃和腹腔内出血。胃大部切除术后 24 小时内可由胃管内引流出少量血液或咖啡样液体，一般 24 小时内不超过 300 mL，且逐渐减少、颜色逐渐变浅变清，出血自行停止；若术后短期内从胃管不断引流出新鲜血液，24 小时后仍未停止，则为术后出血。发生在术后 24 小时以内的出血，多属术中止血不确切；术后 4～6 天发生的出血，常为吻合口黏膜坏死脱落所致；术后 10～20 天发生的出血，与吻合口缝线处感染或黏膜下脓肿腐蚀血管有关。术后要严密观察患者的生命体征变化，包括血压、脉搏、心率、呼吸、神志和体温的变化；加强对胃肠减压及腹腔引流的护理，观察和记录胃液及腹腔引流液的量、颜色和性质，若短期内从胃管引流出大量新鲜血液，持续不止，应警惕有术后胃出血；若术后持续从腹腔引流管引出大量新鲜血性液体，应怀疑腹腔内出血，须立即通知医师协助处理。遵医嘱采用静脉给予止血药物、输血等措施，或用冰生理盐水洗胃，一般可控制。若非手术疗法不能有效止血或出血量大于每小时 500 mL 时，需再次手术止血，应积极完善术前准备，并做好相应的术后护理。

十二指肠残端破裂：一般多发生在术后 24～48 小时，是毕Ⅱ式胃大部切除术后早期的严重并发症，原因与十二指肠残端处理不当及胃空肠吻合口输入袢梗阻引起的十二指肠腔内压力升高有关。临床表现为突发性上腹部剧痛、发热和出现腹膜刺激征及白细胞计数增加，腹腔穿刺可有胆汁样液体。一旦确诊，应立即进行手术治疗。

胃肠吻合口破裂或吻合口瘘：是胃大部切除术后早期并发症，常发生在术后 1 周左右。原因与术中缝合技术不当、吻合口张力过大、组织供血不足有关，表现为高热、脉速等全身中毒症状、上腹部疼痛及腹膜炎的表现。如发生较晚，多形成局部脓肿或外瘘。临床工作中应注意观察患者生命体征和腹腔引流情况，一般情况下，患者术后体温逐渐趋于正常，腹腔引流液逐日减少和变清。若术后腹腔引流量仍不减、伴有黄绿色胆汁或呈脓性、带臭味、伴腹痛，体温再次升高，应警惕吻合口瘘的可能，须及时通知医师，协助处理。处理措施：①出现吻合口破裂伴有弥漫性腹膜炎的患者须立即手术治疗，做好急症手术准备。②症状较轻无弥漫性腹膜炎的患者，可先行禁食、胃肠减压、充分引流，合理应用抗生素并给予肠外营养支持，纠正水、电解质紊乱和酸碱平衡失调。③保护瘘口周围皮肤，应及时清洁瘘口周围皮肤并保持干燥，局部可涂以氧化锌软膏或使用皮肤保护膜加以保护，以免皮肤破溃继发感染。经上述处理后多数患者吻合口瘘可在 4～6 周自愈；若经久不愈，须再次手术。

胃排空障碍：也称胃瘫，常发生在术后 4～10 天，发病机制尚不完全明了。临床表现为拔除胃管后，患者出现上腹饱胀、钝痛和呕吐，呕吐物含食物和胆汁，消化道 X 线造影检查可见残胃扩张、无张力、蠕动波少而弱，且通过胃肠吻合口不畅。处理措施：①禁食、胃肠减压，减少胃肠道积气、积液，降低胃肠道张力，使胃肠道得到充分休息，并记录 24 小时出入量。②输液及肠外营养支持，纠正低蛋白血症，维持水、电解质和酸碱平衡。③应用胃动力促进剂如甲氧氯普安、多潘立酮，促进胃肠功能恢复，也可用 3% 温盐水洗胃。一般经上述治疗均可痊愈。

输入袢梗阻可分为急、慢性两类：①急性完全性输入袢梗阻，多发生于毕Ⅱ式结肠前输入段对胃小弯的吻合术式。临床表现为上腹部剧烈疼痛，频繁呕吐，呕吐量少、多不含胆汁，呕吐后症状不缓解,且上腹部有压痛性肿块。是输出袢系膜悬吊过紧压迫输入袢,或是输入袢过长穿入输出袢与横结肠的间隙孔形成内疝所致,属闭袢性肠梗阻,易发生肠绞窄,应紧急手术治疗。②慢性不完全性输入袢梗阻患者,表现为进食后出现右上腹胀痛或绞痛,呈喷射状呕吐大量不含食物的胆汁,呕吐后症状缓解。多由于输入袢过长扭曲或输入袢过短在吻合口处形成锐角,使输入袢内胆汁、胰液和十二指肠液排空不畅而滞留。由于消化液潴留在输入袢内,进食后消化液分泌明显增加,输入袢内压力增高,刺激肠管发生强烈的收缩,引起喷射样呕吐,也称输入袢综合征。

输出袢梗阻:多因粘连、大网膜水肿或坏死、炎性肿块压迫所致。临床表现为上腹饱胀,呕吐食物和胆汁。如果非手术治疗无效,应手术解除梗阻。

吻合口梗阻:因吻合口过小或是吻合时胃肠壁组织内翻过多而引起,也可因术后吻合口炎性水肿出现暂时性梗阻。患者表现为进食后出现上腹部饱胀感和溢出性呕吐等,呕吐物含或不含胆汁。应即刻禁食,给予胃肠减压和静脉补液等保守治疗。若保守治疗无效,可手术解除梗阻。

倾倒综合征:由于胃大部切除术后,胃失去幽门窦、幽门括约肌、十二指肠壶腹部等结构对胃排空的控制,导致胃排空过速所产生的一系列综合征。可分为早期倾倒综合征和晚期倾倒综合征。

早期倾倒综合征:多发生在进食后半小时内,患者以循环系统症状和胃肠道症状为主要表现。患者可出现心悸、乏力、出汗、面色苍白等一过性血容量不足表现,并有恶心、呕吐、腹部绞痛、腹泻等消化道症状。处理:主要采用饮食调整,嘱患者少食多餐,饭后平卧 20~30 分钟,避免过甜食物、减少液体摄入量并降低食物渗透浓度,多数可在术后半年或一年内逐渐自愈。极少数症状严重而持久的患者需手术治疗。

晚期倾倒综合征:主要因进食后,胃排空过快,高渗性食物迅速进入小肠被过快吸收而使血糖急剧升高,刺激胰岛素大量释放,而当血糖下降后,胰岛素并未相应减少,继而发生低血糖,故又称低血糖综合征。表现为餐后 2~4 小时,患者出现心悸、无力、眩晕、出汗、手颤、嗜睡以至虚脱。消化道症状不明显,可有饥饿感,出现症状时稍进饮食即可缓解。饮食中减少糖类含量,增加蛋白质比例,少食多餐可防止其发生。

(七)健康指导

(1)向患者及家属讲解有关胃十二指肠溃疡的知识,使之能更好地配合治疗和护理。

(2)指导患者学会自我情绪调整,保持乐观进取的精神风貌,注意劳逸结合,减少溃疡病的客观因素。

(3)指导患者饮食应定时定量,少食多餐,营养丰富,以后可逐步过渡至正常人饮食。少食腌、熏食品,避免进食过冷、过烫、过辣及油煎炸食物,切勿酗酒、吸烟。

(4)告知患者及家属有关手术后期可能出现的并发症的表现和预防措施。

(5)定期随访,如有不适及时就诊。

二、胃十二指肠溃疡急性穿孔

胃十二指肠溃疡急性穿孔是胃十二指肠溃疡的严重并发症,为常见的外科急腹症。起病急、变化快,病情严重,需要紧急处理,若诊治不当可危及生命。其发生率呈逐年上升趋势,发病年龄逐渐趋于老龄化。十二指肠溃疡穿孔男性患者较多,胃溃疡穿孔则多见于老年妇女。

(一)病因及发病机制

溃疡穿孔是活动期胃十二指肠溃疡向深部侵蚀、穿破浆膜的结果。胃溃疡穿孔60%发生在近幽门的胃小弯,而90%的十二指肠溃疡穿孔发生在壶腹部前壁偏小弯侧。急性穿孔后,具有强烈刺激性的胃酸、胆汁、胰液等消化液和食物进入腹腔,引起化学性腹膜炎和腹腔内大量液体渗出,6～8小时后细菌开始繁殖并逐渐转变为化脓性腹膜炎。病原菌以大肠埃希菌、链球菌多见。因剧烈的腹痛、强烈的化学刺激、细胞外液的丢失及细菌毒素吸收等因素,患者可出现休克。

(二)临床表现

1.症状

穿孔多突然发生于夜间空腹或饱食后,主要表现为突发性上腹部刀割样剧痛,很快波及全腹,但仍以上腹为重。患者疼痛难忍,常伴恶心、呕吐、面色苍白、出冷汗、脉搏细速、血压下降、四肢厥冷等表现。其后由于大量腹腔渗出液的稀释,腹痛略有减轻,继发细菌感染后,腹痛可再次加重;当胃内容物沿右结肠旁沟向下流注时,可出现右下腹痛。溃疡穿孔后病情的严重程度与患者的年龄、全身情况、穿孔部位、穿孔大小和时间及是否空腹穿孔密切相关。

2.体征

体检时患者呈急性病容,表情痛苦,蜷屈位、不愿移动;腹式呼吸减弱或消失;全腹有明显的压痛、反跳痛,腹肌紧张呈"木板样"强直,以右上腹部最为明显,肝浊音界缩小或消失,可有移动性浊音,肠鸣音减弱或消失。

(三)实验室及其他检查

1.X线检查

大约80%的患者行站立位腹部X线检查时,可见膈下新月形游离气体影。

2.实验室检查

提示血白细胞计数及中性粒细胞比例增高。

3.诊断性腹腔穿刺

临床表现不典型的患者可行诊断性腹腔穿刺,穿刺抽出液可含胆汁或食物残渣。

(四)治疗要点

根据病情选用非手术或手术治疗。

1.非手术治疗

(1)适应证:一般情况良好,症状及体征较轻的空腹状态下穿孔者;穿孔超过24小时,腹膜炎症已局限者;胃十二指肠造影证实穿孔已封闭者;无出血、幽门梗阻及恶变等并发症者。

(2)治疗措施:①禁欲食、持续胃肠减压,减少胃肠内容物继续外漏,以利于穿孔的闭合和腹膜炎症消退。②输液和营养支持治疗,以维持机体水、电解质平衡及营养需求。③全身应用抗生素,以控制感染。④应用抑酸药物,如给予H_2受体阻滞剂或质子泵拮抗剂等制酸药物。

2.手术治疗

(1)适应证:上述非手术治疗措施6～8小时,症状无减轻,而且逐渐加重者要改手术治疗。②饱食后穿孔,顽固性溃疡穿孔和伴有幽门梗阻、大出血、恶变等并发症者,应及早进行手术治疗。

(2)手术方式:①单纯缝合修补术:即缝合穿孔处并加大网膜覆盖。此方法操作简单,手术时间短,安全性高。适用于穿孔时间超过8小时,腹腔内感染及炎症水肿严重者;以往无溃疡病史或有溃疡病史但未经内科正规治疗,无出血、梗阻并发症者;有其他系统器质性疾病不能耐受急诊彻底性溃疡切除手术者。②彻底的溃疡切除手术(连同溃疡一起切除的胃大部切除术):手术方式包括胃大部切除术,对十二指肠溃疡穿孔行迷走神经切断加胃窦切除术,或缝合穿孔后行迷走神经切断加胃空肠吻合术,或行高选择性迷走神经切断术。

(五)常见护理诊断/问题

1.疼痛

疼痛与胃十二指肠溃疡穿孔后消化液对腹膜的强烈刺激及手术后切口有关。

2.体液不足

体液不足与溃疡穿孔后消化液的大量丢失有关。

(六)护理措施

1.术前护理/非手术治疗的护理

(1)禁食、胃肠减压:溃疡穿孔患者要禁食禁水,有效地胃肠减压,以减少胃肠内容物继续流入腹腔。做好引流期间的护理,保持引流通畅和有效负压,注意观察和记录胃液的颜色、性质和量。

(2)体位:休克者取休克体位(头和躯干抬高 20°～30°、下肢抬高 15°～20°),以增加回心血量;无休克者或休克改善后取半卧位,以利于漏出的消化液积聚于盆腔最低位和便于引流,减少毒素的吸收,同时也可降低腹壁张力和减轻疼痛。

(3)静脉输液,维持体液平衡。观察和记录 24 小时出入量,为合理补液提供依据。给予静脉输液,根据出入量和医嘱,合理安排输液的种类和速度,以维持水、电解质及酸碱平衡;同时给予营养支持和相应护理。

(4)预防和控制感染:遵医嘱合理应用抗菌药。

(5)做好病情观察:密切观察患者生命体征、腹痛、腹膜刺激征及肠鸣音变化等。若经非手术治疗6～8 小时病情不见好转,症状、体征反而加重者,应积极做好急诊手术准备。

2.术后护理

加强术后护理,促进患者早日康复。

三、胃十二指肠溃疡大出血

胃十二指肠溃疡出血是上消化道大出血中最常见的原因,占 50% 以上。其中 5%～10% 需要手术治疗。

(一)病因与病理

因溃疡基底的血管壁被侵蚀而导致破裂出血,患者过去多有典型溃疡病史,近期可有服用非甾体类抗炎药物、疲劳、饮食不规律等诱因。胃溃疡大出血多发生在胃小弯,出血源自胃左、右动脉及其分支或肝胃韧带内较大的血管。十二指肠溃疡大出血通常位于壶腹部后壁,出血多来自胃十二指肠动脉或胰十二指肠上动脉及其分支;溃疡基底部的血管侧壁破裂出血不易自行停止,可引发致命的动脉性出血。大出血后,因血容量减少、血压下降、血流变慢,可在血管破裂处形成血凝块而暂时止血。由于胃酸、胃肠蠕动和胃十二指肠内容物与溃疡病灶的接触,部分病例可发生再次出血。

(二)临床表现

1.症状

患者的主要表现是呕血和黑便,多数患者只有黑便而无呕血,迅猛的出血则表现为大量呕血和排紫黑色血便。呕血前患者常有恶心,便血前多突然有便意,呕血或便血前后患者常有心悸、目眩、无力甚至昏厥。如出血速度缓慢则血压、脉搏改变不明显。如果短期内失血量超过400 mL时,患者可出现面色苍白、口渴、脉搏快速有力,血压正常或略偏高的循环系统代偿表现;当失血量超过 800 mL时,可出现休克症状:患者烦躁不安、出冷汗、脉搏细速、血压下降、呼吸急促、四肢厥冷等。

2.体征

腹稍胀,上腹部可有轻度压痛,肠鸣音亢进。

(三)实验室及其他检查

1.内镜检查

胃十二指肠纤维镜检查可明确出血原因和部位,出血 24 小时内阳性率可为70%～80%,超过 24 小时则阳性率下降。

2.血管造影

选择性腹腔动脉或肠系膜上动脉造影可明确病因与出血部位,并可采取栓塞治疗或动脉注射垂体升压素等介入性止血措施。

3.实验室检查

大量出血早期,由于血液浓缩,血常规变化不大;以后红细胞计数、血红蛋白、血细胞比容均呈进行性下降。

(四)治疗要点

胃十二指肠溃疡出血的治疗原则:补充血容量防止失血性休克,尽快明确出血部位并采取有效止血措施。

1.非手术治疗

(1)补充血容量:迅速建立静脉通路,快速静脉输液、输血。失血量达全身总血量的20%时,应输注右旋糖酐、羟乙基淀粉或其他血浆代用品,出血量较大时可输注浓缩红细胞,必要时可输全血,保持血细胞比容不低于30%。

(2)禁食、留置胃管:用生理盐水冲洗胃腔,清除血凝块,直至胃液变清。还可经胃管注入200 mL 含8 mg去甲肾上腺素的生理盐水溶液,每4～6 小时 1 次。

(3)应用止血、制酸等药物:经静脉或肌内注射巴曲酶等止血药物;静脉给予 H_2 受体拮抗剂(西咪替丁等)、质子泵抑制剂(奥美拉唑)或生长抑素等。

(4)胃镜下止血:急诊胃镜检查明确出血部位后同时实施电凝、激光灼凝、注射或喷洒药物、钛夹夹闭血管等局部止血措施。

2.手术治疗

(1)适应证:①重大出血,短期内出现休克,或短时间内(6～8 小时)需输入大量血液(>800 mL)方能维持血压和血细胞比容者。②正在进行药物治疗的胃十二指肠溃疡患者发生大出血,说明溃疡侵蚀性大,非手术治疗难于止血,或暂时血止后又复发。③60 岁以上伴血管硬化症者自行止血机会较小,应及早手术。④近期发生过类似的大出血或合并溃疡穿孔或幽门梗阻。⑤胃镜检查发现动脉搏动性出血或溃疡底部血管显露、再出血危险性大者。

(2)手术方式:①胃大部切除术,适用于大多数溃疡出血的患者。②贯穿缝扎术,在病情危急,不能耐受胃大部切除手术时,可采用单纯贯穿缝扎止血法。③在贯穿缝扎处理溃疡出血后,可行迷走神经干切断加胃窦切除或幽门成形术。

(五)常见护理诊断/问题

1.焦虑、恐惧

焦虑、恐惧与突发胃十二指肠溃疡大出血及担心预后有关。

2.体液不足

体液不足与胃十二指肠溃疡出血致血容量不足有关。

(六)护理措施

1.非手术治疗的护理(包括术前护理)

(1)缓解焦虑和恐惧:关心和安慰患者,给予心理支持,减轻患者的焦虑和恐惧。及时为患者清理呕吐物。情绪紧张者,可遵医嘱适当给予镇静剂。

(2)体位:取平卧位,卧床休息。有呕血者,头偏向一侧。

(3)补充血容量:迅速建立多条畅通的静脉通路,快速输液、输血,必要时可行深静脉穿刺输液。开始输液时速度宜快,待休克纠正后减慢滴速。

(4)采取止血措施:遵医嘱应用止血药物或冰盐水洗胃,以控制出血。

(5)做好病情观察:严密观察患者生命体征的变化,判断、观察和记录呕血、便血情况,观察患者有无口渴、肢端湿冷、尿量减少等循环血量不足的表现。必要时测量中心静脉压并做好记录。观察有无鲜红色血性胃液从胃管流出,以判断有无活动性出血和止血效果。若出血仍在继续,短时间内(6~8小时)需大量输血(>800 mL)才能维持血压和血细胞比容,或停止输液、输血后,病情又恶化者,应及时报告医师,并配合做好急症手术的准备。

(6)饮食:出血时暂禁食,出血停止后,可进流质或无渣半流质饮食。

2.术后护理

加强术后护理,促进患者早日康复。

四、胃十二指肠溃疡瘢痕性幽门梗阻

胃十二指肠溃疡患者因幽门管、幽门溃疡或十二指肠壶腹部溃疡反复发作形成瘢痕狭窄、幽门痉挛水肿而造成幽门梗阻。

(一)病因与病理

瘢痕性幽门梗阻常见于十二指肠壶腹部溃疡和位于幽门的胃溃疡。溃疡引起幽门梗阻的机制有幽门痉挛、炎性水肿和瘢痕三种,前两种情况是暂时的和可逆的,在炎症消退、痉挛缓解后梗阻解除,无须外科手术;而瘢痕性幽门梗阻属于永久性,需要手术方能解除梗阻。梗阻初期,为克服幽门狭窄,胃蠕动增强,胃壁肌肉代偿性增厚。后期,胃代偿功能减退,失去张力,胃高度扩大,蠕动减弱甚至消失。由于胃内容物潴留引起呕吐而致水、电解质的丢失,导致脱水、低钾低氯性碱中毒;长期慢性不全性幽门梗阻者由于摄入减少,消化吸收不良,患者可出现贫血与营养障碍。

(二)临床表现

1.症状

患者表现为进食后上腹饱胀不适并出现阵发性胃痉挛性疼痛,伴恶心、嗳气与呕吐。呕吐多发生在下午或晚间,呕吐量大,一次达1 000~2 000 mL,呕吐物内含大量宿食,有腐败酸臭味,但不含胆汁。呕吐后自觉胃部舒适,故患者常自行诱发呕吐以缓解症状。常有少尿、便秘、贫血等慢性消耗表现。体检时可见患者常有消瘦、皮肤干燥、皮肤弹性消失等营养不良的表现。

2.体征

上腹部可见胃型和胃蠕动波,用手轻拍上腹部可闻及振水声。

(三)实验室及其他检查

1.内镜检查

可见胃内有大量潴留的胃液和食物残渣。

2.X线钡餐检查

可见胃高度扩张,24小时后仍有钡剂存留(正常24小时排空)。已明确幽门梗阻者避免做此检查。

(四)治疗要点

瘢痕性幽门梗阻以手术治疗为主。最常用的术式是胃大部切除术,但年龄较大、身体状况极差或合并其他严重内科疾病者,可行胃空肠吻合加迷走神经切断术。

(五)常见护理诊断/问题

1.体液不足

体液不足与大量呕吐、胃肠减压引起水、电解质的丢失有关。

2.营养失调:低于机体需要量

营养失调:低于机体需要量与幽门梗阻致摄入不足、禁食和消耗、丢失体液有关。

(六)护理措施

1.术前护理

(1)静脉输液:根据医嘱和电解质检测结果合理安排输液种类和速度,以纠正脱水及低钾、低氯性碱中毒。密切观察及准确记录24小时出入量,为静脉补液提供依据。

(2)饮食与营养支持:非完全梗阻者可给予无渣半流质饮食,完全梗阻者术前应禁食水,以减少胃内容物潴留。根据医嘱于手术前给予肠外营养,必要时输血或其他血液制品,以纠正营养不良、贫血和低蛋白血症,提高患者对手术的耐受力。

(3)采取有效措施,减轻疼痛,增进舒适。①禁食,胃肠减压:完全幽门梗阻患者,给予禁食,保持有效胃肠减压,减少胃内积气、积液,减轻胃内张力。必要时遵医嘱给予解痉药物,以减轻疼痛,增加患者的舒适度。②体位:取半卧位,卧床休息。呕吐时,头偏向一侧。呕吐后及时为患者清理呕吐物。情绪紧张者,可遵医嘱给予镇静剂。

(4)洗胃:完全幽门梗阻者,除持续胃肠减压排空胃内潴留物外,须做术前胃的准备,即术前3天每晚用300～500 mL温盐水洗胃,以减轻胃黏膜水肿和炎症,有利于术后吻合口愈合。

2.术后护理

加强术后护理,促进患者早日康复。

（董新萍）

第三节 急性胰腺炎

一、病因

(一)梗阻因素

梗阻是最常见原因。常见于胆总管结石,胆管蛔虫症,Oddi括约肌水肿和痉挛等引起的胆管梗阻及胰管结石、肿瘤导致的胰管梗阻。

(二)乙醇中毒

乙醇引起Oddi括约肌痉挛,使胰管引流不畅、压力升高。同时乙醇刺激胃酸分泌,胃酸又刺激促胰液素和缩胆囊素分泌增多,促使胰腺外分泌增加。

(三)暴饮暴食

尤其是高蛋白、高脂肪食物、过量饮酒可刺激胰腺大量分泌,胃肠道功能紊乱,或因剧烈呕吐导致十二指肠内压骤增,十二指肠液反流,共同通道受阻。

(四)感染因素

腮腺炎病毒、肝炎病毒、伤寒杆菌等经血流、淋巴进入胰腺所致。

(五)损伤或手术

胃胆管手术或胰腺外伤、内镜逆行胰管造影等因素可直接或间接损伤胰腺,导致胰腺缺血、Oddi括约肌痉挛或刺激迷走神经,使胃酸、胰液分泌增加亦可导致发病。

(六)其他因素

内分泌或代谢性疾病,如高脂血症、高钙血症等,某些药物如利尿剂、吲哚美辛、硫唑嘌呤等均可损害胰腺。

二、病理生理

根据病理改变可分为水肿性胰腺炎和出血坏死性胰腺炎两种。基本病理改变是水肿、出血和坏死,严重者可并发休克、化脓性感染及多脏器衰竭。

三、临床表现

(一)腹痛

大多为突然发作,常在饱餐后或饮酒后发病。多为全上腹持续剧烈疼痛伴有阵发性加重,向腰背部放射,疼痛与病变部位有关。胰头部以右上腹痛为主,向右肩部放射;胰尾部以左上腹为主,向左肩放射;累及全胰则呈束带状腰背疼痛。重型患者腹痛延续时间较长,由于渗出液扩散,腹痛可弥散至全腹,并有麻痹性肠梗阻现象。

(二)恶心、呕吐

早期为反射性频繁呕吐,多为胃十二指肠内容物,后期因肠麻痹或肠梗阻可呕吐小肠内容物。呕吐后腹胀不缓解为其特点。

(三)发热

发热与病变程度相一致。重型胰腺炎继发感染或合并胆管感染时可持续高热,如持续高热不退则提示合并感染或并发胰周脓肿。

(四)腹胀

腹胀是重型胰腺炎的重要体征之一,其原因是腹膜炎造成麻痹性肠梗阻所致。

(五)黄疸

黄疸多在胆源性胰腺炎时发生,严重者可合并肝细胞性黄疸。

(六)腹膜炎体征

水肿性胰腺炎时,压痛只局限于上腹部,常无明显肌紧张;出血性坏死性胰腺炎压痛明显,并有肌紧张和反跳痛,范围较广泛或波及全腹。

(七)休克

严重患者出现休克,表现为脉细速、血压降低、四肢厥冷、面色苍白等。有的患者以突然休克为主要表现,称为暴发性急性胰腺炎。

(八)皮下瘀斑

少数患者因胰酶及坏死组织液穿过筋膜与基层渗入腹壁下,可在季肋及腹部形成蓝棕色斑(Grey-turner 征)或脐周皮肤发绀(Cullen 征)。

四、辅助检查

(一)胰酶测定

1.血清淀粉酶

90％以上的患者血清淀粉酶升高,通常在发病后 3～4 小时后开始升高,12～24 小时达到高峰,3～5 天恢复正常。

2.尿淀粉酶测定

通常在发病后 12 小时开始升高,24～48 小时达高峰,持续 5～7 天开始下降。

3.血清脂肪酶测定

在发病 24 小时升高至 1.5 康氏单位(正常值 0.5～1.0 U)。

(二)腹腔穿刺

穿刺液为血性混浊液体,可见脂肪小滴,腹水淀粉酶较血清淀粉酶值高 3～8 倍。并发感染时呈脓性。

(三)B 超检查

B 超检查可见胰腺弥漫性均匀肿大,界限清晰,内有光点反射,但较稀少,若炎症消退,上述变化持续 1～2 周即可恢复正常。

(四)CT 检查

CT 扫描显示胰腺弥漫肿大,边缘不光滑,当胰腺出现坏死时可见胰腺上有低密度、不规则的透亮区。

五、临床分型

(一)水肿性胰腺炎(轻型)

患者主要表现为腹痛、恶心、呕吐、腹膜炎体征、血和尿淀粉酶增高,经治疗后短期内可好转,病死率低。

(二)出血坏死性胰腺炎(重型)

除上述症状、体征继续加重外,高热持续不退,黄疸加深,神志模糊和谵妄,高度腹胀,血性或脓性腹水,两侧腰部或脐下出现青紫瘀斑,胃肠出血、休克等。实验室检查:白细胞计数增多($>16×10^9/L$),红细胞和血细胞比容降低,血糖升高(>11.1 mmol/L),血钙降低(<2.0 mmol/L),$PaO_2<8.0$ kPa(60 mmHg),血尿素氮或肌酐增高,酸中毒等。甚至出现急性肾衰竭、DIC、ARDS 等,病死率较高。

六、治疗原则

(一)非手术治疗

急性胰腺炎大多采用非手术治疗:①严密观察病情;②减少胰液分泌,应用抑制或减少胰液分泌的药物;③解痉镇痛;④有效抗生素防治感染;⑤抗休克,纠正水电解质平衡失调;⑥抗胰酶疗法;⑦腹腔灌洗;⑧激素和中医中药治疗。

(二)手术治疗

1.目的

清除含有胰酶、毒性物质的坏死组织。

2.指征

采用非手术疗法无效者;诊断未明确而疑有腹腔脏器穿孔或肠坏死者;合并胆管疾病者;并发胰腺感染者。应考虑手术探查。

3.手术方式

有灌洗引流、坏死组织清除和规则性胰腺切除术、胆管探查,T 形管引流和胃造瘘、空肠造瘘术等。

七、护理措施

(一)非手术期间的护理

1.病情观察

严密观察神志,监测生命体征和腹部体征的变化,监测血气、凝血功能、血电解质变化,及早发现坏死性胰腺炎、休克和多器官衰竭。

2.维持正常呼吸功能

给予高浓度氧气吸入,必要时给予呼吸机辅助呼吸。

3.维护肾功能

详细记录每小时尿量、尿比重、液体出入量。

4.控制饮食、抑制胰腺分泌

对病情较轻者,可进少量清淡流质或半流质饮食,限制蛋白质摄入量,禁进脂肪。对病情较重或频繁呕吐者要禁食,行胃肠减压,遵医嘱给予抑制胰腺分泌的药物。

5.预防感染

对病情重或胆源性胰腺炎患者给予抗生素,为预防真菌感染,应加用抗真菌药物。

6.防治休克

维持水、电解质平衡,应早期迅速补充水电解质,血浆、全血。还应预防低钾血症,低钙血症,在疾病早期应注意观察,及时矫正。

7.心理护理

指导患者减轻疼痛的方法,解释各项治疗措施的意义。

(二)术后护理

1.术后各种引流管的护理

(1)熟练掌握各种管道的作用,将导管贴上标签后与引流装置正确连接,妥善固定,防止导管滑脱。

(2)分别观察记录各引流管的引流液性状、颜色、量。

(3)严格遵循无菌操作规程,定期更换引流装置。

(4)保持引流通畅,防止导管扭曲。重型患者常有血块、坏死组织脱落,容易造成引流管阻塞。如有阻塞可用无菌温生理盐水冲洗,帮患者经常更换体位,以利引流。

(5)冲洗液、灌洗液现用现配。

(6)拔管护理:当患者体温正常并稳定10天左右,白细胞计数正常,腹腔引流液少于5 mL,每天引流液淀粉酶测定正常后可考虑拔管。拔管后要注意拔管处伤口有无渗漏,如有渗液应及时更换敷料。拔管处伤口可在1周左右愈合。

2.伤口护理

观察有无渗液、有无裂开,按时换药,并发胰外瘘时,要注意保持负压引流通畅,并用氧化锌糊剂保护瘘口周围皮肤。

3.营养支持治疗与护理

根据患者营养评定状况,计算需要量,制订计划。第一阶段,术前和术后早期,需抑制分泌功能,使胰腺处于休息状态,同时因胃肠道功能障碍,此时需完全胃肠外营养(TPN)2～3周。第二阶段,术后3周左右,病情稳定,肠道功能基本恢复,可通过空肠造瘘提供营养3～4周,称为肠道营养(TEN)。第三阶段,逐渐恢复经口进食,称为胃肠内营养(EN)。

4.并发症的观察与护理

(1)胰腺脓肿及腹腔脓肿:术后2周的患者出现高热、腹部肿块,应考虑其可能。一般均为腹腔引流不畅,胰腺坏死组织及渗出液局部积聚感染所致。非手术疗法无效时应手术引流。

(2)胰瘘:如观察到腹腔引流有无色透明腹腔液经常外漏,其中淀粉酶含量高,为胰液外漏所致,合并感染时引流液可显脓性。多数可逐渐自行愈合。

(3)肠瘘:主要表现为明显的腹膜刺激征,引流液中伴有粪渣。瘘管形成后用营养支持治疗。长期不愈者,应考虑手术治疗。

(4)假性胰腺囊肿:多数需手术行囊肿切除或内引流手术,少数患者经非手术治疗6个月可自行吸收。

(5)糖尿病:胰腺部分切除后,可引起内、外分泌缺失。注意观察血糖、尿糖的变化,根据化验报告补充胰岛素。

5.心理护理

由于病情重,术后引流管多,恢复时间长,患者易产生悲观急躁情绪,因此应关心体贴鼓励患者,帮助患者树立战胜疾病的信心,积极配合治疗。

八、健康教育

(1)饮食应少量多餐,注意食用富有营养易消化食物,避免暴饮暴食及酗酒。

(2)有胆管疾病、病毒感染者应积极治疗。

(3)告知会引发胰腺炎的药物种类,不得随意服药。

(4)有高糖血症,应遵医嘱口服降糖药或注射胰岛素,定时查血糖、尿糖,将血糖控制在稳定水平,防治各种并发症。

(5)出院4～6周,避免过度疲劳。

(6)门诊应定期随访。

(董新萍)

第四节　急性阑尾炎

急性阑尾炎是腹部外科最常见的疾病之一,是外科急腹症中最常见的疾病,其发病率约为1∶1 000。各年龄段(不满1岁至90岁,甚至90岁以上)的人及妊娠期妇女均可发病,但以青年最为多见。阑尾切除术也是外科最常施行的一种手术。急性阑尾炎临床表现变化较多,需要与许多腹腔内外疾病相鉴别。早期明确诊断,及时治疗,可使患者在短期内恢复健康。若延误诊治,则可能出现严重后果。因此对本病的处理须予以重视。

一、病因

阑尾管腔较细且系膜短,常使阑尾扭曲,内容物排出不畅,阑尾管腔内本来就有许多微生物,远侧又是盲端,很容易发生感染。一般认为急性阑尾炎是由下列几种因素综合而发生的。

(一)梗阻

梗阻为急性阑尾炎发病最常见的基本因素,常见的梗阻原因:①粪石和粪块等。②寄生虫,如蛔虫堵塞。③阑尾系膜过短,造成阑尾扭曲,引起部分梗阻。④阑尾壁的改变,以往发生过急性阑尾炎后,肠壁可以纤维化,使阑尾腔变小,亦可减弱阑尾的蠕动功能。

(二)细菌感染

阑尾炎的发生也可能是细菌直接感染的结果。细菌可通过直接侵入、经由血运或邻接感染等方式侵入阑尾壁,从而形成阑尾的感染和炎症。

(三)其他

与急性阑尾炎发病有关的因素还有饮食习惯、遗传因素和胃肠道功能障碍等。阑尾先天性畸形,如阑尾过长、过度扭曲、管腔细小、血供不佳等都是易于发生急性炎症的条件。胃肠道功能障碍(如腹泻、便秘等)引起内脏神经反射,导致阑尾肌肉和血管痉挛,当超过正常强度时,可致阑尾管腔狭窄、血供障碍、黏膜受损,细菌入侵而致急性炎症。

二、病理

根据急性阑尾炎的临床过程和病理解剖学变化,可将其分为四种病理类型,这些不同类型可以是急性阑尾炎在其病变发展过程中不同阶段的表现,也可能是不同的病因和发病原理所产生的直接结果。

(一)急性单纯性阑尾炎

阑尾轻度肿胀,浆膜表面充血。阑尾壁各层组织间均有炎性细胞浸润,以黏膜和黏膜下层为最著;黏膜上可能出现小的溃疡和出血点,阑尾腔内可能有少量渗出液,临床症状和全身反应也较轻,如能及时处理,其感染可以消退、炎症完全吸收,阑尾也可恢复正常。

(二)急性化脓性阑尾炎

阑尾明显肿胀,壁内有大量炎性细胞浸润,可形成大量大小不一的微小脓肿;浆膜高度充血并有较多脓性渗出物,作为肌体炎症防御、局限化的一种表现,常有大网膜下移、包绕部分或全部阑尾。此类阑尾炎的阑尾已有不同程度的组织破坏,即使经保守治疗恢复,阑尾壁仍可留有瘢痕挛缩,致阑尾腔狭窄,因此,日后炎症可反复发作。

(三)坏疽性及穿孔性阑尾炎

坏疽性及穿孔性阑尾炎是一种重型的阑尾炎。根据阑尾血运阻断的部位,坏死范围可仅限于阑尾的一部分或累及整个阑尾。阑尾管壁坏死或部分坏死,呈暗紫色或黑色。阑尾腔内积脓,且压力升高,阑尾壁血液循环障碍。穿孔部位多存阑尾根部和尖端。穿孔如未被包裹,感染继续扩散,则可引起急性弥漫性腹膜炎。

(四)阑尾周围脓肿

急性阑尾炎化脓坏疽或穿孔,如果此过程进展较慢,大网膜可移至右下腹部,将阑尾包裹并形成粘连,形成炎性肿块或阑尾周围脓肿。

阑尾穿孔并发弥漫性腹膜炎最为严重,常见于坏疽穿孔性阑尾炎,婴幼儿大网膜过短、妊娠期的子宫妨碍大网膜下移,故易于在阑尾穿孔后出现弥漫性腹膜炎。由于阑尾炎症严重,进展迅速,局部大网膜或肠袢粘连尚不足以局限之,故一旦穿孔,感染很快蔓及全腹腔。患者有全身性感染、中毒和脱水等现象,有全腹性的腹壁强直和触痛,并有肠麻痹的腹胀、呕吐等症状。若不经适当治疗,病死率很高;即使经过积极治疗后全身性感染获得控制,也常因发生盆腔脓肿、膈下脓肿或多发性腹腔脓肿等并发症而需多次手术引流,甚至遗下腹腔窦道、肠瘘、粘连性肠梗阻等并发症而使病情复杂、病期迁延。

三、临床表现

急性阑尾炎不论其病因如何,亦不论其病理变化为单纯性、化脓性或坏疽性,在阑尾未穿孔、坏死或并有局部脓肿以前,临床表现大致相似。多数急性阑尾炎都有较典型的症状和体征。

(一)症状

一般表现在 3 个方面。

1.腹痛不适

腹痛不适是急性阑尾炎最常见的症状,约有 98% 急性阑尾炎患者以此为首发症状。典型的急性阑尾炎腹痛开始时多在上腹部或脐周围,有时为阵发性,并常有轻度恶心或呕吐;一般持续 6～36 小时(通常约 12 小时)。当阑尾炎症涉及壁腹膜时,腹痛变为持续性并转移至右下腹部,疼痛加剧,不少患者伴有呕吐、发热等全身症状。此种转移性右下腹痛是急性阑尾炎的典型症状,70% 以上的患者具有此症状。该症状在临床诊断上有重要意义。但也应该指出不少患者其腹痛可能开始时即在右下腹,不一定有转移性腹痛,这可能与阑尾炎病理过程不同有关。没有明显管腔梗阻而直接发生的阑尾感染,腹痛可能一开始就是右下腹炎性持续性疼痛。异位阑尾炎在临床上虽同样也可有初期梗阻性、后期炎症性腹痛,但其最后腹痛所在部位因阑尾部位不同而异。

腹痛的轻重程度与阑尾炎的严重性之间并无直接关系。虽然腹痛的突然减轻一般显示阑尾腔的梗阻已解除或炎症在消退,但有时因阑尾腔内压过大或组织缺血坏死,神经末梢失去感受和传导能力,腹痛也可减轻;有时阑尾穿孔以后,由于腔内压随之减低,自觉的腹痛也可突然消失。故腹痛减轻,必须伴有体征消失,方可视为是病情好转的证据。

2.胃肠道症状

恶心、呕吐、便秘、腹泻等胃肠道症状是急性阑尾炎患者所常有的。呕吐是急性阑尾炎常见的症状,当阑尾管腔梗阻及炎症程度较重时更为突出。呕吐与发病前有无进食有关。阑尾炎发生于空腹时,往往仅有恶心;饱食后发生者多有呕吐;偶然于病程晚期亦见有恶心、呕吐者,则多由腹膜炎所致。食欲缺乏,不思饮食,则更为患者常见的现象。

当阑尾感染扩散至全腹时,恶心、呕吐可加重。其他胃肠道症状如食欲缺乏、便秘、腹泻等也偶可出现,腹泻多由于阑尾炎症扩散至盆腔内形成脓肿,刺激直肠而引起肠功能亢进,此时患者常有排便不畅、便次增多、里急后重及便中带黏液等症状。

3.全身反应

急性阑尾炎患者的全身症状一般并不显著。当阑尾化脓坏疽并有扩散性腹腔内感染时,可以出现明显的全身症状,如寒战、高热、反应迟钝或烦躁不安;当弥漫性腹膜炎严重时,可同时出现血容量不足与脓毒症表现,甚至有心、肺、肝、肾等生命器官功能障碍。

(二)体征

急性阑尾炎的体征在诊断上较自觉症状更具重要性。它的表现决定于阑尾的部位、位置的深浅和炎症的程度,常见的体征有下列几类。

1.患者体位

不少患者来诊时常见弯腰行走,且往往以双手按在右下腹部。在床上平卧时其右髋关节常呈屈曲位。

2.压痛和反跳痛

最主要和典型的是右下腹压痛,是诊断阑尾炎的重要依据,典型的压痛较局限,位于麦氏点(阑尾点)或其附近。无并发症的阑尾炎其压痛点比较局限,有时可以用一个手指在腹壁找到最明显压痛点;待出现腹膜炎时,压痛范围可变大,甚至全腹压痛,但压痛最剧点仍在阑尾部位。压痛点具有重大诊断价值,即使患者自觉腹痛尚在上腹部或脐周围,体检时往往已能发现在右下腹有明显的压痛点,常借此可获得早期诊断。

年老体弱、反应差的患者炎症有时即使很重,但压痛可能比较轻微,或必须深压才痛。压痛表明阑尾炎症的存在和其所在的部位,较转移性腹痛更具诊断意义。

反跳痛具有重要的诊断意义,体检时将压在局部的手突然松开,患者感到剧烈疼痛,更重于压痛。这是腹膜受到刺激的反应,可以更肯定局部炎症的存在。阑尾部位压痛与反跳痛的同时存在对诊断阑尾炎比单个存在更有价值。

3.右下腹肌紧张和强直

肌紧张是腹壁对炎症刺激的反应性痉挛,强直则是一种持续性不由自主地保护性腹肌收缩,都见于阑尾炎症已超出浆膜并侵及周围脏器或组织时。检查腹肌有无紧张和强直要求动作轻柔,患者情绪平静,以避免引起腹肌过度反应或痉挛,导致不正确结论。

4.疼痛试验

有些急性阑尾炎患者以下几种疼痛试验可能呈阳性,其主要原理是处于深部但有炎症的阑尾黏附于腰大肌或闭孔肌,在行以下各种试验时,局部受到明显刺激而出现疼痛。①结肠充气试验(Rovsing征):深压患者左下腹部降结肠处,患者感到阑尾部位疼痛。②腰大肌试验:患者左侧卧,右腿伸直并过度后伸时阑尾部位出现疼痛。③闭孔内肌试验:患者屈右髋右膝并内旋时感到阑尾部位疼痛。④直肠内触痛:直肠指检时按压右前壁患者有疼痛感。

(三)化验

急性阑尾炎患者的血常规、尿常规检查有一定重要性。90%的患者常有白细胞计数增多,是临床诊断的重要依据,一般为$(10\sim15)\times10^9/L$。随着炎症加重,白细胞可以增加,甚至可为$20\times10^9/L$以上。但年老体弱或免疫功能受抑制的患者,白细胞数不一定增多,甚至反而下降。白细胞数增多常伴有核左移。急性阑尾炎患者的尿液检查一般无特殊改变,但对排除类似阑尾炎症状的泌尿系统疾病,如输尿管结石,常规检查尿液仍有必要。

四、诊断

多数急性阑尾炎的诊断以转移性右下腹痛或右下腹痛、阑尾部位压痛和白细胞升高三者为决定性依据。典型的急性阑尾炎(约占80%)均有上述症状、体征,易于据此作出诊断。对于临床表现不典型的患者,尚需考虑借助其他一些诊断手段,以进一步肯定。

五、鉴别诊断

典型的急性阑尾炎一般诊断并不困难,但在另一部分病例,由于临床表现并不典型,诊断相当困难,有时甚至诊断错误,以致采用错误的治疗方法或延误治疗,产生严重并发症,甚至死亡。要与急性阑尾炎相鉴别的疾病很多,常见的为以下3类。

(一)内科疾病

临床上,不少内科疾病具有急腹症的临床表现,常被误诊为急性阑尾炎而施行不必要的手术探查,将无病变的阑尾切除,甚至危及患者生命,故诊断时必须慎重。常见的需要与急性阑尾炎鉴别的内科疾病有以下几种。

1.急性胃肠炎

一般急性胃肠炎患者发病前常有饮食不慎或食物不洁史。症状虽亦以腹痛、呕吐、腹泻三者为主,但通常以呕吐或腹泻较为突出,有时在腹痛之前即已有吐泻。急性阑尾炎患者即使有吐泻,一般也不严重,且多发生在腹痛以后。

急性胃肠炎的腹痛有时虽很剧烈,但其范围较广,部位较不固定,更无转移至右下腹的特点。

2.急性肠系膜淋巴结炎

本病多见于儿童,往往发生于上呼吸道感染之后。患者过去大多有同样腹痛史,且常在上呼吸道感染后发作。起病初期于腹痛开始前后往往即有高热,此与一般急性阑尾炎不同;腹痛初起时即位于右下腹,而无急性阑尾炎之典型腹痛转移史。其腹部触痛的范围亦较急性阑尾炎为广,部位亦较阑尾的位置高,并较靠近内侧。腹壁强直不甚明显,反跳痛亦不显著。Rovsing征和肛门指检都是阴性。

3.Meckel 憩室炎

Meckel 憩室炎往往无转移性腹痛,局部压痛点也在阑尾点之内侧,多见于儿童,由于 1/3Meckel 憩室中有胃黏膜存在,患者可有黑便史。Meckel 憩室炎穿孔时成为外科疾病。临床上如诊断为急性阑尾炎而手术中发现阑尾正常者,应即检查末段回肠至少 100 cm,以视有无 Meckel 憩室炎,免致遗漏而造成严重后果。

4.局限性回肠炎

典型局限性回肠炎不难与急性阑尾炎相区别。但不典型急性发作时,右下腹痛、压痛及白细胞升高与急性阑尾炎相似,必须通过细致临床观察,发现局限性回肠炎所致的部分肠梗阻的症状与体征(如阵发绞痛和可触及条状肿胀肠祥),方能鉴别。

5.心胸疾病

如右侧胸膜炎、右下肺炎和心包炎等均可有反射性右侧腹痛,甚至右侧腹肌反射性紧张等,但这些疾病以呼吸、循环系统功能改变为主,一般没有典型急性阑尾炎的转移性右下腹痛和压痛。

6.其他

如过敏性紫癜、铅中毒等,均可有腹痛,但腹软无压痛。详细的病史、体检和辅助检查可予以鉴别。

(二)外科疾病

1.胃十二指肠溃疡急性穿孔

本病为常见急腹症,发病突然,临床表现可与急性阑尾炎相似。溃疡病穿孔患者多数有慢性溃疡史,穿孔大多发生在溃疡病的急性发作期。溃疡穿孔所引起的腹痛,虽亦起于上腹部并可累及右下腹,但一般均迅速累及全腹,不像急性阑尾炎有局限于右下腹的趋势。腹痛发作极为突然,程度也颇剧烈,常可引致患者休克。体检时右下腹虽也有明显压痛,但上腹部溃疡穿孔部位一般仍为压痛最显著地方;腹肌的强直现象也特别显著,常呈"板样"强直。腹内因有游离气体存在,肝浊音界多有缩小或消失现象;X 线透视如能确定膈下有积气,有助于诊断。

2.急性胆囊炎

总体上急性胆囊炎的症状与体征均以右上腹为主,常可扪及肿大和有压痛的胆囊,Murphy 征阳性,辅以 B 超不难鉴别。

3.右侧输尿管结石

本病有时表现与阑尾炎相似。但输尿管结石以腰部酸痛或绞痛为主,可有向会阴部放射痛,右肾区叩击痛(+),肉眼或镜检尿液有大量红细胞,B 超检查和肾、输尿管、膀胱 X 线片(KUB)可确诊。

(三)妇科疾病

1.右侧异位妊娠破裂

这是育龄妇女最易与急性阑尾炎相混淆的疾病,尤其是未婚怀孕女性,诊断时更要细致。异位妊娠患者常有月经过期或近期不规则史,在腹痛发生前,可有阴道不规则的出血史。其腹痛的发作极为突然,开始即在下腹部,并常伴有会阴部垂痛感觉。全身无炎症反应,但有不同程度的出血性休克症状。妇科检查常能发现阴道内有血液,子宫颈柔软而有明显触痛,一侧附件有肿大且具压痛;如阴道后穹隆或腹腔穿刺抽出新鲜不凝固血液,同时妊娠试验阳性可以确诊。

2.右侧卵巢囊肿扭转

本病可突然出现右下腹痛,囊肿绞窄坏死可刺激腹膜而致局部压痛,与急性阑尾炎相似。但急性扭转时疼痛剧烈而突然,坏死囊肿引起的局部压痛位置偏低,有时可扪到肿大的囊肿,都与阑尾炎不同,妇科双合诊或B超检查等可明确诊断。

3.其他

如急性盆腔炎、右侧附件炎、右侧卵巢滤泡或黄体破裂等,可通过病史、月经史、妇科检查、B超检查、后穹隆或腹腔穿刺等作出正确诊断。

六、治疗

手术切除是治疗急性阑尾炎的主要方法,但阑尾炎症的病理变化比较复杂,非手术治疗仍有其价值。

(一)非手术治疗

1.适应证

(1)患者一般情况差或因客观条件不允许,如合并严重心、肺功能障碍时,也可先行非手术治疗,但应密切观察病情变化。

(2)急性单纯性阑尾炎早期,药物治疗多有效,其炎症可吸收消退,阑尾能恢复正常,也可不再复发。

(3)当急性阑尾炎已被延误诊断超过48小时,病变局限,已形成炎性肿块,也应采用非手术治疗,待炎症消退,肿块吸收后,再考虑择期切除阑尾。当炎性肿块转成脓肿时,应先行脓肿切开引流,以后再进行择期阑尾切除术。

(4)急性阑尾炎诊断尚未明确,临床观察期间可采用非手术治疗。

2.方法

非手术治疗的内容和方法有卧床、禁食、静脉补充水、电解质和热量,同时应用有效抗生素及对症处理(如镇静、止痛、止吐等)。

(二)手术治疗

绝大多数急性阑尾炎诊断明确后均应采用手术治疗,以去除病灶、促进患者迅速恢复。但是急性阑尾炎的病理变化和患者条件常有不同,因此也要根据具体情况,对不同时期、不同阶段的患者采用不同的手术方式分别处理。

七、急救护理

(一)护理目标

(1)患者焦虑情绪明显好转配合治疗及护理。

(2)患者主诉疼痛明显缓解或消失。

(3)术后未发生相关并发症或并发症发生后能得到及时治疗与处理。

(二)护理措施

1.非手术治疗

(1)体位:取半卧位休息,以减轻疼痛。

(2)饮食:轻者可进流质,重症应禁食以减少肠蠕动,利于炎症局限。

(3)加强病情观察:定时测量生命体征,密切观察患者的腹部症状和体征,尤其注意腹痛的变化;观察期间禁用镇静止痛剂,如吗啡等,以免掩盖病情。

（4）避免增加肠内压力：禁服泻药及灌肠，以免肠蠕动加快，增高肠内压力，导致阑尾穿孔或炎症扩散。

（5）使用有效的抗生素控制感染。

（6）心理护理：耐心做好患者及家属的解释工作，减轻其焦虑和紧张情绪；向患者和家属介绍疾病相关知识，使之积极配合治疗和护理。

2.术后护理

（1）体位：患者全麻术后清醒或硬膜外麻醉平卧 6 小时后，血压平稳，采用半卧位，以减少腹壁张力，减轻切口疼痛，有利于呼吸和引流。

（2）饮食护理：患者术后禁食，禁食期间给予静脉补液。待肛门排气，肠蠕动恢复后，进流质饮食，逐渐向半流质和普食过渡。

（3）合理使用抗生素：术后遵医嘱及时正确使用抗生素，控制感染，防止并发症发生。

（4）早期活动：鼓励患者术后在床上活动，待麻醉反应消失后可起床活动，以促进肠蠕动恢复，防止肠粘连，增进血液循环，促进伤口愈合。

（5）切口的护理：①及时更换污染敷料，保持切口清洁、干燥。②密切观察切口愈合情况，及时发现出血及感染征象。

（6）引流管的护理：①妥善固定引流管和引流袋，防止引流管折叠、受压或牵拉而脱出，并减少牵拉引起的疼痛。②保持引流通畅，经常从近端至远端挤压引流管，防止血块或脓液堵塞。若发现引流液突然减少，应检查引流管有无脱落和堵塞。③观察并记录引流液的颜色、性状及量，准确记录 24 小时的引流量。当引流液量逐渐减少、颜色逐渐变淡至浆液性，患者体温及血常规正常，可考虑拔管。④每周更换引流袋 2～3 次。更换引流袋和敷料时，严格执行无菌操作，防止污染和避免引起逆行感染。

（7）术后并发症的观察及护理。①切口感染：阑尾切除术后最常见的并发症，多见于化脓性或穿孔性阑尾炎。切口感染可通过术中有效保护切口、彻底止血、消灭无效腔等措施得到预防。一般临床表现为术后 2～3 天体温升高，切口处出现红、肿、痛。治疗原则为先试穿刺抽脓液，一经确诊立即充分敞开引流。排出脓液，放置引流，定期换药，短期内可愈合。②粘连性肠梗阻：与局部炎症渗出、手术损伤和术后长期卧床等因素有关。早期手术、术后早期下床活动可以有效预防该并发症，完全性肠梗阻者应手术治疗。③腹腔内出血：常发生在术后 24～48 小时内，多因阑尾系膜结扎线松脱或止血不彻底而引起。临床表现为腹痛、腹胀和失血性休克等。一旦发生出血，应立即输血、补液，紧急手术止血。④腹腔感染或脓肿：多发生于化脓性或坏疽性阑尾炎术后，尤其阑尾穿孔伴腹膜炎的患者。患者表现为体温升高，腹痛、腹胀、腹部压痛及全身中毒症状。按腹膜炎治疗和护理原则处理。⑤阑尾残株炎：阑尾残端保留过长超过 1 cm 时，术后残株易复发炎症，仍表现为阑尾炎的症状。X 线钡剂检查可明确诊断。症状较重者，应手术切除阑尾残株。⑥粪瘘：很少见。残端结扎线脱落、盲肠原有结核或肿瘤等病变、手术时误伤盲肠等因素均是发生粪瘘的原因。临床表现类似阑尾周围脓肿，经非手术治疗后，粪瘘多可自行闭合。少数需手术治疗。

（三）健康教育

（1）术前向患者解释禁食的目的和意义，指导患者采取正确的卧位。

（2）指导患者术后早期下床活动，促进肠蠕动恢复，避免肠粘连。

（3）术后鼓励患者进食营养丰富的食物，以利于伤口愈合。

（4）出院指导：若出现腹痛、腹胀等症状，应及时就诊。 （董新萍）

第七章

妇 科 护 理

第一节　外阴炎与阴道炎

一、外阴炎

外阴炎是妇科常见病,是外阴部的皮肤与黏膜的炎症,可发生于任何年龄,以生育期及绝经后妇女多见。

(一)护理评估

1.健康史

(1)病因评估:外阴炎主要指外阴部的皮肤与黏膜的炎症,以大、小阴唇为多见。由于外阴与尿道、肛门、阴道邻近且暴露,同时,阴道分泌物、月经血、产后的恶露、尿液、粪便的刺激、糖尿病患者的糖尿的长期浸渍,均可引起外阴不同程度的炎症,此外,穿化纤内裤、紧身内裤、使用卫生巾使局部透气性差等,均可诱发外阴部的炎症。

(2)病史评估:评估有无外阴炎的因素存在,有无糖尿病、阴道炎病史。

2.身心状况

(1)症状:外阴瘙痒、疼痛、红、肿、灼热,性交及排尿时加重。

(2)体征:局部充血、肿胀、糜烂,常有抓痕,严重者形成溃疡或湿疹。慢性炎症者,外阴局部皮肤或黏膜增厚、粗糙、皲裂等。

(3)心理-社会状况:了解病程,了解患者对症状的反应,有无烦躁、不安等心理。

(二)护理诊断及合作性问题

1.皮肤或黏膜完整性受损

与皮肤黏膜炎症有关。

2.舒适改变

与外阴瘙痒、疼痛、分泌物增多有关。

3.焦虑

与性交障碍、行动不便有关。

(三)护理目标

(1)患者皮肤与黏膜完整。

（2）患者病情缓解或好转,舒适感增加。

（3）患者情绪稳定,积极配合治疗与护理。

（四）护理措施

1.一般护理

炎症期间宜进食清淡且富含营养的食物,禁食辛辣、刺激性食物。

2.心理护理

患者常出现烦躁不安、焦虑紧张,应帮助患者树立信心,减轻心理负担,坚持治疗,讲究卫生。

3.病情监护

积极寻找病因,消除刺激源。

4.治疗护理

（1）治疗原则:去除病因,积极治疗原发病,如阴道炎、尿瘘、粪瘘、糖尿病等。

（2）治疗配合:保持外阴清洁干燥,局部使用约 40 ℃的 1∶5 000 高锰酸钾溶液坐浴,每天 2 次,每次 15～30 分钟,5～10 次为 1 个疗程。如有破溃,可涂抗生素软膏或紫草油,急性期可用物理治疗。

（五）健康指导

（1）做好卫生宣教,指导妇女穿棉质内裤,减少分泌物刺激,对公共场所,如游泳池、公共浴室等谨慎出入,注意经期、孕期、产期及流产后的生殖道清洁,防止感染。

（2）定期妇科检查,积极参与普查与普治。

（3）指导用药方法及注意事项。

（4）加强性道德教育,纠正不良性行为。

（六）护理评价

（1）患者诉说外阴瘙痒症状减轻,舒适感增加。

（2）患者焦虑缓解或消失,掌握了卫生保健常识,能养成良好卫生习惯。

二、滴虫性阴道炎

滴虫性阴道炎是由阴道毛滴虫引起的最常见的阴道炎。阴道毛滴虫主要寄生于女性阴道,也可存在于尿道、尿道旁腺及膀胱。男性可存在于包皮皱襞、尿道及前列腺内。滴虫适宜生长在温度为 25～40 ℃、pH 为 5.2～6.6 的潮湿环境。月经前后,阴道内酸性减弱,接近中性,隐藏在腺体及阴道皱襞中的滴虫常得以繁殖,而发生滴虫性阴道炎。此病的传播途径有经性交的直接传播及经游泳池、浴盆、厕所、衣物、器械等途径的间接传播。

（一）护理评估

1.健康史

（1）病因评估:阴道毛滴虫呈梨形,体积为多核白细胞的 2～3 倍。滴虫顶端有 4 根鞭毛,体部有波动膜,后端尖并有轴柱凸出。活的滴虫透明无色,如水滴,鞭毛随波动膜的波动而活动（图 7-1）。阴道毛滴虫极易传播,pH 在 4.5 以下时便受到抑制甚至致死。pH 上升至 7.5 时,其繁殖可完全被抑制。在妊娠期和月经来潮前后,阴道 pH 升高,可使阴道毛滴虫的感染率和发病率升高。（2）病史评估:评估发作与月经周期的关系,既往阴道炎病史,个人卫生情况;分析感染经过;了解治疗经过。

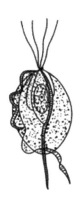

图 7-1　滴虫

2.身心状况

(1)症状:主要症状为白带呈稀薄泡沫状,量多及伴有外阴、阴道口瘙痒。如有其他细菌混合感染,白带可呈黄绿色、血性、脓性且有臭味。局部可有灼热、疼痛、性交痛。合并尿路感染,可有尿频、尿痛、血尿。阴道毛滴虫能吞噬精子,阻碍乳酸生成,影响精子在阴道内存活,可致不孕。

(2)体征:妇科检查时可见阴道黏膜充血,严重时有散在的出血点。有时可见阴道后穹隆处有液性或脓性泡沫状分泌物。

(3)心理-社会状况:患者常因炎症反复发作而烦恼,出现无助感。

(二)辅助检查

1.悬滴法

在玻片上加 1 滴温生理盐水,自阴道后穹隆处取少许分泌物混于生理盐水中,用低倍镜检查,如有滴虫,可见其活动。阳性率可达 $80\%\sim90\%$。取分泌物检查前 $24\sim48$ 小时,避免性交、阴道灌洗及阴道上药。

2.培养法

适于症状典型而悬滴法未见滴虫者,可用培养基培养,其准确率可达 98%。

(三)护理诊断及合作性问题

1.知识缺乏

缺乏对疾病传染途径的认识及缺乏阴道炎治疗的知识。

2.舒适改变

与外阴瘙痒、分泌物增多有关。

3.组织完整性受损

与分泌物增多、外阴瘙痒、搔抓有关。

(四)护理目标

(1)患者能说出疾病传染的途径、阴道炎的治疗与日常防护知识。

(2)患者分泌物减少,舒适度提高。保持组织完整性,无破损。

(五)护理措施

1.一般护理

注意个人卫生,保持外阴部清洁、干燥,避免搔抓外阴导致皮肤破损。

2.心理护理

解除患者因疾病带来的烦恼,减轻其对确诊后的心理压力,增强治疗疾病的信心。告知患者夫妇滴虫性阴道炎的传播途径、临床表现、治疗方法和注意事项,减轻他们的焦虑心理,同时鼓励他们积极配合治疗。

3.病情观察

观察患者的外阴瘙痒症状、阴道分泌物的量及颜色等。

4.治疗护理

(1)治疗原则:杀灭阴道毛滴虫,保持阴道的自净作用,防止复发,夫妻双方要同时治疗,切断直接传染途径。

(2)治疗配合:①局部治疗。增强阴道酸性环境,用1%乳酸溶液、0.5%醋酸溶液或1:5 000高锰酸钾溶液冲洗阴道后,每晚睡前用甲硝唑200 mg,置于阴道后穹隆,每天一次,10天为1个疗程。②全身治疗。甲硝唑每次200~400 mg,每天3次口服,10天为1个疗程。③指导患者正确用药,按疗程坚持用药,注意冲洗液的浓度、温度。④观察用药后反应。甲硝唑口服后偶见胃肠道反应,如食欲缺乏、恶心、呕吐及白细胞减少、皮疹等,一旦发现,应报告医师并停药。妊娠期、哺乳期妇女应慎用,因为药物能通过胎盘进入胎儿体内,并可由乳汁排泄。

(六)健康指导

(1)做好卫生宣教,积极开展普查普治,消灭传染源,严格禁止滴虫阴道炎或带虫者进入游泳池。医疗单位做好消毒隔离,防止交叉感染。治疗期间勤换内裤,内裤、坐浴及洗涤用物应煮沸消毒5~10分钟以消灭病原体,禁止性生活,避免交叉或重复感染的机会。哺乳期妇女在用药期间或用药后24小时内不宜哺乳。经期暂停坐浴、阴道冲洗及阴道用药。

(2)夫妻应双双检查,男方若查出毛滴虫,夫妻应同治,有助于提高疗效,治疗期间应禁止性生活。

(3)治愈标准:治疗后应在每次月经干净后复查1次,连续3次均为阴性,方为治愈。

(七)护理评价

(1)患者自诉外阴不适症状减轻,舒适感增加,悬滴法试验连续3个周期复查为阴性。

(2)患者正确复述预防及治疗此疾病的相关知识。

三、外阴阴道假丝酵母菌病

外阴阴道假丝酵母菌病(vulvovaginal candidiasis,VVC)也称外阴阴道念珠菌病,是一种常见的外阴、阴道炎,80%~90%的病原体为白假丝酵母菌,其发病率仅次于滴虫阴道炎。白假丝酵母菌是真菌,不耐热,加热至60 ℃,持续1小时,即可死亡;但对干燥、日光、紫外线及化学制剂的抵抗力较强。

(一)护理评估

1.健康史

(1)病因评估:念珠菌为条件致病菌,可存在口腔、肠道和阴道而不引起症状。当阴道内糖原增多、酸度增加、局部细胞免疫力下降时,念珠菌可繁殖并引起炎症,故外阴阴道假丝酵母菌病多见于孕妇、糖尿病患者及接受大量雌激素治疗者。此外,长期应用抗生素、服用皮质类固醇激或免疫缺陷综合征等,可以改变阴道内微生物之间的相互制约关系,易发此症;紧身化纤内裤、肥胖可使会阴局部的温度及湿度增加,也易使念珠菌得以繁殖而引起感染。

（2）传播途径评估：①内源性感染为主要感染，假丝酵母菌除寄生阴道外，还可寄生于人的口腔、肠道，这些部位的假丝酵母菌可互相传染。②通过性交直接传染。③通过接触感染的衣物等间接传染。

（3）病史评估：了解有无糖尿病及长期使用抗生素、雌激素、类固醇皮质激素病史，了解个人卫生习惯及有无不洁性生活史。

2.身心状况

（1）症状：外阴、阴道奇痒，坐卧不安，痛苦异常，可伴有尿痛、尿频、性交痛。阴道分泌物为干酪样或豆渣样。

（2）体征：妇科检查见小阴唇内侧、阴道黏膜红肿并附着白色块状薄膜，容易剥离，下面为糜烂及溃疡。

（3）心理-社会状况：患者常因外阴瘙痒痛苦不堪，由于影响休息与睡眠，产生忧虑与烦躁，评估患者心理障碍及影响疾病治疗的原因。

3.辅助检查

（1）悬滴法：在玻片上加1滴温生理盐水，自阴道后穹隆处取少许分泌物混于生理盐水中，用低倍镜检查，若找到白假丝酵母菌的芽孢和假菌丝即可确诊。

（2）培养法：适于症状典型而悬滴法未见白假丝酵母菌者，可用培养基培养。

（二）护理诊断及合作性问题

1.焦虑

与易复发、影响休息与睡眠有关。

2.组织完整性受损

与分泌物增多、外阴瘙痒、搔抓有关。

（三）护理目标

（1）患者情绪稳定，积极配合治疗与护理。

（2）患者病情改善，舒适度提高。

（3）保持组织完整性，组织无破损。

（四）护理措施

1.一般护理

注意个人卫生，保持外阴部清洁、干燥，避免搔抓外阴以免皮肤破损。

2.心理护理

向患者讲解外阴阴道假丝酵母菌病的病因、治疗方法和注意事项等，消除患者的顾虑和焦虑心理，使其积极配合治疗。

3.病情观察

观察患者的外阴瘙痒症状、阴道分泌物的量及颜色等。

4.治疗护理

（1）治疗原则：消除诱因，改变阴道酸碱度，根据患者情况选择局部或全身应用抗真菌药杀灭致病菌。

（2）用药护理：①局部治疗。用2%～4%碳酸氢钠溶液冲洗阴道或坐浴，再选用制霉菌素栓剂、克霉唑栓剂、咪康唑栓剂等置于阴道内，一般7～10天为1个疗程。②全身用药。若局部用药效果较差或病情顽固者，可选用伊曲康唑、氟康唑、酮康唑等口服。③用药注意。孕妇要积极治疗,否则阴道分娩时新生儿易感染发生鹅口疮。妊娠期坚持局部治疗,禁用口服唑类药物。勤换内裤,内裤、坐浴及洗涤用物应煮沸消毒 5～10 分钟以消灭病原体,避免交叉和重复感染的机会。④用药护理。嘱阴道灌洗或坐浴应注意药液浓度和治疗时间,灌洗药物要充分溶化,温度一般为 40 ℃,切忌过烫,以免烫伤皮肤。

(五)健康指导

(1)做好卫生宣教,养成良好的卫生习惯,每天洗外阴、换内裤。切忌搔抓。

(2)约 15％男性与女性患者接触后患有龟头炎,对有症状男性也应进行检查与治疗。

(3)鼓励患者坚持用药,不随意中断疗程。

(4)嘱患者积极治疗糖尿病等疾病,正确使用抗生素、雌激素,以免诱发外阴阴道假丝酵母菌病。

(六)护理评价

(1)患者分泌物减少,性状转为正常,舒适感增加。

(2)患者正确复述预防及治疗此疾病的相关知识,做到积极配合并坚持治疗。

四、萎缩性阴道炎

萎缩性阴道炎属非特异性阴道炎,常见于绝经后及卵巢切除后或盆腔放疗者。绝经后的萎缩性阴道炎又称老年性阴道炎。

(一)护理评估

1.健康史

(1)病因评估:①妇女绝经后;②手术切除卵巢;③产后闭经;④药物假绝经治疗;⑤盆腔放疗后等。由于雌激素水平降低,阴道上皮萎缩变薄,上皮细胞内糖原减少,阴道内 pH 增高,阴道自净作用减弱,局部抵抗力降低,致病菌入侵后易繁殖引起炎症。

(2)病史评估:了解有无糖尿病及长期使用抗生素、雌激素、类固醇皮质激素病史;了解个人卫生习惯及有无不洁性生活史;了解有无进行盆腔放疗等。

2.身心状况

(1)症状:白带增多,多为黄水状,严重感染时可呈脓性,有臭味。黏膜有浅表溃疡时,分泌物可为血性,有的患者可有点滴出血,可伴有外阴瘙痒、灼热、尿频、尿痛、尿失禁等症状。

(2)体征:妇科检查可见阴道皱襞消失,上皮菲薄,黏膜出血,表面可有小出血点或片状出血点;严重时可形成浅表溃疡,阴道弹性消失、狭窄,慢性炎症、溃疡还可引起阴道粘连,导致阴道闭锁。

(3)心理-社会状况:老年人常因思想比较保守,不愿就医而出现无助感。其他患者常因知识缺乏而病急乱投医,因此,应注意评估影响患者不愿就医的因素及家庭支持系统。

3.辅助检查

取分泌物检查,悬滴法排除滴虫性阴道炎和外阴阴道假丝酵母菌病;有血性分泌物时,常需做宫颈刮片或分段诊刮排除宫颈癌和子宫内膜癌的可能性。

(二)护理诊断及合作性问题

1.舒适改变

与外阴瘙痒、疼痛、分泌物增多有关。

2.知识缺乏

与缺乏绝经后妇女预防保健知识有关。

3.有感染的危险

与局部分泌物增多、破溃有关。

(三)护理目标

(1)患者分泌物减少,性状转为正常,舒适感增加。

(2)患者正确复述预防及治疗此疾病的相关知识,做到积极配合并坚持治疗。

(3)患者无感染发生或感染被及时发现和控制,体温、血常规正常。

(四)护理措施

1.一般护理

嘱患者保持外阴清洁,勤换内裤。穿棉织内裤,减少刺激等。

2.心理护理

使患者了解老年性阴道炎的病因和治疗方法,减轻其焦虑;对卵巢切除、放疗者给予心理安慰与相关医学知识解释,增强其治疗疾病的信心;解释雌激素替代疗法可缓解症状,帮助其建立治愈疾病的信心。

3.病情观察

观察白带性状、量、气味,有无外阴瘙痒、灼热及膀胱刺激症状等。

4.治疗护理

(1)治疗原则:增强阴道黏膜的抵抗力,抑制细菌生长繁殖。

(2)治疗配合:①增加阴道酸度。用0.5%醋酸或1%乳酸溶液冲洗阴道,每天1次。阴道冲洗后,将甲硝唑200 mg或氧氟沙星200 mg放入阴道深部,每天1次,7~10天为1个疗程。②增加阴道抵抗力。针对病因给予雌激素制剂,可局部用药,也可全身用药。将己烯雌酚0.125~0.250 mg每晚放入阴道深部,7天为1个疗程。③全身用药。可口服尼尔雌醇,首次4 mg,以后每2~4周1次,每晚2 mg,维持2~3个月。

(五)健康指导

(1)对围绝经期、老年妇女进行健康教育,使其掌握预防老年性阴道炎的措施及技巧。

(2)指导患者及其家属阴道灌洗、上药的方法和注意事项。用药前洗净双手及会阴,减少感染的机会。自己用药有困难者,指导其家属协助用药或由医务人员帮助使用。

(3)告知患者使用雌激素治疗可出现的症状,嘱乳癌或子宫内膜癌患者慎用雌激素制剂。

(六)护理评价

(1)患者分泌物减少,性状转为正常,舒适感增加。

(2)患者正确复述预防及治疗此疾病的相关知识,做到积极配合并坚持治疗。

(吴洪娟)

第二节　子宫颈炎

子宫颈炎是指子宫颈发生的急性或慢性炎症。子宫颈炎是妇科常见疾病之一,包括宫颈阴道部炎症及宫颈管黏膜炎症。临床上分为急性子宫颈炎和慢性子宫颈炎。临床多见的子宫颈炎是急性子宫颈管黏膜炎,若急性子宫颈炎未经及时诊治或病原体持续存在,可导致慢性子宫颈炎症。

由于宫颈管黏膜上皮为单层柱状上皮,抗感染能力较差。当遇到多种病原体侵袭、物理化学因素刺激、机械性子宫颈损伤、子宫颈异物等,引起子宫颈局部充血、水肿,上皮变性、坏死,黏膜、黏膜下组织、腺体周围大量中性粒细胞浸润;或子宫颈间质内有大量淋巴细胞、浆细胞等慢性炎细胞浸润,可伴有子宫颈腺上皮及间质增生和鳞状上皮化生。因子宫颈阴道部鳞状上皮与阴道鳞状上皮相延续,亦可由阴道炎症引起宫颈阴道部炎症。

病原体种类:①性传播疾病的病原体主要是淋病奈瑟菌及沙眼衣原体。②内源性病原体:与细菌性阴道病病原体、生殖道支原体感染有关。

一、护理评估

(一)健康史

1.一般资料

年龄、月经史、婚育史,是否处在妊娠期。

2.既往疾病史

详细了解有无阴道炎、性传播疾病及子宫颈炎症的病史,包括发病时间、病程经过、治疗方法及效果。

3.既往手术史

详细询问分娩手术史,了解阴道分娩时有无宫颈裂伤;是否做过妇科阴道手术操作及有无宫颈损伤、感染史。

4.个人生活史

了解个人卫生习惯,分析可能的感染途径。

(二)生理状况

1.症状

(1)急性子宫颈炎:阴道分泌物增多,呈黏液脓性,阴道分泌物的刺激可引起外阴瘙痒及灼热感;可出现月经间期出血、性交后出血等症状;常伴有尿道症状,如尿急、尿频、尿痛。

(2)慢性子宫颈炎:患者多无症状,少数患者可有阴道分泌物增多,呈淡黄色或脓性,偶有接触性出血、月经间期出血,偶有分泌物刺激引起外阴瘙痒或不适。

2.体征

(1)急性子宫颈炎:检查见脓性或黏液性分泌物从子宫颈管流出;用棉拭子擦拭子宫颈管时,容易诱发子宫颈管内出血。

(2)慢性子宫颈炎:检查可见宫颈呈糜烂样改变,或有黄色分泌物覆盖子宫颈口或从宫颈管流出,也可见子宫颈息肉或子宫颈肥大。

3.辅助检查

(1)实验室检查:分泌物涂片做革兰染色,中性粒细胞＞30/高倍视野;阴道分泌物湿片检查白细胞＞10/高倍视野;做淋菌奈瑟菌及沙眼衣原体检测,以明确病原体。

(2)宫腔镜检查:镜下可见血管充血,宫颈黏膜及黏膜下组织、腺体周围大量中性粒细胞浸润,腺腔内可见脓性分泌物。

(3)宫颈细胞学检查:宫颈刮片、宫颈管吸片,与宫颈上皮瘤样病变或早期宫颈癌相鉴别。

(4)阴道镜及活组织检查:必要时进行,以明确诊断。

(三)高危因素

(1)性传播疾病,年龄<25岁,多位性伴侣或新性伴侣且为无保护性交。

(2)细菌性阴道病。

(3)分娩、流产或手术致子宫颈损伤。

(4)卫生不良或雌激素缺乏,局部抗感染能力差。

(四)心理-社会因素

1.对健康问题的感受

是否存在因无明显症状,而不重视或延误治疗。

2.对疾病的反应

是否因病变在宫颈,又涉及生殖器官与性,而不愿及时就诊;或因阴道分泌物增多引起不适;或治疗效果不明显而烦躁不安;或遇有白带带血或接触性出血时,担心疾病的严重程度,疑有癌变而恐惧、焦虑。

3.家庭、社会及经济状况

家人对患者是否关心;家庭经济状况及是否有医疗保险。

二、护理诊断

(一)皮肤完整性受损

其与宫颈上皮糜烂及炎性刺激有关。

(二)舒适的改变

其与白带增多有关。

(三)焦虑

其与害怕宫颈癌有关。

三、护理措施

(一)症状护理

1.阴道分泌物增多

观察阴道分泌物颜色、性状、气味及量,选择合适的药液进行阴道冲洗。在不清楚种类时,不可滥用冲洗液,指导患者勤换会阴垫及内裤,保持外阴清洁干燥。

2.外阴瘙痒与灼痛

嘱患者尽量避免搔抓,防止外阴部皮肤破损,减少活动,避免摩擦外阴。

(二)用药护理

药物治疗主要用于急性子宫颈炎。

1.遵医嘱用药

(1)经验性抗生素治疗:在未获得病原体检测结果前,采用针对衣原体的经验性抗生素治疗,阿奇霉素1 g,单次顿服,或多西环素100 mg,每天2次,连服7天。

(2)针对病原体的抗生素治疗:临床上除选用抗淋病奈瑟菌的药物外,同时应用抗衣原体感染的药物。对于单纯急性淋病奈瑟菌性子宫颈炎,常用药物有头孢菌素,如头孢曲松钠250 mg

单次肌内注射,或头孢克肟 400 mg 单次口服等;对沙眼衣原体所致子宫颈炎,治疗药物有四环素类,如多西环素 100 mg,每天 2 次,连服 7 天。

2.用药观察

注意观察药物的不良反应,若出现不良反应,立即停药并通知医师。

3.用药注意事项

注意药物的半衰期及有效作用时间;注意药物的配伍禁忌;抗生素应现配现用。

4.用药指导

若病原体为沙眼衣原体及淋病奈瑟菌,应对性伴侣进行相应的检查和治疗。

(三)物理治疗及手术治疗的护理

1.宫颈糜烂样改变

若为无症状的生理性柱状上皮异位,无需处理;对伴有分泌物增多、乳头状增生或接触性出血,可给予局部物理治疗,包括激光、冷冻、微波等,也可以给予中药作为物理治疗前后的辅助治疗。

2.慢性子宫颈黏膜炎

针对病因给予治疗,若病原体不清可试用物理治疗,方法同上。

3.子宫颈息肉

配合医师行息肉摘除术。

4.子宫颈肥大

一般无需治疗。

(四)心理护理

(1)加强疾病知识宣传,引导患者正确认识疾病,及时就诊,接受规范治疗。

(2)向患者解释疾病与健康的问题,鼓励患者表达自己的想法。对病程长、迁延不愈的患者,给予关心和耐心解说,告知疾病的过程及防治措施;对病理检查发现宫颈上皮有异常增生的病例,告知通过密切监测,坚持治疗,可阻断癌变途径,以缓解焦虑心理,增加治疗的信心。

(3)与家属沟通,让其多关心患者,支持患者,坚持治疗,促进康复。

四、健康指导

(一)讲解疾病知识

向患者讲解子宫颈炎的疾病知识,告知及时就诊和规范治疗的重要性。

(二)个人卫生指导

嘱患者保持外阴清洁,每天清洗外阴 2 次,养成良好的卫生习惯,尤其是经期、孕产期及产褥期卫生,避免感染发生。

(三)随访指导

告知患者,物理治疗后有分泌物增多,甚至有多量水样排液,在术后 1～2 周脱痂时可有少量出血,是创面愈合的过程,不必应诊;如出血量多于月经量则需到医院就诊处理;在物理治疗后 2 个月内禁止性生活、盆浴和阴道冲洗;治疗后经过 2 个月经周期,于月经干净后 3～7 天来院复查,评价治疗效果,效果欠佳者可进行第二次治疗。

(四)体检指导

坚持每 1～2 年做 1 次体检,及早发现异常,及早治疗。

五、注意事项

(1)治疗前,应常规做宫颈刮片行细胞学检查。

(2)在急性生殖器炎症期不做物理治疗。

(3)治疗时间应选在月经干净后 3～7 天内进行。

(4)物理治疗后可出现阴道分泌物增多,甚至有大量水样排液,在术后 1～2 周脱痂时可有少许出血。

(5)应告知患者,创面完全愈合时间为 4～8 周,期间禁盆浴、性交和阴道冲洗。

(6)物理治疗有引起术后出血、宫颈管狭窄、感染的可能,应定期复查,观察创面愈合情况直到痊愈,同时检查有无宫颈管狭窄。

(吴洪娟)

第三节　外　阴　癌

外阴癌是女性常见外阴肿瘤,占女性生殖系统恶性肿瘤总数的 3％～5％,多见于绝经后妇女,以外阴鳞状细胞癌最常见。

外阴癌转移早、发展快、恶性程度高,以直接浸润、淋巴转移常见,血行转移很少。淋巴转移是最主要转移途径,直接浸润时癌灶沿皮肤、黏膜可侵及阴道、尿道,晚期累及膀胱直肠。

一、护理评估

(一)健康史

1.病因与发病机制

外阴癌的病因尚不明确,可能与病毒感染、性传播疾病有关,还可能与免疫功能低下及外阴营养不良等有关。外阴的慢性长期刺激如外阴瘙痒、慢性前庭大腺炎、慢性溃疡等也可能发展成外阴癌。外阴慢性皮肤病中,外阴白色病变有 5％～10％伴不典型增生者可能发展为外阴癌。

2.病理评估

外阴癌镜检多为高分化鳞癌,大部分发生于大阴唇,其次是小阴唇、阴蒂、会阴、阴道等部位,前庭和阴蒂病灶倾向于低分化或未分化。

(二)身心状况

1.症状

外阴癌早期主要表现为不易治愈的外阴瘙痒,表皮不同形态的肿物,伴外阴皮肤变白。晚期癌灶破溃、继发感染,可出现恶臭分泌物,癌肿深部浸润,可出现明显的疼痛及出血。侵犯直肠或尿道时,产生相应症状。

2.体征

癌灶可生长在外阴任何部位,以大阴唇最多见。早期局部呈结节状、菜花状或溃疡状,晚期见不规则肿块,组织脆而易脱落、溃烂,感染后流出脓性或血性分泌物。若腹股沟淋巴受累,可扪及增大、质硬、固定的肿块。

3.心理-社会状况

外阴部的手术使身体结构发生变化,患者出现自尊低下、自我形象紊乱、预感性悲伤等心理方面的问题。

二、辅助检查

对外阴可疑病变,行活体组织病理检查以明确诊断。

三、护理诊断及合作性问题

(一)恐惧

与癌症的治疗及预后有关。

(二)组织完整性受损

与外阴瘙痒、破损、溃疡和放疗损伤有关。

(三)疼痛

与晚期癌肿侵犯神经、术后创伤有关。

四、护理目标

(1)患者焦虑情绪得到缓解,积极配合治疗与护理。

(2)患者组织无受损。

(3)患者疼痛缓解,舒适感增加。

五、护理措施

(一)一般护理

给患者提供安静、舒适的睡眠环境,保持室内空气流通,保持外阴清洁。指导患者于病变部位涂凡士林软膏,保护局部组织,避免搔抓。指导患者术后缓解疼痛的方法。

(二)心理护理

术前与患者沟通,耐心解释,向患者讲解术前术后注意事项、手术的方式和手术效果及手术将重建切除的外阴等,使患者能积极应对,并取得家属的配合。

(三)治疗护理

1.治疗要点

以手术为主,辅以放疗与化学药物治疗。手术治疗是外阴癌的主要方法,一般行外阴根治术及双侧腹股沟深浅淋巴清扫术。放疗或化学治疗(简称化疗)多用于晚期不能手术者或复发癌患者。

2.治疗配合

(1)术前准备:按外阴手术一般准备外,注意如需植皮者,应将供皮区剃毛、消毒并用治疗巾包裹。术前3～5天给予1∶5 000高锰酸钾溶液坐浴,用于清除局部脓性分泌物。

(2)术后护理:①按外阴、阴道术后常规护理。②保持患者会阴清洁干燥,每天擦洗外阴2次,大小便后常规擦洗。③术后协助患者取平卧外展屈膝位,并在腘窝垫一软垫。④保持引流管通畅。⑤观察患者切口有无渗血、感染征象,移植皮瓣的愈合情况等;术后第2天即用支架支起盖被,以利通风;术后第2天,会阴部、腹股沟部可遵医嘱用红外线照射,每次20分钟,每天

2次;外阴切口术后5天无异常可间断拆线,腹股沟切口术后7天拆线。⑥术后第5天可遵医嘱给液状石蜡口服,软化大便。

(3)化疗、放疗患者的护理同常规的化疗、放疗护理。

六、健康指导

指导患者出院后继续保持外阴清洁,避免长期应用刺激性强的药液。指导患者注意休息,合理膳食,避免重体力劳动。指导患者定期随访,外阴根治术后3个月复查。放疗患者于放疗后1、3、6个月各随访1次,以后每半年1次,2年以后每年1次,随访5年。

七、护理评价

(1)患者恐惧程度减轻,住院期间,患者疼痛程度逐渐减轻,可以忍受。
(2)患者在诊疗过程中积极主动配合。住院治疗期间,血常规体温正常,患者无感染发生。

（张伟伟）

第四节 子宫颈癌

子宫颈癌又称宫颈浸润癌,是除乳腺癌以外最常见的妇科恶性肿瘤。虽然它的发病率很高,但是宫颈癌有较长的癌前病变阶段,加上近年来国内外已经普遍开展宫颈细胞防癌普查,使宫颈癌和癌前病变得以早期诊断和早期治疗,宫颈癌的发病率和死亡率也随之不断下降。

一、护理评估

(一)健康史
详细了解年轻患者有无接触性出血、年老患者绝经后阴道不规则流血情况。评估患者有无患病的高危因素存在,如慢性宫颈炎的病史及是否有HPV、巨细胞病毒等的感染;婚育史、性生活史、高危男子性接触史等。

(二)身体状况
1.症状

详细了解患者阴道流血的时间、量、质、色等,有无妇科检查或性生活后的接触性出血;阴道排液的性状、气味;有无邻近器官受累的症状;有无疼痛,疼痛的部位、性质、持续时间等。全身有无贫血、消瘦、乏力等恶病质的表现。

2.体征

评估妇科检查的结果,如宫颈有无异常、有无糜烂和赘生物,宫颈是否出血、肥大、质硬、宫颈管外形呈桶状等。

(三)心理-社会状况
子宫颈癌确诊早期,患者常因无症状或症状轻微,往往对诊断表示怀疑和震惊而四处求医,希望否定癌症诊断;当诊断明确,患者会感到恐惧和绝望,害怕疼痛和死亡,迫切要求治疗,以减轻痛苦、延长寿命。另外,恶性肿瘤对患者身体的折磨会给患者带来巨大的心理应激,而且手术范围大,留置尿管的时间长,疾病和手术对身体的损伤大,恢复时间长,患者很长时间不能正常地生活、工作。

(四)辅助检查

宫颈癌发展过程长尤其是癌前病变阶段,所以应该积极开展防癌普查,提倡"早发现、早诊断,早治疗"。早期宫颈癌因无明显症状和体征,需采用以下辅助检查。

1.宫颈刮片细胞学检查

普查宫颈癌的主要方法,也是早期发现宫颈癌的主要方法之一。注意在宫颈外口鳞-柱上皮交界处取材,防癌涂片用巴氏染色。结果分5级:Ⅰ级正常、Ⅱ级炎症、Ⅲ级可疑癌、Ⅳ级高度可疑癌、Ⅴ级癌。巴氏Ⅲ级及以上细胞,需行活组织检查。

2.碘试验

将碘溶液涂于宫颈和阴道壁,观察其着色情况。正常宫颈阴道部和阴道鳞状上皮含糖原丰富,被碘溶液染成棕色或深赤褐色。若不染色为阳性,说明鳞状上皮不含糖原。瘢痕、囊肿、宫颈炎或宫颈癌等鳞状上皮不含糖原或缺乏糖原,均不染色,所以本试验对癌无特异性。碘试验主要识别宫颈病变危险区,以便确定活检取材部位,提高诊断率。

3.阴道镜检查

宫颈刮片细胞学检查Ⅲ级或以上者,应行阴道镜检查,观察宫颈表面上皮及血管变化,发现病变部位,指导活检取材,提高诊断率。

4.宫颈和宫颈管活组织检查

宫颈和宫颈管活组织检查是确诊宫颈癌和癌前病变的金标准。可在宫颈外口鳞-柱上皮交界处3、6、9、12点4处取材或碘试验不着色区、阴道镜病变可疑区取材做病理检查。宫颈活检阴性时,可用小刮匙刮取宫颈管组织送病理检查。

二、护理诊断

(一)排尿异常

与宫颈癌根治术后对膀胱功能影响有关。

(二)营养失调

与长期的阴道流血造成的贫血及癌症的消耗有关。

(三)焦虑

与子宫颈癌确诊带来的心理应激有关。

(四)恐惧

与宫颈癌的不良预后有关。

(五)自我形象紊乱

与阴道流恶臭液体及较长时间留置尿管有关。

三、护理目标

(1)患者能接受诊断,配合各种检查、治疗。

(2)出院时,患者排尿功能恢复良好。

(3)患者能接受现实,适应术后生活方式。

四、护理措施

(一)心理护理

多陪伴患者,经常与患者沟通,了解其心理特点,与患者、家属一起寻找引起不良心理反应的原因,教会患者缓解心理应激的措施,学会用积极的应对方法,如寻求别人的支持和帮助、向别人倾诉内心的感受等,使患者能以最佳的心态接受并积极配合治疗。

(二)饮食与营养

根据患者的营养状况、饮食习惯协助制订营养食谱,鼓励患者进食高能量、高维生素及营养素全面的食物,以满足机体的需要。

(三)阴道、肠道准备

术前3天需每天行阴道冲洗2次,冲洗时动作应轻柔,以免损伤子宫颈脆性癌组织引起阴道大出血。肠道按清洁灌肠来准备。另外,术前教会患者进行肛门、阴道肌肉的缩紧与舒张练习,掌握锻炼盆底肌肉的方法。

(四)术后帮助膀胱功能恢复

由于手术范围大,可能损伤支配膀胱的神经,膀胱功能恢复缓慢,所以,一般留置尿管7~14天,甚至21天。

1.盆底肌肉的锻炼

术前教会患者进行盆底肌肉的缩紧与舒张练习,术后第2天开始锻炼,术后第4天开始锻炼腹部肌肉,如抬腿、仰卧起坐等。有资料还报道改变体位的肌肉锻炼有利排尿功能的恢复,锻炼的强度应逐渐增加。

2.膀胱肌肉的锻炼

在拔除尿管前3天开始定时开放尿管,每2~3小时放尿1次,锻炼膀胱功能,促进排尿功能的恢复。

3.导残余尿

在膀胱充盈的情况下拔除尿管,让患者立即排尿,排尿后,导残余尿,每天1次。如残余尿连续3次在100 mL以下,证明膀胱功能恢复尚可,不需再留置尿管;如残余尿超过100 mL,应及时给患者再留置尿管,保留3~5天后,再行拔管,导残余尿,直至低于100 mL以下。

(五)保持负压引流管的通畅

手术创面大,渗出多,同时淋巴回流受阻,术后常在盆腔放置引流管,应密切注意引流管是否通畅,引流液的量、色、质,一般引流管于48~72小时后拔除。

(六)出院指导

(1)定期随访:护士应向出院患者和家属说明随访的重要性及随访要求。第1年内,出院后1个月首次随访,以后每2~3个月随访1次;第2年每3~6个月随访1次;第3~5年,每半年随访1次;第6年开始每年随访1次。如有不适随时就诊。

(2)少数患者出院时尿管未拔,应教会患者留置尿管的护理,强调多饮水、外阴清洁的重要性,勿将尿袋高于膀胱口,避免尿液倒流,继续锻炼盆底肌肉、膀胱功能,及时到医院拔尿管、导残余尿。

(3)康复后应逐步增加活动强度,适当参加社交活动及正常的工作等,以便恢复原来的角色功能。

五、护理评价

(1)患者住院期间能以积极态度配合诊治全过程。

(2)出院时,患者无尿路感染症状,拔管后已经恢复正常排尿功能。

(3)患者能正常与人交往,正确树立自我形象。

（张伟伟）

第五节 子宫内膜癌

子宫内膜癌发生于子宫体的内膜层,又称子宫体癌。绝大多数为腺癌,故亦称子宫内膜腺癌。多见于老年妇女,是女性生殖器三大恶性肿瘤之一,仅次于子宫颈癌,居第 2 位,近年来我国该病的发病率有上升趋势。腺癌是一种生长缓慢,发生转移也较晚的恶性肿瘤。但是,一旦蔓延至子宫颈,侵犯子宫肌层或子宫外,其预后极差。

一、病因

确切病因尚不清楚,可能与下列因素相关。

(一)体质因素

易发生于肥胖、高血压、糖尿病、绝经延迟、未孕或不育的妇女。这些因素是子宫内膜癌的高危因素。

(二)长期持续的雌激素刺激

在长期持续雌激素刺激而又无孕激素拮抗的情况下,可发生子宫内膜增生症(单纯型或复杂型,伴有或不伴不典型增生),子宫内膜癌发病的危险性增高。临床常见于无排卵性疾病、卵巢女性化肿瘤等。

(三)遗传因素

约 20％的子宫内膜癌患者有家族史。

二、病理

(一)巨检

病变多发生于子宫底部内膜,尤其是两侧宫角。根据病变形态及范围分为两种类型。

1.局限型

肿瘤局限于部分子宫内膜,常发生在宫底部或宫角部,呈息肉状或菜花状,表面有溃疡,容易出血,易侵犯肌层。

2.弥漫型

癌肿累及大部分或全部子宫内膜,呈菜花状,可充满宫腔或脱出子宫颈口外。癌组织表面灰白色或淡黄色。质脆,易出血、坏死或有溃疡形成,侵入肌层少。晚期癌灶可侵入深肌层或宫颈,若阻塞宫颈管引起宫腔积脓。

(二)镜检

1.内膜样腺癌

内膜样腺癌最常见,占子宫内膜癌的 80%～90%,腺体异常增生,癌细胞大而不规则,核大深染,分裂活跃。

2.腺癌伴鳞状上皮分化

腺癌中含成团的分化良好的良性鳞状上皮称为腺角化癌,恶性为鳞腺癌,介于两者之间为腺癌伴鳞状上皮不典型增生。

3.浆液性腺癌

浆液性腺癌占 10%。复杂乳头样结构、裂隙样腺体、明显的细胞复层、芽状结构形成和核异型。恶性程度很高,常见于年老的晚期患者。

4.透明细胞癌

肿瘤呈管状结构,镜下见多量大小不等、背靠背排列的小管,内衬透明的鞋钉状细胞。

三、转移途径

多数生长缓慢,局限于内膜或宫腔内时间较长,也有极少数发展较快,短期内出现转移。

(一)直接蔓延

癌灶沿子宫内膜向上蔓延生长,经子宫角达输卵管,向下蔓延累及宫颈、阴道;向肌层浸润,可穿透浆膜而延及输卵管、卵巢,并广泛种植于盆腔腹膜、子宫直肠陷凹及大网膜。

(二)淋巴转移

淋巴转移为内膜癌的主要转移途径。其转移途径与肿瘤生长的部位有关。宫底部的癌灶可沿阔韧带上部的淋巴管网转移到卵巢,再向上到腹主动脉旁淋巴结。子宫角及前壁的病灶可经圆韧带转移到腹股沟淋巴结。子宫后壁的病灶可沿骶韧带至直肠淋巴结。子宫下段及宫颈管的病灶与宫颈癌的淋巴转移途径相同。

(三)血行转移

血行转移少见,出现较晚,主要转移到肺、肝、骨等处。

四、临床分期

现广泛采用国际妇产科联盟(FIGO)规定的手术病理分期(表 7-1)。

表 7-1　子宫内膜癌临床分期(FIGO)

期别	肿瘤累及范围
0 期	原位癌(浸润前癌)
Ⅰ期	癌局限于宫体
Ⅰa	癌局限于子宫内膜
Ⅰb	癌侵犯肌层≤1/2
Ⅰc	癌侵犯肌层＞1/2
Ⅱ期	癌累及宫颈,无子宫外病变
Ⅱa	仅宫颈黏膜腺体受累
Ⅱb	宫颈间质受累

续表

期别	肿瘤累及范围
Ⅲ期	癌扩散于子宫外的盆腔内,但未累及膀胱、直肠
Ⅲa	癌累及浆膜和/或附件和/或腹腔细胞学检查阳性
Ⅲb	阴道转移
Ⅲc	盆腔淋巴结和/或腹主动脉淋巴结转移
Ⅳ期	癌累及膀胱及直肠(黏膜明显受累),或有盆腔外远处转移
Ⅳa	癌累及膀胱和/或直肠黏膜
Ⅳb	远处转移,包括腹腔内转移和/或腹股沟淋巴结转移

五、临床表现

(一)症状

极早期的患者无明显症状,随着病程进展后出现下列症状。

1.阴道流血

不规则阴道流血为最常见的症状,量一般不多。绝经后患者主要表现为间歇性或持续性出血,量不多;未绝经者则表现为月经紊乱,经量增多、经期延长或经间期出血。

2.阴道排液

少数患者述阴道排液增多,为癌肿渗出液或感染坏死所致。早期多为浆液性或浆液血性白带,晚期合并感染则为脓性或脓血性,有恶臭。

3.疼痛

通常不引起疼痛。晚期癌肿侵犯盆腔或压迫神经,可引起下腹部及腰骶部疼痛,并向下肢放射。若癌肿累及宫颈,堵塞宫颈管致使宫腔积脓时,可出现下腹胀痛或痉挛样疼痛。

4.全身症状

晚期可出现贫血、消瘦、乏力、发热、恶病质、全身衰竭等症状。

(二)体征

早期妇科检查无明显异常。随着病情发展,可有子宫增大、质地变软。有时可见癌组织自宫颈口脱出,质脆,易出血。若并发宫腔积脓,子宫明显增大、有压痛。若周围有浸润,子宫常固定,宫旁、盆腔内可触及不规则结节状物。

六、治疗原则

主要治疗方法为手术、放疗及药物治疗。早期以手术为主,晚期则采用放射、药物等综合治疗。

七、护理评估

(一)健康史

了解患者一般情况,评估高危因素,如老年、肥胖、高血压、糖尿病、不孕不育、绝经期推迟及用雌激素替代治疗等,了解有无家族肿瘤史,了解患者疾病诊疗过程及用药情况。

(二)身体状况

1.症状

评估阴道流血、排液、疼痛及有无肿瘤转移的临床表现。

2.体征

了解妇科检查的结果,如有子宫增大、变软,是否可以触及转移性结节或肿块,有无明显触痛等情况。

(三)心理-社会状况

子宫内膜癌多发生于绝经后妇女,因子女工作忙,疏于对患者的关心,使患者在精神上有较强的失落感;或因未婚、婚后不孕等易产生孤独感;加上恶性肿瘤的发生,更增加了患者的恐惧心理。

(四)辅助检查

根据病史、临床表现及辅助检查做出诊断。

1.分段诊刮

分段诊刮是确诊子宫内膜癌最可靠的方法。先刮宫颈管,再刮宫腔,刮出物分瓶标记送病理检查。刮宫时操作要轻柔,特别是刮出豆渣样组织时,应立即停止操作,以免子宫穿孔或癌肿扩散。

2.B超

可见子宫增大,宫腔内可见实质不均的回声区,形态不规则,宫腔线消失。若肌层中有不规则回声紊乱区,则提示肌层有浸润。

3.宫腔镜检查

可直接观察病变大小、形态,并取活组织病理检查。

4.细胞学检查

用宫腔吸管或宫腔刷取宫腔分泌物找癌细胞,阳性率可达90%。

5.其他

CT、MRI、淋巴造影检查及血清CA125检查等。

八、护理诊断

(一)焦虑

与住院及手术有关。

(二)知识缺乏

缺乏了宫内膜癌相关的治疗、护理知识。

九、护理目标

(1)患者获得有关子宫内膜癌的治疗、护理知识。

(2)患者焦虑减轻,主动参与诊治过程。

十、护理措施

(一)心理护理

帮助患者熟悉医院环境,为患者提供安静、舒适的休息环境。告知患者子宫内膜癌的病程发展慢,是女性生殖系统恶性肿瘤预后较好的一种,以缓解或消除心理压力,增强治病的信心。

(二)生活护理

(1)卧床休息,注意保暖。鼓励患者进食高蛋白、高热量、高维生素、易消化饮食。进食不足或营养状况极差者,遵医嘱静脉补充营养。

(2)严密观察生命体征、腹痛、手术切口、血常规变化;保持会阴清洁,每天用 0.1% 苯扎溴铵溶液冲洗会阴,正确使用消毒会阴垫,发现感染征象及时报告医师,并遵医嘱及时使用抗生素和其他药物。

(三)治疗配合

对于采用不同治疗方法的患者,实施相应的护理措施。手术患者注意术后病情观察,记录阴道残端出血的情况,指导患者适度地活动。孕激素治疗过程中注意药物的不良反应,指导患者坚持用药。化疗患者要注意骨髓抑制现象,做好支持护理。

(四)健康教育

1.普及防癌知识

大力宣传定期防癌普查的重要性,定期进行防癌检查;正确掌握使用雌激素的指征;绝经过渡期妇女月经紊乱或不规则流血者,应先除外子宫内膜癌;绝经后妇女出现阴道流血者警惕子宫内膜癌的可能;注意高危因素,重视高危患者。

2.定期随访

手术、放疗、化疗患者应定期随访。随访时间:术后 2 年内,每 3~6 个月 1 次;术后 3~5 年内,每 6~12 个月 1 次。随访中注意有无复发病灶,并根据患者康复情况调整随访时间。随访内容:盆腔检查、阴道脱落细胞学检查、胸部 X 线片(6 个月至 1 年)。

十一、护理评价

(1)患者能叙述子宫内膜癌治疗和护理的有关知识。

(2)患者睡眠良好,焦虑缓解。

（张伟伟）

第六节 卵 巢 肿 瘤

卵巢肿瘤是女性生殖系统常见肿瘤之一,可发生于任何年龄。由于卵巢位于盆腔深部,卵巢肿瘤早期无症状,又缺乏早期诊断的有效方法,患者就医时,恶性肿瘤多为晚期,预后差。其死亡率已居妇科恶性肿瘤的首位,严重地威胁着妇女生命和健康。

一、护理评估

(一)健康史

卵巢肿瘤病因不清楚,一般认为与遗传和家族史有关,20%~25% 卵巢恶性肿瘤患者有家族史;此外,还与饮食习惯(如长期食用高胆固醇食物)及内分泌因素有关。所以需评估患者年龄、生育史、有无其他肿瘤疾病史及卵巢肿瘤的家族史。了解有无相关的内分泌、饮食等高危因素。

(二)身体状况

1.症状

卵巢肿瘤体积较小或发病初期常无症状。产生激素的卵巢肿瘤在发病初期可以引起月经紊乱。随着卵巢肿瘤体积增大,患者会有肿胀感,继续长大可出现尿频、便秘等压迫症状。晚期卵巢肿瘤患者出现消瘦、贫血、恶病质表现。

2.体征

评估患者妇科检查的结果,注意有无腹围增大、有无腹水、卵巢肿瘤的性质、肿瘤的部位及其大小等情况。

(三)心理-社会状况

卵巢肿瘤性质确定之前,患者及家属多表现为紧张不安和焦虑,既想得到确切的结果,又怕诊断为恶性肿瘤。而一旦确诊为恶性,因手术和反复化疗影响其正常生活、疾病可能导致死亡等原因,患者表现为悲观、抑郁甚至绝望的情绪。

(四)辅助检查

1.B超检查

B超检查可了解肿块的位置、大小、形态和性质,与子宫的关系,并可鉴别卵巢肿瘤、腹水或结核性包裹性积液。

2.细胞学检查

腹水或腹腔冲洗液找癌细胞,可协助诊断及临床分期。

3.腹腔镜检查

腹腔镜检查可直接观察肿块的部位、形态、大小、性质,并可行活检或抽取腹腔液进行细胞学检查。

4.肿瘤标志物检查

卵巢上皮性癌患者血清中癌抗原(CA125)水平升高,黏液性卵巢癌时癌胚抗原(CEA)升高,卵巢绒癌时绒毛膜促性腺激素(HCG)升高;甲胎蛋白(AFP)则对内胚窦瘤、未成熟畸胎瘤有诊断意义;颗粒细胞瘤、卵泡膜细胞瘤患者体内雌激素水平升高。睾丸母细胞瘤患者尿中17-酮类固醇、17-羟类固醇升高。

二、护理诊断

(一)疼痛

与卵巢肿瘤蒂扭转或肿瘤压迫有关。

(二)营养失调,低于机体需要量

与恶性肿瘤、治疗不良反应及产生腹水有关。

(三)预感性悲哀

与卵巢癌预后不佳有关

三、护理目标

(1)患者疼痛减轻或消失。

(2)患者营养摄入充足。

(3)患者能正确面对疾病,焦虑程度减轻。

四、护理措施

(一)心理护理

护理人员应有同情心,关心体贴患者,建立良好的护患关系,详细了解患者的疑虑和需求,认真听取患者的诉说,并对患者所提出的各种疑问给予明确答复;鼓励患者尽可能参与护理计划,鼓励家属参与照顾患者,让患者能感受到来自多方面的关爱,尤其是确定肿瘤是良性者,要及时将诊断结果告诉患者,消除其紧张焦虑心理,从而增强战胜疾病的信心。

(二)饮食护理

疾病及化疗通常会使患者营养失调。应鼓励患者进食高蛋白、高维生素、营养素全面且易消化的食物。进食不足和全身营养状况极差者,遵医嘱静脉补充高营养液及成分输血等,保证治疗效果。

(三)病情观察

术后注意观察切口及阴道残端有无渗血、渗液并及时更换敷料与会阴血垫。对切口疼痛者遵医嘱应用镇痛剂。对行肿瘤细胞减灭术者,术后一般放置腹膜外引流管与腹腔化疗管各1根。对留置的化疗管末端用无菌纱布包扎,固定于腹壁,防止脱落,以备术后腹腔化疗所用。引流管接负压引流袋,固定好,保持引流通畅,记录引流量与引流液性质。

(四)接受各种检查和治疗的护理

1.手术后一般护理

一般术后第2天血压稳定后取半卧位,利于腹腔及阴道分泌物的引流,减少炎症与腹胀发生。对行肠切除患者应暂禁食,根据医嘱行持续胃肠减压,保持通畅,记录引流量及性质。对未侵及肠管者,于第2天可给流质饮食,同时服用胃肠动力药,促进肠蠕动恢复,3天后根据肠蠕动恢复情况改半流质饮食或普通饮食,保持大便通畅。卧床期间,做好皮肤护理,避免压疮。鼓励床上活动,叩背,及时清除痰液,防止肺部并发症,待病情许可后,协助患者离床活动。

2.腹腔插管化疗的护理

卵巢癌患者术中往往发现盆腹腔各脏器浆膜表面广泛播散粟粒样或较大的植入病灶,经肿瘤减灭术后仍存散在病灶,术后腹腔插管化疗可使化疗药物与病灶直接接触,使局部药物浓度升高,而体循环的药物浓度较低。腹腔化疗能提高疗效并减少因化疗引起的全身反应。化疗方案根据组织学分类而定,多在腹部切口拆除缝线后行第1个疗程,或术中腹腔即放置化疗药,待1个月后再行第2个疗程。腹腔灌注化疗药物时应严格无菌操作,防止感染,注药前先注入少量生理盐水,观察注药管是否通畅,有无外渗。灌注药液量多时,应先将液体适当加温,避免药液过凉,导致患者寒战。灌注完毕,注药管末端包扎,嘱患者翻身活动,使药物在腹腔内均匀分布。

(五)健康教育

1.预防

30岁以上妇女,应每年进行1次妇科检查。高危人群不论年龄大小,最好每半年接受1次检查,以排除卵巢肿瘤。

2.出院指导

对手术后患者出院前应进行康复指导,对单纯一侧附件切除的患者也可因性激素水平波动而出现停经、潮热等症状。让患者了解这些症状,有一定心理准备,必要时可在医师指导下接受雌激素补充治疗,以缓解症状。对行卵巢癌根治术后患者应根据病理报告的组织学类型、临床分期和组织学分级,告知家属,并讲清后期化疗的必要性,化疗既可用于预防复发,也可用于手术未能全部切除者。化疗多需 8～10 个疗程,一般为每月 1 次,化疗应在医院进行,以便随时进行各系统化疗不良反应的监测,护士应督促、协助患者克服实际困难,正确指导患者减轻化疗反应,顺利完成治疗计划。

3.做好随访

未手术的患者 3～6 个月随访 1 次,观察肿瘤的大小变化情况。良性肿瘤术后按一般腹部手术后 1 个月常规进行复查。恶性肿瘤术后易于复发,应长期随访。术后 1 年每月 1 次;术后第 2 年每 3 个月 1 次;术后 3～5 年每 3～6 个月 1 次;以后可每年 1 次。

五、护理评价

(1)患者能说出应对疼痛的方法,自述疼痛减轻。

(2)患者合理膳食,能维持体重。

(3)患者能正常与人交往,树立正确自我形象。

(张伟伟)

第七节　妇科手术术后深静脉血栓

一、流行病学

在美国,下肢深静脉血栓是影响健康问题的主要方面之一。据报道,美国各种疾病死亡的患者中,有下肢深静脉血栓形成者占尸检的 72%,每年因肺动脉栓塞而死亡的人数达 5～20 万。术后下肢深静脉血栓的发生率可达 45%～70%,其中 3% 可引起致命的肺栓塞,且年龄越大,发病率越高;下肢深静脉血栓在西方发达国家的发生率高达 30%～50%,中国为 2.6%。在日本发生率逐年增加,发生率 4.41～4.76 万/年,病死率 18.0%～18.9%。

在我国,据学者对 141 例妇科盆腔手术患者下肢深静脉血栓的研究结果显示,妇科盆腔手术后下肢深静脉血栓的发生率高达 15.6%(22/141),与国外文献报道相近。而我国以往文献报道的下肢深静脉血栓发病率仅为 0.13%～6.78%,因此,可能有相当一部分妇科盆腔手术后下肢深静脉血栓没有得到及时、有效的诊断。下肢深静脉血栓可以表现为典型的静脉炎或静脉回流障碍,但出现典型症状的患者数量不足 1/3,大部分下肢深静脉血栓患者没有症状或仅有轻微的下肢酸痛及压痛,非常规筛查极易漏诊。因此,我国妇科盆腔手术后下肢深静脉血栓的发生并不少见,应引起医学界的足够重视。

二、发病机制

(1)解剖学特点 妇科手术在盆腔操作,由于盆腔静脉密集,静脉壁薄,缺少四肢静脉所具有的筋膜外鞘,易使盆腔淤血、血流缓慢;下肢深静脉血栓多发生在左侧,因为右侧髂总动脉在左侧髂总静脉前方越过,而且左下肢静脉的回流途径较右侧长而曲折;女性骨盆较宽,左髂静脉几乎呈直角汇入下腔静脉,由于髂总静脉的骑跨和腰骶部前凸的抵压,使静脉处于前抵后压状态,造成左下肢血流滞缓。

(2)麻醉导致周围静脉扩张,小腿静脉丛壁处于松弛状态,静脉丛内淤血。加之手术时制动状态,静脉丛内血液较长时间地淤滞,从而诱发下肢静脉血栓。

(3)术后卧床时间长,下肢肌肉处于松弛状态,血流缓慢淤滞,极易形成下肢深静脉血栓。

(4)妇科肿瘤特别是恶性肿瘤,手术范围大,尤其是腹膜后淋巴结清扫术,易损伤血管壁,暴露出血管内皮下的胶原,促进血小板和凝血因子Ⅻ的活化,易形成髂静脉血栓。

(5)由于手术的刺激、创伤,激活内外凝血酶原系统,使血液处于高凝状态;术中、术后大量止血药物的应用,使血液的黏滞度改变,导致血液凝固性增高。

(6)手术前清洁灌肠和手术中的大量失血失液;术前、术中禁食,术后饮水少等均引起循环量不足,致血液淤滞和血液凝结力增加,也可诱发血栓形成。

(7)患者体质较为虚弱,都有不同程度贫血、抵抗力下降,肥胖者(体重超出标准20%),血脂高、血液黏稠度大,更易发生下肢静脉栓塞。

(8)下肢深部小静脉丛血栓形成后,症状轻微,这些轻微的症状常被手术创伤的痛苦所掩盖,临床上患者和医师都未引起高度重视,延误治疗,而酿成血栓。

(9)腹腔镜技术的迅速发展,使许多妇科大手术都能借助腹腔镜完成。然而腹腔镜手术气腹时腹内压增加,腔静脉受压,从而使下腔静脉扩张,血流速度减慢,血液回流淤滞;此外,妇科手术时采取的截石位是影响静脉回流的重要因素;有学者应用凝血纤溶动态图研究腹腔镜胆囊切除术前后凝血、纤溶的变化,发现在气腹中、气腹后凝血纤溶各指标较气腹前增强;下肢静脉内压力增高,可能使血管内皮发生微撕裂,胶原纤维暴露,从而引发凝血过程;高碳酸血症、酸中毒,也可能使内皮功能紊乱,使血栓危险性增大。

三、高危因素

(一)年龄

老年患者血管弹性较差,血液黏稠度有可能随着年龄的增大而偏高。有报道,40岁以上的患者血液处于高凝状态,其血小板的聚集性增加,而纤维蛋白的溶解性降低,但机理有待探讨。由于血液黏稠度增加,而导致血流缓慢,再加上外来因素的作用(如下肢受寒、外伤等),易促使血栓形成。将发生下肢深静脉血栓分为低、中高危人群,60岁以上为高危人群。

(二)所患疾病与合并症

有研究表明,恶性肿瘤下肢深静脉血栓的发生率明显于良性疾病的患者。合并症中合并有心血管疾病的患者下肢深静脉血栓明显高于合并有下肢静脉曲张、糖尿病等疾病。

(三)下肢深静脉血栓的发生部位

肢体静脉血栓形成多发于左下肢,原因有:①腔静脉与左髂静脉成钝角,与右髂静脉成锐角;②右髂总动脉走行于左髂静脉前,对它有压迫作用,影响左髂静脉血液回流;③部分人左髂静脉与股静脉交界处,有先天性狭窄和膜状结构。由于上述原因,左下肢静脉回流要比右下肢缓慢,易发生血栓,但形成血栓后不易发生肺动脉栓塞,相反,右下肢发生血栓少于左下肢,一旦血栓形成,发生肺栓塞的机会要多于左下肢。

(四)手术中的情况

研究发现,手术中的麻醉方式,以及是否全身麻醉对于下肢深静脉血栓发展有统计学意义,手术方式(经腹部、经阴道、腹腔镜)对下肢深静脉血栓发生率无统计学意义,而手术范围中淋巴清扫者下肢深静脉血栓发生率明显高于单纯子宫附件切除。有学者发现手术持续时间与下肢深静脉血

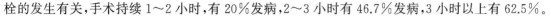

栓的发生有关,手术持续 1～2 小时,有 20% 发病,2～3 小时有 46.7% 发病,3 小时以上有 62.5%。

(五)遵医行为及术后早期床上活动时间

有研究证明,下肢深静脉血栓多发生于术后早期,约 50% 发生在术后第 1 天,30% 发生在术后第 2 天,甚至手术过程中血栓已经开始形成。临床观察越早活动,预防下肢深静脉血栓越有效。但由于手术创伤、麻醉、伤口疼痛、出血等原因,患者很难也很少遵医嘱进行有效的主动活动。因此多数报道开始运动时间为术后第 1 天,这样就错过了预防下肢深静脉血栓的最佳时间。

(六)术后常规止血药的使用

术后止血药的使用,以及术前术后输血等治疗使血液黏稠度增加,血小板聚集,从而增加血栓形成的危险。

四、临床表现

因血栓形成的部位不同,临床表现各异。主要表现为血栓静脉远端回流障碍的症状。患肢疼痛、肿胀、浅静脉曲张、皮肤颜色的改变、水疱,并可有全身症状如发热、休克等。

(一)上肢深静脉血栓形成

1.腋静脉血栓

主要表现为前臂和手部肿胀、疼痛,手指活动受限。

2.腋-锁骨下静脉血栓

整个上肢肿胀,伴有上臂、肩部、锁骨上和患侧前胸壁等部位的浅静脉扩张。上肢下垂时,症状加重。

(二)上、下腔静脉血栓形成

1.上腔静脉血栓

在上肢静脉回流障碍的临床表现基础上,还有面颈部和眼睑肿胀、球结膜充血水肿;颈部、胸壁和肩部浅静脉扩张;常伴有头痛、头胀及其他精神系统和原发疾病的症状。常见于纵隔器官或肺的恶性肿瘤。

2.下腔静脉血栓

表现为双下肢深静脉回流障碍和躯干的浅静脉扩张。主要是由于下肢深静脉血栓向上蔓延所致。

(三)下肢深静脉血栓形成

下肢深静脉血栓最常见,根据血栓发生的部位、病程及临床分型不同而有不同的临床表现。

1.中央型

血栓发生于髂-股静脉,左侧多于右侧。表现为起病急骤,患侧髂窝、股三角区有疼痛和压痛,浅静脉扩张,下肢肿胀明显,皮温及体温均升高。

2 周围型

周围型包括股静脉及小腿深静脉血栓形成。前者主要表现为大腿肿痛而下肢肿胀不严重;后者的特点为突然出现小腿剧痛,患足不能着地和踏平,行走时症状加重,小腿肿胀且有深压痛,距小腿关节过度背屈试验时小腿剧痛(Homans 征阳性)。

3 混合型

混合型为全下肢深静脉血栓形成。主要表现为全下肢明显肿胀、剧痛、苍白(股白肿)和压痛,常有体温升高和脉率加速;任何形式的活动都可使疼痛加重。若进一步发展,肢体极度肿胀而压迫下肢动脉并出现动脉痉挛,从而导致下肢血供障碍,足背和胫后动脉搏动消失,进而足背和小腿出现水疱,皮肤温度明显降低并呈青紫色(股青肿);若处理不及时,可发生静脉性坏疽。

五、辅助检查

(一)一般检查

(1)血液D-二聚体(D-dimer)浓度测定:在临床上有一定的实用价值,可有D-二聚体升高,表明有血栓形成而激发的继发性纤溶反应,可提示机体内有血栓形成。

(2)血常规:急性期常有白细胞总数和中性粒细胞轻度增加。

(3)血液黏稠度、血液凝固性、血液流变学和微循环检查。

(二)专科检查

1.超声多普勒检查

通过测定静脉最大流出率可判断下肢主干静脉是否有阻塞,可准确判断静脉内是否有血栓及血栓累及的范围,但对小静脉的血栓敏感性不高。

2.静脉造影

可直接显示下肢静脉的形态、有无血栓存在、血栓的形态、位置、范围和侧支循环。

3.放射性核素检查

新鲜血栓对碘凝血因子^{125}I的摄取量远远>等量血液的摄取量,基于此,若摄取量超过正常5倍,即提示早期血栓形成。

4.CT 静脉造影和肺动脉造影

CT 静脉造影和肺动脉造影可明确下肢深静脉、下腔静脉及肺动脉的情况,是诊断下肢深静脉血栓的重要方法,怀疑肺动脉栓塞时首选此方法。

六、主要治疗原则

主要治疗原则包括非手术治疗和手术取栓两类。急性期以血栓消融为主,中晚期则以减轻下肢静脉淤血和改善生活质量为主。

(一)非手术治疗

非手术治疗包括一般处理、溶栓、抗凝和祛聚疗法。

1.一般处理

卧床休息,抬高患肢,适当利用利尿剂,以减轻肢体肿胀。

2.祛聚药物

如阿司匹林、右旋糖酐、双嘧达莫、丹参等,能扩充血容量、降低血黏度、防治血小板聚集。

3.溶栓治疗

链激酶、尿激酶、组织型纤溶酶原激活剂等,能激活血浆中的纤溶酶原成为纤溶酶,使血栓中的纤维蛋白裂解,达到溶解血栓的目的。

4.抗凝治疗

普通肝素或低分子肝素,降低机体血凝功能,预防血栓形成、防止血栓繁衍。

(二)手术疗法

手术疗法常用于下肢深静脉,尤其髂-股静脉血栓形成不超过 48 小时者。对已出现股青肿征象,即使病情较长者,亦应行手术取栓以挽救肢体。采用 Fogarty 导管取栓,术后辅以抗凝、祛聚疗法,防止再发。

七、药物治疗

(1)常用药物有尿激酶、重组链激酶、重组组织纤溶酶原激活物等药物,溶于液体中经静脉滴注,共 7～10 天。①尿激酶:为外源性纤溶酶原激活物。主要用于肺栓塞及其他血栓栓塞性疾病,是目前国内应用最广泛的溶栓药。不良反应较轻,无不良反应。②重组链激酶:能有效特异的溶解血栓或血块,能治疗以血栓形成为主要病例变化的疾病。③重组组织纤溶酶原激活物:又名艾通立、爱通立(actilyse),是用于急性心肌梗死的溶栓治疗;血流不稳定的急性大面积肺栓塞的溶栓疗法的药物。

(2)通过肝素和香豆素类抗凝剂预防血栓的繁衍和再生,促进血栓的消融。大多先用肝素,继以香豆素类药物,一般用华法林,维持约 3～6 个月。

八、护理评估

保守治疗患者的护理评估。

(一)身体评估

1.局部

(1)腘动脉搏动和足背动脉搏动是否正常。评估动脉搏动时应注意患侧与健侧对称部位的对比,若出现动脉搏动减弱或消失,提示动脉供血不足。

(2)下肢皮肤颜色是淡红、紫色,还是红色。

(3)Homans 征:当足背伸按压腓肠肌时出现疼痛为阳性,以"＋"表示;无疼痛为阴性,以"－"表示。

(4)疼痛评估:使用疼痛强度评估工具,如视觉模拟法、五指法等。

(5)肿胀程度评估。①Ⅰ度肿胀:皮纹变浅;②Ⅱ度肿胀:皮纹消失;③Ⅲ度肿胀:出现水疱。

(6)皮肤温度:评估动脉搏动和皮肤温度时应注意患侧与健侧对称部位的对比,若出现动脉搏动减弱或消失,皮肤温度降低,提示动脉供血不足。

(7)主观感觉麻痹:有或无。

(8)测量小腿周径:小腿周径是指小腿最粗部位的周长。

(9)局部伤口情况:局部伤口有无红、肿、压痛等感染征象。

2.全身

(1)评估患者是否伴有头痛、头胀等其他症状。

(2)溶栓及抗凝治疗期间有无出血倾向:如皮下出血点,鼻、牙龈出血,穿刺点和伤口渗血,血尿和黑便等。

(二)心理-社会支持状况评估

(1)突发的下肢剧烈胀痛和肿胀有无引起患者的焦虑与恐惧。

(2)患者及家属对预防本病发生的有关知识的了解程度。

(三)辅助检查阳性结果评估

1.心电图

心率(律)是否有改变;心电图 ST 段是否有洋地黄作用样改变;反应左、右心室肥厚的电压是否有改变。

2.电解质

心力衰竭可引起电解质紊乱常发生于心力衰竭治疗过程中,尤其多见于多次或长期应用利尿剂后,其中低血钾和失盐性低钠综合征最为多见,所以需要结合出入量与生化检查结果综合做动态的分析。

(四)常用药效果的评估

1.抗凝药物的评估要点

(1)每周定时监测凝血功能,如凝血酶原时间、部分激活凝血酶时间及国际标准化比值(INR)等。一般将 INR 控制在 2～3。

(2)观察抗凝状况。①肝素:静脉注射 10 分钟后即产生抗凝作用,但作用时间短,一般维持 3～6 小时。维持凝血时间超过正常值(试管法,4～12 分钟)约 2 倍为宜。若测得凝血时间为 20～25 分钟,应请示医师调整用药剂量。②香豆素类药物:一般在用药后 20～48 小时才开始起效。半衰期长,有药物积累作用,停药后 4～10 天药物作用才完全消失。用药期间应每天测定凝血酶原时间,测定结果应控制在正常值的 20%～30%。

(3)观察出血倾向:应用抗凝药物最严重的并发症是出血。因此,在抗凝治疗时要严密观察有无全身性出血倾向和切口渗血情况。每次用药后在专用记录单上记录时间、药名、剂量、给药途径和凝血时间、凝血酶原时间的检查化验结果。如果出血是由于抗凝剂过量所致,应暂停或减量使用药物,必要时给予鱼精蛋白拮抗、静脉注射维生素 K_1、输新鲜血。

2.溶栓药物的评估要点

常用药物为纤溶酶,主要作用是水解血栓内的纤维蛋白而达到溶栓目的,维持 10～14 天。

3.祛聚药物的评估要点

药物包括低分子右旋糖酐、双嘧达莫(潘生丁)和丹参等。能扩充血容量,稀释血液,降低黏稠度,又能防止血小板凝聚,常作为辅助疗法。

(五)易感因素的评估要点

Hull 等将患者的深静脉血栓易感因素分为低、中、高 3 种。

1.低危组患者

年龄<40 岁,全麻下腹部或胸部手术时间在 30 分钟之内。这些患者发生静脉血栓的机会<10%,其近心侧的深静脉血栓机会<1.0%,致命性肺动脉栓塞的机会<0.01%。

2.中危组患者

年龄>40 岁,在全麻下手术>30 分钟,还有以下几种因素,包括恶性肿瘤、肥胖、静脉曲张、瘫痪、长期卧床或心力衰竭。在没有预防措施的中危组患者中患小腿深静脉血栓的机会为 10%～40%,下肢近心侧患深静脉血栓的机会为 2%～10%,致命性肺动脉栓塞的机会为 0.1%～0.7%。

3.高危组患者

有深静脉血栓或肺动脉栓塞病史,有严重外伤史,因恶性肿瘤需行腹部或盆腔的广泛手术,下肢(特别是髋关节)大手术的患者都属高危组。如果没有预防措施,这些患者患小腿深静脉血栓的机会为 40%～80%,下肢近心侧深静脉血栓的机会为 10%～20%,致命性肺动脉栓塞的机会为 1%～5%。

(六)手术治疗患者的护理评估

(1)术前评估:同非手术治疗患者。

（2）术后评估：一般评估同非手术治疗患者。身体评估：①评估患者是否伴有头痛、头胀等其他症状。②溶栓及抗凝治疗期间有无出血倾向：如皮下出血点、鼻、牙龈出血，穿刺点和伤口渗血，血尿和黑便等。③手术情况：包括麻醉方式、手术方式和术中情况。

九、常见护理问题

（一）疼痛
与深静脉回流障碍或手术创伤有关。

（二）知识缺乏
缺乏预防本病发生的知识。

（三）潜在并发症
出血、血栓再形成。

十、护理措施

（一）认知行为干预
认知行为干预作为一种心理干预手段，可以帮助患者改变不良的认知和行为习惯，从而预防下肢深静脉血栓的发生。认知行为干预通过教育患者了解下肢深静脉血栓的风险因素和预防措施，提高患者的风险意识和自我保健能力。同时，通过认知重构和行为调整，帮助患者改变不良的认知和行为习惯，如长时间站立、久坐、缺乏运动等，从而减少下肢深静脉血栓的发生风险。

1.信息教育

给予患者关于妇科术后下肢深静脉血栓的相关知识，包括病因、发病机制、预防方法等。通过教育患者了解疾病的相关知识，减少不必要的恐惧和焦虑，增加对治疗和康复的信心。

2.心理疏导

针对患者在术后可能出现的焦虑、恐惧、抑郁等心理问题，进行心理疏导和支持。通过倾听患者的痛苦和困惑，与患者建立良好的信任关系，帮助患者缓解心理压力，增强应对困难的能力。

3.自我监测

教育患者学会自我监测自己的身体状况，包括观察下肢的肿胀、疼痛、发红等症状，以及血栓的风险因素，如长时间卧床、手术时间长等。通过自我监测，及时发现和处理异常情况，减少术后下肢深静脉血栓的发生。

4.活动指导

指导患者进行适当的体力活动，如早期起床、行走、活动下肢等。通过逐渐增加活动强度和时间，促进下肢血液循环，减少血栓的形成和发展。

5.目标设定和行为计划

与患者一起制定明确的康复目标，并制定具体的行动计划。通过设定小目标和逐步实施，帮助患者逐渐恢复到正常生活和工作中。

6.家庭支持

鼓励患者与家人、朋友等亲近的人保持良好的沟通和支持。家人可以在术后提供情感支持和理解，帮助患者度过困难时期，促进康复。

7.定期复查

建议患者定期复查，包括进行血液检查、超声检查等。这样可以及时发现异常情况，如血栓的形成和发展,及时采取措施进行干预和治疗。

8.康复指导

提供康复指导,包括康复锻炼、理疗、按摩等。通过适当的康复措施,可以促进患者下肢的功能恢复,减少不适症状,提高生活质量。

患者在术前接受认知行为干预后,可以更加了解深静脉血栓的发病机制和危险因素,例如,手术后长时间卧床、肥胖、吸烟等。这样可以增强患者对深静脉血栓的认知,提高其对预防深静脉血栓的重视程度。认知行为干预可以帮助患者改变不良的认知和行为习惯。患者常常存在一些不良的认知和行为习惯,例如长时间久坐、不规律的活动等,这些都是导致深静脉血栓的因素。通过认知行为干预,患者可以学会采取正确的行为习惯,如术后适当活动、定期锻炼等,从而降低深静脉血栓的发生风险。认知行为干预可以提供支持性咨询,帮助患者应对手术后的心理压力和焦虑。手术后的患者常常存在焦虑、恐惧等负面情绪,这些情绪也可能导致血液循环不畅,增加深静脉血栓的风险。通过支持性咨询,患者可以得到心理上的支持和安慰,减轻焦虑情绪,从而降低深静脉血栓的发生风险。认知行为干预可以提供定期的复查和随访,及时监测患者的病情和行为习惯。通过定期的复查和随访,可以及时发现患者是否存在深静脉血栓的风险因素,并采取相应的干预措施,如调整药物治疗、加强康复训练等,预防深静脉血栓的发生。认知行为干预在预防妇科术后患者发生下肢深静脉血栓方面具有显著的效果。通过帮助患者认识到深静脉血栓的危险性和导致深静脉血栓的因素,改变不良的认知和行为习惯,提供支持性咨询和定期的复查和随访,可以有效地预防深静脉血栓的发生。因此,在临床实践中,我们应该重视认知行为干预的作用,积极应用于妇科术后患者的护理中,以提高患者的康复效果和生活质量。

(二)缓解疼痛

1.加强皮肤护理

皮肤温度反映末梢循环情况,静脉栓塞的组织缺血、缺氧,皮肤温度逐渐由暖变冷,以肢端为重,并出现青紫斑花。此时应采取保暖措施,防止肢体过凉引起血管痉挛,从而加重疼痛,可采用室温保暖,使温度保持 20～22 ℃,受累肢体用 50％硫酸镁液湿热敷,温度 38～40 ℃,以缓解血管痉挛,有利于侧支循环建立,起到减轻疼痛与促进炎性反应吸收的效果。

2.密切观察病情

(1)治疗深静脉血栓的关键是早期诊断、早期治疗。深静脉血栓早期症状隐匿,症状和体征不明显,只有对高危人群仔细观察,才能发现病情变化。较易被忽视,一旦确诊,多伴有严重并发症。因此,护士要经常深入病房,密切观察患者下肢的颜色,按压局部,感觉其紧张度及温度,对高危人群认真观察,对比双下肢肤色、温度、肿胀程度及感觉,必要时测量双下肢同一平面的周径,发现异常,及时报告医师,才能提高对深静脉血栓的早期诊断率。

(2)对已经出现了深静脉血栓的患者,应严密观察全身情况,监测生命体征,注意神志、呼吸,如出现胸闷、胸痛、咳嗽、心悸、呼吸困难、高热、烦躁不安、进行性血压下降,要高度怀疑重要脏器栓塞。观察患肢皮肤色泽、温度、肿胀变化 1 次/小时,每 2 小时测量大腿中下 1/3 处及小腿肿胀处肢体周径,并与健侧比较,观察栓塞进展程度,做好记录。

3.体位护理

对已出现深静脉血栓症状的患者,血栓形成后 1～2 周内应卧床,抬高患肢 20°～30°,膝关节屈曲 15°,以促进血液回流。注意患肢保暖,室温保持在 25 ℃左右。患肢可穿弹力袜或用弹力绷带包扎,不能过紧,不得按摩或做剧烈运动,以免造成栓子脱落,严密观察患肢体温、脉搏及皮温

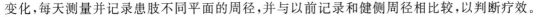

变化,每天测量并记录患肢不同平面的周径,并与以前记录和健侧周径相比较,以判断疗效。

4.早期活动

抬高下肢,早期活动,促进静脉血液回流。鼓励患者深呼吸及咳嗽。对多种深静脉血栓 高危因素或高凝状态的患者,最有效的预防方法是增加活动量,鼓励患者早期下床活动。床上活动时避免用力或动作过大,禁止患肢按摩,避免用力排便,以防血栓脱落致肺栓塞。待肢体肿胀基本消退(与健侧相应部位肢体周径<0.5 cm,患肢柔软)后,方可重新开始轻微活动。由于患肢血液循环差,受压后易引起压疮,应加强基础护理,可用厚约10 cm的软枕垫于患肢下。术后24小时就应开始做下肢抬高训练,不能下床者,应鼓励并督促患者在床上主动屈伸下肢做跖屈和背屈运动,内、外翻运动,足踝的环转运动。不能活动者,由护士或家属被动按摩下肢腿部比目鱼肌和腓肠肌。

5.心理护理

下肢静脉栓塞突发的下肢剧烈疼痛和肿胀易使患者产生恐惧和焦虑心理,患者会担心手术已失败,出现烦躁、失望,对治疗、手术产生疑问,心理压力重,护士要做好解释、安抚工作,应给予心理支持和安慰,帮助患者和家属了解疾病治疗的进展,分析致病的原因、治疗方法以及可能出现的并发症,消除其顾虑,取得其配合并接受治疗。

6.有效止痛

疼痛剧烈或术后切口疼痛的患者,可遵医嘱给予有效止痛措施,如口服镇痛药物、间断肌内注射哌替啶或术后应用镇痛泵等。

7.非药物性措施

分散患者注意力,如听音乐、默念数字等。

8.饮食护理

向患者及其家属讲解食物与疾病的关系,主要保证食物中充分的水分和营养。避免高胆固醇饮食,给予高蛋白、高纤维、高维生素、易消化饮食,保障营养的充分补充。避免大便干燥、秘结,如患者已发生大便秘结,可服用缓泻剂处理。避免用力排便致使腹压增加,影响下肢静脉回流。同时也可喝果汁和水,使血液黏稠度降低,增加血流速度,从而预防深静脉血栓的形成。

(三)并发症的预防和处理

1.预防出血

药物预防即用肝素、华法林等抗凝药物降低血液黏滞性,预防血栓形成。低分子量肝素(LMWH)由于其抗凝作用强,很少引起出血,不需监测凝血酶原时间等优点,在预防深静脉血栓上取得了较好的效果。常用方法:LMWH 0.4 mL 腹壁皮下注射,1次/天,连续7天。在应用LMWH时,应注射在腹壁前外侧,左右交替。对深静脉血栓高危患者,口服阿司匹林也可预防深静脉血栓的发生。在应用肝素时应同时监测凝血酶原时间,有严重肝肾功能不全者不能用。LMWH应用时要注意观察有无不良反应。

(1)观察抗凝状况。①肝素:若测得凝血时间为20～25分钟,应请示医师调整用药剂量。②香豆素类药物:用药期间应每天测定凝血酶原时间,测定结果应控制在正常值的20％～30％。

(2)观察出血倾向:在抗凝治疗时要严密观察有无全身性出血倾向和切口渗血情况,做好记录。

（3）紧急处理出血：若因肝素、香豆素类药物用量过多引起凝血时间延长或出血，应及时报告医师并协助处理，包括暂停或减量使用药物，必要时给予鱼精蛋白拮抗或静脉注射维生素 K1，必要时给予输新鲜血。

（4）机械预防：包括间歇或持续小腿气动压迫、分级压力袜（GCS）、使用弹力绷带等。气动压迫是对套在肢体末端的袖套充气和放气来促进血液流动和深静脉血回流至心脏。分级压力袜是通过外部压力作用于静脉管壁来增加血液流速和促进血液回流，它能提供不同程度的外部压力（踝部可达 100％，小腿中部 70％，大腿中部 40％）。在普外科手术中，单独采用分级弹力袜，血栓的发生率为 21％，如分级压力袜和小剂量肝素联合应用降为 4％。许多学者认为，联合应用分级弹力袜和低分子量肝素（LMWH）的效果最佳。

2.预防血栓再形成

（1）卧床休息：急性期患者应绝对卧床休息 10～14 天，床上活动时避免动作幅度过大；禁止按摩患肢，以防血栓脱落和导致其他部位的栓塞。

（2）肺动脉栓塞：肺栓塞最常见的栓子来自下肢深静脉，约占 95％。肺栓塞实际上是深静脉血栓的并发症，严重者可造成猝死，大多数肺栓塞临床表现轻微，产生明显症状和体征时，又缺乏特异性，易与其他导致心肺功能异常的疾病混淆。注意观察高危人群肺栓塞的三联征表现：血痰、咳嗽、出汗；血痰、胸痛、呼吸困难；呼吸困难、胸痛、恐惧等。若患者出现以上情况，提示可能发生肺动脉栓塞，应给予紧急支持性护理，立即嘱患者平卧，避免做深呼吸、咳嗽、剧烈翻动，同时立即鼻导管或面罩吸氧，急性呼吸窘迫患者可给予气管插管或机械通气。遵医嘱静脉输液以维持和升高血压。尽量安慰患者，减轻患者的恐惧。如无溶栓禁忌证，立即给予溶栓联合抗凝治疗。

（四）抗凝及溶栓治疗的护理

1.抗凝

抗凝治疗可防止血栓发展和复发，并可溶解已存在的血栓。常用的抗凝药物为普通肝素及华法林。

治疗过程中常见不良反应是出血，注意有无出血倾向，特别注意观察胃肠道、颅内、鼻腔、牙龈、皮下有无异常出血，有无血尿等，可及时调整或减少抗凝及溶栓药量。加强凝血功能监测，用药过程中需定期复查 APTT，使患者 APTT 延长至正常的 1.5～2.5 倍，这样既能有效抗凝，也使出血并发症的危险降至最低。

2.溶栓

常用的溶栓药物是尿激酶，溶栓护理包括以下内容。

（1）疗效观察：用药后每 2 小时观察患肢色泽、温度、感觉和脉搏强度。注意有无消肿起皱，每天定时用皮尺精确测量并与健侧肢体对照，对病情加剧者，应立即向医师汇报。

（2）并发症观察：最常见的并发症为出血。多为牙龈出血、出血、注射部位出血、泌尿或消化道出血及手术切口的血肿和出血。用药后需严密观察出血倾向，每周查凝血酶原时间 2 次。沙克芳等在溶栓时采用静脉留置套管针穿刺后接三通，肝素盐水封管的方法，避免了反复穿刺抽血给患者造成的痛苦及对血管的损害，值得借鉴。

（3）溶栓后不宜过早下床活动，患肢不能过冷过热，以免部分溶解的血栓脱落，造成肺栓塞。

（4）加强宣教：应注意增强患者的自我预防意识，如刷牙时动作轻柔、防止跌伤、避免抠鼻、注意在饮食中添加蔬菜、防止便秘引起痔出血。

（五）手术疗法的护理

下肢深静脉栓塞可用手术治疗，尤其是髂股静脉血栓形成不超过 48 小时者，术前做好常规准备外，还应全面了解年老体弱患者心、脑、肺、肝、肾等重要器官功能，了解出、凝血系统的功能状态。实践证明，静脉取栓术加溶栓抗凝支持治疗效果优于非手术治疗。术后患肢用弹力绷带包扎并抬高，注意观察患肢远端的动脉搏动、血运、皮肤温度及肿胀消退情况。

（六）就诊指标

突然出现下肢剧烈胀痛、浅静脉曲张伴有发热等，应警惕下肢深静脉血栓形成的可能，及时就诊。

十一、护理评价

（1）患者自述疼痛（下肢或手术切口）得到缓解或疼痛。

（2）绝对卧床期间，生理需求得到满足。

（3）患者的并发症能得到预防、及时发现和处理。

（梁　贞）

第八章

产 科 护 理

第一节 羊 水 异 常

一、概述

(一)定义及发病率

(1)羊水过多:妊娠期间羊水量超过 2 000 mL 者,称为羊水过多。羊水的外观和性状与正常无异样,多数孕妇羊水增多缓慢,在较长时间内形成,称为慢性羊水过多;少数孕妇可在数天内羊水急剧增加,称为急性羊水过多。其发生率为 0.5%~1.0%。

(2)妊娠晚期羊水量少于 300 mL 称为羊水过少。羊水过少的发病率为 0.4%~4.0%。羊水过少严重影响胎儿预后,羊水量少于 50 mL,围生儿的死亡率也高达 88%。

(二)主要发病机制

胎儿畸形羊水循环障碍,多胎妊娠血压循环量增加胎儿尿量增加,胎盘病变、妊娠合并症等导致羊水过多或过少。

(三)治疗原则

取决于胎儿有无畸形、孕周大小及孕妇自觉症状的严重程度,羊水过多时在分娩期应警惕脐带脱垂和胎盘早剥的发生。

二、护理评估

(一)健康史

详细询问病史,了解孕妇年龄、有无妊娠合并症、有无先天畸形家族史及生育史。羊水过少同时了解孕妇自觉胎动情况。

(二)生理状况

1.症状体征

(1)羊水过多:①急性羊水过多较少见。多发生于妊娠 20~24 周,由于羊水量急剧增多,在数天内子宫急剧增大,横膈上抬,患者出现呼吸困难,不能平卧,甚至出现发绀,孕妇表情痛苦,腹部因张力过大而感到疼痛,食量减少。由于胀大的子宫压迫下腔静脉,影响静脉回流,导致孕妇下肢及外阴部水肿、静脉曲张。②慢性羊水过多较多见。多发生于妊娠晚期,羊水可在数周内逐渐增多,多数孕妇能适应,常在产前检查时发现。孕妇子宫大于妊娠月份,腹部膨隆,腹壁皮肤发亮、变薄,触诊时感到皮肤张力大,胎位不清,胎心遥远或听不到。羊水过多孕妇容易并发妊娠期高血压疾病、胎位不正、早产等。患者破膜后因子宫骤然缩小,可以引起胎盘早剥。产后因子宫过大可引起子宫收缩乏力而致产后出血。

(2)羊水过少:孕妇于胎动时感觉腹痛,检查时发现宫高、腹围小于同期正常妊娠孕妇,子宫的敏感度较高,轻微的刺激即可引起宫缩,临产后阵痛剧烈,宫缩不协调,宫口扩张缓慢,产程延长。羊水过少若发生在妊娠早期,可以导致胎膜与胎体相连;若发生妊娠中、晚期,子宫周围压力容易对胎儿产生影响,造成胎儿斜颈、曲背、手足畸形等异常。

2.辅助检查

(1)B超:测量单一最大羊水暗区垂直深度(AFV)≥8 cm 即可诊断为羊水过多,其中,若用羊水指数法,羊水指数(AFI)≥25 cm 为羊水过多。测量单一最大羊水暗区垂直深度≤2 cm 即可考虑为羊水过少;≤1 cm 为严重羊水过少;若用羊水指数法,AFI≤5.0 cm 诊断为羊水过少;<8.0 cm 应警惕羊水过少的可能。除羊水测量外,B超还可判断胎儿有无畸形,羊水与胎儿的交界情况等。

(2)神经管缺陷胎儿的检测:此类胎儿可做羊水及母血甲胎蛋白(AFP)测定。若为神经管缺陷胎儿,羊水中的甲胎蛋白均值超过正常妊娠平均值 3 个标准差以上有助于诊断。

(3)电子胎儿监护:可出现胎心变异减速和晚期减速。

(4)胎儿染色体检查:需排除胎儿染色体异常时可做羊水细胞培养,或采集胎儿脐带血细胞培养,做染色体核型分析,荧光定量 PCR 法快速诊断。

(5)羊膜囊造影:用以了解胎儿有无消化道畸形,但应注意造影剂对胎儿有一定损害,还可能引起胎儿早产和宫腔内感染,应慎用。

3.高危因素

胎儿畸形、胎盘功能减退、羊膜病变、双胎、母胎血型不合、糖尿病、母体妊娠期高血压疾病可能导致的胎盘血流减少等。

4.心理-社会因素

孕妇及家属因担心胎儿可能会有某种畸形,会感到紧张、焦虑不安,甚至产生恐惧心理。

三、护理措施

(一)一般护理

向孕妇及其家属介绍羊水过多或过少的原因及注意事项。包括指导孕妇摄取低钠饮食,防止便秘;减少增加腹压的活动以防胎膜早破。改善胎盘血液供应;自觉胎动监测;出生后的胎儿应认真全面评估,识别畸形。

(二)症状护理

观察孕妇的生命体征,定期测量宫高、腹围和体重,判断病情进展,并及时发现并发症。观察胎心、胎动及宫缩,及早发现胎儿宫内窘迫及早产的征象。羊水过多时人工破膜应密切观察胎心和宫缩,及时发现胎盘早剥和脐带脱垂的征象。产后应密切观察子宫收缩及阴道流血情况,防止产后出血。发生羊水过少时,严格 B超监测羊水量。并注意观察有无胎儿畸形。

(三)孕产期处理

(1)羊水过多:腹腔穿刺放羊水时应防止速度过快、量过多,一次放羊水量不超过 1 500 mL,

放羊水后腹部放置沙袋或加腹带包扎以防血压骤降发生休克。腹腔穿刺放羊水注意无菌操作,防止发生感染,同时按医嘱给予抗感染药物。

(2)羊水过少合并有过期妊娠、胎儿生长受限等需及时终止妊娠者,应遵医嘱做好阴道助产或剖宫产的准备。若羊水过少合并胎膜早破或者产程中发现羊水过少,需遵医嘱进行预防性羊膜腔灌注治疗者,应注意严格无菌操作,防止发生感染,同时按医嘱给予抗感染药物。有国外文献报道羊膜腔输液的治疗方法不降低剖宫产和新生儿窒息的发生率,反而可能增加胎粪吸入综合征的发生率,此项治疗手段现已较少应用。

(四)心理护理

让孕妇及家人了解羊水过多或过少的发生发展过程,正确面对羊水过多或过少可能给胎儿带来的不良结局,引导孕产妇减少焦虑,主动配合参与治疗护理过程。

四、健康指导

羊水过多或过少胎儿正常者,母婴健康平安,做好正常分娩及产后的健康指导;羊水过多或过少合并胎儿畸形者,积极进行健康宣教,引导孕产妇正确面对,终止妊娠,顺利度过产褥期。

五、注意事项

腹腔穿刺放羊水时严格操作注意事项;严密观察羊水量、性质、病情等变化。

(吴洪娟)

第二节 脐带异常

脐带异常是胎儿窘迫的首位因素,脐带是子宫-胎盘-胎儿联系的纽带,正常脐带长度 30～70 cm(平均为 55 cm),是血、氧供应及代谢交换的转运站。

一、病因

如果脐带的结构或位置异常,可因母儿血液循环障碍,造成胎儿宫内缺氧而窘迫,严重者可导致胎儿死亡。

二、临床表现

脐带异常可分为形态异常、生长异常、位置异常及脐带附着异常。形态异常如脐带扭转、打结、缠绕(绕颈、绕躯干、绕四肢),生长异常如脐带过长、过短、单脐动脉,位置异常如脐带先露、脐带脱垂。

(一)脐带缠绕

脐带围绕胎儿颈部、四肢或躯干者,称脐带缠绕是最为常见的脐带异常,其中以脐带绕颈最为多见。脐带缠绕对胎儿的危害主要是缠绕过紧时引起血氧交换循环障碍,而致胎儿缺氧,甚至窘迫或死亡。尤其在分娩过程中,胎头下降后脐带出现相对长度不足,拉紧脐带就会阻断血液循环,或引起胎先露入盆下降受阻、产程延长、胎盘早剥及子宫内翻等并发症。

(二)脐带扭转

脐带过度扭转发生于近胎儿脐轮部时,可使胎儿血运受阻。

(三)脐带打结

有脐带假结和真结两种。假结是由于脐静脉迂曲形似打结或脐血管较脐带长、血管在脐带中扭曲而引起,对胎儿没有危害。另一种是脐带真结,与胎儿活动有关,一般发生在怀孕中期,先是出现脐带绕体,后因胎儿穿过脐带套环而形成真结。如果真结处未拉紧则无症状,拉紧后就会阻断胎儿血液循环而引起宫内窒息或胎死宫内。

(四)脐带长度异常

脐带正常长度为 30~70 cm,平均 55 cm。脐带超过 80 cm 称为脐带过长,不足 30 cm 称为脐带过短。脐带过长易导致脐带缠绕、打结、脱垂、脐血管受压等并发症。脐带过短在妊娠期常无临床征象,临产后因脐带过短,引起胎儿下降受阻,产程延长或者是过度牵拉使脐带及血管过紧、破裂,胎儿血液循环受阻,胎心律失常致胎儿窘迫、胎盘早剥。

(五)单脐动脉

脐带血管中仅一条脐动脉、一条脐静脉称为单脐动脉,临床罕见,大多合并胎儿畸形或胎儿分娩过程中因脐带受压而突然死亡。

(六)脐带先露与脱垂

胎膜未破,脐带位于胎先露之前或一侧称脐带先露。胎膜已破,脐带位于胎先露与子宫下段之间称隐性脐带脱垂;脐带脱出子宫口外,降至阴道内,甚至露于外阴称脐带脱垂。胎先露与骨盆入口不衔接存在间隙(如胎先露异常、胎先露下降受阻、胎儿小、羊水过多、低置胎盘等)时可发生脐带脱垂。

(七)脐带附着异常

正常情况下脐带附着于胎盘的中央或侧方,如果脐带附着于胎盘之外的胎膜上,则脐血管裸露于宫腔内,称为脐带帆状附着,这种情况在双胞胎中较多见,单胎的发生率只有百分之一。如果帆状血管的位置在宫体较高处,对胎儿的影响很小,只有在分娩时牵拉脐带或者娩出胎盘时脐带附着处容易发生断裂,使产时出血的机会增高。如果帆状血管位于子宫下段或脐血管绕过子宫口,血管则容易受到压迫而发生血液循环阻断、血管破裂,对胎儿危害极大。

三、护理评估

(一)健康史

详细了解产前检查结果,有无羊水过多、胎儿过小、胎位异常、低置胎盘等。

(二)生理状况

1.症状

若脐带未受压可无明显症状,若脐带受压,产妇自觉胎动异常甚至消失。

2.体征

出现频繁的变异减速,上推胎先露部及抬高臀部后恢复,若胎儿缺氧严重可伴有胎心消失。胎膜已破者,阴道检查可在胎先露旁或其前方触及脐带,甚至脐带脱出于外阴。

3.辅助检查

(1)产科检查:在胎先露旁或其前方触及脐带,甚至脐带脱出于外阴。

(2)胎儿电子监护:伴有频繁的变异减速,甚至胎心音消失。

（3）B超检查：有助于明确诊断。

（三）心理-社会因素

评估孕产妇及家属有无焦虑、恐慌等心理问题，对脐带脱垂的认识程度及家庭支持度。

四、护理诊断

（一）有胎儿窒息的危险

其与脐带缠绕、受压、牵拉等导致胎儿缺氧等有关。

（二）焦虑

其与预感胎儿可能受到危害有关。

（三）知识缺乏

缺乏对脐带异常的认识。

五、护理措施

（1）脐带异常的判定：应告知孕妇密切注意宫缩、胎动等情况，特别是有胎位不正、骨盆异常、低置胎盘、胎儿过小等情况的孕妇，如果发现12小时内胎动数小于10次，或逐日下降50%而不能复原，说明胎儿宫内窘迫，应立即就诊。B超检查结合电子监护观察胎心变化可以确诊大部分脐带异常的情况。如果经阴道检查在前羊膜囊内摸到搏动的、手指粗的索状物，其搏动频率与胎心率一致而与孕妇的脉率不一致，则可以诊断为脐带先露。此时胎心大多已有明显异常，出现胎动突然频繁增强、胎心率明显减速等。

（2）存在脐带异常的孕妇在分娩前一般不会出现特殊不适，但孕妇在得知有关胎儿的异常情况时，都会出现紧张、担心等心理负担。应该及时、准确地将脐带异常相关知识告知孕妇，并注意安慰孕妇，避免因孕妇紧张焦虑等心理因素进一步影响胎儿。发现早期的脐带异常，如单纯的脐带过长、过短、缠绕、扭转等，如未引起宫内窘迫，应向孕妇讲明可以通过改变体位进行纠正。

（3）嘱孕妇注意卧床休息，一般以左侧卧位为主，床头抬高15°，以缓解膨大子宫对下腔静脉压迫，以增加胎盘血供，改善胎盘循环，有时改变体位还能减少脐带受压。同时可根据情况给予低流量吸氧，通过胎儿电子监护仪观察胎儿宫内变化，并结合胎动计数，必要时行胎儿生物物理评分，能较早发现隐性胎儿宫内窘迫。

（4）如妊娠晚期，因脐带异常而不能继续妊娠时，应协助医师做好待产准备。对于临产的产妇，密切观察产程进展，根据医师要求做好阴道助产或剖宫产准备，对于脐带脱垂或宫内窘迫严重的胎儿应做好新生儿窒息抢救准备。

（吴洪娟）

第三节　胎位异常

一、概要

胎位异常是造成难产的常见因素之一。最常见的异常胎位为臀位，占3%～4%。本节仅介绍持续性枕后位、枕横位、臀先露、肩先露。

(一)持续性枕后位、枕横住

在分娩过程中,胎头以枕后位或枕横位衔接。在下降过程中,胎头枕部因强有力宫缩绝大多数能向前转,转成枕前位自然分娩。仅有5%～10%的胎头枕骨持续不能转向前方,直至分娩后期仍位于母体骨盆后方或侧方,致使分娩发生困难者,称持续性枕后位或持续性枕横位。国外报道发病率均为5%左右。

(二)臀先露

臀先露是最常见的异常胎位,占妊娠足月分娩总数的3%～4%,多见于经产妇。臀先露以骶骨为指示点,有骶左前、骶左横、骶左后、骶右前、骶右横、骶右后6种胎位。根据胎儿两下肢所取姿势,分为3类:单臀先露或腿直臀先露,最多见;完全臀先露或混合臀先露,较多见;不完全臀先露或足位,较少见。

(三)肩先露

胎体纵轴与母体纵轴相垂直为横产式。胎体横卧于骨盆入口之上,先露部为肩,称肩先露,又称横位,占妊娠足月分娩总数的0.25%,是一种对母儿最不利的胎位。胎儿极小或死胎浸软极度折叠后才能自然娩出外,正常大小的足月胎儿不可能从阴道自产。根据胎头在母体左或右侧和胎儿肩胛朝向母体前或后方,有肩左前、肩左后、肩右前、肩右后4种胎位。

二、护理评估

(一)病史

骨盆形态、大小异常是发生持续性枕后位、枕横位的重要原因。胎头俯屈不良、子宫收缩乏力、头盆不称、前置胎盘、膀胱充盈、子宫下段宫颈肌瘤等均可影响胎头内旋转,形成持续性枕横位或枕后位。

肩先露与臀先露发生原因相似:①胎儿在宫腔内活动范围过大,如羊水过多、经产妇腹壁松弛及早产儿羊水相对过多,胎儿容易在宫腔内自由活动形成臀先露。②胎儿在宫腔内活动范围受限,如子宫畸形、胎儿畸形等。③胎头衔接受阻,如狭窄骨盆,前置胎盘易发生。

(二)身心状况与检查

1.持续性枕后位、枕横位

(1)表现:临产后胎头衔接较晚及俯屈不良,常导致协调性宫缩乏力及宫口扩张缓慢,产妇自觉肛门坠胀及排便感,致使宫口尚未开全时过早使用腹压。持续性枕后位常致活跃期晚期及第二产程延长。

(2)腹部检查:在宫底部触及胎臀,胎背偏向母体后方或侧方,在对侧明显触及胎儿肢体。若胎头已衔接,有时可在胎儿肢体侧耻骨联合上方扪到胎儿颏部。胎心在脐下一侧偏外方听得最响亮,枕后位时因胎背伸直,前胸贴近母体腹壁,胎心在胎儿肢体侧的胎胸部位也能听到。

(3)肛门检查或阴道检查:当肛查宫口部分扩张或开全时,若为枕后位,感到盆腔后部空虚,查明胎头矢状缝位于骨盆斜径上。前囟在骨盆右前方,后囟(枕部)在骨盆左后方则为枕左后位,反之为枕右后位。查明胎头矢状缝位于骨盆横径上,后囟在骨盆左侧方,则为枕左横位,反之为枕右横位。当出现胎头水肿,颅骨重叠,囟门触不清时,需行阴道检查借助胎儿耳郭及耳屏位置及方向判定胎位,若耳郭朝向骨盆后方,诊断为枕后位;若耳郭朝向骨盆侧方,诊断为枕横位。

(4)B超检查:根据胎头颜面及枕部位置,能准确探清胎头位置以明确诊断。

(5)危害:①对产妇的影响有胎位异常导致继发性宫缩乏力,使产程延长,常需手术助产,容易发生软产道损伤,增加产后出血及感染机会。若胎头长时间压迫软产道,可发生缺血坏死脱落,形成生殖道瘘。②对胎儿的影响有第二产程延长和手术助产机会增多,常出现胎儿窘迫和新生儿窒息,使围生儿死亡率增高。

2.臀先露

(1)表现:孕妇常感肋下有圆而硬的胎头。常致宫缩乏力,宫口扩张缓慢,产程延长。

(2)腹部检查:子宫呈纵椭圆形,胎体纵轴与母体纵轴一致。在宫底部可触到圆而硬,按压时有浮球感的胎头。若未衔接,在耻骨联合上方触到不规则,软而宽的胎臀,胎心在脐左(或右)上方听得最清楚。衔接后,胎臀位于耻骨联合之下,胎心听诊以脐下最明显。

(3)肛门检查及阴道检查肛门检查时,触及软而不规则的胎臀或触到胎足、胎膝。(图8-1、图8-2)

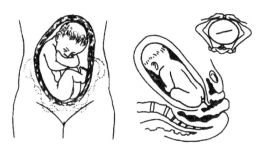

图8-1　臀先露检查

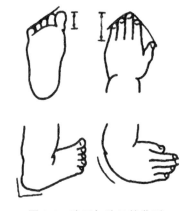

图8-2　胎手与胎足的鉴别

(4)B超检查:可明确诊断,能准确探清臀先露类型及胎儿大小,胎头姿势等。

(5)危害:①对产妇的影响有容易发生胎膜早破或继发性宫缩乏力,使产后出血与产褥感染的机会增多,容易造成宫颈撕裂甚至延及子宫下段。②对胎儿及新生儿的影响有胎臀高低不平,对前羊膜囊压力不均匀,常致胎膜早破,发生脐带脱垂是头先露的10倍,脐带受压可致胎儿窘迫甚至死亡;胎膜早破,使早产儿及低体重儿增多。后出胎头牵出困难,常发生新生儿窒息,臂丛神经损伤及颅内出血。

3.肩先露

(1)表现:分娩初期,因先露部高,不能紧贴子宫下段及宫颈内口,缺乏直接刺激,容易发生宫缩乏力;由于先露部不能紧贴骨盆入口,致前后羊水沟通,当宫缩时,宫颈口处胎膜所承受的压力很大,胎肩对宫颈压力不均,容易发生胎膜破裂及脐带脱垂。破膜后羊水迅速外流,胎儿上肢或脐带容易脱出,导致胎儿窘迫甚至死亡。羊水流出后,胎体紧贴宫壁,宫缩转强,胎肩被挤入盆腔,胎臂可脱出于阴道口外,而胎头和胎体则被阻于骨盆入口之上,称为忽略性横位。此时由于羊水流失殆尽,子宫不断收缩,上段越来越厚,下段异常伸展变薄,出现病理性缩复环,可导致子宫破裂。由于失血、感染及水电解质发生紊乱等,可严重威胁产妇生命,多数胎儿因缺氧而死亡。有时破膜后,分娩受阻,子宫呈麻痹状态,产程延长,常并发严重宫腔感染。

(2)腹部检查:外形呈横椭圆形,子宫底部较低,耻骨联合上方空虚,在腹部一侧可触到大而硬的胎头,对侧为臀,胎心在脐周两旁最清晰。子宫呈横椭圆形,子宫长度低于妊娠周数,子宫横径宽。宫底部及耻骨联合上方较空虚,在母体腹部一侧触到胎头,另侧触到胎臀。肩前位时,胎背朝向母体腹壁,触之宽大平坦;肩后位时,胎儿肢体朝向母体腹壁,触及不规则的小肢体。胎心在脐周两侧最清楚。根据腹部检查多能确定胎位。

(3)肛门检查或阴道检查:在临产初期,先露部较高,不易触及,当宫口已扩开。由于先露部不能紧贴骨盆入口,致前后羊水沟通,当宫缩时,宫颈口处胎膜所承受的压力很大,易发生胎膜破裂及脐带或胎臂脱垂。胎膜未破者,因胎先露部浮动于骨盆入口上方,肛查不易触及胎先露部。若胎膜已破,宫口已扩张者,阴道检查可触到肩胛骨或肩峰,肋骨及腋窝。肩胛骨朝向母体前或后方,可决定肩前位或肩后位。例如,胎头在母体右侧,肩胛骨朝向后方,则为肩右后位。胎手若已脱出于阴道口外,可用握手法鉴别是胎儿左手或右手。

(4)B超检查:能准确探清肩先露,并能确定具体胎位。

三、护理诊断

(一)恐惧
与分娩结果未知及手术有关。

(二)有新生儿受伤的危险
与胎儿缺氧及手术产有关。

(三)有感染的危险
与胎膜早破有关。

(四)潜在并发症
产后出血、子宫破裂、胎儿窘迫。

四、护理目标

(1)产妇恐惧感减轻,积极配合医护工作。
(2)孕产妇及新生儿未出现因护理不当引起并发症。
(3)产妇与家属对胎儿夭折能正确面对。

五、护理措施

(一)及早发现异常并纠正
妊娠期加强围产期保健,宣传产前检查,妊娠发现胎位异常者,配合医师进行纠正。28周以前臀位多能自行转成头位,可不予处理。30周以后仍为臀位者,应设法纠正。常用的矫正方法有以下几种。

1.胸膝卧位

让孕妇排空膀胱,松解裤带,做胸膝卧位姿势,每天 2 次,每次 15 分钟,使胎臀离开骨盆腔,有助于自然转正。为了方便进行早晚各做一次为宜,连做 1 周后复查。

2.激光照射或艾灸至阴穴

激光照射至阴穴,左右两侧各照射 10 分钟,每天 1 次,7 次为 1 个疗程,有良好效果。也可用艾灸条,每天 1 次,每次 15~20 分钟,5 次为 1 个疗程。1 周后复查 B 超。

3.外转胎位术

现已少用。腹壁较松子宫壁不太敏感者,可试外倒转术,将臀位转为头位。倒转时切勿用力过猛,亦不宜勉强进行,以免造成胎盘早剥。倒转前后均应仔细听胎心音。

(二)执行医嘱,协助做好不同方式分娩的一切准备

1.持续性枕后位、枕横位

在骨盆无异常,胎儿不大时,可以试产。试产时应严密观察产程,注意胎头下降,宫口扩张程度,宫缩强弱及胎心有无改变。

(1)第一产程:①潜伏期需保证产妇充分营养与休息。若有情绪紧张,睡眠不好可给予哌替啶或地西泮。②活跃期宫口开大 3~4 cm,产程停滞除外头盆不称可行人工破膜;若产力欠佳,静脉滴注缩宫素。在试产过程中,出现胎儿窘迫征象,应行剖宫产术结束分娩。

(2)第二产程:若第二产程进展缓慢,初产妇已近 2 小时,经产妇已近 1 小时,应行阴道检查。当胎头双顶径已达坐骨棘平面或更低时,可先行徒手将胎头枕部转向前方;若转成枕前位有困难时,也可向后转成正枕后位,再以产钳助产。若以枕后位娩出时,须做较大的会阴后一斜切开。若胎头位置较高,疑有头盆不称,需行剖宫产术,中位产钳禁止使用。

(3)第三产程:因产程延长,容易发生产后宫缩乏力,胎盘娩出后应立即静脉注射或肌内注射子宫收缩剂,以防发生产后出血。有软产道裂伤者,应及时修补。新生儿应重点监护。产后应给予抗生素预防感染。

2.臀先露

臀位分娩的关键在于胎头能否顺利娩出,胎头娩出的难易,与胎儿与骨盆的大小及与宫颈是否完全扩张有直接关系。对疑有头盆不称、高龄初产妇及经产妇屡有难产史者,均应仔细检查骨盆及胎儿的大小,常规做 B 超以进一步判断胎儿大小,排除胎儿畸形。未发现异常者,可从阴道分娩,如有骨盆狭窄或相对头盆不称(估计胎儿体重≥3 500 g),或足先露、胎膜早破、胎儿宫内窘迫、脐带脱垂者,以剖宫取胎为宜。因此,应根据产妇年龄、胎产次、骨盆类型、胎儿大小、胎儿是否存活、臀先露类型及有无并发症,于临产初期做出正确判断,决定分娩方式。

(1)择期剖宫产的指征:狭窄骨盆,软产道异常,胎儿体重≥3 500 g,胎儿窘迫,高龄初产,有难产史,不完全臀先露等,均应行剖宫产术结束分娩。

(2)决定经阴道分娩的处理,分别包括第一、第二、第三产程的处理。

第一产程:待产时应耐心等待,做好产妇的思想工作,以解除顾虑,产妇应侧卧,不宜站立走动,少做肛查,不灌肠,尽量避免胎膜破裂。勤听胎心音,一旦破膜,应立即听胎心。若胎心变慢或变快,应行肛查,必要时行阴道检查,了解有无脐带脱垂。若有脐带脱垂,胎心尚好,宫口未开全,为抢救胎儿,须立即行剖宫产术。若无脐带脱垂,可严密观察胎心及产程进展。若出现协调性宫缩乏力,应设法加强宫缩。臀位接产的关键在于胎头的顺利娩出,而胎头的顺利娩出有赖于产道,特别是宫颈是否充分扩张。胎膜破裂后,当宫口开大 4～5 cm 时,儿臀或儿足出现于阴道口时,消毒外阴之后,用一消毒巾盖住,每次阵缩用手掌紧紧按住使之不能立即娩出,使用堵外阴方法。此法有利于后出胎头的顺利娩出。在堵的过程中,应每隔 10～15 分钟听胎心一次,并注意宫口是否开全。宫口已开全再堵易引起胎儿窘迫或子宫破裂。宫口近开全时,要做好接产和抢救新生儿窒息的准备。堵时用力要适当,忌用暴力,直到胎臀显露于阴道口,检查宫口确已开全为止。堵的时间一般需 0.5～1.0 小时,初产妇有时需 2～3 小时。

第二产程:臀位阴道分娩,有自然娩出、臀位助产及臀位牵引等 3 种方式。①自然分娩,胎儿自然娩出,不作任何牵拉。极少见,仅见于经产妇,胎儿小,宫缩强,骨盆腔宽大者。②臀助产术,当胎臀自然娩出至脐部后,胎肩及后出胎头由接产者协助娩出。脐部娩出后,一般应在 2～3 分钟娩出胎头,最长不能超过 8 分钟。后出胎头娩出有主张用单叶产钳,效果佳。③臀牵引术,胎儿全部由接产者牵拉娩出,此种手术对胎儿损伤大,一般情况下应禁止使用。

第三产程:产程延长易并发子宫收缩乏力性出血。胎盘娩出后,应肌内注射缩宫素或麦角新碱,防止产后出血。行手术操作及有软产道损伤者,应及时检查并缝合,给予抗生素预防感染。

3.肩先露

妊娠期发现肩先露应及时矫正。可采用胸膝卧位,激光照射(或艾灸)至阴穴。上述矫正方法无效,应试行外转胎位术转成头先露,并包扎腹部以固定胎头。若行外转胎位术失败,应提前住院决定分娩方式。

分娩期应根据产妇年龄、胎产次、胎儿大小、骨盆有无狭窄、胎膜是否破裂、羊水留存量、宫缩强弱、宫颈口扩张程度、胎儿是否存活、有无并发感染及子宫先兆破裂等决定分娩方式。

(1)足月活胎,对于有骨盆狭窄、经产妇有难产史、初产妇横位估计经阴道分娩有困难者,应于临产前行择期剖宫产术结束分娩。

(2)初产妇,足月活胎,临产后应行剖宫产术。如为经产妇,宫缩不紧,胎膜未破,仍可试外倒转术,若外倒转失败,也可考虑剖宫产。

(3)破膜后,立即做阴道检查,了解宫颈口扩张情况、胎方位及有无脐带脱垂等。如胎心好,宫颈口扩张不大,特别是初产妇有脐带脱垂,估计短时期内不可能分娩者,应即剖宫取胎。如为经产妇,宫颈口已扩张至 5 cm 以上,胎膜破裂不久,可在全麻麻醉下试做内倒转术,使横位变为臀位,待宫口开全后再行臀位牵引术。如宫口已近开全或开全,倒转后即可做臀牵引。

(4)破膜时间过久,羊水流尽,子宫壁紧贴胎儿,胎儿存活,已形成忽略性横位时,应立即剖宫取胎。如胎儿已死,可在宫颈口开全后做断头术,出现先兆子宫破裂或子宫破裂征象,无论胎儿死活,均应立即行剖宫产术。如宫腔感染严重,应同时切除子宫。

(5)胎儿已死,无先兆子宫破裂征象,若宫口近开全,在全麻下行断头术或碎胎术。

(6)胎盘娩出后应常规检查阴道、宫颈及子宫下段有无裂伤,并及时做必要的处理。如有血尿,应放置导尿管,以防尿瘘形成。产后用抗生素预防感染。

(7)临时发现横位产及无条件就地处理者,可给哌替啶 100 mg 或氯丙嗪 50 mg,设法立即转院,途中尽量减少颠簸,以防子宫破裂。

(吴洪娟)

第四节 产 道 异 常

产道是胎儿经阴道娩出时必经的通道,包括骨产道及软产道。产道异常可使胎儿娩出受阻,临床上以骨产道异常多见。

一、骨产道异常

(一)疾病概要

骨盆是产道的主要构成部分,其大小和形状与分娩的难易有直接关系。骨盆结构形态异常,或径线较正常为短,称为骨盆狭窄。

1.骨盆入口平面狭窄

我国妇女状况常见有单纯性扁平骨盆和佝偻病性扁平骨盆两种类型。狭窄分级见表8-1。

表 8-1 骨盆入口狭窄分级

分级	狭窄程度	分娩方式选择
1级临界性狭窄(临床常见)	骶耻外径 18.0 cm 入口前后径 10.0 cm	绝大多数可经阴道分娩
2级相对狭窄(临床常见)	骶耻外径 16.5~17.5 cm 入口前后径 8.5~9.5 cm	需经试产后才能决定可否阴道分娩
3级绝对狭窄	骶耻外径≤16.0 cm 入口前后径≤8.0 cm	必须剖宫产结束分娩

2.中骨盆及出口平面狭窄

我国妇女状况常见有漏斗骨盆和横径狭窄骨盆两种类型。狭窄分级见表8-2。

表 8-2 骨盆中骨盆及出口狭窄分级

分级	狭窄程度	分娩方式选择
1级临界性狭窄	坐骨棘间径 10.0 cm 坐骨结节间径 7.5 cm	根据头盆适应情况考虑可否经阴道分娩。不宜试产,考虑助产或剖宫产结束分娩。
2级相对狭窄	坐骨棘间径 8.5~9.5 cm 坐骨结节间径 6.0~7.0 cm	
3级绝对狭窄	坐骨棘间径≤8.0 cm 坐骨结节间径≤5.5 cm	

3.骨盆三个平面狭窄

称为均小骨盆。骨盆形状正常,但骨盆入口、中骨盆及出口平面均狭窄,各径线均小于正常值 2 cm 或以上,多见于身材矮小、体型匀称妇女。

4.畸形骨盆

见于小儿麻痹后遗症、先天性畸形、长期缺钙、外伤以及脊柱与骨盆关节结核病等。骨盆变形,左右不对称,骨盆失去正常形态称畸形骨盆。

(二)护理评估

1.病史

询问孕妇幼年有无佝偻病、脊髓灰质炎、脊柱和髋关节结核及外伤史。对经产妇,应了解既往有无难产史及其发生原因,新生儿有无产伤等。

2.身心状态

(1)骨盆入口平面狭窄的临床表现:①胎头衔接受阻。若入口狭窄时,即使已经临产而胎头仍未入盆,经检查胎头跨耻征阳性。胎位异常如臀先露,颜面位或肩先露的发生率是正常骨盆的3倍。②临床表现为潜伏期及活跃期早期延长。若已临产,根据骨盆狭窄程度,产力强弱,胎儿大小及胎位情况不同,临床表现也不尽相同。

(2)中骨盆平面狭窄的临床表现:①胎头能正常衔接。潜伏期及活跃期早期进展顺利。当胎头下降达中骨盆时,由于内旋转受阻,胎头双顶径被阻于中骨盆狭窄部位之上,常出现持续性枕横位或枕后位。同时出现继发性宫缩乏力,活跃期后期及第二产程延长甚至第二产程停滞。②中骨盆狭窄的临床表现为当胎头受阻于中骨盆时,有一定可塑性的胎头开始变形,颅骨重叠,胎头受压,使软组织水肿,产瘤较大,严重时可发生脑组织损伤,颅内出血及胎儿宫内窘迫。若中骨盆狭窄程度严重,宫缩又较强,可发生先兆子宫破裂及子宫破裂,强行阴道助产,可导致严重软产道裂伤及新生儿产伤。

(3)骨盆出口平面狭窄的临床表现:骨盆出口平面狭窄与中骨盆平面狭窄常同时存在。若单纯骨盆出口平面狭窄者,第一产程进展顺利,胎头达盆底受阻,胎头双顶径不能通过出口横径。强行阴道助产,可导致软产道,骨盆底肌肉及会阴严重损伤。

3.检查

(1)一般检查:测量身高,孕妇身高145 cm应警惕均小骨盆。观察孕妇体型、步态有无跛足、有无脊柱及髋关节畸形、米氏菱形窝是否对称、有无尖腹及悬垂腹等。

(2)腹部检查。①腹部形态。观察腹型,尺测子宫长度及腹围,预测胎儿体重,判断能否通过骨产道。②胎位异常:骨盆入口狭窄往往因头盆不称,胎头不易入盆导致胎位异常,如臀先露、肩先露。③估计头盆关系:正常情况下,部分初孕妇在预产期前2周,经产妇于临产后,胎头应入盆。如已临产,胎头仍未入盆,则应充分估计头盆关系。检查头盆是否相称的具体方法为孕妇排空膀胱,仰卧,两腿伸直。检查者将手放在耻骨联合上方,将浮动的胎头向骨盆腔方向推压。若胎头低于耻骨联合前表面,表示胎头可以入盆,头盆相称,称胎头跨耻征阴性;若胎头与耻骨联合前表面在同一平面,表示可疑头盆不称,称胎头跨耻征可疑阳性;若胎头高于耻骨联合前表面,表示头盆明显不称,称胎头跨耻征阳性。图 8-3 为头盆关系检查。

(3)骨盆测量:①骨盆外测量各径线<正常值 2 cm 或以上为均小骨盆。骶耻外径<18 cm为扁平骨盆。坐骨结节间径<8 cm,耻骨弓角度<90°,为漏斗骨盆。骨盆两侧径(以一侧髂前上棘至对侧髂后上棘间的距离)及同侧(从髂前上棘至同侧髂后上棘间的距离)直径相差大于 1 cm为偏斜骨盆。②骨盆外测量发现异常,应进行骨盆内测量。对角径<11.5 cm,骶岬突出为骨盆入口平面狭窄,属扁平骨盆。中骨盆平面狭窄及骨盆出口平面狭窄往往同时存在,应测量骶骨前面弯度,坐骨棘间径,坐骨切迹宽度。若坐骨棘间径<10 cm,坐骨切迹宽度<2 横指,为中骨盆

平面狭窄。若坐骨结节间径<8 cm，应测量出口后矢状径及检查骶尾关节活动度，估计骨盆出口平面的狭窄程度。若坐骨结节间径与出口后矢状径之和<15 cm，为骨盆出口狭窄。图 8-4 为"对角径"测量法。

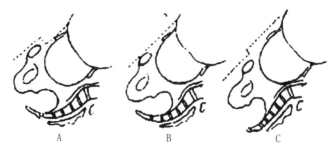

图 8-3　头盆关系检查

A.头盆相称；B.头盆可能不称；C.头盆不称

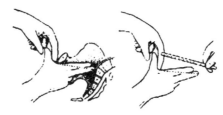

图 8-4　"对角径"测量法

(三)护理诊断

1.恐惧

与分娩结果未知及手术有关。

2.有新生儿受伤的危险

与手术生产有关。

3.有感染的危险

与胎膜早破有关。

4.潜在并发症

失血性休克。

(四)护理目标

(1)产妇恐惧感减轻。

(2)孕产妇及新生儿未出现因护理不当引起并发症。

(五)护理措施

1.心理支持及一般护理

在分娩过程中，应安慰产妇，使其精神舒畅，信心倍增，保证营养及水分的摄入，必要时补液。还需注意产妇休息，要监测宫缩强弱，应勤听胎心，检查胎先露部下降及宫口扩张程度。

2.执行医嘱

(1)明确狭窄骨盆类别和程度，了解胎位、胎儿大小、胎心率、宫缩强弱、宫口扩张程度、破膜与否，结合年龄、产次、既往分娩史进行综合判断，决定分娩方式。

(2)骨盆入口平面狭窄在临产前或在分娩发动时有下列情况时实施剖宫产术。①明显头盆不称(绝对性骨盆狭窄):骶耻外径≤16.0 cm,骨盆入口前后径≤8.0 cm,胎头跨耻征阳性者。若胎儿死亡,如骨盆入口前后径<6.5 cm 时,虽碎胎也不能娩出,必须剖宫。②轻度狭窄,同时具有下列情况者:胎儿大、胎位异常、高龄初产妇、重度妊高征及胎儿珍贵患者。③屡有难产史且无一胎儿存活者。

(3)试产:骨盆入口平面狭窄属轻度头盆不称(相对性骨盆狭窄),骶耻外径 16.5～17.5 cm,骨盆入口前后径 8.5～9.5 cm,胎头跨耻征可疑阳性。足月活胎体重<3 000 g,胎心率和产力正常,可在严密监护下进行试产。试产时应密切观察宫缩、胎心音及胎头下降情况,并注意产妇的营养和休息。如宫口渐开大,胎头渐下降入盆,即为试产成功,多能自产,必要时可用负压吸引或产钳助产。若宫缩良好,经 2～4 小时(视头盆不称的程度而定)胎头仍不下降、宫口扩张迟缓或停止扩张者,表明试产失败,应及时行剖宫产术结束分娩。若试产时出现子宫破裂先兆或胎心音有改变,应从速剖宫,并发宫缩乏力、胎膜早破及持续性枕后位者,也以剖宫为宜。如胎儿已死,则以穿颅为宜。

(4)中骨盆及骨盆出口平面狭窄的处理:中骨盆狭窄者,若宫口已开全,胎头双顶径下降至坐骨棘水平以下时,可采用手法或胎头吸引器将胎头位置转正,再行胎头吸引术或产钳术助产;若胎头双顶径阻滞在坐骨棘水平以上时,应行剖宫产术。

出口狭窄多伴有中骨盆狭窄。出口是骨产道最低部位,应慎重选择分娩方式。出口横径<7 cm时,应测后矢状径,即自出口横径的中心点至尾骨尖的距离。如横径与后矢状径之和>15 cm,儿头可通过,大都须做较大的会阴切开,以免发生深度会阴撕裂。如二者之和<15 cm,则胎头不能通过,须剖宫或穿颅。

(5)骨盆三个平面狭窄的处理:若估计胎儿不大、胎位正常、头盆相称、宫缩好,可以试产,通常可通过胎头变形和极度俯屈,以胎头最小径线通过骨盆腔,可能经阴道分娩。若胎儿较大,有明显头盆不称,胎儿不能通过产道,应尽早行剖宫产术。

(6)畸形骨盆的处理:根据畸形骨盆种类、狭窄程度、胎儿大小、产力等情况具体分析。若畸形严重、明显头盆不称者,应及时行剖宫产术。

3.其他

预防并发症及加强新生儿护理

二、软产道异常

软产道异常亦可引起难产,软产道包括子宫下段、宫颈、阴道及外阴。软产道异常所致的难产少见,容易被忽视。应于妊娠早期常规行双合诊检查,以了解外阴、阴道及宫颈情况,以及有无盆腔其他异常等,具有一定临床意义。

(一)外阴异常

有会阴坚韧、外阴水肿、外阴瘢痕等。

(二)阴道异常

有阴道横隔、阴道纵隔、阴道狭窄、阴道尖锐湿疣、阴道囊肿和肿瘤等。

(三)宫颈异常

有宫颈外口黏合、宫颈水肿、宫颈坚韧常见于高龄初产妇、宫颈瘢痕、宫颈癌、宫颈肌瘤、子宫畸形等。

(四)盆腔肿瘤

有子宫肌瘤或卵巢肿瘤等。

(吴洪娟)

第五节 产 力 异 常

一、疾病概要

产力是以子宫收缩力为主,子宫收缩力贯穿于分娩全过程。在分娩过程中,子宫收缩的节律性,对称性及极性不正常或强度、频率发生改变时,称子宫收缩力异常,简称产力异常。子宫收缩力异常临床上分为子宫收缩乏力和子宫收缩过强两类,每类又分为协调性子宫收缩和不协调收缩性子宫收缩,具体分类见图 8-5。

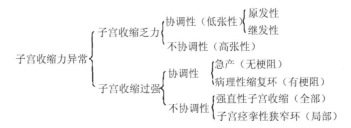

图 8-5　子宫收缩力异常的分类

二、子宫收缩乏力

(一)护理评估

1.病史

有头盆不称或胎位异常;胎儿先露部下降受阻;子宫壁过度伸展;多产妇子宫肌纤维变性;子宫发育不良或畸形;产妇精神紧张及过度疲劳;内分泌失调产妇体内雌激素、缩宫素、前列腺素、乙酰胆碱等分泌不足;过多应用镇静剂或麻醉剂等因素。

2.身心状况

(1)宫缩乏力,有原发性和继发性两种。原发性宫缩乏力是指产程开始就出现宫缩乏力,宫口不能如期扩张,胎先露部不能如期下降,导致产程延长;继发性宫缩乏力是指产程开始子宫收缩正常,只是在产程较晚阶段(多在活跃期后期或第二产程),子宫收缩转弱,产程进展缓慢甚至停滞。

协调性宫缩乏力(低张性宫缩乏力):子宫收缩具有正常的节律性、对称性和极性,但收缩力弱,宫腔内压力低,表现为持续时间短,间歇期长且不规律,宫缩小于每 10 分钟 2 次。此种宫缩乏力,多属继发性宫缩乏力。协调性宫缩乏力时由于宫腔内压力低,对胎儿影响不大。

不协调性宫缩乏力(高张性宫缩乏力):子宫收缩的极性倒置,宫缩的兴奋点不是起自两侧宫角部,而是来自子宫下段的一处或多处冲动,子宫收缩波由下向上扩散,收缩波小而不规律,频率高,节律不协调;宫腔内压力虽高,但宫缩时宫底部不强,而是子宫下段强,宫缩间歇期子宫壁也不完全松弛,表现为子宫收缩不协调,宫缩不能使宫口扩张,不能使胎先露部下降,属无效宫缩。

(2)产程延长。通过肛查或阴道检查,发现宫缩乏力导致异常(图8-6)。产程延长有以下7种。①潜伏期延长:从临产规律宫缩开始至宫口扩张3 cm,称潜伏期。初产妇潜伏期正常约需8小时,最大时限16小时,超过16小时称潜伏期延长。②活跃期延长:从宫口扩张3 cm开始至宫口开全,称活跃期。初产妇活跃期正常约需4小时,最大时限8小时,超过8小时称活跃期延长。③活跃期停滞:进入活跃期后,宫口扩张无进展达2小时以上,称活跃期停滞。④第二产程延长:第二产程初产妇超过2小时,经产妇超过1小时尚未分娩,称第二产程延长。⑤第二产程停滞:第二产程达1小时胎头下降无进展,称第二产程停滞。⑥胎头下降延缓:活跃期晚期至宫口扩张9~10 cm,胎头下降速度每小时少于1 cm,称胎头下降延缓。⑦胎头下降停滞:活跃期晚期胎头停留在原处不下降达1小时以上,称胎头下降停滞。

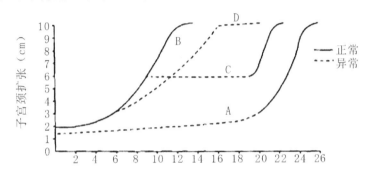

图8-6　产程异常
A.潜伏期延长;B.活跃期延长;C.活跃期停滞;D.第二产程延长

以上7种产程进展异常,可以单独存在,也可以合并存在。当总产程超过24小时称滞产。

(3)对产妇的影响。由于产程延长可出现疲乏无力,肠胀气,排尿困难等,影响子宫收缩,严重时可引起脱水,酸中毒,低钾血症;由于第二产程延长,可导致组织缺血,水肿,坏死,形成膀胱阴道瘘或尿道阴道瘘;胎膜早破及多次肛查或阴道检查增加感染机会;产后宫缩乏力影响胎盘剥离,娩出和子宫壁的血窦关闭,容易引起产后出血。

(4)对胎儿的影响。协调性宫缩乏力容易造成胎头在盆腔内旋转异常,使产程延长,增加手术产机会,对胎儿不利。不协调性宫缩乏力,不能使子宫壁完全放松,对子宫胎盘循环影响大,胎儿在子宫内缺氧,容易发生胎儿窘迫。胎膜早破易造成脐带受压或脱垂,造成胎儿窘迫甚至胎死宫内。

(二)护理诊断

1.疼痛

腹痛,与不协调性子宫收缩有关。

2.有感染的危险

与产程延长、胎膜破裂时间延长有关。

3.焦虑

与担心自身和胎儿健康有关。

4.潜在并发症

胎儿窘迫,产后出血。

(三)护理目标

(1)疼痛减轻,焦虑减轻,情绪稳定。

(2)未发生软产道损伤、产后出血和胎儿缺氧。

(3)新生儿健康。

(四)护理措施

首先配合医师寻找原因,估计不能经阴道分娩者遵医嘱做好剖宫产术准备,或阴道分娩过程中应做好助产的准备。估计能经阴道分娩者应实施下列护理措施:

1.加强产时监护,改善产妇全身状况

加强产程观察,持续胎儿电子监护。第一产程应鼓励产妇多进食,必要时静脉补充营养;避免过多使用镇静药物,注意及时排空直肠和膀胱。

2.协助医师加强宫缩

(1)协调性宫缩乏力应实施下列措施:①人工破膜。宫口扩张 3 cm 或 3 cm 以上,无头盆不称,胎头已衔接者,可行人工破膜。②缩宫素静脉滴注。适用于协调性宫缩乏力,宫口扩张 3 cm,胎心良好,胎位正常,头盆相称者。使用方法和注意事项如下:取缩宫素 2.5 U 加入 5% 葡萄糖液 500 mL 内,使每滴糖液含缩宫素 0.33 mU,从 4~5 滴/分即 12~15 mU/分,根据宫缩强弱进行调整,通常不超过 30~40 滴,维持宫缩为间歇时间 2~3 分钟,持续时间 40~60 秒。对于宫缩仍弱者,应考虑到酌情增加缩宫素剂量。在使用缩宫素时,必须有专人守护,严密观察,应注意观察产程进展,监测宫缩、听胎心率及测量血压。

(2)不协调性宫缩乏力应调节子宫收缩,恢复其极性,要点:①给予强镇静剂哌替啶 100 mg,或地西泮 10 mg 静脉推注,不协调性宫缩多能恢复为协调性宫缩。②在宫缩恢复为协调性之前,严禁应用缩宫素。③若经处理,不协调性宫缩未能得到纠正,或伴有胎儿窘迫征象,或伴有头盆不称,均应行剖宫产术。④若不协调性宫缩已被控制,但宫缩仍弱时,可用协调性宫缩乏力时加强宫缩的各种方法处理。

3.预防产后出血及感染

破膜 12 小时以上应给予抗生素预防感染。当胎儿前肩娩出时,给予缩宫素 10~20 U 静脉滴注,使宫缩增强,促使胎盘剥离与娩出及子宫血窦关闭。

(五)护理教育

应对孕妇进行产前教育,使孕妇了解分娩是生理过程,增强其对分娩的信心。分娩前鼓励多进食,必要时静脉补充营养;避免过多使用镇静药物,注意检查有无头盆不称等,均是预防宫缩乏力的有效措施;注意及时排空直肠和膀胱,必要时可行温肥皂水灌肠及导尿。

三、子宫收缩过强

(一)护理评估

1.协调性子宫收缩过强(急产)

子宫收缩的节律性,对称性和极性均正常,仅子宫收缩力过强、过频。若产道无阻力,宫口迅速开全,分娩在短时间内结束,总产程不足 3 小时,称急产。经产妇多见。

对产妇及胎儿新生儿的影响:宫缩过强过频,产程过快,可致初产妇宫颈,阴道及会阴撕裂伤;接产时来不及消毒可致产褥感染;胎儿娩出后子宫肌纤维缩复不良,易发生胎盘滞留或产后出血;宫缩过强,过频影响子宫胎盘血液循环,胎儿在宫内缺氧,易发生胎儿窘迫,新生儿窒息甚至死亡;胎儿娩出过快,胎头在产道内受到的压力突然解除,可致新生儿颅内出血;接产时来不及消毒,新生儿易发生感染;若坠地可致骨折、外伤。

2.不协调性子宫收缩过强

由于分娩发生梗阻或不适当地应用缩宫素,粗暴地进行阴道内操作或胎盘早剥血液浸润子宫肌层等因素造成。引起宫颈内口以上部分的子宫肌层出现强直性痉挛性收缩,宫缩间歇期短或无间歇。产妇烦躁不安,持续性腹痛,拒按。胎位触不清,胎心听不清。有时可出现病理缩复环,血尿等先兆子宫破裂征象。子宫壁局部肌肉呈痉挛性不协调性收缩形成的环状狭窄,持续不放松,称子宫痉挛性狭窄环。狭窄环可发生在宫颈,宫体的任何部分,多在子宫上下段交界处,也可在胎体某一狭窄部,以胎颈、胎腰处常见。

(二)护理措施

(1)有急产史的孕妇,在预产期前1~2周不应外出远走,以免发生意外,有条件应提前住院待产。临产后不应灌肠,提前做好接产及抢救新生儿窒息的准备。胎儿娩出时,勿使产妇向下屏气。若急产来不及消毒及新生儿坠地者,新生儿应肌内注射维生素 K_1 10 mg预防颅内出血,并尽早肌内注射精制破伤风抗毒素1 500 U。产后仔细检查软产道,若有撕裂应及时缝合。若属未消毒的接产,应给予抗生素预防感染。

(2)确诊为强直性宫缩,应及时给予宫缩抑制剂,如25%硫酸镁 20 mL 加入5%葡萄糖液20 mL内缓慢静脉推注(不少于5分钟)。若属梗阻性原因,应立即行剖宫产术。若仍不能缓解强直性宫缩,应行剖宫产术。

(3)子宫痉挛性狭窄环,应认真寻找导致子宫痉挛性狭窄环的原因,及时纠正,停止一切刺激,如禁止阴道内操作,停用缩宫素等。若无胎儿窘迫征象,给予镇静剂,也可给予宫缩抑制剂,一般可消除异常宫缩。

(4)经上述处理,子宫痉挛性狭窄环不能缓解,宫口未开全,胎先露部高,或伴有胎儿窘迫征象,均应立即行剖宫产术。若胎死宫内,宫口已开全,可行乙醚麻醉,经阴道分娩。

(张伟伟)

第六节 自 然 流 产

流产是指妊娠不足28周、胎儿体重不足1 000 g而终止者。流产发生于妊娠12周前者称早期流产,发生在妊娠12周至不足28周者称晚期流产。流产又分为自然流产和人工流产,本节内容仅限于自然流产。自然流产的发生率占全部妊娠的15%左右,多数为早期流产,是育龄妇女的常见病,严重影响了妇女生殖健康。

一、病因和发病机制

导致自然流产的原因很多,可分为胚胎因素和母体因素。早期流产常见的原因是胚胎染色体异常、孕妇内分泌异常、生殖器官畸形、生殖道感染、血栓前状态、免疫因素异常等;晚期流产多由宫颈功能不全等因素引起。

（一）胚胎因素

胚胎染色体异常是自然流产最常见的原因。据文献报道，46％～54％的自然流产与胚胎染色体异常有关。流产发生越早，胚胎染色体异常的频率越高，早期流产中染色体异常的发生率为53％，晚期流产为36％。

胚胎染色体异常包括数量异常和结构异常。在数量异常中第一位的是染色三体，占52％，除1号染色三体未见报道外，各种染色三体均有发现，其中以13、16、18、21及22号染色体最常见，18-三体约占1/3；第二位的是45，X单体，约占19％；其他依次为三倍体占16％，四倍体占5.6％。染色体结构异常主要是染色体易位，占3.8％，嵌合体占1.5％，染色体倒置、缺失和重叠也见有报道。

多数三体胚胎是以流产或死胎告终，但也有少数能成活，如21-三体、13-三体、18-三体等。单体是减数分裂不分离所致，以X单体最为多见，少数胚胎如能存活，足月分娩后即形成特纳综合征。三倍体常与胎盘的水泡样变性共存，不完全水泡状胎块的胎儿可发育成三倍体或第16号染色体的三体，流产较早，少数存活，继续发育后伴有多发畸形，未见活婴。四倍体活婴极少，绝大多数极早期流产。在染色体结构异常方面，不平衡易位可导致部分三体或单体，易发生流产或死胎。总之，染色体异常的胚胎多数结局为流产，极少数可能继续发育成胎儿，但出生后也会发生某些功能异常或合并畸形。若已流产，妊娠产物有时仅为一空孕囊或已退化的胚胎。

（二）母体因素

1.夫妇染色体异常

习惯性流产与夫妇染色体异常有关，习惯性流产者夫妇染色体异常发生频率为3.2％，其中多见的是染色体相互易位，占2％，罗伯逊易位占0.6％。着床前配子在女性生殖道时间过长，配子发生老化，流产的机会也会增加。在促排卵及体外受精等辅助生殖技术中，是否存在配子老化问题目前尚不清楚。

2.内分泌因素

（1）黄体功能不良（luteal phase defect，LPD）：黄体中期黄体酮峰值低于正常标准值，或子宫内膜活检与月经时间同步差2天以上即可诊断为LPD。高浓度黄体酮可阻止子宫收缩，使妊娠子宫保持相对静止状态；黄体酮分泌不足，可引起妊娠蜕膜反应不良，影响孕卵着床和发育，导致流产。孕期黄体酮的来源有两条途径，一是由卵巢黄体产生，二是胎盘滋养细胞分泌。孕6～8周后卵巢黄体产生黄体酮逐渐减少，之后由胎盘产生黄体酮替代，如果两者衔接失调则易发生流产。在习惯性流产中有23％～60％的患者存在黄体功能不全。

（2）多囊卵巢综合征（polycystic ovarian syndrome，PCOS）：有人发现在习惯性流产中多囊卵巢的发生率可高达58％，而且其中有56％的患者LH呈高分泌状态。现认为PCOS患者高浓度的LH可能导致卵细胞第二次减数分裂过早完成，从而影响受精和着床过程。

（3）高催乳素血症：高水平的催乳素可直接抑制黄体颗粒细胞增生及其分泌功能。高催乳素血症的临床主要表现为闭经和泌乳，当催乳素水平高于正常值时，则可表现为黄体功能不全。

（4）糖尿病：血糖控制不良者流产发生率可高达15％～30％，妊娠早期高血糖还可能造成胚胎畸形的危险因素。

（5）甲状腺功能：目前认为甲状腺功能减退或亢进与流产有着密切的关系，妊娠前期和早孕期进行合理的药物治疗，可明显降低流产的发生率。有学者报道，甲状腺自身抗体阳性者流产发生率显著升高。

3.生殖器官解剖因素

(1)子宫畸形：米勒管先天性发育异常导致子宫畸形，如单角子宫、双角子宫、双子宫、子宫纵隔等。子宫畸形可影响子宫血供和宫腔内环境造成流产。母体在孕早期使用或接触己烯雌酚可影响女胎子宫发育。

(2)Asherman 综合征：由宫腔创伤(如刮宫过深)、感染或胎盘残留等引起宫腔粘连和纤维化。宫腔镜下行子宫内膜切除或黏膜下肌瘤切除手术也可造成宫腔粘连。子宫内膜受损伤可影响胚胎种植，导致流产发生。

(3)宫颈功能不全：是导致中晚期流产的主要原因。宫颈功能不全在解剖上表现为宫颈管过短或宫颈内口松弛。由于存在解剖上的缺陷，随着妊娠的进程子宫增大，宫腔压力升高，多数患者在中、晚期妊娠出现无痛性的宫颈管消退、宫口扩张、羊膜囊突出、胎膜破裂，最终发生流产。宫颈功能不全主要由于宫颈局部创伤(分娩、手术助产、刮宫、宫颈锥形切除、Manchester 手术等)引起，先天性宫颈发育异常较少见；另外，胚胎时期接触己烯雌酚也可引起宫颈发育异常。

(4)其他：子宫肿瘤可影响子宫内环境，导致流产。

4.生殖道感染

有一些生殖道慢性感染被认为是早期流产的原因之一。能引起反复流产的病原体往往是持续存在于生殖道而母体很少产生症状，而且此病原体能直接或间接导致胚胎死亡。生殖道逆行感染一般发生在妊娠 12 周以前，过此时期，胎盘与蜕膜融合，构成机械屏障，而且随着妊娠进程，羊水抗感染力也逐步增强，感染的机会减少。

(1)细菌感染：布鲁菌属和弧菌属感染可导致动物(牛、猪、羊等)流产，但在人类还不肯定。

(2)沙眼衣原体：文献报道，妊娠期沙眼衣原体感染率为 3%～30%，但是否直接导致流产尚无定论。

(3)支原体：流产患者宫颈及流产物中支原体的阳性率均较高，血清学上也支持人支原体和解脲支原体与流产有关。

(4)弓形虫：弓形虫感染引起的流产是散发的，与习惯性流产的关系尚未完全证明。

(5)病毒感染：巨细胞病毒经胎盘可累及胎儿，引起心血管系统和神经系统畸形，致死或流产。妊娠前半期单纯疱疹感染流产发生率可高达 70%，即使不发生流产，也易累及胎儿、新生儿。妊娠初期风疹病毒感染者流产的发生率较高。人免疫缺陷病毒感染与流产密切相关，Temmerman 等报道，HIV-1 抗体阳性是流产的独立相关因素。

5.血栓前状态

血栓前状态是凝血因子浓度升高，或凝血抑制物浓度降低而产生的血液易凝状态，尚未达到生成血栓的程度，或者形成的少量血栓正处于溶解状态。

血栓前状态与习惯性流产的发生有一定的关系，临床上包括先天性和获得性血栓前状态，前者是由于凝血和纤溶有关的基因突变造成，如凝血因子 V 突变、凝血酶原基因突变、蛋白 C 缺陷症、蛋白 S 缺陷症等；后者主要是抗磷脂抗体综合征、获得性高半胱氨酸血症及机体存在各种引起血液高凝状态的疾病等。

各种先天性血栓形成倾向引起自然流产的具体机制尚未阐明，目前研究比较多的是抗磷脂抗体综合征，并已肯定它与早、中期胎儿丢失有关。普遍的观点认为高凝状态使子宫胎盘部位血流状态改变，易形成局部微血栓，甚至胎盘梗死，使胎盘血供下降，胚胎或胎儿缺血缺氧，引起胚胎或胎儿发育不良而流产。

6.免疫因素

免疫因素引起的习惯性流产,可分自身免疫型和同种免疫型。

(1)自身免疫型:主要与患者体内抗磷脂抗体有关,部分患者同时可伴有血小板减少症和血栓栓塞现象,这类患者可称为早期抗磷脂抗体综合征。在习惯性流产中,抗磷脂抗体阳性率约为21.8%。另外,自身免疫型习惯性流产还与其他自身抗体有关。

在正常情况下,各种带负电荷的磷脂位于细胞膜脂质双层的内层,不被免疫系统识别;一旦暴露于机体免疫系统,即可产生各种抗磷脂抗体。抗磷脂抗体不仅是一种强烈的凝血活性物质,激活血小板和促进凝血,导致血小板聚集,血栓形成;同时可直接造成血管内皮细胞损伤,加剧血栓形成,使胎盘循环发生局部血栓栓塞,胎盘梗死,胎死宫内,导致流产。近来的研究还发现,抗磷脂抗体可能直接与滋养细胞结合,从而抑制滋养细胞功能,影响胎盘着床过程。

(2)同种免疫型:现代生殖免疫学认为,妊娠是成功的半同种异体移植现象,孕妇由于自身免疫系统产生一系列的适应性变化,从而对宫内胚胎移植物表现出免疫耐受,不发生排斥反应,妊娠得以继续。

在正常妊娠的母体血清中,存在一种或几种能够抑制免疫识别和免疫反应的封闭因子,也称封闭抗体,以及免疫抑制因子,而习惯性流产患者体内则缺乏这些因子。因此,使得胚胎遭受母体免疫打击而排斥。封闭因子既可直接作用于母体淋巴细胞,又可与滋养细胞表面特异性抗原结合,从而阻断母儿之间的免疫识别和免疫反应,封闭母体淋巴细胞对滋养细胞的细胞毒作用。还有认为封闭因子可能是一种抗独特型抗体,直接针对 T 淋巴细胞或 B 淋巴细胞表面特异性抗原受体(BCR/TCR),从而防止母体淋巴细胞与胚胎靶细胞起反应。

几十年来,同种免疫型习惯性流产与 HLA 抗原相容性的关系一直存有争议。有学者提出习惯性流产可能与夫妇 HLA 抗原的相容性有关,在正常妊娠过程中夫妇或母胎间 HLA 抗原是不相容的,胚胎所带的父源性 HLA 抗原可以刺激母体免疫系统,产生封闭因子。同时,滋养细胞表达的 HLA-G 抗原能够引起抑制性免疫反应,这种反应对胎儿具有保护性作用,能够抑制母体免疫系统对胎儿胎盘的攻击。

7.其他因素

(1)慢性消耗性疾病:结核和恶性肿瘤常导致早期流产,并威胁孕妇的生命;高热可导致子宫收缩;贫血和心脏病可引起胎儿胎盘单位缺氧;慢性肾炎、高血压可使胎盘发生梗死。

(2)营养不良:严重营养不良直接可导致流产。现在更强调各种营养素的平衡,如维生素 E 缺乏也可造成流产。

(3)精神、心理因素:焦虑、紧张、恐吓等严重精神刺激均可导致流产。近来还发现,噪音和振动对人类生殖也有一定的影响。

(4)吸烟、饮酒等:近年来育龄妇女吸烟、饮酒,甚至吸毒的人数有所增加,这些因素都是流产的高危因素。孕期过多饮用咖啡也增加流产的危险性。

(5)环境毒性物质:影响生殖功能的外界不良环境因素很多,可以直接或间接对胚胎造成损害。过多接触某些有害的化学物质(如砷、铅、苯、甲醛、氯丁二烯、氧化乙烯等)和物理因素(如放射线、噪音及高温等),均可引起流产。

尚无确切的依据证明使用避孕药物与流产有关,然而,有报道宫内节育器避孕失败者,感染性流产发生率有所升高。

二、病理

早期流产时胚胎多数先死亡,随后发生底蜕膜出血,造成胚胎的绒毛与蜕膜层分离,已分离的胚胎组织如同异物,引起子宫收缩而被排出。有时也可能蜕膜海绵层先出血坏死或有血栓形成,使胎儿死亡,然后排出。8周以内妊娠时,胎盘绒毛发育尚不成熟,与子宫蜕膜联系还不牢固,此时流产妊娠产物多数可以完整地从子宫壁分离而排出,出血不多。妊娠8～12周时,胎盘绒毛发育茂盛,与蜕膜联系较牢固。此时若发生流产,妊娠产物往往不易完整分离排出,常有部分组织残留宫腔内影响子宫收缩,致使出血较多。妊娠12周后,胎盘已完全形成,流产时往往先有腹痛,然后排出胎儿、胎盘。有时由于底蜕膜反复出血,凝固的血块包绕胎块,形成血样胎块稽留于宫腔内。血红蛋白因时间长久被吸收形成肉样胎块,或纤维化与子宫壁粘连。偶有胎儿被挤压,形成纸样胎儿,或钙化后形成石胎。

三、临床表现

(一)停经

多数流产患者有明显的停经史,根据停经时间的长短可将流产分为早期流产和晚期流产。

(二)阴道流血

发生在妊娠12周以内流产者,开始时绒毛与蜕膜分离,血窦开放,即开始出血。当胚胎完全分离排出后,由于子宫收缩,出血停止。早期流产的全过程均伴有阴道流血,而且出血量往往较多。晚期流产者,胎盘已形成,流产过程与早产相似,胎盘继胎儿分娩后排出,一般出血量不多。

(三)腹痛

早期流产开始阴道流血后宫腔内存有血液,特别是血块,刺激子宫收缩,呈阵发性下腹痛,特点是阴道流血往往出现在腹痛之前。晚期流产则先有阵发性的子宫收缩,然后胎儿胎盘排出,特点是往往先有腹痛,然后出现阴道流血。

四、临床类型

根据临床发展过程和特点的不同,流产可以分为7种类型。

(一)先兆流产

先兆流产(threatened abortion)指妊娠28周前,先出现少量阴道流血,继之常出现阵发性下腹痛或腰背痛。

妇科检查:宫颈口未开,胎膜未破,妊娠产物未排出,子宫大小与停经周数相符。妊娠有希望继续者,经休息及治疗后,若流血停止及下腹痛消失,妊娠可以继续;若阴道流血量增多或下腹痛加剧,则可能发展为难免流产。

(二)难免流产

难免流产(inevitable abortion)是先兆流产的继续,妊娠难以持续,有流产的临床过程,阴道出血时间较长,出血量较多,而且有血块排出,阵发性下腹痛,或有羊水流出。

妇科检查:宫颈口已扩张,羊膜囊突出或已破裂,有时可见胚胎组织或胎囊堵塞于宫颈管中,甚至露见于宫颈外口,子宫大小与停经周数相符或略小。

(三)不全流产

不全流产(incomplete abortion)指妊娠产物已部分排出体外,尚有部分残留于宫腔内,由难免流产发展而来。妊娠 8 周前发生流产,胎儿胎盘成分多能同时排出;妊娠 8～12 周时,胎盘结构已形成并密切连接于子宫蜕膜,流产物不易从子宫壁完全剥离,往往发生不全流产。由于宫腔内有胚胎组织残留,影响子宫收缩,以致阴道出血较多,时间较长,易引起宫内感染,甚至因流血过多而发生失血性休克。

妇科检查:宫颈口已扩张,不断有血液自宫颈口内流出,有时尚可见胎盘组织堵塞于宫颈口或部分妊娠产物已排出于阴道内,而部分仍留在宫腔内。一般子宫小于停经周数。

(四)完全流产

完全流产(complete abortion)指妊娠产物已全部排出,阴道流血逐渐停止,腹痛逐渐消失。

妇科检查:宫颈口已关闭,子宫接近正常大小。常常发生于妊娠 8 周以前。

(五)稽留流产

稽留流产(missed abortion)又称过期流产,指胚胎或胎儿已死亡滞留在宫腔内尚未自然排出者。患者有停经史和/或早孕反应,按妊娠时间计算已达到中期妊娠但未感到腹部增大,病程中可有少量断续的阴道流血,早孕反应消失。尿妊娠试验由阳性转为阴性,血清 β-HCG 值下降,甚至降至非孕水平。B 超检查子宫小于相应孕周,无胎动及心管搏动,子宫内回声紊乱,难以分辨胎盘和胎儿组织。

妇科检查:阴道内可少量血性分泌物,宫颈口未开,子宫较停经周数小,由于胚胎组织机化,子宫失去正常组织的柔韧性,质地不软,或已孕 4 个月尚未听见胎心,触不到胎动。

(六)习惯性流产

习惯性流产(habitual abortion)指自然流产连续发生 3 次或 3 次以上者。每次流产多发生于同一妊娠月份,其临床经过与一般流产相同。早期流产的原因常为黄体功能不足、多囊卵巢综合征、高催乳素血症、甲状腺功能低下、染色体异常、生殖道感染及免疫因素等。晚期流产最常见的原因为宫颈内口松弛、子宫畸形、子宫肌瘤等。宫颈内口松弛者于妊娠后,常于妊娠中期,胎儿长大,羊水增多,宫腔内压力增加,胎囊向宫颈内口突出,宫颈管逐渐短缩、扩张。患者多无自觉症状,一旦胎膜破裂,胎儿迅即排出。

(七)感染性流产

感染性流产(infected abortion)是指流产合并生殖系统感染。各种类型的流产均可并发感染,包括选择性或治疗性的人工流产,但以不全流产、过期流产和非法堕胎为常见。感染性流产的病原菌常常是阴道或肠道的寄生菌(条件致病菌),有时为混合性感染。厌氧菌感染占 60% 以上,需氧菌中以大肠埃希菌和假芽孢杆菌为多见,也见有 β 溶血链球菌及肠球菌感染。患者除了有各种类型流产的临床表现和非法堕胎史外,还出现一系列感染相关的症状和体征。

妇科检查:宫口可见脓性分泌物流出,宫颈举痛明显,子宫体压痛,附件区增厚或有痛性包块。严重时感染可扩展到盆腔、腹腔乃至全身,并发盆腔炎、腹膜炎、败血症及感染性休克等。

五、病因筛查及诊断

诊断流产一般并不困难。根据病史及临床表现多能确诊,仅少数需进行辅助检查。确诊流产后,还应确定流产的临床类型,同时还要对流产的病因进行筛查,这对决定流产的处理方法很重要。

(一)病史

应询问患者有无停经史和反复流产史,有无早孕反应、阴道流血,应询问阴道流血量及其持续时间;有无腹痛,腹痛的部位、性质及程度;还应了解阴道有无水样排液,阴道排液的色、量及有无臭味;有无妊娠产物排出等。

(二)体格检查

观察患者全身状况,有无贫血,并测量体温、血压及脉搏等。在消毒条件下进行妇科检查,注意宫颈口是否扩张,羊膜囊是否膨出,有无妊娠产物堵塞于宫颈口内;宫颈阴道部是否较短,甚至消退,内外口松弛,可容一指通过,有时可触及羊膜囊或见有羊膜囊突出于宫颈外口。子宫大小与停经周数是否相符,有无压痛等。并应检查双侧附件有无肿块、增厚及压痛。检查时操作应轻柔,尤其对疑为先兆流产者。

(三)辅助检查

对诊断有困难者,可采用必要的辅助检查。

1.B 超显像

目前应用较广,对鉴别诊断与确定流产类型有实际价值。对疑为先兆流产者,可根据妊娠囊的形态、有无胎心反射及胎动来确定胚胎或胎儿是否存活,以指导正确的治疗方法。一般妊娠5 周后宫腔内即可见到孕囊光环,为圆形或椭圆形的无回声区,有时由于着床过程中的少量出血,孕囊周围可见环形暗区,此为早孕双环征。孕 6 周后可见胚芽声像,并出现心管搏动。孕8 周可见胎体活动,孕囊约占宫腔一半。孕 9 周可见胎儿轮廓。孕 10 周孕囊几乎占满整个宫腔。孕 12 周胎儿出现完整形态。不同类型的流产及其超声图像特征有所差别,可帮助鉴别诊断。

(1)先兆流产声像图特征:子宫大小与妊娠月份相符,少量出血者孕囊一侧见无回声区包绕,出血多者宫腔有较大量的积血,有时可见胎膜与宫腔分离,胎膜后有回声区,孕 6 周后可见到正常的心管搏动。

(2)难免流产声像图特征:孕囊变形或塌陷,宫颈内口开大,并见有胚胎组织阻塞于宫颈管内,羊膜囊未破者可见到羊膜囊突入宫颈管内或突出宫颈外口,心管搏动多已消失。

(3)不全流产声像图特征:子宫较正常妊娠月份小,宫腔内无完整的孕囊结构,代之以不规则的光团或小暗区,心管搏动消失。

(4)完全流产声像图特征:子宫大小正常或接近正常,宫腔内空虚,见有规则的宫腔线,无不规则光团。

B 超检查在确诊宫颈机能不全引起的晚期流产中也很有价值。通过 B 超可以观察宫颈长度、内口宽度、羊膜囊突出等情况,能够客观地评价妊娠期宫颈结构,且具有无创伤可重复等优点,近年来临床应用较多。可作为宫颈功能评价的超声指标较多,如宫颈长度、宫颈内口宽度、宫颈漏斗宽度、羊膜囊楔度等。一般认为,宫颈结构随着妊娠进程有所变化,故动态观察妊娠期宫颈结构变化的意义更大。目前国内规定:孕 12 周时如三条径线中有一异常即提示宫颈功能不全,这包括宫颈长度<25 mm、宽度>32 mm 和内径>5 mm。

另外,以超声多普勒血流频谱显示孕妇子宫动脉和胎儿脐动脉,可判断宫内胎儿健康状况及母体并发症。目前常用动脉血流频谱的收缩期速度峰值与舒张期速度最低值的比值,估计动脉血管的阻力。早孕期动脉阻力高者,胎儿血供和营养不足,可诱发胚胎发育停止。

2.妊娠试验

用免疫学方法,近年临床多用试纸法,对诊断妊娠有意义。为进一步了解流产的预后,多选用血清β-HCG 的定量测定。一般妊娠后 8~9 天在母血中即可测出 β-HCG,随着妊娠的进程,

β-HCG逐渐升高,早孕期 β-HCG 倍增时间为 48 小时左右,孕 8～10 周达高峰。血清 β-HCG 值低或呈下降趋势,提示可能发生流产。

3.其他激素测定

其他激素主要有血黄体酮的测定,可以协助判断先兆流产的预后。甲状腺功能低下和亢进均易发生流产,测定游离 T_3 和 T_4 有助于孕期甲状腺功能的判断。人胎盘催乳素(HPL)的分泌与胎盘功能密切相关,妊娠 6～7 周时血清 HPL 正常值为 0.02 mg/L,8～9 周为 0.04 mg/L。HPL 低水平常常是流产的先兆。正常空腹血糖值为 5.9 mmol/L,异常时应进一步做糖耐量试验,排除糖尿病。

4.血栓前状态测定

血栓前状态的妇女可能没有明显的临床表现,但母体的高凝状态使子宫胎盘部位血流状态改变,形成局部微血栓,甚至胎盘梗死,使胎盘血供下降,胚胎或胎儿缺血缺氧,引起胚胎或胎儿发育不良而流产。如下诊断可供参考:D-二聚体、FDP 数值增加表示已经产生轻度凝血-纤溶反应的病理变化;而对虽有危险因子参与,但尚未发生凝血-纤溶反应的患者,却只能用血浆凝血机能亢进动态评价,如血液流变学和红细胞形态检测;另外,凝血和纤溶有关的基因突变造成凝血因子 V 突变、凝血酶原基因突变、蛋白 C 缺陷症、蛋白 S 缺陷症,抗磷脂抗体综合征、获得性高半胱氨酸血症及机体存在各种引起血液高凝状态的疾病等均需引起重视。

(四)病因筛查

引发流产发生的病因众多,特别是针对习惯性流产者,进行系统的病因筛查,明确诊断,及时干预治疗,为避免流产的再次发生是必要的。筛查内容包括胚胎染色体及夫妇外周血染色体核型分析、生殖道微生物检测、内分泌激素测定、生殖器官解剖结构检查、凝血功能测定、自身抗体检测等。

六、处理

流产为妇产科常见病,一旦发生流产症状,应根据流产的不同类型,及时进行恰当的处理。

(一)先兆流产处理原则

(1)休息镇静:患者应卧床休息,禁止性生活,阴道检查操作应轻柔,精神过分紧张者可使用对胎儿无害的镇静剂,如苯巴比妥(鲁米那)0.03～0.06 g,每天 3 次。加强营养,保持大便通畅。

(2)应用黄体酮或 HCG:黄体功能不足者,可用黄体酮 20 mg,每天或隔天肌内注射 1 次,也可使用 HCG 以促进黄体酮合成,维持黄体功能,用法为 1 000 U,每天肌内注射 1 次,或 2 000 U,隔天肌内注射 1 次。

(3)其他药物:维生素 E 为抗氧化剂,有利孕卵发育,每天 100 mg 口服。基础代谢率低者可以服用甲状腺素片,每天 1 次,每次 40 mg。

(4)出血时间较长者,可选用无胎毒作用的抗生素,预防感染,如青霉素等。

(5)心理治疗:要使先兆流产患者的情绪安定,增强其信心。

(6)经治疗两周症状不见缓解或反而加重者,提示可能胚胎发育异常,进行 B 超检查及 β-HCG测定,确定胚胎状况,给以相应处理,包括终止妊娠。

(二)难免流产处理原则

(1)孕 12 周内可行刮宫术或吸宫术,术前肌内注射催产素 10 U。

(2)孕 12 周以上可先催产素 5～10 U 加于 5% 葡萄糖液 500 mL 内静脉滴注,促使胚胎组织排出,出血多者可行刮宫术。

(3)出血多伴休克者,应在纠正休克的同时清宫。

(4)清宫术后应详细检查刮出物,注意胚胎组织是否完整,必要时做病理检查或胚胎染色体分析。

(5)术后应用抗生素预防感染。出血多者可使用肌内注射催产素以减少出血。

(三)不全流产处理原则

(1)一旦确诊,无合并感染者应立即清宫,以清除宫腔内残留组织。

(2)出血时间短,量少或已停止,并发感染者,应在控制感染后再做清宫术。

(3)出血多并伴休克者,应在抗休克的同时行清宫术。

(4)出血时间较长者,术后应给予抗生素预防感染。

(5)刮宫标本应送病理检查,必要时可送检胎儿的染色体核型。

(四)完全流产处理原则

如无感染征象,一般不需特殊处理。

(五)稽留流产处理原则

1.早期过期流产

宜及早清宫,因胚胎组织机化与宫壁粘连,刮宫时有可能遇到困难,而且此时子宫肌纤维可发生变性,失去弹性,刮宫时出血可能较多并有子宫穿孔的危险。故过期流产的刮宫术必须慎重,术时注射宫缩剂以减少出血,如一次不能刮净可于5～7天后再次刮宫。

2.晚期过期流产

均为妊娠中期胚胎死亡,此时胎盘已形成,诱发宫缩后宫腔内容物可自然排出。若凝血功能正常,可先用大剂量的雌激素,如己烯雌酚5 mg,每天3次,连用3～5天,以提高子宫肌层对催产素的敏感性,再静脉滴注缩宫素(5～10 U加于5%葡萄糖液内),也可用前列腺素或依沙吖啶等进行引产,促使胎儿、胎盘排出。若不成功,再做清宫术。

3.预防DIC

胚胎坏死组织在宫腔稽留时间过长,尤其是孕16周以上的过期流产,容易并发DIC。所以,处理前应检查血常规、出凝血时间、血小板计数、血纤维蛋白原、凝血酶原时间、凝血块收缩试验、D-二聚体、纤维蛋白降解产物及血浆鱼精蛋白副凝试验(3P试验)等,并做好输血准备。若存在凝血功能异常,应及早使用纤维蛋白原、输新鲜血或输血小板等,高凝状态可用低分子肝素,防止或避免DIC发生,待凝血功能好转后再行引产或刮宫。

4.预防感染

过期流产病程往往较长,且多合并有不规则阴道流血,易继发感染,故在处理过程中应使用抗生素。

(六)习惯性流产处理原则

有习惯性流产史的妇女,应在怀孕前进行必要的检查,包括夫妇双方染色体检查与血型鉴定及其丈夫的精液检查,女方尚需进行内分泌、生殖道感染、血栓前状态、生殖道局部或全身免疫等检查及生殖道解剖结构的详细检查,查出原因者,应于怀孕前及时纠治。

1.染色体异常

若每次流产均由于胚胎染色体异常所致,这提示流产的病因与配子的质量有关。如精子畸形率过高者建议到男科治疗,久治不愈者可行供者人工授精(AID)。如女方为高龄,胚胎染色体异常多为三体,且多次治疗失败可考虑做赠卵体外受精——胚胎移植术(IVF)。夫妇双方染色体异常可做 AID,或赠卵 IVF 及种植前诊断(PGD)。

2.生殖道解剖异常

完全或不完全子宫纵隔可行纵隔切除术。子宫黏膜下肌瘤可在宫腔镜下行肌瘤切除术,壁间肌瘤可经腹肌瘤挖出术。宫腔粘连可在宫腔镜下做粘连分离术,术后放置宫内节育器 3 个月。宫颈内口松弛者,于妊娠前做宫颈内口修补术。若已妊娠,最好于妊娠 14～16 周行宫颈内口环扎术,术后定期随诊,提前住院,待分娩发动前拆除缝线,若环扎术后有流产征象,治疗失败,应及时拆除缝线,以免造成宫颈撕裂。国际上有对于有先兆流产症状的患者进行紧急宫颈缝扎术获得较好疗效的报道。

3.内分泌异常

黄体功能不全者主要采用孕激素补充疗法。孕时可使用黄体酮 20 mg 隔天或每天肌内注射至孕10 周左右,或 HCG 1 000～3 000 U,隔天肌内注射 1 次。如患者存在多囊卵巢综合征、高催乳素血症、甲状腺功能异常或糖尿病等,均宜在孕前进行相应的内分泌治疗,并于孕早期加用孕激素。

4.感染因素

孕前应根据不同的感染原进行相应的抗感染治疗。

5.免疫因素

自身免疫型习惯性流产的治疗多采用抗凝剂和免疫抑制剂治疗。常用的抗凝剂有阿司匹林和肝素,免疫抑制剂以泼尼松为主,也有使用人体丙种球蛋白治疗成功的报道。同种免疫型习惯性流产采用主动免疫治疗,自 20 世纪 80 年代以来,国外有学者开始采用主动免疫治疗同种免疫型习惯性流产。即采用丈夫或无关个体的淋巴细胞对妻子进行主动免疫致敏,其目的是诱发女方体内产生封闭抗体,避免母体对胚胎的免疫排斥。

6.血栓前状态

目前多采用低分子肝素(LMWH)单独用药或联合阿司匹林的治疗方法。一般 LMWH 5 000 U皮下注射,每天 1～2 次。用药时间从早孕期开始,治疗过程中必须严密监测胎儿生长发育情况和凝血-纤溶指标,检测项目恢复正常,即可停药。但停药后必须每月复查凝血-纤溶指标,有异常时重新用药。有时治疗可维持整个孕期,一般在终止妊娠前 24 小时停止使用。

7.原因不明习惯性流产

当有怀孕征兆时,可按黄体功能不足给以黄体酮治疗,每天 10～20 mg 肌内注射,或 HCG 2 000 U,隔天肌内注射一次。确诊妊娠后继续给药直至妊娠 10 周或超过以往发生流产的月份,并嘱其卧床休息,禁忌性生活,补充维生素 E 并给予心理治疗,以解除其精神紧张,并安定其情绪。同时,在孕前和孕期尽量避免接触环境毒性物质。

(七)感染性流产

流产感染多为不全流产合并感染。治疗原则应积极控制感染,若阴道流血不多,应用广谱抗生素 2～3 天,待控制感染后再行刮宫,清除宫腔残留组织以止血。若阴道流血量多,静脉滴注广谱抗生素和输血的同时,用卵圆钳将宫腔内残留组织夹出,使出血减少,切不可用刮匙全面搔刮宫腔,以免造成感染扩散。术后继续应用抗生素,待感染控制后再行彻底刮宫。若已合并感染性休克者,应积极纠正休克。若感染严重或腹、盆腔有脓肿形成时,应行手术引流,必要时切除子宫。

七、护理

(一)护理评估

1.病史

停经、阴道流血和腹痛是流产孕妇的主要症状。应详细询问患者停经史、早孕反应情绪;阴道流血的持续时间与阴道流血量;有无腹痛,腹痛的部位、性质及程度。此外,还应了解阴道有无水样排液,排液的色、量和有无臭味,以及有无妊娠产物排出等。对于既往病史,应全面了解孕妇在妊娠期间有无全身性疾病、生殖器官疾病、内分泌功能失调及有无接触有害物质等,以识别发生流产的诱因。

2.身心诊断

流产孕妇可因出血过多而出现休克,或因出血时间过长、宫腔内有残留组织而发生感染。因此,护士应全面评估孕妇的各项生命体征。判断流产类型,尤其须注意与贫血及感染相关的征象(表8-3)。

表 8-3　各型流产的临床表现

类型	病史			妇科检查	
	出血量	下腹痛	组织排出	宫颈口	子宫大小
先兆流产	少	无或轻	无	闭	与妊娠周数相符
难免流产	中~多	加剧	无	扩张	相符或略小
不全流产	少~多	减轻	部分排出	扩张或有物堵塞或闭	小于妊娠周数
完全流产	少~无	无	全部排出	闭	正常或略大

流产孕妇的心理状况以焦虑和恐惧为特征。孕妇面对阴道流血往往会不知所措,甚至有过度严重化情绪,同时对胎儿健康的担忧也会直接影响孕妇的情绪反应,孕妇可能会表现伤心、郁闷、烦躁不安等。

3.诊断检查

(1)产科检查:在消毒条件下进行妇科检查,进一步了解宫颈口是否扩张、羊膜是否破裂、有无妊娠产物堵塞于宫颈口内;子宫大小与停经周数是否相符、有无压痛等,并应检查双侧附件有无肿块、增厚及压痛等。

(2)实验室检查:多采用放射免疫方法对人绒毛膜促性腺激素(HCG)、人胎盘催乳素(HPL)、雌激素和孕激素等进行定量测定,如测定的结果低于正常值,提示有流产可能。

(3)B超显像:超声显像可显示有无胎囊、胎动、胎心等,从而可诊断并鉴别流产及其类型,指导正确处理。

(二)可能的护理诊断

1.有感染的危险

与阴道出血时间过长、宫腔内有残留组织等因素有关。

2.焦虑

与担心胎儿健康等因素有关。

(三)预期目标

(1)出院时护理对象无感染征象。

（2）先兆流产孕妇能积极配合保胎措施,继续妊娠。

（四）护理措施

对于不同类型的流产孕妇,处理原则不同,其护理措施亦有差异。护理在全面评估孕妇身心状况的基础上,综合病史及诊断检查,明确基本处理原则,认真执行医嘱,积极配合医师为流产孕妇进行诊断,并为之提供相应的护理措施。

1.先兆流产孕妇的护理

先兆流产孕妇需卧床休息,禁止性生活,禁用肥皂水灌肠,以减少各种刺激。护士除了为其提供生活护理外,通常遵医嘱给孕妇适量镇静剂、孕激素等。随时评估孕妇的病情变化,如是否腹痛加重、阴道流血量增多等。此外,由于孕妇的情绪状态也会影响其保胎效果,因此护士还应注意观察孕妇的情绪反应,加强心理护理,从而稳定孕妇情绪,增强保胎信心。护士须向孕妇及家属讲明以上保胎措施的必要性,以取得孕妇及家属的理解和配合。

2.妊娠不能再继续者的护理

护士应积极采取措施,及时采取终止妊娠的措施,协助医师完成手术过程,使妊娠产物完全排出,同时开放静脉,做好输液、输血准备。并严密检测孕妇的体温、血压及脉搏。观察其面色、腹痛、阴道流血及与休克有关的征象。有凝血功能障碍者应予以纠正,然后再行引产或手术。

3.预防感染

护士应检测患者的体温、血常规及阴道流血,以及分泌物的性质、颜色、气味等,并严格执行无菌操作规程,加强会阴部的护理。指导孕妇使用消毒会阴垫,保持会阴部清洁,维持良好的卫生习惯。当护士发现感染征象后应及时报告医师,并按医嘱进行抗感染处理。此外,护士还应嘱患者流产后1个月返院复查,确定无禁忌证后,方可开始性生活。

4.协助患者顺利渡过悲伤期

患者由于失去婴儿,往往会出现伤心、悲哀等情绪反应。护士应给予同情和理解,帮助患者及家属接受现实,顺利渡过悲伤期。此外,护士还应与孕妇及家属共同讨论此次流产的原因,并向他们讲解有关流产的相关知识,帮助他们为再次妊娠做好准备。有习惯性流产史的孕妇在下一次妊娠确诊后卧床休息,加强营养,禁止性生活,补充B族维生素、维生素E、维生素C等,治疗期必须超过以往发生流产的妊娠月份。病因明确者,应积极接受对因治疗。黄体功能不足者,按医嘱正确使用黄体酮治疗,以预防流产;子宫畸形者须在妊娠前先进行矫正手术。宫颈内口松弛者应在未妊娠前做宫颈内口松弛修补术。如已妊娠,则可在妊娠14～16周时行子宫内口缝扎术。

（五）护理评价

（1）护理对象体温正常,血红蛋白及白细胞数正常,无出血、感染征象。

（2）先兆流产孕妇配合保胎治疗,继续妊娠。

（张伟伟）

第七节 异位妊娠

受精卵在于子宫体腔以外着床称为异位妊娠,习称宫外孕。异位妊娠依受精卵在子宫体腔

外种植部位不同分为输卵管妊娠、卵巢妊娠、腹腔妊娠、阔韧带妊娠和宫颈妊娠。(图 8-7)

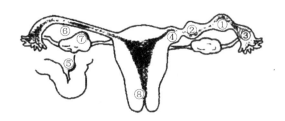

①输卵管壶腹部妊娠;②输卵管峡部妊娠;③输卵管伞部妊娠;④输卵管间
质部妊娠;⑤腹腔妊娠;⑥阔韧带妊娠;⑦卵巢妊娠;⑧宫颈妊娠

图 8-7　异位妊娠的发生部位

异位妊娠是妇产科常见的急腹症,发病率约 1%,是孕产妇的主要死亡原因之一。以输卵管妊娠最常见。输卵管妊娠占异位妊娠 95% 左右,其中壶腹部妊娠最多见,约占 78%,其次为峡部、伞部、间质部妊娠较少见。

一、病因

(一)输卵管炎症

此是异位妊娠的主要病因。可分为输卵管黏膜炎和输卵管周围炎。输卵管黏膜炎轻者可发生黏膜皱褶粘连、管腔变窄。或使纤毛功能受损,从而导致受精卵在输卵管内运行受阻并于该处着床;输卵管周围炎病变主要在输卵管浆膜层或浆肌层,常造成输卵管周围粘连、输卵管扭曲、管腔狭窄、蠕动减弱而影响受精卵运行。

(二)输卵管手术史输卵管绝育史及手术史者

输卵管妊娠的发生率为 10%~20%。尤其是腹腔镜下电凝输卵管及硅胶环套术绝育,可因输卵管瘘或再通而导致输卵管妊娠。曾经接受输卵管粘连分离术、输卵管成形术(输卵管吻合术或输卵管造口术)者,在再次妊娠时输卵管妊娠的可能性亦增加。

(三)输卵管发育不良或功能异常

输卵管过长、肌层发育差、黏膜纤毛缺乏、双输卵管、输卵管憩室或有输卵管副伞等,均可造成输卵管妊娠。输卵管功能(包括蠕动、纤毛活动及上皮细胞分泌)受雌、孕激素调节。若调节失败,可影响受精卵正常运行。

(四)辅助生殖技术

近年,由于辅助生育技术的应用,使输卵管妊娠发生率增加,既往少见的异位妊娠,如卵巢妊娠、宫颈妊娠、腹腔妊娠的发生率增加。

(五)避孕失败

宫内节育器避孕失败,发生异位妊娠的机会较大。

(六)其他

子宫肌瘤或卵巢肿瘤压迫输卵管,影响输卵管管腔通畅,使受精卵运行受阻。输卵管子宫内膜异位可增加受精卵着床于输卵管的可能性。

二、病理

(一)输卵管妊娠的特点

输卵管管腔狭小,管壁薄且缺乏黏膜下组织,其肌层远不如子宫肌壁厚与坚韧,妊娠时不能形成完好的蜕膜,不利于胚胎的生长发育,常发生以下结局。

1.输卵管妊娠流产(tubal abortion)

多见于妊娠 8～12 周输卵管壶腹部妊娠。受精卵种植在输卵管黏膜皱襞内,由于蜕膜形成不完整,发育中的胚泡常向管腔突出,最终突破包膜而出血,胚泡与管壁分离,若整个胚泡剥离落入管腔,刺激输卵管逆蠕动经伞端排出到腹腔,形成输卵管妊娠完全流产,出血一般不多。若胚泡剥离不完整,妊娠产物部分排出到腹腔,部分尚附着于输卵管壁,形成输卵管妊娠不全流产,滋养细胞继续侵蚀输卵管壁,导致反复出血,形成输卵管血肿或输卵管周围血肿,血液不断流出并积聚在直肠子宫陷窝形成盆腔血肿,量多时甚至流入腹腔。

2.输卵管妊娠破裂(rupture of tubal pregnancy)

多见于妊娠 6 周左右输卵管峡部妊娠。受精卵着床于输卵管黏膜皱襞间,胚泡生长发育时绒毛向管壁方向侵蚀肌层及浆膜,最终穿破浆膜,形成输卵管妊娠破裂。输卵管肌层血管丰富,短期内可发生大量腹腔内出血,使患者出现休克。其出血量远较输卵管妊娠流产多,腹痛剧烈;也可反复出血,在盆腔与腹腔内形成血肿。孕囊可自破裂口排出,种植于任何部位。若胚泡较小则可被吸收;若过大则可在直肠子宫陷凹内形成包块或钙化为石胎。

输卵管间质部妊娠虽少见,但后果严重,其结局几乎均为输卵管妊娠破裂。由于输卵管间质部管腔周围肌层较厚、血运丰富,因此破裂常发生于孕 12～16 周。其破裂犹如子宫破裂,症状较严重,往往在短时间内出现低血容量休克症状。

3.陈旧性宫外孕

输卵管妊娠流产或破裂,若长期反复内出血形成的盆腔血肿不消散,血肿机化变硬并与周围组织粘连,临床上称为陈旧性宫外孕。

4.继发性腹腔妊娠

无论输卵管妊娠流产或破裂,胚胎从输卵管排入腹腔内或阔韧带内,多数死亡,偶尔也有存活者。若存活胚胎的绒毛组织附着于原位或排至腹腔后重新种植而获得营养,可继续生长发育,形成继发性腹腔妊娠。

(二)子宫的变化

输卵管妊娠和正常妊娠一样,合体滋养细胞产生 HCG 维持黄体生长,使类固醇激素分泌增加,致使月经停止来潮、子宫增大变软、子宫内膜出现蜕膜反应。若胚胎受损或死亡,滋养细胞活力消失,蜕膜自宫壁剥离而发生阴道流血。有时蜕膜可完整剥离,随阴道流血排出三角形蜕膜管型(decidual cast);有时呈碎片排出。排出的组织见不到绒毛,组织学检查无滋养细胞,此时血 β-HCG下降。子宫内膜形态学改变呈多样性,若胚胎死亡已久,内膜可呈增生期改变,有时可见 Arias-Stella(A-S)反应,镜检见内膜腺体上皮细胞增生、增大,细胞边界不清,腺细胞排列成团突入腺腔,细胞极性消失,细胞核肥大、深染,细胞质有空泡。这种子宫内膜过度增生和分泌反应,可能为类固醇激素过度刺激所引起;若胚胎死亡后部分深入肌层的绒毛仍存活,黄体退化迟缓,内膜仍可呈分泌反应。

三、临床表现

输卵管妊娠的临床表现与受精卵着床部位、有无流产或破裂,以及出血量多少与时间长短等有关。

(一)症状

典型症状为停经后腹痛与阴道流血。

1.停经

除输卵管间质部妊娠停经时间较长外,多有 6～8 周停经史。有 20%～30% 的患者无停经史,将异位妊娠时出现的不规则阴道流血误认为月经,或由于月经过期仅数天而不认为是停经。

2.腹痛

腹痛是输卵管妊娠患者的主要症状。在输卵管妊娠发生流产或破裂之前,由于胚胎在输卵管内逐渐增大,常表现为一侧下腹部隐痛或酸胀感。当发生输卵管妊娠流产或破裂时,突感一侧下腹部撕裂样疼痛,常伴有恶心、呕吐。若血液局限于病变区,主要表现为下腹部疼痛,当血液积聚于直肠子宫陷凹时,可出现肛门坠胀感。随着血液由下腹部流向全腹,疼痛可由下腹部向全腹部扩散,血液刺激膈肌,可引起肩胛部放射性疼痛及胸部疼痛。

3.阴道流血

胚胎死亡后。常有不规则阴道流血,色暗红或深褐,量少呈点滴状,一般不超过月经量,少数患者阴道流血量较多,类似月经。阴道流血可伴有蜕膜管型或蜕膜碎片排出,由子宫蜕膜剥离所致。阴道流血一般常在病灶去除后方能停止。

4.晕厥与休克

由于腹腔内出血及剧烈腹痛,轻者出现晕厥,严重者出现失血性休克。出血量越多越快,症状出现越迅速越严重,但与阴道流血量不成正比。

5.腹部包块

输卵管妊娠流产或破裂时所形成的血肿时间较久者,由于血液凝固并与周围组织或器官(如子宫、输卵管、卵巢、肠管或大网膜等)发生粘连形成包块,包块较大或位置较高者,腹部可扪及。

(二)体征

根据患者内出血的情况,患者可呈贫血貌。腹部检查:下腹压痛、反跳痛明显,出血多时,叩诊有移动性浊音。

四、处理原则

处理原则以手术治疗为主,其次是药物治疗。

(一)药物治疗

1.化学药物治疗

主要适用于早期输卵管妊娠、要求保存生育能力的年轻患者。符合下列条件可采用此法:①无药物治疗的禁忌证;②输卵管妊娠未发生破裂或流产;③输卵管妊娠包块直径≤4 cm;④血 β-HCG<2 000 U/L;⑤无明显内出血,常用甲氨蝶呤(MTX),治疗机制是抑制滋养细胞增生,破坏绒毛,使胚胎组织坏死、脱落、吸收。但在治疗中若病情无改善,甚至发生急性腹痛或输卵管破裂症状,则应立即进行手术治疗。

2.中医药治疗

中医学认为本病属血瘀少腹,不通则痛的实证。以活血化瘀、消癥为治则,但应严格掌握指征。

(二)手术治疗

手术治疗分为保守手术和根治手术。保守手术为保留患侧输卵管,根治手术为切除患侧输卵管。手术治疗适用于:①生命体征不稳定或有腹腔内出血征象者;②诊断不明确者;③异位妊娠有进展者(如血β-HCG处于高水平,附件区大包块等);④随诊不可靠者;⑤药物治疗禁忌证者或无效者。

1.保守手术

此适用于有生育要求的年轻妇女,特别是对侧输卵管已切除或有明显病变者。

2.根治手术

此适用于无生育要求的输卵管妊娠内出血并发休克的急症患者。

3.腹腔镜手术

这是近年治疗异位妊娠的主要方法。

五、护理

(一)护理评估

1.病史

应仔细询问月经史,以准确推断停经时间。注意不要将不规则阴道流血误认为末次月经,或由于月经仅过期几天,不认为是停经。此外,对不孕、放置宫内节育器、绝育术、输卵管复通术、盆腔炎等与发病相关的高危因素应予高度重视。

2.身心状况

输卵管妊娠发生流产或破裂前,症状及体征不明显。当患者腹腔内出血较多时呈贫血貌,严重者可出现面色苍白,四肢湿冷,脉快、弱、细,血压下降等休克症状。体温一般正常,出现休克时体温略低,腹腔内血液吸收时体温略升高,但不超过38 ℃。下腹有明显压痛、反跳痛,尤以患侧为重,肌紧张不明显,叩诊有移动性浊音。血凝后下腹可触及包块。

由于输卵管妊娠流产或破裂后,腹腔内急性大量出血及剧烈腹痛,以及妊娠终止的现实都将是孕妇出现较为激烈的情绪反应。可表现为哭泣、自责、无助、抑郁和恐惧等行为。

3.诊断检查

(1)腹部检查:输卵管妊娠流产或破裂者,下腹部有明显压痛或反跳痛,尤以患侧为甚,轻度腹肌紧张;出血多时,叩诊有移动性浊音;如出血时间较长,形成血凝块,在下腹可触及软性肿块。

(2)盆腔检查:输卵管妊娠未发生流产或破裂者,除子宫略大较软外,仔细检查可能触及胀大的输卵管并有轻度压痛。输卵管妊娠流产或破裂者,阴道后穹隆饱满,有触痛。将宫颈轻轻上抬或左右摇动时引起剧烈疼痛,称为宫颈抬举痛或摇摆痛,是输卵管妊娠的主要体征之一。子宫稍大而软,腹腔内出血多时子宫检查呈漂浮感。

(3)阴道后穹隆穿刺:是一种简单、可靠的诊断方法,适用于疑有腹腔内出血的患者。由于腹腔内血液易积聚于子宫直肠陷凹,抽出暗红色不凝血为阳性,说明存在血腹症。无内出血、内出血量少、血肿位置较高或子宫直肠陷凹有粘连者,可能抽不出血液,因而穿刺阴性不能排除输卵管妊娠存在。如有移动性浊音,可做腹腔穿刺。

（4）妊娠试验：放射免疫法测血中 HCG,尤其是 β-HCG 阳性有助诊断。虽然此方法灵敏度高,异位妊娠的阳性率一般可达 80%～90%,但 β-HCG 阴性者仍不能完全排除异位妊娠。

（5）血清黄体酮测定：对判断正常妊娠胚胎的发育情况有帮助,血清黄体酮值<5 ng/mL 应考虑宫内妊娠流产或异位妊娠。

（6）超声检查：B 超显像有助于诊断异位妊娠。阴道 B 超检查较腹部 B 超检查准确性高。诊断早期异位妊娠。单凭 B 超现象有时可能会误诊。若能结合临床表现及 β-HCG 测定等,对诊断的帮助很大。

（7）腹腔镜检查：适用于输卵管妊娠尚未流产或破裂的早期患者和诊断有困难的患者,腹腔内有大量出血或伴有休克者,禁做腹腔镜检查。在早期异位妊娠患者,腹腔镜可见一侧输卵管肿大,表面紫蓝色,腹腔内无出血或有少量出血。

（8）子宫内膜病理检查：诊刮仅适用于阴道流血量较多的患者,目的在于排除宫内妊娠流产。将宫腔排出物或刮出物做病理检查,切片中见到绒毛,可诊断为宫内妊娠,仅见蜕膜未见绒毛者有助于诊断异位妊娠。现已经很少依靠诊断性刮宫协助诊断。

(二)护理诊断

1.潜在并发症

出血性休克。

2.恐惧

与担心手术失败有关。

(三)预期目标

（1）患者休克症状得以及时发现并缓解。

（2）患者能以正常心态接受此次妊娠失败的事实。

(四)护理措施

1.接受手术治疗患者的护理

（1）护士在严密监测患者生命体征的同时,配合医师积极纠正患者休克症状,做好术前准备。手术治疗是输卵管异位妊娠的主要处理原则。对于严重内出血并发休克的患者,护士应立即开放静脉,交叉配血,做好输血输液的准备。以便配合医师积极纠正休克,补充血容量,并按急症手术要求迅速做好手术准备。

（2）加强心理护理：护士于术前简洁明了地向患者及家属讲明手术的必要性,并以亲切的态度和切实的行动赢得患者及家属的信任,保持周围环境的安静、有序,减少和消除患者的紧张、恐惧心理,协助患者接受手术治疗方案。术后,护士应帮助患者以正常的心态接受此次妊娠失败的现实,向她们讲述异位妊娠的有关知识,一方面可以减少因害怕再次发生移位妊娠而抵触妊娠的不良情绪,另一方面也可以增加和提高患者的自我保健意识。

2.接受非手术治疗患者的护理

对于接受非手术治疗方案的患者,护士应从以下几方面加强护理。

（1）护士须密切观察患者的一般情况、生命体征,并重视患者的主诉,尤应注意阴道流血量与腹腔内出血量不成比例,当阴道流血量不多时,不要误认为腹腔内出血量亦很少。

（2）护士应告诉患者病情发展的一些指征,如出血增多、腹痛加剧、肛门坠胀感明显等,以便当患者病情发展时,医患均能及时发现,给予相应处理。

（3）患者应卧床休息,避免腹部压力增大,从而减少异位妊娠破裂的机会。在患者卧床期间,护士需提供相应的生活护理。

(4)护士应协助正确留取血标本,以检测治疗效果。

(5)护士应指导患者摄取足够的营养物质,尤其是富含铁蛋白的食物,如动物肝脏、肉类、豆类、绿叶蔬菜及黑木耳等,以促进血红蛋白的增加,增强患者的抵抗力。

3.出院指导

输卵管妊娠的预后在于防治输卵管的损伤和感染,因此护士应做好妇女的健康保健工作,防止发生盆腔感染。教育患者保持良好的卫生习惯,勤洗浴、勤换衣,性伴侣稳定。发生盆腔炎后须立即彻底治疗,以免延误病情。另外,由于输卵管妊娠者中约有 10% 的再发生率和 50%~60% 的不孕率。因此,护士须告诫患者,下次妊娠时要及时就医,并且不宜轻易终止妊娠。

(五)护理评价

(1)患者的休克症状得以及时发现并纠正。

(2)患者消除了恐惧心理.愿意接受手术治疗。

(张伟伟)

第八节 过 期 妊 娠

一、概述

(一)定义

平时月经周期规则,妊娠达到或超过 42 周(≥294 天)尚未分娩者,称为过期妊娠,其发生率占妊娠总数的 3%~15%。

(二)发病机制

各种原因引起的雌孕激素失调导致孕激素优势,分娩发动延迟,胎位不正、头盆不称,胎儿、子宫不能密切接触,反射性子宫收缩减少,引起过期妊娠。

(三)处理原则

妊娠 40 周以后胎盘功能逐渐下降,42 周以后明显下降,因此,在妊娠 41 周以后,即应考虑终止妊娠,尽量避免过期妊娠。应根据胎儿安危状况、胎儿大小、宫颈成熟度综合分析,选择恰当的分娩方式。

(1)促宫颈成熟:目前常用的促宫颈成熟的方法主要有 PGE_2 阴道制剂和宫颈扩张球囊。

(2)人工破膜可减少晚期足月和过期妊娠的发生。

(3)引产术:常用静脉滴注缩宫素,诱发宫缩直至临产;胎头已衔接者,通常先人工破膜,1 小时后开始滴注缩宫素引产。

(4)适当放宽剖宫产指征。

二、护理评估

(一)健康史

详细询问患者病史,准确判断预产期、妊娠周数等。

（二）症状、体征

孕期达到或超过 42 周,通过胎动、胎心率、B 超检查、雌孕激素测定、羊膜镜检查等确定胎盘功能是否正常。

（三）辅助检查

B 超检查、雌孕激素测定、羊膜镜检查;胎儿监测的方法包括 NST、CST、生物物理评分（BPP）、改良 BPP（NST＋羊水测量）。尽管 41 周及以上孕周者应行胎儿监测,但采用何种方法及以何频率目前都尚无充分的资料予以确定。

（四）高危因素

高危因素包括初产妇、既往过期妊娠史、男性胎儿、孕妇肥胖。对双胞胎的研究也提示遗传倾向对晚期或过期妊娠的风险因素占 23％～30％。某些胎儿异常可能也与过期妊娠相关,如无脑儿和胎盘硫酸酯酶缺乏,但并不清楚两者之间联系的确切原因。

（五）心理-社会因素

过期妊娠加大胎儿、新生儿及孕产妇风险,导致个人、家庭成员产生紧张、焦虑、担忧等不良情绪。

三、护理措施

（一）常规护理

（1）查看历次产检记录,准确核实孕周。

（2）听胎心,待产期间每 4 小时听 1 次或遵医嘱;交接班必须听胎心;临产后按产程监护常规进行监护;每天至少进行一次胎儿电子监护,特殊情况随时监护。

（3）重视自觉胎动并记录于入院病历中。

（二）产程观察

（1）加强胎心监护。

（2）观察胎膜是否破裂,以及羊水量、颜色、性状等。

（3）注意产程进展、观察胎位变化。

（4）不提倡常规会阴侧切。

（三）用药护理

1.缩宫素静脉滴注

缩宫素作用时间短,半衰期为 5～12 分钟。

（1）静脉滴注中缩宫素的配制方法:应先用生理盐水或乳酸钠林格注射液 500 mL,用 7 号针头行静脉滴注,按每分钟 8 滴调好滴速,然后再向输液瓶中加入 2.5 U 缩宫素,将其摇匀后继续滴入。切忌先将 2.5 U 缩宫素溶于生理盐水或乳酸钠林格注射液中直接穿刺行静脉滴注,因此法初调时不易掌握滴速,可能在短时间内使过多的缩宫素进入体内,不够安全。

（2）合适的浓度与滴速:因缩宫素个体敏感度差异极大,静脉滴注缩宫素应从小剂量开始循序增量,起始剂量为 2.5 U 缩宫素溶于 500 mL 生理盐水或乳酸钠林格注射液中,即 0.5％缩宫素浓度,以每毫升 15 滴计算,相当于每滴液体中含缩宫素 0.33 mU。从每分钟 8 滴开始,根据宫缩、胎心情况调整滴速,一般每隔 20 分钟调整 1 次。应用等差法,即从每分钟 8 滴（2.7 mU/min）调整至 16 滴（5.4 mU/min）,再增至 24 滴（8.4 mU/min）;为安全起见,也可从每分钟 8 滴开始,每次增加 4 滴,直至出现有效宫缩。

(3)有效宫缩的判定标准:10 分钟内出现 3 次宫缩,每次宫缩持续 30～60 秒,伴有宫颈的缩短和宫口扩张。最大滴速不得超过每分钟 40 滴,即 13.2 mU/min,如达到最大滴速,仍不出现有效宫缩时可增加缩宫素浓度,但缩宫素的应用量不变。增加浓度的方法是 500 mL 生理盐水或乳酸钠林格注射液中加 5 U 缩宫素,即 1‰缩宫素浓度,先将滴速减半,再根据宫缩情况进行调整,增加浓度后,最大增至每分钟 40 滴(26.4 mU),原则上不再增加滴数和缩宫素浓度。

(4)注意事项:①要有专人观察宫缩强度、频率、持续时间及胎心率变化并及时记录,调好宫缩后行胎心监护,破膜后要观察羊水量及有无胎粪污染及其程度。②警惕变态反应。③禁止肌内、皮下、穴位注射及鼻黏膜用药。④输液量不宜过大,以防止发生水中毒。⑤宫缩过强时应及时停用缩宫素,必要时使用宫缩抑制剂。⑥引产失败:缩宫素引产成功率与宫颈成熟度、孕周、胎先露高低有关,如连续使用 2～3 天仍无明显进展,应改用其他引产方法。

2.前列腺素制剂促宫颈成熟

常用的促宫颈成熟的药物主要是前列腺素制剂。目前常在临床使用的前列腺素制剂如下。

(1)可控释地诺前列酮栓:一种可控制释放的前列腺素 E_2(PGE_2)栓剂,含有 10 mg 地诺前列酮,以 0.3 mg/h 的速度缓慢释放,需低温保存,可以控制药物释放,在出现宫缩过频时能方便取出。

1)应用方法:外阴消毒后将可控释地诺前列酮栓置于阴道后穹隆深处,并旋转 90°,使栓剂横置于阴道后穹隆,宜于保持原位。在阴道口外保留 2～3 cm 终止带,以便于取出。在药物置入后,嘱孕妇平卧 20～30 分钟,以利栓剂吸水膨胀;2 小时后复查,若栓剂仍在原位孕妇可下地活动。

2)出现以下情况时应及时取出:①出现规律宫缩(每 3 分钟 1 次的宫缩)并同时伴随有宫颈成熟度的改善,宫颈 Bishop 评分大于等于 6 分。②自然破膜或行人工破膜术。③子宫收缩过频(每 10 分钟有 5 次及以上的宫缩)。④置药 24 小时。⑤有胎儿出现不良状况的证据:胎动减少或消失、胎动过频,胎儿电子监护结果分级为Ⅱ类或Ⅲ类。⑥出现不能用其他原因解释的母体不良反应,如恶心、呕吐、腹泻、发热、低血压、心动过速或者阴道流血增多。取出至少 30 分钟后方可静脉滴注缩宫素。

3)禁忌证:包括哮喘、青光眼、严重肝肾功能不全等;有急产史或有 3 次以上足月产史的经产妇;瘢痕子宫妊娠;有子宫颈手术史或子宫颈裂伤史;已临产;Bishop 评分大于等于 6 分;急性盆腔炎;前置胎盘或不明原因阴道流血;胎先露异常;可疑胎儿窘迫;正在使用缩宫素;对地诺前列酮或任何赋形剂成分过敏者。

(2)米索前列醇:一种人工合成的前列腺素 E_1(PGE_1)制剂,有 100 μg 和 200 μg 两种片剂,美国食品与药品监督管理局(FDA)于 2002 年批准米索前列醇用于妊娠中期促宫颈成熟和引产,而用于妊娠晚期促宫颈成熟虽未经 FDA 和中国国家食品药品监督管理总局认证,但美国ACOG 于 2009 年又重申了米索前列醇在产科领域使用的规范。参考美国 ACOG 2009 年的规范并结合我国米索前列醇的临床使用经验,经中华医学会妇产科学分会产科学组多次讨论,米索前列醇在妊娠晚期促宫颈成熟的应用常规如下:用于妊娠晚期未破膜而宫颈不成熟的孕妇,是一种安全有效的引产方法。每次阴道放药剂量为 25 μg,放药时不要将药物压成碎片。如 6 小时后仍无宫缩,在重复使用米索前列醇前应行阴道检查,重新评价宫颈成熟度,了解原放置药物是否溶化、吸收,如未溶化和吸收则不宜再放。每天总量不超过 50 μg,以免药物吸收过多。如需加用缩宫素,应该在最后一次放置米索前列醇后再过 4 小时以上,并行阴道检查证实米索前列醇已经吸收才可以加用。使用米索前列醇者应在产房观察,监测宫缩和胎心率,一旦出现宫缩过频,应立即进行阴道检查,并取出残留药物。

1)优点:价格低、性质稳定、易于保存、作用时间长,尤其适合基层医疗机构应用。一些前瞻性随机临床试验和荟萃分析表明,米索前列醇可有效促进宫颈成熟。母体和胎儿使用米索前列醇产生的多数不良后果与每次用药量超过 25 μg 相关。

2)禁忌证与取出指征:应用米索前列醇促宫颈成熟的禁忌证及药物取出指征与可控释地诺前列酮栓相同。

(四)产程处理

进入产程后,应鼓励产妇取左侧卧位、吸氧。产程中最好连续监测胎心,注意羊水形状,必要时取胎儿头皮血测 pH,及早发现胎儿宫内窘迫,并及时处理。过期妊娠时,常伴有胎儿窘迫、羊水粪染,分娩时应做相应准备。胎儿娩出后立即在直接喉镜指引下行气管插管,吸出气管内容物,以减少胎粪吸入综合征的发生。

(五)心理护理

(1)为孕产妇提供心理支持,帮助其建立母亲角色。

(2)安抚产妇家属,帮助产妇家庭应对过期妊娠分娩。

(3)接纳可能出现的难产,行胎头吸引、产钳助产等。

四、健康指导

(1)合理、适当地休息、饮食、睡眠等。

(2)情绪放松、身体放松。

(3)适当运动,无其他特殊情况时取自由体位待产。

(4)讲解临产征兆、自觉胎动计数等,指导产妇如何积极配合治疗。

(5)讲解过期妊娠分娩及过期产儿护理原则。

五、注意事项

应急处理:做好正常分娩、难产助产、剖宫产准备。

(吴洪娟)

第九节 多胎妊娠

一、概述

(一)定义

一次妊娠宫腔内同时有两个或两个以上的胎儿时为多胎妊娠,以双胎妊娠为多见。随着辅助生殖技术广泛开展,多胎妊娠发生率明显增高。

(二)类型特点

多胎妊娠包括由一个卵子受精后分裂而形成的单卵双胎妊娠和由两个卵子分别受精而形成

的双卵双胎妊娠,双卵双胎妊娠约占双胎妊娠的 70%,两个卵子可来源于同一成熟卵泡或两侧卵巢的成熟卵泡。

(三)治疗原则

1.妊娠期

及早诊断出双胎妊娠者并确定羊膜绒毛性,增加其产前检查次数,注意休息,加强营养,注意预防贫血、妊娠期高血压疾病的发生,防止早产、羊水过多、产前出血等。

2.分娩期

观察产程和胎心变化,如发现有宫缩乏力或产程延长,应及时处理。第一个胎儿娩出后,应立即断脐,助手扶正第二个胎儿的胎位,使其保持纵产式,等待 15～20 分钟后,第二个胎儿自然娩出。如等待 15 分钟仍无宫缩,则可人工破膜或静脉滴注催产素促进宫缩。如发现有脐带脱垂或怀疑胎盘早剥时,即手术助产。如第一个胎儿为臀位,第二个胎儿为头位,应注意防止胎头交锁导致难产。

3.产褥期

第二个胎儿娩出后应立即肌内注射或静脉滴注催产素,腹部放置沙袋,防止腹压骤降引起休克,同时预防发生产后出血。

二、护理评估

(一)健康史

评估本次妊娠的双胎羊膜绒毛膜性,孕妇的早孕反应程度,食欲、呼吸情况,以及下肢水肿、静脉曲张程度。

(二)生理状况

1.孕妇的并发症

妊娠期高血压疾病、妊娠期肝内胆汁瘀积症、贫血、羊水过多、胎膜早破、宫缩乏力、胎盘早剥、产后出血、流产等。

2.围产儿并发症

早产、脐带异常、胎头交锁、胎头碰撞、胎儿畸形以及单绒毛膜双胎特有的并发症,如双胎输血综合征、选择性生长受限、一胎无心畸形等;极高危的单绒毛膜单羊膜囊双胎,由于两个胎儿共用一个羊膜腔,两胎儿间无羊膜分隔,因脐带缠绕和打结而发生宫内意外的可能性较大。

(三)辅助检查

1.B 超检查

B 超检查可以早期诊断双胎、畸胎,能提高双胎妊娠的孕期监护质量。在妊娠 6～9 周,可通过孕囊数目判断绒毛膜性;妊娠 10～14 周,可以通过双胎间的羊膜与胎盘交界的形态判断绒毛膜性。单绒毛膜双胎羊膜分隔与胎盘呈"T"征,而双绒毛膜双胎胎膜融合处夹有胎盘组织,所以胎盘融合处表现为"双胎峰"(或"λ"征)。

妊娠 18～24 周,最晚不要超过 26 周,对双胎妊娠进行超声结构筛查。双胎容易因胎儿体位的关系影响结构筛查质量,有条件的医院可根据孕周分次进行包括胎儿心脏在内的结构筛查。

2.血清学筛查

唐氏综合征在单胎与双胎妊娠孕中期血清学筛查的检出率分别为 60%～70% 和 45%,其假阳性率分别为 5% 和 10%。由于双胎妊娠筛查检出率较低,而且假阳性率较高,目前并不推荐单独使用血清学指标进行双胎的非整倍体筛查。

3.有创性产前诊断

双胎妊娠有创性产前诊断操作带来的胎儿丢失率要高于单胎妊娠,以及后续的处理如选择性减胎等也存在危险性,建议转诊至有能力进行宫内干预的产前诊断中心进行。

(四)高危因素

多胎妊娠者可出现妊娠期高血压疾病、妊娠肝内胆汁瘀积症、贫血、羊水过多、胎膜早破、宫缩乏力、胎盘早剥、产后出血、流产等多种并发症。

(五)心理-社会因素

双胎妊娠的孕妇在孕期必须适应两次角色转变,首先是接受妊娠,其次当被告知是双胎妊娠时,必须适应第二次角色转变,即成为两个孩子的母亲;双胎妊娠属于高危妊娠,孕妇既兴奋又常常担心母儿的安危,尤其担心胎儿的存活率。

三、护理措施

(一)常规护理

(1)增加产前检查的次数,每次监测宫高、腹围和体重。

(2)注意休息;卧床时最好取左侧卧位,增加子宫、胎盘的血供,减少早产的机会。

(3)加强营养,尤其是注意补充铁、钙、叶酸等,以满足妊娠的需要。

(二)症状护理

双胎妊娠孕妇胃区受压致食欲减退,因此应鼓励孕妇少量多餐,满足孕期需要,必要时给予饮食指导,如增加铁、叶酸、维生素的供给。因双胎妊娠的孕妇腰背部疼痛症状较明显,应注意休息,可指导其做骨盆倾斜运动,局部热敷也可缓解症状。采取措施预防静脉曲张的发生。

(三)用药护理

双胎妊娠可能出现妊娠期高血压疾病、妊娠肝内胆汁瘀积症、贫血、羊水过多、胎膜早破、胎盘早剥等多种并发症,按相应用药情况护理。

(四)分娩期护理

(1)阴道分娩时严密观察产程进展和胎心率变化,及时处理问题。

(2)防止第二胎儿胎位异常、胎盘早剥;防止产后出血的发生;产后腹部加压,防止腹压骤降引起的休克。

(3)如行剖宫产,需要配合医师做好剖宫产术前准备和产后双胎新生儿护理准备;如系早产,产后应加强对早产儿的观察和护理。

(五)心理护理

帮助双胎妊娠的孕妇完成两次角色转变,使其接受成为两个孩子母亲的事实。告知双胎妊娠虽属高危妊娠,但孕妇不必过分担心母儿的安危,说明保持心情愉快、积极配合治疗的重要性,指导家属准备双份新生儿用物。

四、健康指导

护士应指导孕妇注意休息,加强营养,注意阴道流血量和子宫复旧情况,防止产后出血。并指导产妇正确进行母乳喂养,选择有效的避孕措施。

五、注意事项

合理营养,注意补充铁剂,防止妊娠期贫血,妊娠晚期特别注意避免疲劳,加强休息,预防早产和分娩期并发症。

（吴洪娟）

第十节 前置胎盘

妊娠 28 周后,胎盘附着于子宫下段,甚至胎盘下缘达到或覆盖宫颈内口,其位置低于胎先露部,称为前置胎盘。前置胎盘是妊娠晚期严重并发症,也是妊娠晚期阴道流血最常见的原因。其发病率国外报道 0.5%,国内报道 0.24%～1.57%。

一、病因

目前尚不清楚,高龄初产妇(年龄＞35 岁)、经产妇及多产妇、吸烟或吸毒妇女为高危人群。其病因可能与下述因素有关。

(一)子宫内膜病变或损伤

多次刮宫、分娩、子宫手术史等是前置胎盘的高危因素。上述情况可损伤子宫内膜,引起子宫内膜炎或萎缩性病变,再次受孕时子宫蜕膜血管形成不良、胎盘血供不足,刺激胎盘面积增大延伸到子宫卜段。前次剖宫产手术瘢痕可妨碍胎盘在妊娠晚期向上迁移。增加前置胎盘的可能性。据统计发生前置胎盘的孕妇,85%～95% 为经产妇。

(二)胎盘异常

双胎妊娠时胎盘面积过大,前置胎盘发生率较单胎妊娠高 1 倍;胎盘位置正常而副胎盘位于子宫下段接近宫颈内口;膜状胎盘大而薄,扩展到子宫下段,均可发生前置胎盘。

(三)受精卵滋养层发育迟缓

受精卵到达子宫腔后,滋养层尚未发育到可以着床的阶段,继续向下游走到达子宫下段,并在该处着床而发育成前置胎盘。

二、分类

根据胎盘下缘与宫颈内口的关系,将前置胎盘分为 3 类(图 8-8)。

(1)完全性前置胎盘又称中央性前置胎盘,胎盘组织完全覆盖宫颈内口。

(2)部分性前置胎盘宫颈内口部分为胎盘组织所覆盖。

(3)边缘性前置胎盘胎盘附着于子宫下段,胎盘边缘到达宫颈内口,未覆盖宫颈内口。

胎盘位于子宫下段,与胎盘边缘极为接近,但未达到宫颈内口,称为低置胎盘。胎盘下缘与宫颈内口的关系可因宫颈管消失、宫口扩张而改变。前置胎盘类型可因诊断时期不同而改变,如临产前为完全性前置胎盘,临产后因口扩张而成为部分性前置胎盘。目前临床上均依据处理最后一次检查结果来决定其分类。

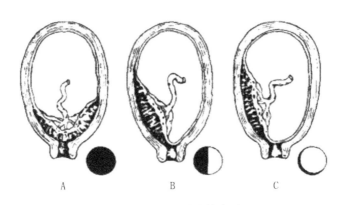

图 8-8 前置胎盘的类型
A.完全性前置胎盘;B.部分性前置胎盘;C.边缘性前置胎盘

三、临床表现

(一)症状

前置胎盘的典型症状是妊娠晚期或临产时,发生无诱因、无痛性反复阴道流血。妊娠晚期子宫下段逐渐伸展,牵拉宫颈内口,宫颈管缩短;临产后规律宫缩使宫颈管消失成为软产道的一部分。宫颈外口扩张,附着于子宫下段及宫颈内口的胎盘前置部分不能相应伸展而与其附着处分离,血窦破裂出血。前置胎盘出血前无明显诱因,初次出血量一般不多,剥离处血液凝固后,出血自然停止;也有初次即发生致命性大出血而导致休克的。由于子宫下段不断伸展,前置胎盘出血常反复发生,出血量也越来越多。阴道流血发生的迟早、反复发生次数、出血量多少与前置胎盘类型有关。完全性前置胎盘初次出血时间早,多在妊娠28周左右,称为"警戒性出血"。边缘性前置胎盘出血多发生于妊娠晚期或临产后,出血量较少。部分性前置胎盘的初次出血时间、出血量及反复出血次数,介于两者之间。

(二)体征

患者一般情况与出血量有关,大量出血呈现面色苍白、脉搏增快微弱、血压下降等休克表现。腹部检查:子宫软,无压痛,大小与妊娠周数相符。由于子宫下段有胎盘占据,影响胎先露部入盆,故胎先露高浮,易并发胎位异常。反复出血或一次出血量过多,使胎儿宫内缺氧,严重者胎死宫内。当前置胎盘附着于子宫前壁时,可在耻骨联合上方听到胎盘杂音。临产时检查见宫缩为阵发性,间歇期子宫完全松弛。

四、处理原则

处理原则是抑制宫缩、止血、纠正贫血和预防感染。根据阴道流血量、有无休克、妊娠周数、胎位、胎儿是否存活、是否临产及前置胎盘类型等综合作出决定。

(一)期待疗法

应在保证孕妇安全的前提下尽可能延长孕周,以提高围生儿存活率。适用于妊娠<34周、胎儿体重<2 000 g、胎儿存活、阴道流血量不多、一般情况良好的孕妇。

尽管国外有资料证明,前置胎盘孕妇的妊娠结局住院与门诊治疗并无明显差异,但我国仍应强调住院治疗。住院期间密切观察病情变化,为孕妇提供全面优质护理是期待疗法的关键措施。

(二)终止妊娠

1.终止妊娠指征

(1)孕妇反复发生多量出血甚至休克者,无论胎儿成熟与否,为了母亲安全应终止妊娠。

(2)期待疗法中发生大出血或出血量虽少,但胎龄达孕 36 周以上,胎儿成熟度检查提示胎儿肺成熟者。

(3)胎龄未达孕 36 周,出现胎儿窘迫征象,或胎儿电子监护发现胎心异常者。

(4)出血量多,危及胎儿。

(5)胎儿已死亡或出现难以存活的畸形,如无脑儿。

2.剖宫产

剖宫产可在短时间内娩出胎儿,迅速结束分娩,对母儿相对安全,是处理前置胎盘的主要手段。剖宫产指征应包括完全性前置胎盘,持续大量阴道流血;部分性和边缘性前置胎盘出血量较多,先露高浮,短时间内不能结束分娩;胎心异常。术前应积极纠正贫血、预防感染等,备血,做好处理产后出血和抢救新生的准备。

3.阴道分娩

边缘性前置胎盘、枕先露、阴道流血不多、无头盆不称和胎位异常,估计在短时间内能结束分娩者,可予以试产。

五、护理

(一)护理评估

1.病史

除个人健康史外,在孕产史中尤其注意识别有无剖宫产术、人工流产术及子宫内膜炎等前置胎盘的易发因素。此外妊娠中特别是孕 28 周后,是否出现无痛性、无诱因、反复阴道流血症状,并详细记录具体经过及医疗处理情况。

2.身心状况

患者的一般情况与出血量的多少密切相关。大量出血时可见面色苍白、脉搏细速、血压下降等休克症状。孕妇及其家属可因突然阴道流血而感到恐惧或焦虑,既担心孕妇的健康,更担心胎儿的安危,可能显得恐慌、紧张、手足无措。

3.诊断检查

(1)产科检查:子宫大小与停经月份一致,胎儿方位清楚,先露高浮,胎心可以正常,也可因孕妇失血过多致胎心异常或消失。前置胎盘位于子宫下段前壁时,可于耻骨联合上方听见胎盘血管杂音。临产后检查,宫缩为阵发性,间歇期子宫肌肉可以完全放松。

(2)超声波检查:B 超断层相可清楚看到子宫壁、胎头、宫颈和胎盘的位置,胎盘定位准确率达 95% 以上,可反复检查,是目前最安全、有效的首选检查方法。

(3)阴道检查:目前一般不主张应用。只有在近临产期出血不多时,终止妊娠前为除外其他出血原因或明确诊断决定分娩方式前考虑采用。要求阴道检查操作必须在输血、输液和做好手术准备的情况下方可进行。怀疑前置胎盘的个案,切忌肛查。

(4)术后检查胎盘及胎膜:胎盘的前置部分可见陈旧血块附着呈黑紫色或暗红色,如这些改变位于胎盘的边缘,而且胎膜破口处距胎盘边缘<7 cm,则为部分性前置胎盘。如行剖宫产术,术中可直接了解胎盘附着的部分并确立诊断。

（二）护理诊断

1.潜在并发症

出血性休克。

2.有感染的危险

有感染的危险与前置胎盘剥离面靠近子宫颈口、细菌易经阴道上行感染有关。

（三）预期目标

（1）接受期待疗法的孕妇血红蛋白不再继续下降，胎龄可达或更接近足月。

（2）产妇产后未发生产后出血或产后感染。

（四）护理措施

根据病情须立即接受终止妊娠的孕妇，立即安排孕妇去枕侧卧位，开放静脉，配血，做好输血准备。在抢救休克的同时，按腹部手术患者的护理进行术前准备，并做好母儿生命体征监护及抢救准备工作。接受期待疗法的孕妇的护理措施如下。

1.保证休息

减少刺激孕妇需住院观察，绝对卧床休息，尤以左侧卧位为佳，并定时间断吸氧，每天 3 次，每次 1 小时，以提高胎儿血氧供应。此外，还需避免各种刺激，以减少出血可能。医护人员进行腹部检查时动作要轻柔，禁做阴道检查和肛查。

2.纠正贫血

除采取口服硫酸亚铁、输血等措施外，还应加强饮食营养指导，建议孕妇多食高蛋白及含铁丰富的食物，如动物肝脏、绿叶蔬菜和豆类等，一方面有助于纠正贫血，另一方面还可以增强机体抵抗力，同时也促进胎儿发育。

3.监测生命体征

及时发现病情变化严密观察并记录孕妇生命体征，阴道流血的量、色，流血事件及一般状况，检测胎儿宫内状态。按医嘱及时完成实验室检查项目，并交叉配血备用。发现异常及时报告医师并配合处理。

4.预防产后出血和感染

（1）产妇回病房休息时严密观察产妇的生命体征及阴道流血情况，发现异常及时报告医师处理，以防止或减少产后出血。

（2）及时更换会阴垫，以保持会阴部清洁、干燥。

（3）胎儿分娩后，以及早使用宫缩剂，以预防产后大出血；对新生儿严格按照高危儿处理。

5.健康教育

护士应加强对孕妇的管理和宣教。指导围孕期妇女避免吸烟、酗酒等不良行为，避免多次刮宫、引产或宫内感染，防止多产，减少子宫内膜损伤或子宫内膜炎。对妊娠期出血，无论量多少均应就医，做到及时诊断、正确处理。

（五）护理评价

（1）接受期待疗法的孕妇胎龄接近（或达到）足月时终止妊娠。

（2）产妇产后未出现产后出血和感染。

（吴洪娟）

第十一节　胎盘早剥

妊娠 20 周以后或分娩期正常位置的胎盘在胎儿娩出前部分或全部从子宫壁剥离,称为胎盘早剥。胎盘早剥是妊娠晚期严重并发症,具有起病急、发展快特点,若处理不及时可危及母儿生命。胎盘早剥的发病率:国外 1%～2%,国内 0.46%～2.1%。

一、病因

胎盘早剥确切的原因及发病机制尚不清楚,可能与下述因素有关。

(一)孕妇血管病变

孕妇患严重妊娠期高血压疾病、慢性高血压、慢性肾脏疾病或全身血管病变时,胎盘早剥的发生率增高。妊娠合并上述疾病时,底蜕膜螺旋小动脉痉挛或硬化,引起远端毛细血管变性坏死甚至破裂出血,血液流至底蜕膜层与胎盘之间形成胎盘后血肿。致使胎盘与子宫壁分离。

(二)机械性因素

外伤尤其是腹部直接受到撞击或挤压;脐带过短(<30 cm)或脐带围绕颈、绕体相对过短时,分娩过程中胎儿下降牵拉脐带造成胎盘剥离;羊膜穿刺时刺破前壁胎盘附着处,血管破裂出血引起胎盘剥离。

(三)宫腔内压力骤减

双胎妊娠分娩时,第一胎儿娩出过速;羊水过多时,人工破膜后羊水流出过快,均可使宫腔内压力骤减,子宫骤然收缩,胎盘与子宫壁发生错位剥离。

(四)子宫静脉压突然升高

妊娠晚期或临产后,孕妇长时间仰卧位,巨大妊娠子宫压迫下腔静脉,回心血量减少,血压下降。此时子宫静脉淤血、静脉压增高、蜕膜静脉床淤血或破裂,形成胎盘后血肿,导致部分或全部胎盘剥离。

(五)其他一些高危因素

如高龄孕妇、吸烟、可卡因滥用、孕妇代谢异常、孕妇有血栓形成倾向、子宫肌瘤(尤其是胎盘附着部位肌瘤)等与胎盘早剥发生有关。有胎盘早剥史的孕妇再次发生胎盘早剥的危险性比无胎盘早剥史者高 10 倍。

二、分类及病理变化

胎盘早剥主要病理改变是底蜕膜出血并形成血肿,使胎盘从附着处分离。按病理类型,胎盘早剥可分为显性、隐性及混合性 3 种(图 8-9)。若底蜕膜出血量少,出血很快停止,多无明显的临床表现,仅在产后检查胎盘时发现胎盘母体面有凝血块及压迹。若底蜕膜继续出血,形成胎盘后血肿,胎盘剥离面随之扩大,血液冲开胎盘边缘并沿胎膜与子宫壁之间经过颈管向外流出,称为显性剥离或外出血。若胎盘边缘仍附着于子宫壁或由于胎先露部固定于骨盆入口,使血液积聚于胎盘与子宫壁之间,称为隐性剥离或内出血。由于子宫内有妊娠产物存在,子宫肌不能有效收缩,以压迫破裂的血窦而止血,血液不能外流,胎盘后血肿越积越大,子宫底随之升高。当出血达到一定程度时,血液终会冲开胎盘边缘及胎膜外流,称为混合型出血。偶有出血穿破胎膜溢入羊水中成为血性羊水。

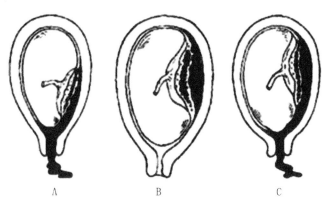

图 8-9　胎盘早剥类型
A.显性剥离;B.隐性剥离;C.混合性剥离

胎盘早剥发生内出血时,血液积聚于胎盘与子宫壁之间,随着胎盘后血肿压力的增加,血液浸入子宫肌层,引起肌纤维分离、断裂甚至变性,当血液渗透至子宫浆膜层时,子宫表面现紫蓝色瘀斑,称为子宫胎盘卒中,又称为库弗莱尔子。有时血液还可渗入输卵管系膜、卵巢生发上皮下、阔韧带内。子宫肌层由于血液浸润、收缩力减弱,造成产后出血。

严重的胎盘早剥可以引发一系列病理生理改变。从剥离处的胎盘绒毛和蜕膜中释放大量组织凝血活酶,进入母体血循环,激活凝血系统,导致弥散性血管内凝血(DIC),肺、肾等脏器的毛细血管内微血栓形成,造成脏器缺血和功能障碍。胎盘早剥持续时间越长,促凝物质不断进入母血,激活纤维蛋白溶解系统,产生大量的纤维蛋白原降解产物(FDP),引起继发性纤溶亢进。发生胎盘早剥后,消耗大量凝血因子,并产生高浓度 FDP,最终导致凝血功能障碍。

三、临床表现

根据病情严重程度,Sher 将胎盘早剥分为 3 度。

(一)Ⅰ度

Ⅰ度多见于分娩期,胎盘剥离面积小,患者常无腹痛或腹痛轻微,贫血体征不明显。腹部检查见子宫软,大小与妊娠周数相符,胎位清楚,胎心率正常。产后检查见胎盘母体面有凝血块及压迹即可诊断。

(二)Ⅱ度

Ⅱ度为胎盘剥离面为胎盘面积 1/3 左右。主要症状为突然发生持续性腹痛、腰酸或腰背痛,疼痛程度与胎盘后积血量成正比。无阴道流血或流血量不多,贫血程度与阴道流血量不相符。腹部检查见子宫大于妊娠周数,子宫底随胎盘后血肿增大而升高。胎盘附着处压痛明显(胎盘位于后壁则不明显),宫缩有间歇,胎位可扪及,胎儿存活。

(三)Ⅲ度

Ⅲ度为胎盘剥离面超过胎盘面积 1/2。临床表现较Ⅱ度重。患者可出现恶心、呕吐、面色苍白、四肢湿冷、脉搏细数、血压下降等休克症状,且休克程度大多与阴道流血量不成正比。腹部检查见子宫硬如板状,宫缩间歇时不能松弛,胎位扪不清,胎心消失。

四、处理原则

纠正休克、及时终止妊娠是处理胎盘早剥的原则。患者入院时,情况危重、处于休克状态,应积极补充血容量,及时输入新鲜血液,尽快改善患者状况。胎盘早剥一旦确诊,必须及时终止妊娠。终止妊娠的方法根据胎次、早剥的严重程度、胎儿宫内状况及宫口开大等情况而定。此外,对并发症如凝血功能障碍、产后出血和急性肾衰竭等进行紧急处理。

五、护理

(一)护理评估

1.病史

孕妇在妊娠晚期或临产时突然发生腹部剧痛,有急性贫血或休克现象,应引起高度重视。护士需结合有无妊娠期高血压疾病或高血压病史、胎盘早剥史、慢性肾炎史、仰卧位低血压综合征史及外伤史,进行全面评估。

2.身心状况

胎盘早剥孕妇发生内出血时,严重者常表现为急性贫血和休克症状,而无阴道流血或有少量阴道流血。因此对胎盘早剥孕妇除进行阴道流血的量、色评估外,应重点评估腹痛的程度、性质,孕妇的生命体征和一般情况,以及时、准确地了解孕妇的身体状况。胎盘早剥孕妇入院时情况危急,孕妇及其家属常常感到高度紧张和恐惧。

3.诊断检查

(1)产科检查:通过四步触诊判断胎方位、胎心情况、宫高变化、腹部压痛范围和程度等。

(2)B型超声检查:正常胎盘B型超声图像应紧贴子宫体部后壁、前壁或侧壁,若胎盘与子宫体之间有血肿时,在胎盘后方出现液性低回声区,暗区常不止一个,并见胎盘增厚。若胎盘后血肿较大时,能见到胎盘胎儿面凸向羊膜腔,甚至能使子宫内的胎儿偏向对侧。若血液渗入羊水中,见羊水回声增强、增多,系羊水混浊所致。当胎盘边缘已与子宫壁分离,未形成胎盘后血肿,则见不到上述图像,故B型超声检查诊断胎盘早剥有一定的局限性。重型胎盘早剥时常伴胎心、胎动消失。

(3)实验室检查:主要了解患者贫血程度及凝血功能。重型胎盘早剥患者应检查肾功能与二氧化碳结合力。若并发DIC时进行筛选试验(血小板计数、凝血酶原时间、纤维蛋白原测定),结果可疑者可做纤溶确诊试验(凝血酶时间、优球蛋白溶解时间、血浆鱼精蛋白副凝时间)。

(二)可能的护理诊断

1.潜在并发症

弥散性血管内凝血。

2.恐惧

此与胎盘早剥引起的起病急、进展快,危及母儿生命有关。

3.预感性悲哀

此与死产、切除子宫有关。

(三)预期目标

(1)孕妇出血性休克症状得到控制。

（2）患者未出现凝血功能障碍、产后出血和急性肾衰竭等并发症。

（四）护理措施

胎盘早剥是一种妊娠晚期严重危及母儿生命的并发症，积极预防非常重要。护士应使孕妇接受产前检查，预防及时治疗妊娠期高血压疾病、慢性高血压、慢性肾病等；妊娠晚期避免仰卧位及腹部外伤；施行外倒转术时动作要轻柔；处理羊水过多和双胎者时，避免子宫腔压力下降过快等。对于已诊断为胎盘早剥的患者，护理措施如下。

1.纠正休克

改善患者的一般情况护士应迅速开放静脉，积极补充其血容量，及时输入新鲜输血。既能补充血容量，又可补充凝血因子。同时密切监测胎儿状态。

2.严密观察病情变化

及时发现并发症凝血功能障碍表现为皮下、黏膜或注射部位出血，子宫出血不凝，有时有尿血、咯血及呕血等现象；急性肾衰竭可表现为尿少或无尿。护士应高度重视上述症状，一旦发现，及时报告医师并配合处理。

3.为终止妊娠做好准备

一旦确诊，应及时终止妊娠，以孕妇病情轻重、胎儿宫内状况、产程进展、胎产式等具体状态决定分娩方式，护士需为此做好相应准备。

4.预防产后出血

胎盘早剥的产妇胎儿娩出后易发生产后出血，因此分娩后应及时给予宫缩剂，并配合按摩子宫，必要时按医嘱做切除子宫的术前准备。未发生出血者，产后仍应加强生命体征观察，预防晚期产后出血的发生。

5.产褥期的处理

患者在产褥期应注意加强营养，纠正贫血。更换消毒会阴垫，保持会阴清洁，预防感染。根据孕妇身体情况给予母乳指导。死产者及时给予退乳措施，可在分娩后24小时内尽早服用大剂量雌激素，同时紧束双乳，少进汤类；水煎生麦芽当茶饮；针刺足临泣、悬钟等穴位等。

（五）护理评价

（1）母亲分娩顺利，婴儿平安出生。

（2）患者未出现并发症。

（吴洪娟）

第十二节 产 褥 感 染

产褥感染是指分娩时及产褥期生殖道受病原体感染，引起局部和全身的炎性变化。发病率为 1.0%～7.2%，是产妇死亡的四大原因之一。产褥病率是指分娩 24 小时以后的 10 天内用口表每天测量 4 次，体温有 2 次达到或超过 38 ℃。可见产褥感染与产褥病率的含义不同。虽然造成产褥病率的原因以产褥感染为主，但也包括产后生殖道以外的其他感染与发热，如泌尿系统感染、乳腺炎、上呼吸道感染等。

一、病因

(一)感染来源

1.自身感染

正常孕妇生殖道或其他部位的病原体,当出现感染诱因时使机体抵抗力低下而致病。孕妇生殖道病原体不仅可以导致产褥感染,而且在孕期即可通过胎盘、胎膜、羊水间接感染胎儿,并导致流产、早产、死胎、IUGR、胎膜早破等。有些病原体造成的感染,在孕期只表现出阴道炎、宫颈炎等局部症状,常常不被患者重视,而在产后机体抵抗力低下时发病。

2.外来感染

由被污染的衣物、用具、各种手术器械、物品等接触患者后引起感染,常常与无菌操作不严格有关。产后住院期间探视者、陪伴者的不洁护理和接触,是引起产褥感染极其重要的来源,也是极容易被疏忽的感染因素,应引起产科医师、医院管理者的高度重视。

(二)感染病原体

引起产褥感染的病原体种类较多,较常见者有链球菌、大肠埃希菌、厌氧菌等,其中内源性需氧菌和厌氧菌混合感染的发生有逐渐增高的趋势。需氧性链球菌是外源性感染的主要致病菌,有极强的致病力、毒力和播散力,可致严重的产褥感染。大肠埃希菌属包括大肠埃希菌及其相关的革兰阴性杆菌、变形杆菌等,亦为外源性感染的主要致病菌之一,也是菌血症和感染性休克最常见的病原体。在阴道、尿道、会阴周围均有寄生,平常不致病,产褥期机体抵抗力低下时可迅速增殖而发病。厌氧性链球菌存在于正常阴道中,当产道损伤、机体抵抗力下降,可迅速大量繁殖,并与大肠埃希菌混合感染,其分泌物异常恶臭。

(三)感染诱因

1.一般诱因

机体对入侵的病原体的反应,取决于病原体的种类、数量、毒力以及机体自身的免疫力。女性生殖器官具有一定的防御功能,任何削弱产妇生殖道和全身防御功能的因素均有利于病原体的入侵与繁殖,如贫血、营养不良,和各种慢性疾病,如肝功能不良、妊娠合并心脏病、糖尿病等,以及临近预产期前性交、羊膜腔感染。

2.与分娩相关的诱因

(1)胎膜早破:完整的胎膜对病原体的入侵起着有效的屏障作用,胎膜破裂导致阴道内病原体上行性感染。是病原体进入宫腔并进一步入侵输卵管、盆腔、腹腔的主要原因。

(2)产程延长、滞产、多次反复的肛查和阴道检查增加了病原体入侵机会。

(3)剖宫产操作中无菌措施不严格、子宫切口缝合不当,导致子宫内膜炎的发生率为阴道分娩的 20 倍,并伴随严重的腹壁切口感染,尤以分枝杆菌所致者为甚。

(4)产程中宫内仪器使用不当或使用次数过多、使用时间过长,如宫内胎儿心电监护、胎儿头皮血采集等,将阴道及宫颈的病原体直接带入宫腔而感染。宫内监护超过 8 小时者,产褥病率可达 71%。

(5)各种产科手术操作(产钳助产、胎头吸引术、臀牵引等),以及产道损伤、产前产后出血、宫腔填塞纱布、产道异物、胎盘残留等,均为产褥感染的诱因。

二、分型及临床表现

发热、腹痛和异常恶露是最主要的临床表现。由于机体抵抗力不同,炎症反应程度、范围和部位的不同,临床表现有所不同。根据感染发生的部位可将产褥感染分为以下几种类型。

(一)急性外阴、阴道、宫颈炎

此常由于分娩时会阴损伤或手术产、孕前有外阴阴道炎者而诱发,表现为局部灼热、坠痛、肿胀,炎性分泌物刺激尿道可出现尿痛、尿频、尿急。会阴切口或裂伤处缝线嵌入肿胀组织内,针孔流脓。阴道与宫颈感染者其黏膜充血、水肿、溃疡、化脓,日久可致阴道粘连甚至闭锁。病变局限者,一般体温不超过38 ℃,病情发展可向上或宫旁组织,导致盆腔结缔组织炎。

(二)剖宫产腹部切口、子宫切口感染

剖宫产术后腹部切口的感染多发生于术后3~5天,局部红肿、触痛。组织侵入有明显硬结,并有浑浊液体渗出,伴有脂肪液化者其渗出液可呈黄色浮油状,严重患者组织坏死,切口部分或全层裂开,伴有体温明显升高,超过38 ℃。Soper报道剖宫产术后的持续发热主要为腹部切口的感染,尤其是普通抗生素治疗无效者。

据报道,3.97%的剖宫产术患者有切口感染、愈合不良,常见的原因有合并糖尿病、妊娠期高血压疾病、贫血等。剖宫产术后子宫切口感染者则表现为持续发热,早期低热多见,伴有阴道出血增多,甚至晚期产后大出血,子宫切口缝合过紧过密是其因素之一。妇科检查示子宫复旧不良、子宫切口处压痛明显,B超检查显示子宫切口处隆起呈混合性包块,边界模糊,可伴有宫腔积液(血),彩色多普勒超声检查显示有子宫动脉血流阻力异常。

(三)急性子宫内膜炎、子宫肌炎

此为产褥感染最常见的类型,由病原体经胎盘剥离而侵犯至蜕膜所致者为子宫内膜炎,侵及子宫肌层者为子宫肌炎,两者常互相伴随。临床表现为产后3~4天开始出现低热,下腹疼痛及压痛,恶露增多且有异味,如早期不能控制,病情加重,出现寒战、高热、头痛、心率加快、白细胞及中性粒细胞增高,有时因下腹部压痛不明显及恶露不一定多而容易误诊。Figucroa报道急性子宫内膜炎的患者100%有发热,61.6%其恶露有恶臭,60%的患者子宫压痛明显。最常培养分离出的病原体主要有溶血性葡萄球菌、大肠埃希菌、链球菌等。当炎症波及子宫肌壁时,恶露反而减少,异味亦明显减轻,容易误认为病情好转。感染逐渐发展可于肌壁间形成多发性小脓肿,B超检查显示子宫增大复旧不良、肌层回声不均,并可见小液性暗区,边界不清。如继续发展,可导致败血症甚至死亡。

(四)急性盆腔结缔组织炎、急性输卵管炎

此多继发于子宫内膜炎或宫颈深度裂伤,病原体通过淋巴道或血行侵及宫旁组织,并延及输卵管及其系膜。临床表现主要为一侧或双侧下腹持续性剧痛,妇科检查或肛查可触及宫旁组织增厚或有边界不清的实质性包块,压痛明显,常常伴有寒战和高热。炎症可在子宫直肠聚积聚形成盆腔脓肿,如脓肿破溃则向上播散至腹腔。如侵及整个盆腔,使整个盆腔增厚呈巨大包块状,不能辨别其内各器官,整个盆腔似乎被冻结,称为"冰冻骨盆"。

(五)急性盆腔腹膜炎、弥漫性腹膜炎

炎症扩散至子宫浆膜层,形成盆腔腹膜炎,继续发展为弥漫性腹膜炎,出现全身中毒症状:

高热、寒战、恶心、呕吐、腹胀、下腹剧痛，体检时下腹明显压痛、反跳痛。产妇因产后腹壁松弛，腹肌紧张多不明显。腹膜炎性渗出及纤维素沉积可引起肠粘连，常在直肠子宫陷凹形成局限性脓肿，刺激肠管和膀胱导致腹泻、里急后重及排尿异常。病情不能彻底控制者可发展为慢性盆腔炎。

(六)血栓性静脉炎

细菌分泌肝素酶分解肝素导致高凝状态，加之炎症造成的血流淤滞静脉脉壁损伤，尤其是厌氧菌和类杆菌造成的感染极易导致血栓性静脉炎。可累及卵巢静脉、子宫静脉、髂内静脉、髂总静脉及下腔静脉，病变常为单侧性，患者多在产后 1~2 周，继子宫内膜炎之后出现寒战、高热、反复发作，持续数周，不易与盆腔结缔组织炎鉴别。下肢血栓性静脉炎者：病变多位于一侧股静脉和腘静脉及大隐静脉，表现为弛张热、下肢持续性疼痛、局部静脉压痛或触及硬索状包块，血液循环受阻，下肢水肿，皮肤发白，称为股白肿。可通过彩色多普勒超声血流显像检测确诊。

(七)脓毒血症及败血症

病情加剧则细菌进入血液循环引起脓毒血症、败血症，尤其是当感染血栓脱落时，可致肺、脑、肾脓肿或栓塞死亡。

三、处理原则

治疗原则是抗感染。辅以整体护理、局部病灶处理、手术或中医中药治疗。

(一)支持疗法

纠正贫血与电解质紊乱，增强免疫力。半卧位以利脓液流于陶氏腔，使之局限化。进食高蛋白、易消化的食物，多饮水，补充维生素，纠正贫血和水、电解质紊乱。发热者以物理退热方法为主，高热者酌情给予 50~100 mg 双氯芬酸栓塞肛门退热，一般不使用安替比林退热，以免体温不升。重症患者应少量多次输新鲜血或血浆、清蛋白，以提高机体免疫力。

(二)清除宫腔残留物

有宫腔残留者应予以清宫，对外阴或腹壁切口感染者可采用物理治疗，如红外线或超短波局部照射，有脓肿者应切开引流，盆腔脓肿者行阴道后穹隆穿刺或切肿引流，并取分泌物培养及药物敏感试验。严重的子宫感染，经积极的抗感染治疗无效，病情继续扩展恶化者，尤其是出现败血症、脓毒血症者，应果断及时地行子宫全切术或子宫次全切除术，以清除感染源，拯救患者的生命。

(三)抗生素的应用

应注意需氧菌与厌氧菌以及耐药菌株的问题。感染严重者。首选广谱高效抗生素，如青霉素、氨苄阿林、头孢类或喹诺酮类抗生素等，必要时进行细菌培养及药物敏感试验，并应用相应的有效抗生素。可短期加用肾上腺糖皮质激素，提高机体应激能力。

(四)活血化瘀

血栓性静脉炎者产后在抗感染同时，加用肝素 48~72 小时，即肝素 50 mg 加 5% 葡萄糖溶液静脉滴注，6~8 小时一次，体温下降后改为每天 2 次，维持 4~7 天，并口服双香豆素、双嘧达莫(潘生丁)等。也可用活血化瘀中药及溶栓类药物治疗。若化脓性血栓不断扩散，可考虑结扎卵巢静脉、髂内静脉等，或切开病变静脉直接取栓。

四、护理

(一)护理评估

1.病史

认真进行全身及局部体检,注意有无引起感染的诱因,排除可致产褥病率的其他因素或切口感染等,查血尿常规、C反应蛋白(CRP)、红细胞沉降率(ESR)则有助于早期诊断。

2.身心状况

通过全身检查,三合诊或双合诊检查,有时可触到增粗的输卵管或盆腔脓肿包块,辅助检查如B超、彩色超声多普勒、CT、磁共振等检测手段能对产褥感染形成的炎性包块、脓肿以及静脉血栓作出定位及定性诊断。

3.辅助检查

病原体的鉴定对产褥感染诊断与治疗非常重要,方法有以下几种。

(1)病原体培养:常规消毒阴道与宫颈后,用棉拭子通过宫颈管。取宫腔分泌物或脓液进行需氧菌和厌氧菌的双重培养。

(2)分泌物涂片检查:若需氧培养结果为阴性,而涂片中出现大量细菌,应疑厌氧菌感染。

(3)病原体抗原和特异抗体检查:已有许多商品药盒问世,可快速检测。

(二)护理诊断

(1)疼痛:与产褥感染有关。

(2)体温过高:与伤口、宫内等感染有关。

(3)焦虑:与自身疾病有关。

(三)护理目标

(1)产妇疼痛减轻,体温正常。

(2)产妇感染得到控制,舒适感增加。

(3)产妇焦虑减轻或消失,能积极配合治疗。

(四)护理措施

(1)卧床休息:取半卧位,有利于恶露的排出及炎症的局限。

(2)注意观察子宫复旧情况:给予宫缩剂即缩宫素,促使子宫收缩,及时排出恶露。

(3)饮食:增强营养,提高机体抵抗力,高热量、高蛋白、高维生素、易消化饮食。产后3天内不能吃过于油腻、汤太多的食物。饮食中必须含足量的蛋白质、矿物质及维生素。少食或不食辛辣刺激性食物。保持精神愉快,心情舒畅,避免精神刺激。

(4)体温升高的护理:严密观察体温、脉搏,每4小时测量1次,体温在39℃以上者,可采取物理降温(冰帽、温水、乙醇擦洗),鼓励患者多饮水。

(5)食欲缺乏者:可静脉补液,注意纠正酸中毒,纠正电解质紊乱,必要时输血。

(6)保持会阴部清洁、干燥:每天消毒、擦洗外阴2次;会阴水肿严重者,可用50%硫酸镁湿热敷;会阴伤口感染扩创引流者每天用消毒液换药或酌情坐浴;盆腔脓肿切开者,注意引流通畅。

(7)抗感染治疗:使用大剂量的抗生素。应用抗生素的原则是早用、快速、足量;对于严重的病例要采取联合用药(氨苄霉素、庆大霉素、卡那霉素、甲硝唑等);必要时取分泌物做药敏试验。

（8）下肢血栓性静脉炎：卧床休息，局部保暖并给予热敷，以促进血液循环而减轻肿胀，注意抬高患肢，防栓子脱落栓塞肺部。急性期过后，指导和帮助患者逐渐增加活动。

（9）做好患者的口腔、乳房护理感染患者实施床边隔离，尤其是患者使用的便盆要严格隔离，防止交叉感染；及时消毒患者用物，产妇出院后应严格消毒所用物品。

（五）护理评价

（1）产妇疼痛减轻，体温正常。

（2）产妇感染得到控制，舒适感增加。

（3）产妇焦虑减轻或消失，积极配合治疗。

（吴洪娟）

第九章

产科康复护理

第一节 无症状性脱垂

盆底功能障碍(pelvic floor dysfunction,PFD)也称为盆底缺陷或盆底支持组织松弛,由于各种原因导致的盆底支持较为薄弱,引起盆腔器官位置及功能障碍的一组疾病。表现为盆腔器官脱垂(pelvic organ prolapse,POP)和压力性尿失禁(stress urinary incontinence,SUI)等疾病。

盆腔器官脱垂(pelvic organ prolapse,POP)是指由于盆底支持结构薄弱而导致盆腔脏器脱离正常的解剖位置。按其症状表现分为有症状及无症状;POP 是严重影响中老年女性健康的常见病,发病原因复杂,影响因素诸多,由于个体差异,每个患者常为多种因素的叠加作用而引起疾病,极少由单一因素作用形成。

近年来,国内外学者对 PFD 的研究逐步深入,美国的资料报道,除肿瘤和其他疾病外 POP 已成为子宫切除的第三大常见原因。

无症状盆腔器官脱垂是指没有明显感觉的轻度膨出,盆底支持。薄弱而导致盆腔脏器移位,不及时治疗和训练,病情容易加重。

一、病因

(一)组织损伤

妊娠及分娩期,怀孕使子宫体积增大、重量的增加,子宫位置发生改变、腹腔内压力的增大等,加之站立行走,地心吸引均可增加盆底肌肉组织及结缔组织的机械性损伤。Snooks 等通过神经电生理研究显示,分娩可以造成盆底肌肉组织部分去神经支配和阴部神经障碍。

神经障碍可导致局部肌肉萎缩变薄,张力降低。无论时正常分娩还是剖宫产,整个妊娠期已经引发了损伤,Delancy 的研究,也支持盆底神经损伤所致盆底肌肉薄弱,引起盆底支持及压力传导障碍,尤其是巨大儿、羊水过多、多胎妊娠、多次分娩时损伤可想而知(图 9-1)。

尽管有研究显示,与阴道分娩相比,剖宫产在一定程度上可起到盆底的保护性作用,但临产后再行剖宫产,由于临产后宫缩所产生的直接压迫和牵拉,则与阴道分娩等同。而阴道助产则风险更大(图 9-2)。

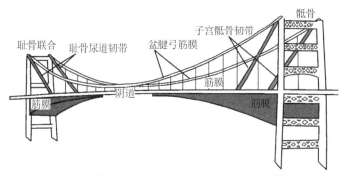

图 9-1 盆底的"吊桥"腹内压分娩直接压迫筋膜

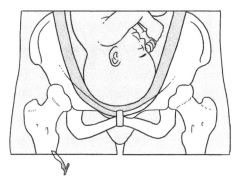

图 9-2 分娩用力屏气直接压迫盆底

(二)慢性腹内压增高

引起慢性腹压增加的因素包括:慢性咳嗽、长期便秘、反复负重劳动、盆腔肿瘤及用力屏气等;上述因素导致长期处于高腹压状态,从而使腹直肌和肛门括约肌紧张,致使诱发或加重 POP(图 9-3)。从事重体力劳动的女性,其发生 POP 的可能性明显高于其他工作种类的女性,发病风险依次为重体力劳动者>家庭主妇>服务业>技术行业>管理行业。

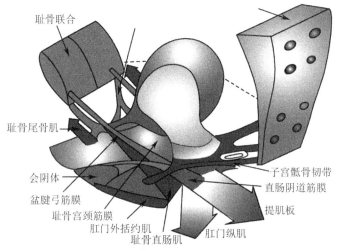

图 9-3 高腹压直接压迫盆底

(三)先天及遗传因素

虽然 POP 危险因素公认,但仍然有部分患者无法解释:①子宫脱垂可见于一些年轻的未生育女性,甚至是处女;②症状性盆底器官脱垂的发生多与阴道分娩有数十年的间隔;③绝大多数有过阴道分娩史、甚至是多产的妇女并不发生盆底器官脱垂。推测认为 POP 可能与先天或遗传性因素相关。

近期研究发现,某些遗传因素导致的结缔组织先天性发育缺陷,盆底组织发育不良,也为高危因素之一。来自常染色体显性遗传病,影响胶原形成和重塑的两种结缔组织疾病,马方综合征和 Elders-Danlos 综合征。

马方综合征主要影响 Ⅰ 型胶原纤维;Elders-Danlos 综合征则可影响多个胶原纤维基因的生成。在病理条件下。加速转换使胶原含量、纤维结构,发生稳定性障碍,与 POP 发生有关,研究发现马方综合征者中 33%,而 Ehlers-Danlos 综合征中 75% 患者发生了 POP。POP 有家族倾向,直系亲属中,母亲或姐妹中有生殖道脱垂者,本人患病风险明显增加。

(四)种族差异

具体原因尚不明确。可能与不同种族的盆底结构、肌肉和结缔组织的发育状况以及创伤后形成的厚纤维组织的倾向不同,文化和生活习惯各异,POP 的发生也有种族差异,白人多见,白人妇女较亚裔及非裔女性患病风险更高。亚洲人其次,黑人少见。

(五)代谢异常

随年龄增长雌激素水平的逐渐降低,导致具有调节盆底胶原纤维的含量、形态、代谢异常,结缔组织中的胶原以及胶原分子间的相互交联受到影响,无法维持盆底各肌肉及结缔组织的正常形态和张力,此外,明显降低的体内雌激素水平,也无法支持盆底组织的修复与再生,盆底支持结构减弱。

(六)营养性因素

体重指数及腰臀比值增加的肥胖者易诱发盆底器官脱垂,有研究表明,代谢性疾病患者如糖尿病等饮食控制;瘦长的无力体型,常伴有胃下垂、肾下垂及腹壁松弛、肠松弛等,使营养缺乏,体力衰弱、肌肉松弛、盆底筋膜萎缩及支持功能减退。

(七)医源性因素

医源性因素包括子宫切除术、阴道前后壁修补术等。阴道穹隆脱垂是子宫切除术后较常见的远期并发症,大多发生在术后 2～3 年。其中多数是由于术前未发现潜在的子宫或阴道脱垂,术中又未采取相应的预防措施;还有一部分患者术前并无生殖道脱垂,因全子宫切除术会切断固定子宫的各组韧带及阴道穹隆周围的结缔组织,在一定程度上削弱了盆底支持的结构组织,为以后阴道穹隆脱垂的发生埋下隐患。另外,因为患者术后未能很好休息并过早用力活动,或同时伴有慢性咳嗽、便秘等增加腹内压的情况。POP 还常发生在盆底重建术后,因盆底重建可能仅矫正了某一部位的脱垂,但忽视了手术可能造成阴道轴向的改变,术后随之发生盆底另一部位的脱垂,并引起相应的临床症状。

二、临床表现

患者没有感觉不适,多于妇科检查时发现。个别有轻微的腰骶部酸胀痛或下坠感,久站或劳累后有轻微不适,个别感觉尿频、尿急等症状,排尿困难、便秘、阴道流血少见。

妇科检查:见阴道前后壁膨出、阴道口略松、阴道皱襞存在或消失,宫颈外口在坐骨棘水平。

封闭骨盆底的肌肉群称为盆底肌肉。盆底肌肉是非常独特的一组肌肉群,也常被称是一张支撑盆底的"悬吊兜网",女性的泌尿、生殖和相邻近肠道器官,包括尿道、膀胱、阴道、子宫、直肠等脏器被一"网"紧锁住,国外学者斯坦芬尼·布勒形容,像一条弹簧将性功能、排尿功能等都与耻骨、尾椎等密切联系连接在一起,以便维持上述脏器正常位置和行使器官的功能。

三、盆底肌肉功能检查

(一)妇科检查

妇科检查又称盆腔检查,包括外阴、阴道、宫颈、宫体及双侧附件检查。

1.基本要求

盆腔检查前医师应履行告知义务,解释检查步骤,争取患者配合。避免交叉感染使用一次性垫单,检查动作轻柔和仔细,应当态度严肃、语言亲切。避免经期做检查(必检时应消毒外阴,使用无菌手套及器械)。无性生活史者,应行直肠-腹部诊,禁用阴道窥器检查(除家属同意),取膀胱截石位,危重患者不宜搬动可在病床上检查。肥胖和不配合的患者,可在麻醉下实施或改用超声检查。检查前患者需要排空大小便。

2.盆腔检查步骤

应当对外阴、阴道、宫颈、宫体及双侧附件进行检查,重点关注脏器位置,描述尽量细致。

(1)外阴部:外阴发育女性型或男性型,有无畸形,阴毛情况。注意皮肤和黏膜色泽或色素及质地变化。皮炎、溃疡、赘生物或肿块。

观察阴道前庭尿道口周围黏膜色泽及有无赘生物。处女膜是否完整,会阴后-侧切瘢痕。检查时观察有无阴道前后壁膨出、子宫脱垂或尿失禁。

1)阴道前壁膨出:检查时应指导患者向下用力屏气,根据最大屏气状态下膨出最大限度判定分度。①Ⅰ度:阴道前壁向下突出,形成球状物达处女膜缘仍在阴道内。②Ⅱ度:阴道口外见突出的部分阴道前壁,且展平或消失。③Ⅲ度:阴道前壁全部突出于阴道口外。

国外 Baden-Walker 提出阴道半程系统评价盆底器官膨出分度法(halfway system)。①Ⅰ度:阴道前壁突出达距处女膜缘 1/2 处。②Ⅱ度:阴道前壁突出达处女膜缘。③Ⅲ度:阴道前壁突出达处女膜外。

2)阴道后壁膨出:检查见会阴有陈旧性裂伤,阴道松弛,阴道后壁黏膜呈球状物膨出。肛门指诊时注意注意盆底肌肉组织,肛门括约肌功能,了解肛提肌的肌力和生殖裂隙宽度。

肛门检查,仅阴道后壁黏膜膨出,无盲袋的感觉。阴道后壁膨出时,手指向前方触及呈盲袋状向阴道凸出的直肠。

根据阴道后壁两个球形突起不同部位命名,直肠膨出位于阴道中段;肠膨出位于后穹隆部,疝囊内的小肠。

检查时应指导患者向下用力屏气,根据最大屏气状态下膨出最大限度判定分度。①Ⅰ度:仍在阴道内,阴道后壁达处女膜缘。②Ⅱ度:阴道后壁已经部分脱出阴道口。③Ⅲ度:阴道后壁完全脱出阴道口外。

国外 Baden-Walker 的 halfway system 分级如下。①Ⅰ度:后壁的突出部下降距处女膜 1/2 处。②Ⅱ度:阴道后壁突出部到处女膜缘。③Ⅲ度:阴道后壁突出部到处女膜以外。

3)会阴检查:有无伤口,有无红肿、硬结、触痛或压痛。阴道口能否闭合,会阴体弹性。最大屏气向下用力时会阴平面下移度及同坐骨结节平面的关系。会阴骶神经分布区域的痛温觉,了解有无神经损伤。妇科检查主要了解子宫位置及复旧情况。

(2)阴道窥器检查:使用阴道窥器检查阴道和宫颈时,要注意阴道窥器的结构特点。双合诊:

是盆腔检查中最重要内容。检查者手指放入阴道,另一手在腹部检查,称为双合诊。除检查阴道、宫颈、宫体、输卵管、卵巢、宫旁结缔组织以及骨盆腔内壁有无异常外,重点了解子宫脱垂情况。

(3)盆底肌肉评估:感染、炎症、分娩或外伤是导致盆底肌肉组织发生松弛的关键。发达国家和地区如欧美及日韩等,已经普及了盆底肌肉评估的方法,盆底肌肉及其筋膜由于扩张而失去弹力而且常有部分肌纤维断裂。

阴道内的肌纤维分类。根据肌纤维的特征,分为两类:①Ⅰ类肌纤维为慢纤维,多与维持静息条件下支持功能相关,可以发生等位收缩,维持时间长且连续,不易疲劳;②Ⅱ类肌纤维为快纤维,与盆底肌快速有力的收缩功能相关,可以发生等张收缩,快速且简捷,但容易疲劳。

盆底肌肉功能评估:包括盆底肌力、阴道收缩压。①盆底肌力:重点评估肌肉收缩强度、可否对抗阻力,肌肉持续收缩时间及疲劳度、对称性,重复收缩能力及快速收缩次数。②直肠肛诊:用于评价在休息状态及自主收缩状态下的肛门括约肌有无受损。阴道收缩压表示阴道浅深肌层的综合肌力水平。

盆底肌肉评级:共6级。①一类纤维:属患者收缩阴道,用收缩持续时间和连续完成次数分级。1级:感觉到肌肉轻微收缩(蠕动),但不能持续。2级:明显感觉肌肉收缩,能完成2次,但仅持续2秒。3级:肌肉收缩使手指向上向前运动,能完成3次。持续时间达到3秒。4级:肌肉收缩有力,能完成四次拮抗手指压力,持续时间达4秒。5级:肌肉收缩有力,能完成5次拮抗手指压力,持续时间达5秒或以上。②二类纤维:让患者以最大力度和最快速度收缩和放松阴道,起点以6秒限定内所能阴道收缩的次数和完成次数来分级。

(二)盆底肌肉力度减弱

检测盆底肌力评级≤3级或阴道收缩压≤2.9 kPa者。

四、康复护理

无症状性膨出的生活方式干预,可通过生活方式干预和盆底肌肉锻炼加中药辅助治疗以改善其脱垂。适度营养,加强锻炼,减缓激素水平的降低。

(一)一般护理措施

(1)生活习俗改变:注意营养和饮食调理,不挑食不捡食,荤素搭配,适当注意深色蔬菜、粗纤维食品和坚果的食入,保证足够的饮水量,不宜刻意减肥,但也要注意调整饮食结构,不宜过度肥胖;养成良好的排便习惯,避免过分用力;以及改变过多的负重和使用腹压的情况;

(2)加强孕前、孕期保健,做好阴道分娩的配合,指导参加产前呼吸样训练,适当加强体能锻炼。

(3)做好产时指导,不宜过早屏气用力,产后尽早做盆底康复治疗。

(4)早期做好床上训练和运动,原则上在产后42天开始锻炼。①腹部运动训练:运动腹部,活动内脏。硬板床平睡仰卧,两手臂伸直,平放于身体两侧。尽量深吸气使腹壁下陷内脏牵引向上,然后呼气。②抬腿运动训练:提升和加强腹直肌和大腿肌肉力量训练。硬板床平睡仰卧,两手臂伸直,平放于身体两侧。左右两腿交替抬举,尽量抬高,最好能与身体最好成一直角。③腰臀肌运动训练:锻炼腰臀部加强肌肉力量。硬板床平睡仰卧,双手放在腹部,两膝关节屈起,双脚平放。身体重量尽量由双肩及双足支撑,抬高臀部。④盆底肌肉运动训练:锻炼盆底肌肉。硬板床平睡仰卧,双手放在腹部,两膝分开,再用力向内合拢,同时收缩肛门,然后双膝分开,并放松肛门。⑤此外,还有仰卧起坐、胸膝运动等。

(二)非手术治疗护理措施

无症状性脱垂一般无须手术治疗,早期发现,及时治疗十分重要,产后应当尽早开始训练。

进行盆底肌训练、电刺激、生物反馈等行为康复治疗,也可使用子宫托、中医药等治疗,其中以电刺激联合生物反馈疗法效果最优。

1.盆底康复治疗

(1)盆底肌肉训练(pelvic floor mulscle training,PFMT):以 Kegel 训练最常实施,指导有意识地、主动地收缩肛门,收缩以肛提肌为主的盆底肌肉,使盆底的肌肉得以锻炼,以加强盆底的协助控尿功能。最好的开始训练时间为产后第 1 天。

训练方法:指导产妇采取舒适的各种位置(平卧、站、坐),在吸气时尽力收缩肛门 5～10 秒,呼气时放松后,循环继续此动作。

首次训练根据产妇体力恢复的情况,可收缩 15 次。然后,逐渐增加收缩次数,每天进行 3 次或更多,6～8 周为 1 个疗程。注意尽量避免腹部吸气加压,腿部及臀部肌肉不应参与。

(2)盆底肌电刺激:使用 500～1 000 Hz 以下低频电流疗法刺激治疗疾病。

作用机制:尚仍未完全阐明。

低频电刺激主要经过神经反射加强尿道括约肌收缩,抑制膀胱逼尿肌收缩功能,锻炼加强了膀胱的储尿能力,协调加强尿道括约肌的控尿;电刺激还可通过预防肌肉萎缩,促进神经恢复功能。

方法:将电极放置于会阴部,通过不同频率的电流刺激,强化整个盆底肌群,以及刺激盆底肌群支配神经,经过神经反射提高和增强盆底肌的收缩能力。

(3)盆底生物反馈治疗:借助于现代仪器,反复训练人的功能。达到预防和治疗盆腔脏器的脱垂,提高性生活质量的目的。

盆底生物反馈治疗作用原理:通过一边训练功能,一边利用肌电图、压力曲线等多种形式,将局部的生理功能加以描记,并且转换为声、光等反馈信息。

主要是指导患者形成正确地进行自主的盆底肌肉康复训练的条件反射。能在盆底生物反馈治疗的操作指导下,使患者的阴道有节律的紧缩、增加盆底肌力。

方法:在专业康复护士指导下,每周初始进行 2～3 次,以后逐渐更多,10 次为 1 个疗程。疗程结束时,应当进行评估。

(4)子宫托:目前子宫托的应用范围越来越广泛,适用于大部分盆腔器官脱垂,形成支撑,阻止盆底脏器进一步脱出。

子宫托依赖盆膈,对阴道前壁形成支持结构,利于休息康复。

适应证:有生育要求者、孕期妇女、产后早期、年龄较大、不能耐受手术或不愿手术者等。

子宫托的使用应当没有绝对的禁忌证,其相对禁忌为阴道炎、严重的阴道溃疡、活动性盆腔炎性疾病等。

遵循个体化原则选择子宫托,根据患者体形及体重,阴道的长度及宽度,盆腔器官脱垂的严重程度,选择能够舒适佩戴的各型子宫托,最好使用评估后的最大号。

子宫托合适的标准:子宫托试戴时,子宫脱与阴道之间应当容 1 指,放置后应当检查脱垂部位是否复位,以脱垂组织恢复原先的功能位置,而且在咳嗽、用力、运动时子宫托不会脱出,患者无明显不适感,不影响行动,大小便为宜。

应当告诫患者,一般应当白天工作和行走时,戴上子宫托,休息睡觉时取出,应当保持子宫托的清洁。

2.中医药治疗护理

通过辨证施治,方法简便易行,审证求因,能避免手术的痛苦,有安全可靠的效果,但要长期坚持。

(1)中药内服:中药补中益气汤为代表,肾气亏虚型,以固肾缩尿、托气升阳治疗;气血亏虚型,以益气养血治疗;湿热下注型治,以化湿清热、行气降浊治疗。

(2)中药熏洗:物理刺激作用,利用热效应促使毛细血管扩张,气行血活,促进血液循环,增强盆底肌力,宜早期长期使用。

(3)中药直肠给药:通过肠壁的半透膜的渗透性被迅速吸收,达到肌力增强的治疗作用。

(4)贴敷疗法:应用中药制剂贴于皮肤穴位,达到经络治疗作用。包括三阴交、足三里等部位。

(5)针灸:针灸选择合适的穴位,增强机体抵抗力、免疫力和调节局部器官的肌力和促进功能恢复。

(杜海岩)

第二节　有症状性脱垂

女性盆腔器官脱垂(pelvic organ prolapse,POP),是一类由各种原因导致的盆底支持组织薄弱、松弛或盆底缺陷,造成盆腔器官及其相邻脏器下降移位引发器官位置及功能异常的疾病。通常表现为一个或多个盆腔器官如阴道、子宫、膀胱、肠道下移,以外阴部块状物脱出为主要症状,伴或不伴有排尿、排便异常,外阴部出血、炎症、溃疡等,程度不等的严重影响着患者生活质量。

POP的发病机制有诸多因素,不只是因为单一因素导致,可分为非医源性因素和医源性因素,或同时作用。目前认为可能的高危因素包括年龄、多产、绝经、先天或后天性结缔组织变异、长期腹压增加、手术创伤等。

要特别强调的是,近年来,随着大家对盆底相关知识的系统认识增强以及对妇女保健的重视,结合相关流行病学调查显示,认为妊娠和分娩是女性盆底障碍性疾病的独立危险因素。妊娠期随着子宫增大,重力作用对盆底的慢性牵拉造成不同程度的软组织损伤;妊娠期激素水平变化改变了盆底结缔组织的胶原代谢,导致盆底支持结构减弱,增加了POP的发生风险。分娩时盆底受胎头挤压,盆底拉伸延长,肌肉高度扩张,使盆底发生去神经改变,结缔组织间连接发生分离等变化。难产、器械助产等易引起盆底及尿道周围组织的损伤、膀胱颈位置及活动度改变、尿道闭合压下降,导致了压力性尿失禁的发生。妊娠及分娩过程中肛提肌及阴部神经机械性损伤,在女性盆底功能障碍性疾病发生过程中起重要作用。因此,产后早期进行盆底康复训练(pelvicfloor rehabilitation,PFR)具有重要的预防意义。

POP也是中老年妇女的常见疾病,是危害中老年妇女身心健康及生活质量的一个重要公共卫生问题。业界一直认为,进行康复治疗是防治该疾病的首选一线措施,近年来新理论和新技术的出现使得POP的诊治水平有了突破性进展。

一、临床表现

临床表现由病因、病史、症状以及体征所决定。而临床表现的详细描述有助于疾病诊断,甚至有时影响治疗效果。所以首先应该详细询问病因和病史,因为该两项伴有临床症状是临床医师界定患者是否需要进行治疗干预的重要依据。

(一)病因

盆底肌肉是指封闭骨盆底的肌肉群。这一肌肉群犹如一张"吊网",尿道、膀胱、阴道、子宫、直肠等脏器被这张"网"紧紧吊住,从而维持正常位置以便行使其功能。一旦这张"网"弹性变差、"吊力"不足,便会导致"网"内的器官无法维持在正常位置,从而出现相应功能障碍,如大小便失禁、盆底脏器脱垂等。

影响盆底组织的因素来源可分为非医源性和医源性,不因单一因素致病。以下多种因素均可导致盆底组织支持能力薄弱。①非医源性易感因素:性别、种族、解剖、文化、环境等。②医源性诱发因素:多次分娩、神经损伤、肌肉损伤辐射、组织裂伤、根治性手术等。③促发因素:便秘、职业、慢性咳嗽、娱乐、吸烟、肥胖、手术、绝经、肺部疾病、月经周期、感染、药物等。④失代偿因素:年龄、痴呆、体弱等。

其中,最常见的发病原因有阴道分娩损伤和绝经后的盆底组织退化性改变、存在有腹压增高的疾病,比如肥胖、长期便秘、慢性咳嗽等。如分娩过程中可导致软产道及其周围的盆底组织扩张,肌纤维拉长甚至撕裂、盆底神经的损伤,若产后过早参加体力劳动,将会更加影响盆底组织张力的恢复。

在 20 世纪 20~40 年代,发病主要为年轻产后的患者和多产的老年人,现在产科技术提高,由产伤造成的盆底功能障碍已明显减少,目前常见的是先天性盆底功能障碍以及产后的隐性盆底薄弱,有时在腹压增高引起溢尿才发现。

然而,随着社会人口的老龄化,绝经后雌激素水平下降、盆底肌肉韧带组织支持力下降,使得 POP 仍然是中老年妇女的常见病,严重地影响妇女的健康和生活质量。

(二)症状

轻症患者一般无不适,只有在腹压增高出现溢尿时才可能发现。重症患者可自觉有阴道块状物脱出,属特异性的症状,可伴有不同程度的腰骶部酸痛或下坠感,站立过久或劳累后症状明显,卧床休息后症状减轻,还可伴有排便、排尿困难。严重时脱出的器官不能回纳。

暴露在外的宫颈或宫体或阴道壁长期与衣裤摩擦,可导致局部宫颈或阴道壁出现溃疡、出血、分泌物增多等症状,继发感染后还会有脓性分泌物。子宫脱出很少影响月经,甚至不影响受孕、妊娠及分娩。阴道前壁膨出者可有排尿障碍,如活动后溢尿、尿不尽感、尿潴留、尿失禁等,有时需将阴道前壁向上抬起方能排尿。阴道后壁膨出可伴有便秘、排便困难,有时需用手指推压膨出的阴道后壁方能排出粪便。

盆腔脏器脱垂常为多部位同时存在,如子宫脱垂常伴有阴道前后壁膨出、阴道黏膜增厚角化、宫颈肥大并延长。阴道前壁呈球形膨出,膨出膀胱柔软,阴道黏膜皱襞消失。阴道后壁膨出时,多伴有陈旧性会阴裂伤,肛门指诊时可触及向阴道内凸出的直肠。

POP 导致的盆底功能障碍是一组疾病综合征,其严重程度与解剖学改变不完全呈正相关关系。如果需要详细了解症状的严重程度及对患者生命质量的影响,可以应用经中文验证过的国际标准化问卷,如盆底功能影响问卷简表(pelvic floor impact questionnaire-short form 7,PFIQ-

7)、盆腔器官脱垂及尿失禁性生活问卷(pelvic organ prolapse-urinary incontinence sexual questionnaire,PISQ-12)了解症状并评分。亦可以参考使用 2011 年朱兰版尿失禁影响问卷简版(IIQ-7)进行评估,对于某些非特异性症状,要告知患者不一定能通过治疗脱垂而缓解。

(三)体格检查

需从全身检查、专科检查以及神经肌肉检查三方面进行综合评估,必须检查详细而充分,并做好记录。

1.全身检查

仍应严格遵循诊断学要求,进行严谨的系统全身检查,充分运用视、触、叩、听、嗅基本方法,翔实记录所检查的内容。

2.专科检查

患者取膀胱截石体位,可以观察患者两种状态,如放松状态下以及屏气用力状态下的器官最大脱垂情况,同时还需注意分泌物情况、外阴形态、有无阴道黏膜溃疡、出血等。如果患者提示脱垂不能达到最大程度,可取站立位检查。有时患者若配合方法不对,可以在患者进行排尿或排便后随时观察。

另外,可使用双叶窥器进行顶端支持能力的评估,使用单叶窥器进行阴道前后壁脱垂的评估。必要时可用三合诊检查鉴别是否合并肠疝。有条件者可以行阴道旁缺陷的检查以及模拟顶端支持复位后的阴道前、后壁检查。还需注意是否合并子宫颈延长。

对于检查结果,可使用盆腔器官脱垂定量(pelvic organ prolapse quantitation,POP-Q)分度法记录。

3.神经肌肉检查

神经系统检查主要包括会阴部感觉以及球海绵体肌反射、肛门反射等。还应判定盆底肌的基础张力和自主收缩力,包括肌肉收缩的强度、时程和对称性,可以参考盆底肌力牛津分级系统判定(表 9-1)。

表 9-1　盆底肌力牛津分级系统

分级	说明
0 级	检测时手指未感到阴道肌肉收缩
Ⅰ级	感到阴道肌肉颤动
Ⅱ级	感到阴道肌肉不完全收缩,持续 2 秒,重复 2 次
Ⅲ级	感到阴道肌肉完全收缩,持续 3 秒,重复 3 次,无对抗
Ⅳ级	感到阴道肌肉完全收缩,持续 4 秒,重复 4 次,有轻微对抗
Ⅴ级	感到阴道肌肉完全收缩,持续≥5 秒,重复 5 次,有持续对抗

(四)辅助检查

还可结合超声、影像学等辅助检查手段进行评估。但是有关下尿路功能的检查需要结合患者的实际情况进行选择。对于 POP 且无压力性尿失禁症状者,可行脱垂复位后的隐匿性尿失禁试验,但是其临床意义有待探讨。对于合并尿失禁的患者,建议术前常规进行尿动力学检查或尿失禁的临床检查,如排尿日记、尿垫试验等。行 POP 手术治疗前建议测定残余尿量和尿流率。对于复杂病例,建议行影像学检查。

(五)诊断和鉴别诊断

根据病史、症状体征以及体格检查,盆腔脏器脱垂疾患很容易得到确诊。但仍需与如下疾病相鉴别。

1.尿道肿瘤

女性尿道肿瘤常合并有泌尿系统症状,如尿频、尿急、血尿等,多存在尿线改变,查体可见肿物位于尿道内或尿道口周围,阴道前壁可由于肿瘤生长略向后凸,阴道后壁及子宫颈位置正常,尿道镜及膀胱镜可明确肿物来源。

2.阴道壁肿瘤

可发生于阴道不同位置,表现为局部凸起,肿瘤多为实性,不易推动,不易变形,除肿瘤所在部位外,其他部位阴道壁及宫颈位置正常。

3.子宫内翻

子宫内翻指子宫底部向宫腔内陷入,甚至自宫颈翻出的病变,这是一种分娩期少见而严重的并发症,多数发生在第 3 产程。

4.子宫黏膜下肌瘤

主要是脱出于宫颈口外甚至阴道口的黏膜下肌瘤容易和子宫脱垂混淆。子宫黏膜下肌瘤的患者多有月经过多病史,肿物为实性、红色、质地韧,有蒂部与宫腔内相连,蒂部四周可触及宫颈。

(六)康复评估

进行康复治疗之前,应该对患者进行充分的康复评估,这并不是寻找疾病病因和诊断,而是客观评定功能障碍的性质、部分、范围、严重程度、发展趋势、预后和转归,为制订康复治疗计划打下牢固基础,并为随访做好记录。这是康复治疗非常重要的一个环节。

每个患者的康复评估应在治疗前、中、后各行一次,根据结果,制定并不断医疗机构实际情况选择不同层次的评估方案。

评估内容包括:①病史、症状、体征,包括 POP-Q 评分。②专科检查:下尿路评估、下消化道评估、棉签试验、压力诱发试验、神经反射(球海绵体反射)。③盆底有关症状问卷、排尿日记、尿垫(PAD)试验。④实验室检查血尿常规、尿培养、阴道分泌物检查、内分泌、血生化、血糖。⑤盆底电生理检查。⑥盆底生物力学检查。⑦盆底组织影像学检查:PFM 形态学变化(盆底三维超声、MRI)。

1.病史采集

即一个完整的病历记载,各家医疗机构应该根据临床及研究工作需求,自己设计病历。包括基本信息(随访联系方式很重要),一般情况,每次分娩时情况,孕期有关泌尿、生殖、消化道症状、产后排尿排便性生活情况、既往其他病史等。

2.盆底功能有关的症状调查

对于相关综合征,可以选择一组有关盆底功能症状常用的问卷及对患者生活质量影响情况问卷,根据患者具体病情酌情选择相关症状的问卷,比如:盆底功能障碍问卷、国际尿失禁咨询委员会问卷中国版简表、尿失禁(ICIQ-UI)、尿失禁生活质量问卷(I-QQL)、Cleveland 便秘评分系统、便秘患者生活质量量表(PAC-QOL)、大便失禁的严重程度指数评价问卷(FISI)、性生活质量问卷、疼痛问卷、疼痛位置标志示意图等。

3.体格检查

包括一般检查和专科检查。

（1）外阴情况：发育是否正常、小阴唇分离情况、处女膜分离情况、会阴体长度、阴裂长度。

（2）阴道口是否松弛：①阴道松弛分度。a.正常：阴道横径能并列容纳 2 指以下；b.轻度松弛：阴道横径能并列容纳 2～3 指；c.中度松弛：阴道横径能并列容纳 3～4 指；d.重度松弛：阴道横径能并列容纳 4 指以上，或合并有会阴Ⅱ度旧裂或阴道前后壁中度以上膨出者。②阴道松紧度分级。Ⅰ级，阴道中下段弹性好，肛提肌收缩力强，阴道横径可容 2 指；Ⅱ级，阴道中段松弛，肛提肌收缩力弱，但阴道口横径可容 2 指；Ⅲ级，阴道中下段及阴道口横径均可容 2 指以上，阴道缩肌收缩力弱或消失。

（3）阴道、宫颈情况：检查阴道分泌物情况，宫颈情况。

（4）Valsalva 运动时：①阴道膨出物，阴道前壁（膀胱后壁）、宫颈、穹隆（全子宫切除术后）、阴道后壁（直肠膨出）。②是否有尿道下移。③是否有尿液自尿道口喷出。④是否有粪便或气体自肛门喷出。⑤会阴体活动度：正常、活动度大。

（5）盆腔器官脱垂：可用 POP-Q 分度。

（6）神经系统检查：包括骶神经反射（球海绵体反射）。

（7）下尿路评估：包括棉签试验、诱发试验、膀胱颈抬举试验。

（8）下消化道：包括肛门括约肌张力。

4.实验室检查

包括尿常规、尿培养、阴道分泌物检查、内分泌、血生化、血糖等。

5.影像学评估

包括 PFM 形态学变化（盆底三维超声、MRI），可以比较客观的了解盆底及盆腔器官解剖信息，其他可能存在的病理情况，盆底组织解剖、甚至损伤信息。

6.盆底电生理及生物力学评估

对不同程度慢性盆底组织损伤产妇的功能状况及其水平进行定性和/或定量描述，对其结果做出合理解释的过程。包括盆底肌力（肌力、耐力）评定，盆底肌张力评定，盆底肌电生理评定，控尿功能以及性功能检查等。

掌握了基本解剖概念才能在治疗中正确评估。盆底肌属于骨骼肌，受躯体神经支配，直接受人的意志控制，故又称为随意肌。根据肌纤维的形态和代谢特点，分为Ⅰ类和Ⅱ类肌纤维，Ⅱ类肌纤维又可以进一步分为Ⅱa、Ⅱb、Ⅱc。Ⅰ类肌纤维又称为慢肌纤维收缩较慢、产生的张力较低，但持续时间长，不易疲劳，盆底肌中的深层肌大多为此类型肌纤维，对维持盆底的支撑功能起重要作用。Ⅱ类肌纤维又称为快肌纤维，其收缩快，产生的张力高，但是易疲劳，是高强度运动时的主要动力。盆底肌的浅层肌中含此类型肌纤维较多，在控尿、控便及性功能正常发挥中起重要作用。

肌力是指肌肉收缩产生最大的力量，又称绝对肌力。肌肉持续性维持一定强度的等张收缩或做多次一定强度的等张收缩的能力称为耐力。耐力可分持续耐力和重复耐力，其大小可以用从开始收缩直到出现疲劳时已完成的收缩总次数或所经历的时间来衡量。

基于以上基本概念，我们可以根据各种评定方法来追踪患者的。恢复情况，以客观评价治疗效果部分评定方法在本节中有所提及。

二、POP 的分度

经济不断发展的同时，广大女性对生活质量的要求也日益提高。而国内 POP 的诊治经摸索也逐渐形成一个完善的体系。

POP 是临床诊断,通过病史和盆腔检查即可获得诊断,同时辅助以其他手段进行治疗效果的评估。POP-Q 是近年来一直沿用的评价系统,该系统被国际尿控协会(ICS)、美国泌尿妇科协会(AUGS)和妇科外科协会(SGS)接纳。至今已成为全世界最为公认的子宫脱垂评价体系。

POP-Q 系统能对 POP 进行客观的、部位特异性的描述,也是目前国内外最推荐使用的分级系统。但是如果采用 POP-Q 定义脱垂,则几乎一半的经产妇会被确诊为脱垂,其中的大多数并无临床表现。一般来说,脱垂最低点达到或超过处女膜水平后才开始有自觉症状。所以,POP-Q 分度的真正意义并不在于临床诊断,而是作为治疗前后的评估手段。对于有临床处理意义的脱垂,我们多认为是脱垂最低点达到或超过处女膜缘或 POP-Q≥Ⅱ度的状态。

现将 POP-Q 分度法以及相关问题简述如下,希望对临床工作有所参考和指导,该项内容参考文献详见后述。

(一)POP-Q 参考点的定位

以处女膜为参照(0 点),以阴道前、后、顶部的 6 个点(前壁两点 Aa、Ba,后壁两点 Ap、Bp,顶部两点 C、D)和阴道全长(total vaginal length,tvl)为尺度,对脱垂作出量化。同时记录生殖道裂孔(genital hiatus,gh)、会阴体(Perineal body,pb)的情况。各参考点的定位如下

1.前壁两点 Aa、Ba

(1)Aa:正常位置在阴道前壁中线距尿道外口 3 cm 处,对应"膀胱尿道皱褶"处。

(2)Ba:正常位置在阴道前穹隆或阴道断端(对子宫切除者)距离 Aa 点最远处。

若定义处女膜为 0 点,则 Aa 正常位置在−3～+3;Ba 正常位置在−3。对子宫全切后阴道外翻者,Ba 常与阴道断端切口平齐。

2.后壁两点 Ap、Bp

(1)Ap:阴道后壁中线距处女膜 3 cm 处,正常位置在−3～+3。

(2)Bp:正常位置在阴道后穹隆或阴道断端(对子宫切除者)距离 Ap 点最远处。

若定义处女膜为 0 点,则 Ap 正常位置在−3～+3;Bp 正常位置在−3。子宫全切后阴道口外翻者,Bp 常与阴道断端切口平齐。

3.顶部两点 C、D

(1)C 代表宫颈内口最远处,子宫切除者则相当于阴道切口的位置。

(2)D 代表的阴道后穹隆或直肠子宫陷凹的位置,解剖学上相当于宫骶韧带附着于宫颈的近端处,常用于鉴别脱垂与宫颈延长,当 C 点比 D 点突出时,常提示宫颈延长。对术后无宫颈者,D 点无法测量。

4.生殖裂孔(gh)和会阴体宽度(pb)

(1)生殖裂孔指尿道外口到处女膜后缘的距离,如盆腔皮肤、肌肉松弛,则取会阴体中可触及的坚硬组织代替处女膜后缘。

(2)会阴体宽度指处女膜后缘到肛门开口的距离。

5.阴道全长(tvl)

当 C、D 在正常位置时阴道的长度。

(二)各参考点的临床意义

Aa、Ba 反映阴道前壁情况;Bp、Ap 反映阴道后壁情况;C、D 反映阴道顶部和直肠子宫陷凹

的情况;gh 生殖道裂孔、pb 会阴体反映会阴肌肉情况;tvl 为阴道全长。

(三)POP-Q 分度标准

详见表 9-2。

表 9-2 POP-Q 分度标准

POP-Q 分度	解剖描述	定位描述
0	无脱垂	Aa、Ap、Ba、Bp 均在−3 处,C 点或 D 点位置在阴道全长～阴道全长−2 cm 处
I	范围大于 0 级,脱垂的最远端在处女膜缘内侧,距处女膜缘<1 cm	脱垂的最远端定位于<−1 cm
II	脱垂的最远端在处女膜内侧或外侧,距处女膜缘<1 cm	脱垂的最远端定位于−1～+1 cm
III	脱垂的最远端在处女膜缘外侧,距处女膜缘>1 cm,但小于阴道全长−2 cm 处	脱垂的最远端定位于+1～阴道全长−2 cm
IV	全部脱出,脱垂的最远端超过处女膜>阴道全长−2 cm	脱垂的最远端定位于>阴道全长−2 cm

三、POP 的分类

临床上为方便描述将其分为前、中、后盆腔脱垂,但三者并非截然分开,有时同一患者可有多个部分脱垂。

女性盆腔器官脱垂通常根据脱垂的部位,发生不同的部位分为阴道前壁膨出、子宫脱垂、阴道穹隆脱垂、阴道顶脱垂、肠疝和阴道后壁膨出、子宫直肠窝疝等。多部位脱垂经常同时存在。而膀胱膨出、直肠膨出的传统提法由于应用广泛,仍然适用。近代又将女性盆腔分为前、中、后3 个区域,因此盆腔脏器脱垂又被分为:①前盆腔缺陷包括膀胱及阴道前壁膨出以及尿失禁。②中盆腔缺陷包括子宫及阴道穹隆脱垂(切除子宫者)。③后盆腔缺陷包括阴道后壁及直肠膨出,可同时合并有肠疝。

四、康复护理

处理原则:POP 的处理可分为随诊观察、非手术治疗和手术治疗。

对于无自觉症状的轻度脱垂(POP-Q I～II度,尤其是脱垂最低下降点位于处女膜之上)患者,且无特殊症状,可以选择随诊观察,也可以辅助非手术治疗。

(一)一般护理措施

一旦诊断盆腔脏器脱垂,需要尽量避免提重物,避免便秘、慢性咳嗽、肥胖等增加腹压的情况。推荐肥胖患者适当减肥;便秘患者行为训练,改善排便习惯,例如定时排便,饮食调节(增加食物纤维),使用缓泻剂或灌肠剂避免用力排便。有尿失禁症状者可行行为调节(定时排尿等)、盆底肌肉训练和药物治疗。

患者还需要保持心情舒畅,注意力要分散,切勿集中注意力于该疾病上,可同时辅以音乐、书画等陶冶情操。

（二）非手术治疗康复护理

分为非手术治疗和手术治疗，只适用于有症状的患者，包括脱垂特异性症状及相关的排尿、排便、性功能障碍等。

治疗前应充分了解每位患者的症状及对其生命质量的影响，充分做好分度，确定治疗目标。对于可以耐受症状且不愿意接受治疗的患者，特别是重度脱垂（POP-Q Ⅲ～Ⅳ度）的患者，必须定期随访监测疾病进展情况以及有无排尿、排便功能障碍，特别是泌尿系统梗阻问题。

非手术治疗的目标为缓解症状，增加盆底肌肉的强度、耐力和支持力，预防脱垂加重，避免或延缓手术干预。

对于所有 POP 患者，我们认为非手术治疗是应该首先推荐的一线治疗方法。

非手术治疗的适应证：①POP-Q Ⅰ～Ⅱ度有症状的患者；②希望保留生育功能、不能耐受手术治疗的患者；③不愿意手术治疗的重度脱垂患者。

目前的非手术治疗方法包括应用盆底康复治疗、子宫托和行为干预指导。

1.盆底康复治疗

包括盆底肌锻炼、生物反馈疗法及电刺激疗法，现在甚至认为，提倡可以在产前进行适当的瑜伽锻炼，以达到更早期预防的目的。使受损伤的肌肉、神经得到真正的纠正，具有长期疗效。

盆底评估与生物反馈训练疗法是通过引导表面肌电图和引导尿道收缩压的测定，反馈显示为肌电图或压力曲线，通过影响显示及声音提示，使患者更清楚、更直观地了解自身盆底肌功能状态，并参与到治疗当中。结合个体化电刺激治疗，可唤醒、激活盆底肌，加快产后阴道及盆底肌张力和弹性的恢复，对预防和治疗产后阴道脱垂及松弛、尿失禁等盆底障碍性疾病有不错的效果。"盆底防治"不仅仅是盆底评估与生物反馈技术，对患有压力性尿失禁的肥胖女性，可减少体重 5%～10%，尿失禁的次数将减少 50% 以上。

在欧美及日韩等发达国家和地区，已经普及了盆底肌肉评估、生物反馈训练和电刺激治疗，对产后 42 天的妇女常规进行盆底肌肉训练，而产后 42 天包括顺产或剖宫产后的妇女，从而大大地减少了盆腔器官脱垂以及尿失禁等盆底功能障碍性疾病的发生。同时，唤醒盆底的神经及肌肉，使阴道更好的回复到紧缩状态，从而提高性生活的质量、快感及高潮。

目前我国多个省份也已经开始盆底康复治疗，大多数妇女也开始有这方面的康复意识，但未来盆底康复诊断及治疗的推广仍任重道远，如何进行规范化培训及宣传也是目前妇女工作重点。

盆底康复适应证包括：①产后妇女可作常规盆底肌肉锻炼。②阴道松弛、阴道痉挛、性生活不满意者。③轻、中度子宫脱垂，阴道膨出者。④各种尿失禁。⑤反复阴道炎，尿路感染患者非急性期。⑥泌尿生殖修补术辅助治疗。⑦产褥期症状（腰背痛、腹痛、尿潴留、乳涨、耻骨联合分离等）。⑧全身运动系统肌肉功能障碍。⑨乳房松弛、乳房下垂。⑩下肢水肿、静脉和淋巴回流障碍及术后瘢痕疼痛。

盆底康复禁忌证包括：①孕妇的腹部。②产后恶露未干净或月经期。③戴心脏起搏器的患者。④恶性肿瘤区。⑤手术瘢痕裂开。⑥神经系统疾病。

康复的要点：①产后超过 42 天、子宫恢复良好、无感染的女性可及时进行盆底肌肉的检测，明确损伤程度。②借助仪器感受并学会收缩—放松盆底肌肉，学习识别并有意识地控制盆底肌，掌握正确的盆底肌肉收缩方法（避免腹肌收缩）。③并在医生指导下根据个体出现的症状，根据盆底肌损伤情况（肌肉纤维受损的程度和类别）应用综合技术，进行有针对性的训练。④做完 10～15 次盆底肌锻炼后，可进行自我锻炼。⑤循序渐进、适时适量、持之以恒。⑥存在尿失禁、盆腔脏器脱垂的女性需要借助电刺激和生物反馈疗法,并适当延长疗程。

(1)盆底肌训练(pelvic floor muscle exercises,PFME):最早由 Arnold Kegel 医生提出了该方法。又称 Kegel 运动、凯格尔训练,是迄今为止方法最简单、易行、安全有效的盆底康复方法。正确的锻炼方法可以加强薄弱的盆底肌肉的力量,增强盆底支持力,改善并预防轻、中度脱垂及其相关症状的进一步发展,但是当脱垂超出处女膜水平以外,其有效率降低。Kegel 运动必须使盆底肌达到相当的训练量才可能有效。

锻炼方法:指导患者自主反复进行收缩肛门及阴道的动作,每次持续收缩盆底肌 3 秒后放松,松弛休息 2~6 秒,连续 15~30 分钟,每天进行 2~3 组锻炼,或每天做 150~200 次,4~6 周为 1 个疗程,或持续 8 周以上或更长。但一定要注意不要同时收缩腹肌及大腿肌肉。

另外,盆底康复专家斯坦芬尼·布勒还推荐了一套完整的盆底肌肉训练法,需要 14 周,即 14 周盆底肌肉康复训练法。①第 1、2 周,包括三组动作:缓慢收缩并放松盆底肌肉,一收一放为一组,每组维持 10 秒,每天练习 3 次,每次 10 组;快速收放,每组 2 秒,每天练习 3 次,每次 10 组;尽可能久地收紧盆底肌肉,每天一次,每次 10~30 组。②第 3~6 周:臀部向外转动;尽量将臀部往上提;扭胯,使之尽量向一侧倾斜。以上三组动作每天练习一次,每次 10~30 下。③第 7~10 周:站立,缓慢收放盆底肌肉;站立,快速收放盆底肌肉;两腿分开,与肩同宽,缓慢收放盆底肌肉;两腿分开,相当于肩宽的两倍,缓慢收放盆底肌肉;在收放盆底肌肉的同时,完成起立、下蹲的动作。以上动作每天练习一次,每次 5~10 下。④第 11~14 周:提肛时小步跳跃;提肛时大步跳跃;提肛时大步冲刺跑。以上三组动作每天练习一次,每次 10 下。

盆底肌肉训练需兼顾 5 个方面:①强度,肌肉收缩可以产生的最大张力;②速率,最大张力和达到最大张力所需时间之比;③持续时间,肌肉收缩可以持续或重复的时间长度;④重复性,可以反复收缩达到一定张力的次数;⑤疲劳,维持肌肉收缩达到要求或预期张力产生疲劳。

Ⅰ类纤维训练,主要针对力度、持续时间和重复性这几个方面;Ⅱ类纤维训练,主要针对力度、速率和疲劳这几个方面。

PFME 最好是在专业人员指导下进行,盆底功能锻炼同时辅以生物反馈治疗或电刺激等盆底功能锻炼方法,增强盆底功能锻炼效果。

(2)盆底生物反馈治疗:生物反馈治疗通过肌电图、压力曲线或其他形式把肌肉活动的信息转化成听觉和视觉信号反馈给患者,指导患者进行正确的、自主的盆底肌肉训练,并形成条件反射。它能有效地控制不良的盆底肌肉收缩,并对这种收缩活动进行改进和纠正。通过提供反馈信息,指导患者进行正确的盆底肌训练的有关方法,从初级的阴道压力计、盆底康复器、阴道张力计,到生物反馈仪。除盆底康复器外都是通过置于阴道内生物反馈治疗探头与体外仪器连接,把肌肉活动的有关信息肌电图、压力曲线或其他形式信号转化为听觉和视觉信号反馈给接受治疗的产妇,并提示其训练过程是否正常或异常的盆底肌活动状态,引导其正确的盆底肌活动,科学地进行盆底肌训练并逐步形成条件反射,以获得最佳的训练效果;生物反馈能够有效地控制不良的盆底肌肉收缩,并对这种收缩活动进行改进或纠正。生物反馈方法包括肌肉生物反馈、膀胱生物反馈、A3 反射、生物场景反射。

生物反馈训练有助于形成条件反射,如在咳嗽、跳跃、站立、行走、负重时收缩盆底肌的习惯;以及职业运动、上下楼、性生活等场景下的系列神经反射和控尿反射,其关键在于每次生物反馈是否协调完成,能否建立产妇自己的理想的控制能力。将盆底肌肉治疗头放置阴道内,根据患者症状出现的场景选择设备中合适的反馈程序,按要求的盆底肌的肌力、疲劳度、治疗与休息时间、最大电压值、反馈模块的坡度难易程度,结合患者的个体条件,进行必要地修正或创建一个适合该产妇的治疗程序及方案。

A3 反射是控尿反射中非常重要的反射。当膀胱储存尿液到一定程度时,膀胱逼尿肌收缩,膀胱压力增加,身体反射性收缩盆底肌肉,从而反射性的抑制膀胱逼尿肌收缩,让膀胱可以容纳更多的尿液。A3 反射异常时,提示患者控尿异常。可以通过仪器在模块基础上进行检测模拟 A3 反射曲线,训练产妇在咳嗽时控尿的能力。

生物场景反射是控尿反射中非常重要的反射。正常情况下,患者在咳嗽、打喷嚏或搬重物、爬楼梯等场景下,腹压突然增加,膀胱压力也随之增加(膀胱逼尿肌没有收缩),身体反射性的收缩盆底肌Ⅱ类肌纤维,使尿道压力增加,以抵抗因腹压增加造成的膀胱压力突然增加时出现的漏尿。场景反射不佳提示盆底肌肉不能随场景反射曲线收缩自如,可能有张力性尿失禁等功能障碍。通过仪器模拟各种场景反射曲线如提重物、上楼梯等动作,训练产妇在各种情况下的盆底肌肉收缩能力。

(3)盆底肌肉电刺激:电刺激能提高神经肌肉的兴奋性,唤醒部分因受压而功能暂停的神经细胞,促进神经细胞功能的恢复。电刺激是通过刺激尿道外括约肌收缩,通过神经回路进一步增强括约肌收缩,加强控尿。电刺激神经和肌肉,兴奋交感神经并抑制副交感神经,抑制膀胱收缩能力,降低逼尿肌代谢水平,增加膀胱容量,加强储尿能力。电刺激治疗是手术后促进神经功能康复的积极手段,能被动锻炼肌力,预防肌肉萎缩,使神经恢复功能。电刺激是通过松弛盆底肌来缓解因肌痉挛引起的疼痛,直接诱导治疗性的反应或者调节下尿路功能的异常。

盆底肌的电刺激治疗原则:①1 类肌纤维的电刺激:常用交流电、双相的长方波,电刺激频率 8～32 Hz,脉宽 320～740 μs,休息时间(R)=工作时间(T);治疗时间 10～15 分钟。②2A 类纤维:交流电、双相的长方波,电刺激频率 20～50 Hz,脉宽 160～320 μs,R=2T,治疗时间 5～10 分钟。③2B 类纤维:交流电、双相的长方波,电刺激频率 40～80 Hz,脉宽 20～160 μs,R=3T,治疗时间 5～10 分钟。④肌肉萎缩、产妇不会自主支配收缩盆底肌肉收缩:电刺激参数采用交流电、双相的长方波、低频频率 20 Hz,脉宽 500 μs,R=T,总时间 10～25 分钟。

其应用范围:①唤醒肌肉本体感受器。②刺激膀胱逼尿肌。③刺激尿道括约肌。④止痛。⑤刺激肌肉和神经。⑥刺激平滑肌。

(4)POP 的生物反馈及电刺激综合治疗。注意要点:①康复治疗前后要进行多次的电诊断,治疗过程中询问产妇主观症状的变化以了解疗效,及时调整治疗方案。②治疗间隔期间指导产妇进行主动性盆底肌锻炼。③疗程结束后根据产妇主观症状和盆底肌肉肌力、子宫和阴道位置的变化来评价疗效。决定是否需要加做第 2 个疗程,并使用盆底康复器进行辅助锻炼,以巩固治疗效果。如需第 2 个疗程治疗,需在第 1 个疗程结束 3 个月以后,每次治疗 15～30 分钟,每周 2 次,每个疗程 10～15 次。

操作流程:①给予Ⅰ类肌纤维电刺激和生物反馈。学会Ⅰ类肌纤维收缩及学会分别支配会阴与腹部的收缩。②给予频率为 30 Hz,脉宽为 500 μs 的电刺激和生物反馈。增加Ⅰ类肌纤维肌力。③给予Ⅱ类肌纤维电刺激和生物反馈。帮助产妇学习Ⅱ类肌纤维收缩,锻炼其肌力。④给予Ⅰ类与Ⅱ类肌纤维反馈训练模块,加强产妇的Ⅰ类和Ⅱ类肌纤维肌力。⑤给予各种场景的生物反馈模块,训练产妇在各场景时,盆底肌肉维持收缩状态而不会出现脱垂现象。⑥给予搬重物情况下的生物反馈训练模块,帮助产妇学会在搬重物情况下保持盆底肌肉收缩而不会出现器官脱垂。⑦给予 A3 的生物反馈训练模块,在模拟咳嗽时,产妇收缩盆底肌肉。训练产妇在咳嗽时或有腹压增加时收缩盆底肌肉而不会出现脱垂症状。⑧给予会阴-腹部协调收缩的生物反馈训练模块,训练产妇在直立位时,会阴-腹部协调收缩,从而训练当腹压增加时,盆底肌肉处于收缩状态。

(5)瑜伽式盆底肌肉康复训练方法:孕妇和产妇可在医生或专业瑜伽师的指导下,练习一些有针对性的动作,可以打开骨盆,有利于顺利分娩;增强肌肉张力和身体的平衡感,提高整个肌肉组织的柔韧度和灵活性;同时刺激控制荷尔蒙分泌的腺体,增加血液循环,消除身体不适,也是一种非常好的盆底肌肉的康复训练。

但孕妇要注意在运动过程中不宜出现弯腰、屏气、腹部受压等动作,否则容易伤害胎儿。可采用以下几个经典的瑜伽姿势。①束角式:坐姿、膝盖弯曲打开,两手握住脚尖。伸展脊椎,脚掌对贴,双手协助脚跟尽量靠近身体,将两膝下压,靠近地面。注意动作时保持挺胸,肩膀打开。做的时候保持3~5个自然呼吸。这个姿势能增加下背部、腹部和骨盆的血液流通,每天练习,分娩时会减少痛苦。②椅子式:膝盖和双脚并紧(或自然分开),向下半蹲,就像你要坐在椅子上似的。把你的双臂举过头顶,手掌相对。保持这个姿势,做3个深呼吸。这种姿势能强化身体功能,打开骨盆,有助于顺利分娩。③猫伸展式:像小猫伸懒腰,趴在地上,在呼吸中舒展脊柱。双手双膝四点着地,大腿、手臂均与地面垂直;吸气背部下沉,下巴上扬,臀部向上抬起;呼气拱起背部,让下巴和胸部靠近。它能改善脊柱和脊柱神经的血液流动,也可缓解不少孕妇容易出现的便秘。④腿上升式:仰卧,双腿并拢慢慢抬起,和地面成30°,停留一会儿再向上抬,和地面成60°,再停留一会儿向上抬和地面成90°。每次做2~4组,速度越慢效果越好。这个动作可以锻炼下腹部肌肉。⑤婴儿式:仰卧,吸气,曲起双腿,双手抱住,呼气,将双腿压向胸部。先吸气,再呼气,同时抬头贴膝。如此反复,共做3次。它能伸展、加强颈部肌肉,并补养、加强腹部,排除腹部脏气和浊气,减缓便秘症状。

上面简单介绍了几种盆底肌肉的康复训练方法,瑜伽在广大妇女中的流行,而且对女性的身体健康确实有很好的护理作用,分娩前后的女性能够坚持使用,才能降低盆底肌肉的损伤,从而更好保护盆底。

(6)产后盆底康复治疗:盆底功能的保护,很重要的一点,应该抓源头,生育过程对盆底组织损伤是该病发病重要因素之一,处于自然康复过程的产后妇女接受专业指导的盆底康复措施是防治盆底功能障碍性疾病重要且关键环节。当然,如前述,产前亦可以进行一系列知识储备和瑜伽锻炼也是重要干预手段。

1)产后盆底肌肉检查及评估:妇女在产后6周左右需要进行常规病史询问、常规检查及盆底肌肉功能评估。医生要仔细询问病史,包括有无合并慢性便秘、慢性咳嗽、糖尿病等容易导致女性盆底功能障碍性疾病的高危因素。

常规检查主要包括会阴情况、一般妇科检查。会阴检查主要检查会阴有无伤口,伤口愈合情况(有无红肿、硬结、触痛或压痛),会阴体弹性,阴道口能否闭合,最大屏气向下用力时会阴平面下移度及同坐骨结节平面的关系。检查会阴骶神经分布区域的痛温觉,了解有无神经损伤。妇科检查主要了解子宫位置及复旧情况。盆底肌肉功能评估主要包括盆底肌力、阴道收缩压。盆底肌力主要评估肌肉收缩强度、能否对抗阻力,肌肉收缩持续时间及疲劳度、对称性、重复收缩能力及快速收缩次数。直肠检查用于评价在休息状态及自主收缩状态下的肛门括约肌有无受损。阴道收缩压表示阴道浅深肌层的综合肌力水平。医师对各种检查结果,应进行个体化分析和判断,为个体化治疗做准备。

2)产后盆底肌肉康复训练的适应证及禁忌证:严格来说,所有的中、晚期妊娠产后妇女,均适宜行盆底肌肉康复训练。对于有下述情况者,更应及早进行盆底肌肉康复:①盆底肌力减弱。如无法对抗阻力、收缩持续时间≤3秒(检测盆底肌力评级≤3级)或阴道收缩压≤2.9 kPa者。②产后出现尿失禁或者尿失禁在产后持续存在。③产后出现盆腔脏器脱垂,如POP-Q系统评分Ⅰ期或以上,尤其是伴阴道前后壁膨出。④会阴伤口瘢痕疼痛。⑤产后性生活质量下降。⑥产后排便异常。⑦产后尿潴留。

如果有以下情况暂时不宜选择盆底训练,属于禁忌证:①阴道出血(如晚期产后出血,月经期等)。②泌尿生殖系统的急性炎症。③需要植入心脏起搏器者。④合并恶性盆腔脏器肿瘤患者。⑤痴呆,或不稳定癫痫发作。

3)产后盆底肌肉康复原理及基本原则:产后盆底肌肉康复的主要目标和基本原则是提高盆底肌肉收缩能力、预防和治疗盆底障碍性疾病、改善性生活质量。Kegel训练法可有效加强产后盆底肌肉的力量,减少尿失禁的发生。在此基础上辅以生物反馈技术、电刺激等技术,大大提高了盆底康复治疗的治疗效果。

4)产后盆底肌肉康复个体化:每个产妇的盆底损伤情况不同,每个人初始的肌肉收缩能力、学习能力是有差异的,部分产妇Ⅰ类纤维收缩能力较好,部分产妇Ⅱ类纤维收缩能力较好,有小部分甚至无法识别盆底肌肉收缩。因此,产后盆底肌肉康复是无法统一治疗标准和固定训练模式的,必须在遵循个体化治疗原则,针对每个产妇的自身情况及在康复过程中的效果做及时地调整,制订个体化的训练模式和方案。

盆底肌肉训练的个体化方案:首先应向每个产妇解释盆底的基本解剖学知识和盆底肌肉收缩方法,运用图表或立体模型、阴道触诊有明显的个体差异,对于感觉不到肌肉收缩或只有微弱收缩的产妇,检查者应将示指入阴道后穹隆下1.5 cm的位置,将盆底肌肉压向后外侧,如果阴道可以放入两个手指,则左右两侧都施加一定压力以刺激肌肉的牵张感受器,同时通过语言指导其收缩。如果肌肉收缩仍无改善,应考虑运用功能性电刺激(functional electrical stimulation,FES)。为唤醒和增强盆底肌肉收缩,采用刺激频率、脉冲、强度等都应根据接受治疗的个体情况调整。强化盆底肌肉收缩,应区分不同纤维类型进行。

康复原则是先Ⅰ类纤维后Ⅱ类纤维。Ⅰ类纤维强化训练需兼顾强度和收缩持续时间。其强化锻炼模式以50%左右的最大自主收缩强度收缩,尽可能维持更长的时间,休息时间与收缩时间相等。每次康复总时长为10分钟。当Ⅰ类纤维收缩持续时间达到10秒,可以进行Ⅱ类纤维强化训练。Ⅱ类纤维强化训练时需兼顾强度和速率。每个单次收缩后休息2秒,每次康复总时长为5分钟。Ⅰ类纤维和Ⅱ类纤维强化训练后,可以训练协调性收缩。训练模式为在1类纤维持续收缩的基础上进行Ⅱ类纤维的快速收缩,分为卧位、坐位、蹲位等不同体位进行。正常情况下,腹压增高时,子宫、阴道上段、尿道、直肠被压向下后方,肛提肌的拉紧和上提归功于肌肉不自主的收缩。对于存在压力性尿失禁的产妇,反射性收缩要训练产妇在咳嗽、提重物、大笑等原因诱发的腹内压增高前和增高过程中,有意识地主动地进行Ⅱ类纤维收缩,增大尿道闭合压,避免漏尿。

生物反馈模式的个体化方案:任何肌肉训练需考虑三要素,即超负荷、特异性、保持。①超负荷针对肌肉的强度、收缩持久性。设定达到或略超过"极限"的标准来提高盆底肌肉收缩强度。在正确的收缩方法前提下,不断增强最大自主收缩,使收缩强度不断到达更高的阈值。例如,在训练Ⅰ类纤维的强度和持续时间、Ⅱ类纤维的收缩强度和频率时,其超负荷的阈值要根据每个人每次康复前的肌力评估而定,不能盲目地设定过高或过低,如果设定过高,超出患者的能力,容易使患者对治疗失去信心,依从性降低;如果设定阈值过低,则达不到最大的训练效果。②特异性指针对不同纤维特性的肌肉训练模式。快纤维通过快速收缩来加强力度和提高速率,慢纤维通过最佳休息时长来获取更持久收缩,而部分纤维同时具备快收缩和慢收缩的潜力。快纤维容易疲劳,慢纤维具备收缩持久性来维持姿势紧张。因此,快纤维重复性低,慢纤维重复性高。

另外,由于每个个体情况不同,我们可以设计一些相应的训练模块。例如,针对一个咳嗽时溢尿的压力性尿失禁的患者,可以模仿加腹压下训练盆底肌快纤维收缩的模块,增强尿道旁组织的支持作用等。

电刺激的个体化方案:在盆底肌训练中,根据每个个体的情况选择给予电刺激的方案和时机。例如,在盆底肌训练时,如果患者盆底肌肉不会收缩,或者很弱,可以给予个体化参数的FES,以唤醒本体感觉。另外,如果在Ⅰ类肌纤维训练中收缩曲线波动较大,要给予条件电刺激,使患者在逐渐形成的条件反射中Ⅰ类肌纤维收缩的曲线稳定,收缩质量提高。根据产妇是否合并尿失禁及其不同类型,选择不同的电刺激方案。

电刺激强度选择以患者可以耐受且不感觉疼痛的上限为最佳:在患者对电刺激不敏感时,不能盲目增大刺激强度,而应辅以增大脉冲指数。由于电刺激本身存在耐受过程,在康复过程上常常需上调电刺激参数以达到最好的效果,临床上常常以每次 1%～5% 的幅度增加刺激强度。

个体化治疗注意事项:康复治疗一定要调整产妇处于最舒适的体位进行。康复初期产妇常于卧位或臀部下方放置枕头进行锻炼,这种模式下收缩无需对抗重力。临床上常用的生物反馈仪通过测定盆底肌和腹肌收缩时的电活动,以肌电图(EMG)的形式通过图像反映出来。EMG是肌肉生物电活动的记录,与运动单位活动相关,其本身并不反映肌肉收缩力,但肌肉收缩与电活动相关。康复过程中不要盲目于提高 EMG 的绝对参数值.应该根据患者的实际情况,设计恰当训练模式,在这一阶段,治疗师应给予密切的关注,对产妇进行耐心的指导,多鼓励,不应限定固定的康复次数或模式,避免产妇出现急躁或沮丧心理。在整个康复过程中,这一阶段最为关键,将直接影响康复的效果。另外,每个产妇对康复治疗的期望值不同,很可能在治疗的过程中出现情绪和思想上的波动。每个产妇康复依从性也存在很大差异。

个体化治疗原则体现在产后盆底康复方面,就是根据产妇的不同情况,采用盆底肌肉锻炼、生物反馈和电刺激等康复技术方法,针对个体病情需要提供具有针对性的治疗,以更有效地达到产后盆底康复的目的,根据患者个体情况给予适当治疗极为重要。如果医师的指导有误或家属求治心切,没有按照病情的实际需要治疗,而是采用统一的方案进行治疗,就可能出现治疗效果不理想、治疗过度,甚至造成不必要的损害。因此,临床医生根据病情所处的时期,结合有利与不利康复的因素而采用个体化方案,结合产后产妇的心理和生理特点,给予每个产后产妇不同的康复治疗方案,尽可能达到理想的治疗效果。

总之,产后盆底康复应掌握如下要点:①康复前行系统的盆底功能评估。②盆底功能障碍性疾病。③利用电刺激技术和生物反馈等康复措施,帮助产妇唤醒受损盆底肌肉的本体感觉;学会主动控制盆底肌肉收缩放松,掌握正确的盆腹肌肉的协调运动,提高盆底肌肉自我运动和控制能力,维护良好盆底功能。④根据盆底功能损伤情况制订个性化的治疗方案,通常给予 10～15 次盆底康复治疗;对伴有尿失禁、子宫脱垂、骶神经损伤等的产妇,于首个疗程治疗结束 3 个月后根据患者情况给予第 2 个疗程的康复治疗。康复治疗的产妇在产后第 1 年内每 3 个月复查 1 次,酌情强化康复治疗;第 2～5 年建议给予半量的康复治疗;长期随访。⑤指导产妇选择健康生活方式:控制体重、避免长期负重、合理健康饮食等。⑥产后盆底康复措施强调的是专业指导的盆底康复,并且根据不同的情况实行个体化的康复治疗方案,对于有相应疾病的产妇需要根据病情需要制定针对性的康复计划。

产后盆底康复治疗个体方面的探索刚刚开始,以后仍有许多工作要做,大量的临床经验需要归纳总结,这就给妇产科医师提出挑战,如何更有效地进行个体化治疗,尚需长期艰苦的努力。

同时,这些产后盆底康复个体化治疗的方案,同样可以应用于其他盆底功能障碍性疾病的患者,进行主要治疗或术前的辅助治疗等。

2.子宫托治疗

子宫托是用于治疗妇女子宫脱垂的一种医疗器具,属于唯一特异的非手术治疗方法,分别由聚乙烯和硅橡胶材料制成,无毒且对人体组织无刺激。子宫托是治疗子宫脱垂的一种经济、简便、安全、有效的方法,也是一种古老的治疗盆腔脏器脱垂的保守治疗方法。患者上托后症状迅速解除,总体症状和生命质量均有明显改善。放置后可立即能参加一般劳动,故深受不少患者欢迎。

子宫托的适应证:①适用于Ⅰ度、Ⅱ度及Ⅲ度子宫脱垂患者。②术前试验性治疗,即使以后需手术者,也应先经过子宫托治疗使脱出的子宫复位,避免长期外脱的并发症,如溃疡,感染等。③年龄较大,体质虚弱或有心、肺、肝、肾等脏器疾病,不宜手术者。④患者不愿意手术治疗者。⑤孕期或未完成生育者。⑥POP术后复发或者症状缓解不满意者。

子宫托禁忌证:①急性盆腔炎症性疾病、阴道炎未治愈前者。②严重的阴道溃疡和阴道异物者。③子宫脱垂程度严重,子宫体及阴道前后壁全部脱出,不能还纳者,肛提肌损伤严重,肛提肌裂扩大者。④不能维持子宫托在肛提肌之上者。⑤子宫颈过度肥大或延长或有癌变者。⑥有陈旧性Ⅲ度会阴裂伤工或生殖道瘘管须手术治疗者。⑦对子宫托材料过敏,不能确保随访的患者。

子宫托应用可能出现的并发症:①少量的阴道分泌物,可能的便秘,甚至有少许阴道出血或轻度溃疡。②新发的压力性尿失禁或原有症状加重。在个人生活习惯以及卫生状况良好的情况下,上托后多数症状比较轻微,取出托后即可好转。而少见的严重并发症常常与不合理应用有关,比如子宫托的嵌顿,膀胱阴道瘘或直肠阴道瘘,大量阴道分泌物伴感染,甚至败血症,严重的泌尿系统并发症如肾积水和脓尿等。

因此,对于长期使用子宫托的患者一定要严密定期随访,规律佩戴。为了预防并发症的发生,建议可对于绝经后期阴道黏膜萎缩的患者,适当配合长期局部雌激素治疗,比如软膏型雌激素。

子宫托类型及使用方法:目前应用较多的为支撑型和填充型两种。支撑型子宫托常用,一般为环形(有隔膜或无隔膜,图9-4),鉴于佩戴舒适感强,易于取放,且不影响性生活,故为首选、最为广泛应用的一种类型。填充型子宫托一般为牛角形,用于不能耐受环形子宫托的患者,比如POP-Q Ⅲ～Ⅳ度脱垂或会阴条件差,阴裂较宽的患者。

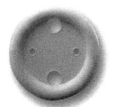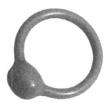

图9-4 环型托(隔膜型和无隔膜型)

使用子宫托治疗前应先到医院妇产科作详细检查,排除上托禁忌证,并由医师根据每个患者的具体情况提出意见,选用适合的子宫托后并学会自己上托。子宫托的选择应遵循个体化原则,类型的选择与严重程度、阴道口的完整性、性生活需求等因素相关。大小的选择与阴道的长度和宽度有关,一般情况下选择能够舒适佩戴的最大号子宫托。

子宫托放置合适的标准:放置后脱垂部位复位,子宫托与阴道之间容1指,患者佩戴舒适,站立做 Valsalva 动作或咳嗽时不易脱落,不影响行动,不影响大小便。一般试戴后1~2周随访。绝大多数的患者都可选择到合适的子宫托。下面将详细介绍环型子宫托。

环型托的直径分别为50、55、60、65、70MM(指外径),五种不同规格。

环型托上法:洗净双手,平卧于床上,两腿屈起分开,先将脱垂子宫推入阴道内。一手将大小阴唇分开,另一手将子宫托以斜位徐徐推入阴道内,渐将子宫托放平,并将环托后端慢慢推至阴道后穹隆,最后将前端向上推去,使托的前端卡在耻骨弓内侧。子宫托上好后,患者应站起或蹲下,并用力增加腹压,以试验子宫托是否会脱出。如果脱出,表示选用的子宫托过小,应另换一个较大的托,重新按上述方法上托,直至子宫托不再脱出,又无压迫感,才为合适,学会自己下托,取托时可取蹲位或侧坐位。取环托时,用示指和中指伸入阴道,然后用示指勾住托的前端,将其平稳放入阴道内随即轻稳地取出。

使用环型托注意事项:此托不宜高温消毒,因高温可使塑料托变形。本托在每次使用前先将托洗干净,然后用1∶5 000 高锰酸钾溶液浸泡15分钟,再用温开水洗干净,即可使用。应坚持每天起床时上托,夜间睡前取出(冬季则可每隔两天取出洗干净,次日晨再上托)上托前要解去大、小便。月经期或妊娠3个月后应停止使用。使用子宫托疗法期间,每1个月、3个月、6个月应到医院检查一次,如子宫脱垂度数变轻时,须及时更换小号的子宫托。此产品自开始使用起二年必须更换,以防变质。

(3)行为指导:即对生活方式的干预。对所有诊断为 POP 的患者,都应积极改善其生活方式,养成良好生活习惯。好的生活方式包括避免一过性或慢性的腹腔内压力增高(如排便时过分用力、慢性咳嗽或经常负重),不可避免要负重时应该采取正确的姿势,即弯曲膝盖背部挺直;保持足够的水分摄入并在规律的间隔时间内排空膀胱;排便费力者增加膳食纤维的摄入,改善排便习惯如定时排便,使用缓泻剂避免用力排便;超重者鼓励减轻体质量等。

(三)手术治疗康复护理

手术治疗是重度脱垂的主要治疗手段,也是最后的手段。本身尿失禁、膀胱阴道瘘以及盆腔器官脱垂是临床上非常棘手的问题。但手术应根据患者的具体病情,包括年龄、脱垂的严重程度、全身状况、周边脏器的情况,既往手术史、提出可采用的手术方式,由患者及家属协商来共同决定治疗方案。

手术治疗历史悠久,方法很多,不同时代,盆底重建手术各有特点。迄今为止,尽管近年来推出了许多新的盆底重建手术方式,但仍无"金标准"术式。因此,面对如此多的盆底重建手术方式,应进行科学、客观地评价,更应经得起时间的考验。

1.原则及途径

手术原则:以益处为主,风险降低,修补缺陷组织,恢复解剖结构,适当、合理应用替代材料,体现微创化和个体化。适用于生育后的女性。

手术途径:经阴道、开腹和腹腔镜3种,必要时可以联合手术。

2.手术的分类

手术治疗分为重建手术、封闭性手术。又分为传统手术和新的盆底手术。都需要科学评价。

传统手术包括曼氏手术、阴道闭合术、阴道前后壁修补术、阴式子宫切除术、经阴道的子宫骶韧带高位悬吊术及子宫直肠陷凹封闭术等。特点是针对盆腔器官脱垂发生的解剖学缺陷进行分离、修剪、缝合和加固，其具有操作简便、经济、易学、近期临床效果良好等优点。而亦有缺点，主要体现在远期疗效欠佳，复发率较高；并不太重视术后功能的恢复；缺乏盆底整体观念。

现代手术根据 POP 的分类弥补了一部分传统手术的不足，如复发及功能恢复等问题，也发现了另一些新的问题如感染、排异、挛缩、疼痛等。所以远期疗效如何，还需要临床进一步观察。该类手术包括：①中盆腔缺陷纠正的术式主要有 3 种，即阴道骶骨固定术、髂尾肌筋膜固定术、骶棘韧带固定术(sacrospinous ligament fixation, SSLF)和高位宫骶韧带悬吊术(high uterosacral ligament suspension, HUS)。另有经阴道植入网片的全盆底重建术(total vaginal mesh, TVM)，术后患者生活质量明显改善，术后尿失禁症状较为突出。②针对前盆腔缺陷的重建手术。现代理论认为，前盆腔缺陷可以分为中央型缺陷和侧方缺陷。对于中央型缺陷可行传统的阴道前壁修补术和特异部位的修补术。对于侧方缺陷，可行阴道旁修补术，但是其临床意义有待验证。③针对后盆腔缺陷的重建手术。手术方法分为传统的阴道后壁修补术和特异部位的修补术、会阴体修补术。会阴体修补术时应注意，缝合球海绵体肌和会阴浅横肌时不宜折叠过度形成棱状，否则容易出现术后性交痛。阴道后壁修补术时是否需要加用聚丙烯网片以提高治愈率目前还无定论。对于大便失禁或肛门括约肌严重缺陷者可行肛门括约肌成形术。

3.手术并发症

常表现为膀胱和直肠等的周围脏器损伤、出血、盆腔泌尿系统感染、排尿困难的风险。部分表现为臀部疼痛并向下肢放射、感觉麻木，疼痛严重者建议及早拆除缝线。甚至出现输尿管梗阻。盆底重建手术的远期并发症有新发压力性尿失禁、急迫性尿失禁等。

4.术后处理及随诊

绝经后阴道黏膜萎缩者建议术后开始局部使用雌激素制剂，每周 2 次，至少半年以上。术后3 个月内避免增加腹压及负重。禁性生活 3 个月，或者确认阴道黏膜修复完好为止。术后建议规律随访终生，及时发现复发、处理手术并发症。

五、预后及预防

通过女性盆底功能障碍性疾病的综合治疗，多数患者取得良好的治疗效果，达到较高的临床客观和主观治愈率。目前常用的盆底重建手术其术后疾病复发率在 10% 以内。

盆底功能障碍性疾病是一种退行性疾患，应做到预防为主，防治结合。

(一)青年时期

做好计划生育，避免多产；加强孕期产褥期保健，定期做产前检查，孕期注意劳动保护，尤其怀孕晚期，应适当休息，不要参加过重体力劳动。用新法接生，及时处理滞产，难产，减少盆底损伤；产后注意休息，增加营养，做产后体操，做腹肌和肛提肌收缩锻炼。早下床活动，但不宜做过多过重的体力劳动，也应避免久站、久坐、久蹲。

(二)中老年时期

从中年开始做盆底肌锻炼，及时治疗便秘、慢性咳嗽，适当控制体重，应尽量减少提重物和增加腹压的锻炼项目。

(杜海岩)

第十章

口腔科护理

第一节 龋 病

一、概述

龋病是在以细菌为主的多因素的影响下,牙体硬组织发生的一种慢性进行性破坏的疾病。

(一)病因

引发龋病的因素有多种,主要包括细菌、食物以及牙所处的环境等,这些因素相互作用的结果导致了龋病的发生。

1.细菌因素

口腔内的细菌种类繁多,有30余种。主要的致龋菌是变形链球菌,其次为某些乳酸杆菌和放线菌。

进食时一些食物黏附在牙齿上,吸引微生物菌落附着在牙面上,形成一层软垢。这种细菌和食物软垢在牙齿表面上的结合形成了一薄层致密的、非钙化的、胶质样的膜状细菌团,称为牙菌斑。菌斑多位于点隙、裂沟、邻接面和牙颈部等不易清洁的部位,且不易被唾液冲刷掉,也不易在咀嚼时被去除,可视为细菌的微生态环境。其中的产酸菌及其代谢产物可使菌斑内的 pH 下降到 4.0～5.0,并将糖转化为酸,从而使牙体硬组织脱矿产生龋病。

2.食物因素

食物与龋病的关系十分密切,蔗糖和精密碳水化合物的摄入为细菌的生存提供了必需的营养,增加了龋病的发病机会。

3.宿主因素

宿主因素主要包括牙体和唾液两方面。唾液对维护口腔正常 pH,保持牙面完整性和促进已脱矿牙的再矿化有重要影响。牙体的形态、结构、排列和成分在龋病发病过程中起到重要作用,而这些又受到遗传、环境与生活习惯等因素的影响。

4.时间

龋病的发生需要一定时间。龋病的发生是一个相当缓慢的过程,据观察,一个临床龋洞的形成需要数月甚至数年的时间。

因此,保持口腔卫生、控制菌斑形成、减少糖类食品在口腔内的停留时间,都可以起到预防龋病发生的重要作用。

（二）分类

龋病的特征是牙体硬组织在色、形、质方面均发生变化。根据龋病的损害形式,可按下述基本原则进行分类。

1.按发病情况和进展速度分类

（1）急性龋:病变进展快,多见于儿童或青年,病变组织颜色较浅,质地软而湿润,易用挖器剔除,又称为湿性龋。急性龋中有一种类型,多见于颌面及颈部"放疗"的患者,其病程进展很快,多数牙在短期内同时患龋,称为猛性龋或猖獗龋,也称放射性龋。

（2）慢性龋:好发于成年人,一般龋病都属此类型,它进展慢,龋损组织染色深,呈黑褐色,病变组织较干硬,不易用挖器剔除。

（3）继发龋:往往见于龋病治疗后,由于充填物边缘或窝洞周围牙体组织破裂、修复材料与牙体组织不密合以及治疗时未将病变组织除净等因素形成菌斑滞留区,而后再发展成新的龋损。

2.按损害的解剖部位分类

（1）窝沟龋:指磨牙、前磨牙𬌗面、磨牙颊面沟和上颌前牙舌面窝的龋损。

（2）平滑面龋:指除窝沟外的牙面发生的龋病。

（3）根面龋:在根部牙骨质发生的龋损称为根面龋。多发于牙龈萎缩、牙根外露的老年人。

3.按病变程度分类

可分为浅龋、中龋、深龋,这一分类方法在临床上最为适用。

（1）浅龋:其龋坏程度仅限于牙釉质和牙骨质,尚未达到牙本质。患者常无自觉症状。

（2）中龋:损害进展到牙本质浅层时为中龋。由于牙釉质和牙本质层脱矿崩解而形成龋洞,洞内有腐质形成。

（3）深龋:龋病病损已达牙本质深层,接近髓腔。往往形成较深窝洞,受到冷、热、酸、甜刺激和食物压迫时会有疼痛反应。

（三）临床表现及诊断要点

龋病常因发病部位、损害程度、病变类型的不同而表现出不同的临床症状。

1.浅龋

浅龋位于牙冠部时,为釉质龋,可分为窝沟龋和平滑面龋。窝沟龋的早期表现为龋损部位色泽变黑,色素沉着区下方呈白垩色改变,为龋白斑,用探针检查时有粗糙感或能钩住探针尖端。平滑面龋早期一般呈白垩点或白垩斑,继续发展可变为黄褐色或褐色斑点。浅龋位于釉质内,患者一般无主观症状,当受到外界刺激时亦无明显反应。浅龋的诊断应与釉质钙化不全、釉质发育不全和氟牙症相鉴别。

2.中龋

龋病在此阶段进展较快,容易形成龋洞。而且由于牙本质小管中有一些神经细胞伸入,患者对酸、甜饮食敏感,过冷、过热的饮食也能产生酸痛感觉,其中冷刺激较为显著。

3.深龋

深龋的龋洞较深,易于查到患者的主观症状。遇冷、热及化学刺激时,产生的疼痛较中龋时更为剧烈,但去除刺激后症状很快消失。邻面深龋以及一些潜行性龋洞,外观仅有色泽改变,洞口很小而洞底较大,病变进展很深,临床上较难发现。此时应结合患者症状及X线检查,仔细探查进行诊断。

(四)治疗要点

针对不同程度的龋病,应采用不同的治疗方法,尽早终止病变的发展。一般来说,早期釉质龋可采用保守治疗,出现牙体组织缺损时,则采用修复性治疗的方法。

1.保守疗法

保守疗法是采用药物或再矿化等保守方法使龋病病变终止或消除的治疗方法。

(1)药物疗法:即采用药物涂布的方法使龋病病变终止或消除。①适应证:恒牙早期釉质龋尚未形成龋洞者;乳前牙邻面浅龋及乳磨牙𬌗面广泛性浅龋,且1年内将被恒牙替换者。②药物:常用药物有10%硝酸银和氨硝酸银溶液、75%氟化钠甘油糊剂、0.1%双氟硅烷制剂、8%氟化亚锡溶液、酸性磷酸氟化钠溶液、含氟凝胶、含氟涂料等。③应用方法:磨除牙表面浅龋,暴露病变部位;清洁牙面,去除牙石和菌斑;隔湿,吹干牙面;涂布药物。

(2)再矿化疗法:用人工的方法使已经脱矿的釉质再矿化,恢复其硬度,使早期釉质龋终止的方法称为再矿化治疗。①适应证:光滑面早期釉质龋;龋易感者。②药物:再矿化液(氯化钙、氟化钾、磷酸二氢钾、氯化钾、蒸馏水)。③应用方法:配制成漱口液,每天含漱;局部应用时,先清洁干燥牙面,再将浸有药液的小棉球置于患处,每次放置几分钟,反复3~4次。

2.修复性治疗

除一些早期釉质龋可用保守方法治疗外,龋病治疗最常用的方法是修复充填,即用牙体手术的方法去除龋坏组织,制备成一定洞形,然后选用适宜的修复材料修复缺损部分,恢复其固有的解剖形态和生理功能。牙体修复必须遵循以下基本原则和步骤。

(1)窝洞预备:即用外科手术的方法,将龋损组织去净,并按要求备成一定形状,以容纳及支持修复材料。这一步骤称为窝洞预备,简称“备洞”。①窝洞预备的基本原则:去净龋坏组织,保护牙髓组织,尽可能保留健康牙体组织,制备抗力形和固位形。②窝洞的分类:目前国际上普遍采用的分类法是Black分类,是根据龋洞发生的部位将其分为5类。Ⅰ类洞,发生在所有牙面的点、隙、裂沟的龋损所制备的窝洞;Ⅱ类洞,发生在后牙邻面龋损所备成的窝洞;Ⅲ类洞,为前牙邻面未累及切角的龋损所制备的窝洞;Ⅳ类洞,为前牙邻面累及切角的龋损所制备的窝洞;Ⅴ类洞,所有牙的唇(颊)舌面颈1/3处的龋损所制备的窝洞。由于龋损部位的多样化,Black的分类法不能完全满足临床需要,有学者将前牙切嵴或后牙牙尖发生的龋损所制备的窝洞列为Ⅵ类洞。③窝洞预备的一般步骤:初期洞形预备,扩展洞形,提供进入龋损的通道,初步建立固位形和抗力形;后期洞形预备,去除残存的腐质,预备辅助的抗力形和固位形,完成洞缘,彻底清理洞内的碎片残屑。

(2)术区隔离:将修复牙与周围口腔环境隔离开来,使操作视野清晰,减少口腔环境污染,以免冷却水、唾液和其他组织液进入窝洞、污染洞壁、影响充填材料的性能及与洞壁的密合度。常用的术区隔离方法有以下几种。①简易隔离法:用吸唾器吸出口腔内唾液,消毒棉卷隔离患牙。把棉卷置于患牙颊侧前庭沟处和舌侧口底,达到隔湿的目的。②橡皮障隔离法:是用一块橡皮膜,经打孔后固定于牙上,使牙与口腔环境完全隔离开来。此法的优点是提供一个干燥、清晰的术野;隔离唾液及其他液体,减少感染机会;保护口腔软组织;防止患者误吞细小的口腔器械、牙碎片等;节约时间,避免了患者在治疗期间的说话和多次漱口,节省操作时间(如应用橡皮障可于窝洞预备前进行术区隔离)。③选择性辅助隔离法:可将浸有收敛剂(如肾上腺素)的退缩绳压入龈沟内,使龈沟液减少,或必要时口服阿托品,减少唾液分泌。

(3)窝洞消毒:在充填前,要选择适宜的药物对预备好的窝洞进行消毒。目前应用于临床的常用消毒药物有下面几种:25%麝香草酚酊、丁香油、樟脑酚合剂(CP)、50%酚甘油、75%乙醇。

(4)窝洞的衬洞和垫底:衬洞是在洞底衬上一层能隔绝温度和化学刺激且有治疗作用的洞衬剂,常用的材料有氢氧化钙及其制剂、氧化锌丁香酚黏固剂和玻璃离子黏固剂,其厚度一般<0.5 mm。窝洞垫底的目的是隔绝外界和修复材料的刺激,保护牙髓,垫平窝洞底部,形成充填洞形。临床常用的垫底材料有磷酸锌黏固剂、聚丙烯酸锌黏固剂、氧化锌丁香酚黏固剂(丁氧膏)和玻璃离子黏固剂。

(5)充填:充填的目的是用适合的充填材料填入预备好的窝洞,恢复牙体的外形和功能。

银汞合金修复术:银汞合金是一种历史悠久的充填材料,在所有的充填材料中,银汞合金的抗压强度、硬度和耐磨性最大。其性能稳定,对牙髓无刺激,可塑性大,操作简便,是主要的后牙充填材料。适应于Ⅰ类洞、Ⅱ类洞、后牙Ⅴ类洞的充填;对美观要求不高的患者的尖牙远中邻面洞,且未累及唇面者的窝洞充填;大面积龋损配合附加固位钉的修复;冠修复前的牙体充填。操作步骤:窝洞预备→垫底(根据需要)→调制银汞合金→充填→调𬌗磨光。

玻璃离子黏固剂修复术:玻璃离子黏固剂是在聚羧酸锌黏固剂的基础上研制出来的一种垫底和修复材料。其优点是对牙髓刺激小,黏结性强,热膨胀系数与牙相近,封闭性能好,可释放氟等优点,目前临床应用广泛。适应于Ⅲ、Ⅴ类洞的充填;后牙邻面单面洞等不承担咀嚼压力的洞形的充填;根面龋的修复;预防性充填和牙颈部过敏症的脱敏治疗。操作步骤:牙体预备→牙面处理(一般多用10%聚丙烯酸或75%乙醇处理牙面10~20秒)→涂布黏结剂→充填玻璃离子黏固剂→涂隔水剂(以防产生龟裂,光固化型玻璃离子黏固剂不需涂隔水剂)→修整外形及打磨。

复合树脂修复术:复合树脂是一种新型修复材料,主要由树脂基质和无机填料组成。近年来,对其无机填料的粒度、含量、固化形式及色泽等进行了不断改进,使其性能得到了明显改善,被认为是目前较为理想的牙体修复材料。它最突出的优点是美观,能提供与牙最佳的颜色匹配。复合树脂通过黏结技术黏附到预备好的窝洞内,使其窝洞预备较银汞合金修复简单,能够保留更多的健康牙体组织。临床分为可见光固化复合树脂和化学固化复合树脂两种类型,其中可见光固化复合树脂较为常用。现以可见光固化复合树脂为例介绍复合树脂的应用:适用于Ⅰ、Ⅲ、Ⅳ、Ⅴ类洞的充填;无髓牙、变色牙的窝洞充填;釉质发育不全、氟斑牙、过小牙的美容修复;舌、腭侧错位的前牙;前牙无接触点、牙间隙在5 mm以下、不宜做活动修复体者;外伤牙未累及牙髓者、前牙冠折不超过2/3等情况的美容修复;桩冠修复。操作步骤:牙体预备→色度选择→洞衬、垫底→酸蚀(50%磷酸1分钟左右)→涂布釉质黏结剂→充填、雕刻外形→光照固化(分层照射,每层厚度不超过2 mm)→调𬌗、修整外形、打磨抛光。注意事项:酸蚀后的牙体不能接触唾液、血液和龈沟液;光照时要保护术者和患者的眼睛。

玻璃离子黏固剂与复合树脂的联合修复术:即用玻璃离子黏固剂作为垫底材料黏结于牙本质,再用复合树脂修复牙体缺损部分的方法。适应于同玻璃离子黏固剂修复术。操作步骤:牙体预备→玻璃离子黏固剂垫底→酸蚀、冲洗、干燥→涂布黏固剂→复合树脂充填。

3.深龋治疗

(1)治疗原则:①停止龋病发展,促进牙髓的防御反应。消除感染源是停止龋病发展的关键步骤。原则上应去尽龋坏组织而不穿通牙髓。但有些病例近牙髓处可保留洞底少量已经脱矿的牙本质,采用间接盖髓术,来抑菌和促进修复性牙本质形成,从而达到终止龋病的发展和促进牙髓防御性反应的目的。②正确判断牙髓的状况。正确判断牙髓的状况是深龋治疗成功的基础。临床上可通过详细询问病史,了解患牙有无激发痛、自发痛,以及刺激去除后有无延缓痛,结合临床检查,包括视诊、探诊、叩诊等,必要时可做温度刺激试验、牙髓电活力测验和X线检查,均可协助诊断。在检查时要注意与一些牙髓病变进行鉴别。③保护牙髓。在深龋治疗中必须注意减少机械、温度对牙髓的刺激,主张双层垫底,以隔绝来自充填材料和外界的刺激。

(2)治疗方法:在排除了不可复性牙髓炎和牙髓穿孔的情况后,根据患牙牙髓是否充血和龋坏组织能否去净,深龋的治疗应采取不同的治疗方法。

垫底充填:深龋在多数情况下可以一次完成充填,即预备好洞形后,即刻垫底充填。适应证:适用于无自发痛、激发痛不严重、刺激消失后无延缓痛、能去尽龋坏牙本质的一类牙髓基本正常的患牙。方法:深龋的窝洞较深,洞底接近髓腔,一般需要双层垫底后再充填。如用聚羧酸锌黏固剂或玻璃离子黏固剂垫底,则可以只垫一层。垫底后应留出足够的深度,以便能够容纳必须厚度的充填材料。最后选用适当的充填材料充填,以恢复牙的外形和功能。

安抚治疗:把具有安抚、镇痛、消炎作用的药物封入窝洞内,使牙髓充血状态恢复正常,消除临床症状的治疗方法。适应证:部分深龋患者无自发痛,但有明显的激发痛,在窝洞预备过程中非常敏感,应先作安抚治疗,待症状消除以后再做进一步处理。方法:窝洞干燥后,放大小合适的丁香酚棉球或抗生素小棉球,用氧化锌丁香酚黏固剂暂封窝洞,观察1～2周。复诊时,如无症状,牙髓活力正常,无叩痛,则可取出棉球,酌情做双层垫底永久充填,或做间接盖髓术治疗。如有症状,则应进一步做牙髓治疗。

间接盖髓术:适应用于龋坏牙本质不能一次去净,牙髓活力基本正常,无明显主观症状的深龋。用能够消炎和促进牙髓、牙本质修复反应的制剂覆盖于洞底,促进软化牙本质再矿化和修复性牙本质形成,从而保存全部活牙髓的方法叫间接盖髓术。用于盖髓的制剂叫盖髓剂,常用的是氢氧化钙制剂。①急性龋治疗:病程进展快,软化牙本质多,细菌侵入深度相对较浅,未进入深层脱矿层,如去尽龋坏牙本质则有穿髓的可能,这时可在洞底保留少量软化牙本质,用氢氧化钙制剂在洞底盖一薄层,然后垫底充填。如一次充填把握不大,可在间接盖髓后,用丁氧膏和磷酸锌黏固剂双层封洞垫底,观察1～3个月。复诊时如无症状、牙髓活力正常,则可去除部分黏固剂,做永久充填。②慢性龋治疗:病程进展慢,如一次去净软化牙本质有穿髓的可能时,第一次处理同急性龋,即在洞底保留少量软化牙本质,在洞底盖一薄层氢氧化钙制剂,封洞后观察3～6个月,待修复性牙本质的形成。复诊时,如无症状,牙髓活力正常,则应去除全部暂封物及残余的软化牙本质,因慢性龋时,软化牙本质内有细菌感染。去尽软化牙本质后,如无穿髓则可盖髓、垫底、永久充填。如穿髓或有自觉症状时则需作牙髓治疗。

二、龋病患者的护理

(一)护理评估

1.健康史

了解患者的口腔卫生情况及饮食习惯,如有疼痛询问疼痛性质及是否与进食和温度刺激有关。

2.身体状况

通过患者的临床表现及体征评估龋病的进展程度,以便诊断和治疗。

3.辅助检查

(1)X线检查:通过X线摄片检查龋洞的深度和位置,特别对于邻面龋和颈部龋的诊断价值比较显著。

(2)温度刺激试验:医师可以通过观察患牙对冷热刺激的敏感或反应程度来进行诊断,也可以用牙髓电活力测试仪来进行。

4.社会-心理因素

由于龋病病程较长,一般不对机体造成较严重的影响,容易引起患者及家属的忽视,从而延误最佳的治疗时机而导致牙髓疾病、根尖疾病和牙周疾病等严重的口腔疾病的发生。因此,正确评估患者的年龄、文化层次、口腔卫生习惯、口腔保健知识以及患者对口腔治疗的意义、治疗方法、预后的了解程度、对治疗效果的期望值和自身的经济承受能力等至关重要。

(二)护理诊断

(1)疼痛:与牙本质及牙髓受刺激有关。

(2)知识缺乏:缺乏对于龋病的发生、发展、预防以及早期治疗的知识。

(3)牙齿异常:与不良的口腔卫生和饮食习惯造成的牙体硬组织损害有关。

(4)舒适改变:与对外界刺激过度敏感、牙体硬组织龋坏和牙本质暴露有关。

(5)误吞、误咽:与患者过度紧张和医护操作不慎有关。

(6)潜在并发症:牙髓炎、根尖炎等。

(7)焦虑与恐惧:与不了解龋病的治疗过程和医护与患者间的沟通不足有关。

(三)护理目标

(1)消除患者焦虑、恐惧心理,使患者能够积极配合医师完成治疗,恢复患牙正常的解剖形态和生理功能。

(2)在治疗过程中无感染及交叉感染发生,无口腔黏膜损伤,避免细小器械、碎屑、冲洗液等误入气管或食管。

(3)使患者了解治疗方法、治疗效果、预后及治疗费用。

(4)使患者了解口腔卫生保健常识,养成良好的口腔卫生习惯和饮食习惯。增强其防病意识,预防并发症的发生。

(四)护理措施

1.保守疗法的护理

(1)术前护理。①心理护理:在安排患者就诊时,以关心、理解、和蔼的态度接待患者,使者感受到医务人员的关心,减轻焦虑及恐惧心理。②患者准备:请患者坐上牙椅,系好胸巾,漱口清洁口腔,询问病史及药物过敏史以及患牙自觉症状。③用物准备:让患者了解到所用物品是一用一灭菌或一次性物品,消除患者的顾虑。用物准备程序为铺一次性牙椅套或牙椅头套,一次性避污薄膜,备漱口杯,吸唾管及胸巾。根据需要装上高速、低速手机或洁牙机手机。为了便于检查,要先调好椅位。医护人员戴一次性手套。

(2)术中护理。①器材准备:治疗盘、口镜、探针、镊子、橡皮障或隔湿棉卷、蘸有10%硝酸银或氟化物的备用小棉球。②暴露病变部位:递手机,协助维护术野,及时吸唾,保持术野清晰、干燥。③清洁患牙:递清洁刷清洁牙面,必要时递洁牙机手机清除牙石及菌斑,并协助医师用三用枪冲洗干净。④术区隔离:递镊子夹棉卷隔湿或协助医师用橡皮障隔湿,清洁患牙表面。⑤涂布:递蘸有药物的棉球,操作时避免接触口腔软组织。

(3)术后护理:①清除面部污垢,递纸巾、镜子,让患者整理容貌。②将检查器械归类放置。③回收可高温灭菌器械。④清洗吸唾导管及痰盂,保持其通畅、清洁。⑤用消毒剂进行牙椅表面消毒。⑥弃去一次性物品,如胸巾、吸唾管、漱口杯、检查盘、牙椅套及避污薄膜,按要求进行分类处理。

2.修复性治疗的护理

(1)银汞合金修复的护理。①治疗辅助工作:去除腐质制备洞形过程中随时调节光源,及时吸唾,协助维护术野,保持术野清晰。②无痛治疗的护理:先递送1‰碘酊棉签供医师局部黏膜消毒,后遵医嘱用注射器吸取局麻药物并套好针帽使活塞部分朝向医师递送,待医师接稳注射器后护士左手固定注射器体部,右手拔出针头帽,严防造成患者和医护人员的黏膜及皮肤损伤。③窝洞预备的护理:备洞时应根据龋洞的位置、大小、洞型分类,选用适合挖器、车针,去除残存的龋坏牙本质,然后递探针检查是否去净龋坏牙本质,注意操作轻巧,使用三用枪冲洗吹干窝洞时用力轻柔,注意吸唾时不要损伤软组织。④术区隔离的护理:简易隔离法的护理:递送消毒棉卷放置于患牙唇(颊)侧前庭沟处和舌侧口底。制作隔离棉卷方法为将纱布剪成边长为7~10 cm的方块,然后将脱脂棉撕成棉片铺在纱布的一边,由内向对侧面卷去,毛边塞在里边,搓成长3~5 cm,直径1.5 cm的圆条,消毒备用(制成的棉卷应松紧度适宜)。橡皮障隔离法的护理为选择橡皮布时大小应合适,选择与治疗牙相应的橡皮障夹使用;使用橡皮障夹持钳时,注意不要损伤患者的牙龈。选择性辅助隔离法的护理为递送退缩绳、开口器或相应药物(如阿托品)。⑤窝洞消毒的护理:递送蘸有窝洞消毒药品的小棉球给医师消毒窝洞,并协助医师用三用枪吹干。⑥垫底护理:调拌垫底材料:根据洞形需要选择相应的垫底材料和方法。递送黏固剂充填器、垫底材料给医师,同时注意吸唾和维护操作视野。在垫底材料未干时,及时给医师递送挖器或雕刻刀修整外形,待固化后递送手机继续修整,使之成为充填洞形。⑦充填护理:银汞合金调制。将调拌好的银汞合金用一次性橡皮片包好,搓成柔软条状,分次装进银汞合金输送器内递送给医师。如需放置成型片,则需选择适当的成型片和成型片夹先行递送。银汞充填时先递送小号的银汞合金充填器,将洞的点、线、角及倒凹、固位沟处压紧,再换用大号的充填器向洞底和洞壁层层加压,填满窝洞。最后递送镊子取出成型片,递雕刻刀雕刻外形。递送咬合纸,嘱患者轻轻咬合,检查有无高点,调整咬合后递磨光器做表面磨光。递送镊子夹一小湿棉球清除充填体表面的合金碎屑,再递送探针彻底清除窝沟、点隙、缝的银汞合金碎屑,用三用枪冲洗清除碎屑及清洁口腔并吸去冲洗液。充填术后除去一次性用物,可回收器械清洗、消毒。剩余的银汞合金回收,放置在盛有甘油或饱和盐水的瓶子里,以防止汞的挥发造成环境污染。

(2)玻璃离子修复的护理。①治疗辅助工作、无痛治疗护理:同银汞合金修复的护理。②窝洞预备护理:同银汞合金修复的护理。③术区隔离的护理:同银汞合金修复的护理。④窝洞消毒的护理:同银汞合金修复的护理,注意不可用含酚消毒剂消毒。⑤垫底护理:同银汞合金修复的护理。⑥充填护理:涂黏结剂,准备并递送黏结剂小棉球供医师涂于窝洞,用三用枪协助轻轻将黏结剂吹均匀;调制玻璃离子,递送材料,视洞形大小递送适量玻璃离子黏固剂将窝洞填满;调拾,玻璃离子黏固剂在调制后3~5分钟达到临床固化,因此窝洞填满后应在未达到临床固化前雕刻外形及调拾;涂防水剂,递送蘸有防水剂的一次性干燥小毛刷,涂布防水剂于修复体表面;修整外形及抛光,递送咬合纸检查咬合高点,调拾,抛光;充填术后除去一次性用物,将可回收器械清洗、消毒。雕刻刀及调拌刀用完后应马上用酒精棉球擦干净。

3.光固化复合树脂修复的护理

(1)术前护理:同保守疗法的护理。

(2)术中护理:①治疗辅助工作、无痛治疗护理,同银汞合金修复的护理。②窝洞预备护理,同银汞合金修复的护理。③术区隔离的护理,同银汞合金修复的护理。④色度选择的护理,在自然光下,用比色板对照邻牙牙色,选择适宜颜色的材料供医师使用。⑤窝洞消毒的护理,同玻璃离子修复的护理。⑥垫底护理,同银汞合金修复的护理。⑦充填护理,酸蚀,隔湿,及时吸唾,协助医师用三用枪吹干患牙,递送酸蚀剂处理牙面1分钟左右。然后用清水冲洗患牙,及时吸干冲洗液,此时注意冲洗后的牙面不能接触唾液,以免污染而降低固位能力,及时吸唾,保持干燥。此时吹干牙面可见酸蚀后的牙面呈白垩色,否则,可再酸蚀一次。涂黏结剂,用一次性小毛刷蘸适量黏结剂递给医师涂布于洞壁,厚约0.2 mm,轻吹使其均匀涂布,递送光固化灯光照固化20秒。照射前光导纤维表面包一层一次性透光避污薄膜,每个患者更换,防止交叉感染。递送材料,用充填器一次取足量材料递送给医师,从窝洞的一侧填入,以排除空气,防止气泡形成。较深窝洞要分层充填、固化,每层厚度约为2 mm,直至填满窝洞,恢复基本外形。每层光照时间一般为20~40秒。修整外形,充填完毕递送咬合纸检查咬合情况,调𬌗。打磨抛光,慢速手机装上抛光砂片,顺序打磨抛光,或用橡皮轮和打磨膏抛光。清理,充填完毕后雕刻刀及调拌刀立即用酒精棉球擦干净,除去一次性用物,将可回收器械清洗、消毒。

(3)术后护理:同保守疗法的护理。

4.深龋治疗的护理

(1)术前护理:同保守疗法的护理。

(2)术中护理:①应注意进行牙髓活力检查,即递送冰条做冷测验,或备酒精灯、递送热牙胶条做热测验,或递送牙髓电活力测验器做电测验等。②治疗辅助工作、无痛治疗护理:同银汞合金修复的护理。③窝洞预备护理:同银汞合金修复的护理。④术区隔离的护理:同银汞合金修复的护理。⑤垫底护理:同银汞合金修复的护理。⑥充填或暂封护理:选用并调拌恰当的安抚或盖髓材料;将调拌完成的安抚材料或盖髓材料迅速递给医师,进行安抚或盖髓,清洁患牙周围;调拌暂封或充填材料递送给医师,进行暂封或充填。

(3)术后护理:同保守疗法的护理。

三、健康指导

(一)术前健康指导

术前健康指导可以使患者对治疗有较充分的心理准备,积极配合诊疗工作,使之能够顺利地进行。

(1)护士应根据医师制定的治疗计划向患者介绍有关疾病治疗的意义、时间、步骤、并发症、预后以及治疗费用等事项,并注意及时修正患者的过高要求。

(2)指导患者在诊疗过程中如何正确配合治疗,避免误吞、误咽等意外情况的发生。治疗过程中如有不适应举手示意,不能随意讲话及转动身体,以防导致口腔软组织损伤。

(二)术后健康指导

对患者进行有针对性的健康指导,向患者宣传正确刷牙方法等口腔保健知识及治疗后的注意事项,预约复诊时间及药物的使用方法。

(1)保守治疗:按时复诊,定期进行口腔检查,合理调整饮食,控制龋病发展。

(2)修复性治疗:银汞合金充填后2小时内不能进食,2~24小时内可用健侧咀嚼,24小时后可正常咀嚼;非光固化型玻璃离子修复后24小时内患牙不能咬硬物;光固化复合树脂充填治疗完毕即可进食,但患牙应避免咬坚硬食物。少饮浓茶,少吸烟,以免修复体着色。

(钟令凤)

第二节 牙体硬组织非龋性疾病

一、概述

牙体硬组织非龋性疾病包括牙发育异常、牙损伤和牙本质过敏症。

(一)牙齿发育异常

牙齿发育异常是指牙齿在生长发育期间,受到多种不利因素的影响,从而使牙在结构、形态、数目和萌出方面发生异常。

1.牙结构异常

包括釉质发育不全、氟牙症、四环素牙、遗传性牙本质发育不全、先天性梅毒牙。

(1)釉质发育不全:是指牙在发育期间受多种因素影响所致的釉质结构异常。轻度釉质发育不全的牙齿釉质形态基本完整,仅有色泽及透明度的改变,形成白垩状釉质。较严重的病变牙面有实质性缺损,釉质表面出现带状或窝状的棕色凹陷。

治疗要点:轻症釉质发育不全无需特别处理;重症者可用复合树脂等材料修复缺损部位或用瓷贴面及全冠修复。

(2)氟牙症:又称氟斑牙或斑釉牙,是慢性氟中毒病早期最常见而突出的表现,具有地区性。一般认为人类饮用水中含氟量以 0.5～1.0 mg/L(0.5～1.0 ppm)为宜。氟含量过高则可引起氟牙症和全身氟骨症。氟牙症表现为同一时期萌出的牙釉质上有白垩色或褐色斑状,严重损害者伴釉质缺损。牙釉质硬度降低,耐磨性差,但对酸蚀的抵抗力较强。

治疗要点:对于无实质性缺损的氟牙症,可用酸蚀涂层法治疗,而有实质性缺损的氟牙症则可做复合树脂或烤瓷冠修复。

(3)四环素牙:因服用四环素族药物引起的牙着色称为四环素牙。在牙的发育矿化期服用的四环素族药物,可被结合到牙组织内,形成的四环素钙复合物,沉积在牙本质中使牙着色。病变初期患牙呈黄色,受阳光照射后会逐渐变成棕褐色或深灰色。为防止四环素牙的发生,妊娠和哺乳期妇女以及 8 岁以下的儿童应禁用四环素类药物。

治疗要点:①复合树脂修复。②利用烤瓷冠或烤瓷贴面进行修复。③脱色法分为外脱色法和内脱色法两种。经外脱色法治疗的患牙常在 0.5～1.0 年后出现复发;内脱色法适用于无髓牙,远期效果较稳定。

2.牙形态异常

(1)小牙症、巨牙症:若个别牙与牙列中其他牙明显不相称,偏离了正常解剖值的范围,叫作小牙症或巨牙症。

(2)融合牙、双生牙、结合牙:融合牙是由两个正常牙胚融合而成,可以是完全融合的,也可以是不完全融合的。双生牙是由一个向内的凹陷将一个牙胚不完全分开而形成。结合牙为两个牙完全发育完成以后发生粘连的牙。

(3)畸形中央尖:多见于下颌前磨牙,尤以下颌第二前磨牙最多见。常为对称性发生,于𬌗面中央窝处,有圆锥形突起,故称畸形中央尖。其折断或被磨损后,临床上表现为圆形或椭圆形黑环,中央有浅黄色或褐色的牙本质轴。可引起牙髓暴露,合并感染及坏死。

治疗要点:①畸形中央尖圆钝者可不做处理。②尖而长的畸形中央尖容易折断或被磨损而露髓,可以少量多次调磨,使之圆钝,或在局麻下,严格消毒,制备洞形,进行盖髓治疗。③畸形中央尖折断并伴有牙髓、根尖病变时,若牙根尚未发育完成,可以采用根尖形成术或根尖诱导形成术。若牙根已发育完成,则按牙髓病或根尖周病治疗。

3.牙数目异常

牙数目异常主要指额外牙和先天性缺额牙。正常牙数之外多生的是额外牙,而根本未曾发生的牙称为先天性缺额牙。

治疗要点:额外牙大多需要拔除,先天性缺额牙往往需要通过修复的方法予以治疗。

4.牙萌出异常

牙发育到一定程度,每组牙都在一定的年龄萌出,牙萌出异常有早萌、迟萌、异位萌出和萌出困难等现象。

治疗要点:早萌的牙牙根常发育不完全,附着松弛,可尽早拔除;乳牙迟萌可能与外伤或感染有关,需预防外伤与感染性疾病;恒牙迟萌或异位,常见于乳牙滞留,应及时拔除替换期乳牙;恒牙萌出困难,往往因乳牙过早脱落,局部牙龈过度角化,有时需要切龈助萌。

(二)牙损伤

牙损伤包括牙外伤、牙体慢性损伤。

1.牙外伤

牙外伤包括牙震荡、牙脱位、牙折。

(1)牙震荡:是牙周膜的轻度损伤,通常不伴牙体组织的缺损,为较轻外力所致。患牙有不适感,轻微松动及叩痛,龈缘还可有少量出血。

治疗要点:1~2周内使患牙休息,必要时通过调整咬合降低患牙𬌗面,以减轻其𬌗力负担。松动度较大的患牙应予以固定,并于伤后第1个月、第3个月、第6个月和第12个月定期复查,观察牙髓活力情况。一旦牙髓出现问题,应及时做根管治疗。

(2)牙脱位:牙因外力作用而脱离牙槽窝,称为牙脱位。碰撞是引起牙脱位最常见的原因。脱位牙常有疼痛、松动、移位、出血以及功能障碍等临床表现。

治疗要点:牙部分脱位,可在局麻下复位固定4周,术后第3个月、第6个月和第12个月复查,如果出现牙髓问题,及时做根管治疗;嵌入性牙脱位,复位后应做根管治疗,若是年轻恒牙,不可将其强行复位,可对症处理后观察,任其自然萌出为好;完全脱位牙,应尽快行牙再植术,术后第3~4周做根管治疗术。

(3)牙折:牙折即牙齿折断,外力撞击是造成牙折的常见原因。按折断部位不同可分为冠折、根折、冠根联合折3种常见类型。

治疗要点:治疗方面需要根据不同类型采取不同治疗措施。

2.牙体慢性损伤

牙体慢性损伤包括磨损、磨牙症、楔状缺损、酸蚀症、牙隐裂、牙根纵裂等情况,这里详细介绍磨损、磨牙症和楔状缺损。

(1)磨损:由于单纯的机械摩擦作用而造成的牙体硬组织慢性磨耗称为磨损。可分为咀嚼磨损和非咀嚼磨损两类。

治疗要点:咀嚼磨损,如无症状不需处理;非咀嚼磨损,去除致病因素;伴并发症者应对症按常规处理。

(2)磨牙症:睡眠时习惯性磨牙或白昼也有无意识地磨牙者称为磨牙症。情绪紧张和咬合关系不协调是磨牙症最常见的发病因素。

治疗要点:去除病因,消除心理因素和局部因素,减少紧张情绪。应用𬌗板、调整咬合、修复治疗、肌电反馈治疗并治疗各种因过度磨损引起的并发症。

(3)楔状缺损:是指牙唇、颊侧颈部硬组织发生慢性磨耗所致的一种牙体硬组织缺损类型的疾病,常呈楔形,故称楔状缺损。好发于前磨牙,尤其是第一前磨牙。发生楔状缺损的主要原因是用力横刷牙。典型病例的患牙牙颈部呈楔状硬组织缺损,可伴有牙本质过敏症及露髓症状,也可出现牙髓病、根尖周病的症状,甚至发生牙横折。

治疗要点:①牙体组织缺损少、无牙本质过敏症状者可不做处理;伴牙本质过敏者做脱敏治疗。②如缺损较大,可用玻璃离子或复合树脂修复。③发生牙髓病或根尖周病时,应做牙髓及根尖周病的治疗。④发生牙横折者,可根据病情选择根管治疗后进行桩冠修复或行拔除残根术。⑤改变刷牙方法:避免横刷并选用软毛牙刷和磨料较细的牙膏。

3.牙本质过敏症

牙本质过敏症是指牙在受到外界刺激时引起的酸痛症状。其特点是发病快,疼痛尖锐,时间短。牙本质过敏症往往是很多牙体疾病所共有的症状,治疗要点如下。

(1)脱敏治疗:是用脱敏药物封闭牙本质小管,减少或避免因外界刺激作用于牙本质小管中的神经纤维而引起不适症状。常用的脱敏药物有氟化物、氟化氨银、碘化银等。

(2)修复治疗:经反复脱敏治疗无效者,可考虑充填术或人造冠修复,必要时要考虑行牙髓治疗。

二、牙体硬组织非龋性疾病患者的护理

(一)护理评估

1.健康史

了解患者的饮食习惯及生活史、家族史等情况,如有牙体发育异常往往与家族史和生活史有关,牙损伤往往与外力作用因素有关。

2.身体状况

通过患者的临床表现及体征评估疾病的进展程度,以便诊断和治疗。

3.辅助检查

(1)X线检查:通过X线摄片检查疾病的深度和位置,特别对于牙形态异常、牙萌出异常及牙损伤的诊断较有价值。

(2)温度刺激试验:医师可以通过观察患牙对冷热刺激的敏感或反应程度来判断牙髓状态。

4.社会-心理因素

评估患者的年龄、文化层次、生活习惯以及对口腔治疗的意义、治疗方法、预后的了解程度、对治疗效果的期望值和自身的经济承受能力等。

(二)护理诊断

(1)疼痛:与外伤和牙髓受刺激有关。

(2)焦虑与恐惧:与不了解非龋性疾病的治疗过程和医护与患者间的沟通不足有关。

(3)牙齿异常:与不良的口腔卫生和饮食习惯造成的牙体硬组织损害有关。

（4）咬合功能受限：与外伤后颌骨移位有关。

（5）自卑：与长期牙齿的缺陷影响社交生活有关。

（6）潜在并发症：口腔黏膜损伤、颌骨和相邻组织器官损伤。

（7）治疗效果期望值过高：与患者对于非龋性疾病的发展和预后不了解有关。

（8）知识缺乏：缺乏对于非龋性疾病的发生、发展、预防及早期治疗有关的知识。

（三）护理目标

（1）消除患者焦虑、恐惧心理，使患者能够积极配合医师完成治疗，恢复患牙正常的解剖形态和生理功能。

（2）在治疗过程中严格遵守治疗程序和原则，以达到疼痛减轻或消失的目的。

（3）恢复正常的牙体形态和咬合关系，使患者消除自卑心理。

（4）使患者了解治疗方法、治疗效果、预后及治疗费用。

（5）使患者了解口腔卫生保健常识，养成良好的口腔卫生习惯和饮食习惯。增强其防病意识，预防并发症的发生。

（四）护理措施

1.牙发育异常患者的护理

（1）术前护理：同银汞合金修复的护理。

（2）术中护理：①光固化复合树脂修复的护理同龋病修复性治疗的护理。②牙齿外漂白治疗的护理（漂白凝胶）。器材准备：口腔检查器械一套，选牙比色板，制取印模的托盘，印模材料，漂白凝胶一套。协助医师比色，制取全口模型，制作特殊托盘。指导患者自己在托盘唇侧放置半支剂量的漂白凝胶，每晚咬 4～6 小时，咬合前、后均清水漱口，2 周为 1 个疗程。

（3）术后护理：同银汞合金修复的护理。

2.牙外伤患者的护理

（1）术前护理：同银汞合金修复的护理。

（2）术中护理。①完全脱位后离体牙的保管处理：牙完全脱位后如无较严重的污染、感染，30 分钟内进行再植，90％的患牙均可避免牙根吸收。因此牙脱位后，应立即将牙放入原位。如已污染，应马上用生理盐水或自来水冲洗后放回原位。不能立即复位者，可将患牙置于患者舌下或口腔前庭处，也可放在盛有生理盐水、牛奶或自来水的杯子里，尽早到医院就诊。②牙弓夹板固定术的护理：协助医师选取成品牙弓夹板或直径 0.25～0.30 mm 牙用不锈钢丝备用。夹板的长度应包括松动牙及两端 2 个以上的正常牙，夹板末端向最后一个牙的远中邻间隙处弯曲，以免钢丝末端刺伤口腔软组织和防止夹板向两端串动。如采用光固化树脂黏着固定，需备合适的钢丝段作夹板，用多股直径 0.25 mm 的结扎丝结扎固定，详见本节复合树脂修复术的护理。③调胎的护理：同牙周病患者的护理。

（3）术后护理：同银汞合金修复的护理。

3.楔状缺损患者的护理

楔状缺损患者可伴有牙本质过敏、牙颈部硬组织缺损及牙髓病、根尖周病的症状，可根据不同治疗方法采取相应的护理措施。

（1）术前护理：同银汞合金修复的护理。

（2）术中护理。①牙脱敏治疗：同牙本质过敏症的护理。②修复楔状缺损：同龋病患者修复性治疗的护理。③并发牙髓病、根尖周病的治疗：同牙髓病、根尖周病患者的护理。

(3)术后护理:同银汞合金修复的护理。

4.牙本质过敏症的护理

(1)术前护理:同银汞合金修复的护理。

(2)术中护理。①氟化钠甘油脱敏:准备数个蘸有 75％氟化钠甘油的小棉球,待医师将患牙隔湿、吹干后,把蘸有药物的小药球用镊子夹住递送给医师,反复涂擦过敏区 1～2 分钟。②氟化氨银脱敏:准备数个蘸有 38％氟化氨银的小棉球,医师将患牙隔湿、吹干后,用镊子夹住小药球递送给医师,反复涂擦过敏区域 2 次,每次 2 分钟,共 4 分钟,擦去药液后嘱患者漱口。③碘化银脱敏:备多个 3％碘酊小棉球和 10％硝酸银小棉球。注意棉球不可蘸药液过于饱满,以防药液溢出灼伤牙龈。待医师隔湿、吹干患牙后,先用镊子夹住碘酊棉球递送给医师涂擦牙面 30 秒,再以硝酸银涂擦 30 秒,交替 2～3 次即可。操作时应严防药物灼伤口腔软组织。

(3)术后护理:同银汞合金修复的护理。

三、健康指导

(一)术前健康指导

(1)护士向患者介绍疾病治疗的相关事项,并注意及时修正患者的过高要求。

(2)指导患者在诊疗过程中正确配合治疗。

(二)术后健康指导

(1)修复方法治疗的病例参照龋病治疗的相关部分。

(2)牙齿外漂白治疗:漂白期间及漂白后短期内不能进食深色素饮料和食品。治疗过程中出现牙齿酸、痛等症状,暂停使用,用一些含氟防酸牙膏刷牙,待症状消失后再继续治疗。

(3)牙外伤治疗。①预防感染:按时服用抗生素,注意保持口腔卫生。②减轻对牙髓的不良刺激:4 周内避免用患牙咀嚼,避免过冷、过热、过硬的饮食刺激。③复诊:密切观察牙髓活力及牙根情况,按时复诊。

(4)楔状缺损治疗:指导患者正确刷牙,避免横刷并选用适合的牙刷和牙膏。

(5)牙本质过敏症治疗:指导患者使用防酸牙膏刷牙。

(钟令凤)

第三节　牙髓病与根尖周病

一、概述

牙髓位于牙髓腔内,仅通过根尖孔与牙周组织相连。因此牙髓组织受到损伤后难以恢复,并易产生疼痛症状,须经专业治疗才能康复。

根尖周组织是指牙根尖部分周围的组织,包括牙骨质、牙周膜和牙槽骨,其病变表现及预后具有一定的特殊性。

(一)病因和病理

牙髓是一种包围于坚硬牙体硬组织内部的疏松结缔组织,仅借根尖孔与牙周组织相通,一旦发生炎症,无法彻底引流,髓腔压力骤增,则压迫神经,引起剧烈疼痛。且由于髓腔内压力增加,造成牙髓血液循环障碍,会导致牙髓坏死。

根尖周病多为牙髓病继发而来。牙髓病变后期,根管内的感染可通过根尖孔作用于根尖周组织,引起根尖周病变。当病原刺激强于机体抵抗力时,病变主要以充血、渗出、水肿等急性形式表现出来;当病原刺激相对较弱时,病变则呈以增生为主的慢性表现。

引起牙髓病和根尖周病的因素主要包括细菌感染、物理刺激、化学刺激以及免疫反应等,其中细菌感染是最主要的致病因素。

1.细菌感染

(1)致病菌:引起牙髓病和根尖周病的主要致病菌是厌氧菌。

(2)感染途径:在正常情况下,牙髓位于牙体硬组织内部,受到其保护,不易发生感染。但当牙釉质或牙骨质的完整性遭到破坏,牙本质其至牙髓暴露时,容易导致牙髓感染。引起牙髓感染的主要途径有牙本质小管或牙髓暴露、牙周逆行感染和血源性感染。而根尖周感染则一般继发于牙髓感染之后。①引起牙本质小管或牙髓暴露的因素:凡是能够造成牙体硬组织的缺损,使牙本质小管或牙髓暴露的因素(龋病、牙外伤和一些牙体硬组织非龋性疾病等),均可导致致病菌直接或间接地进入牙髓腔内,引起牙髓感染,其中深龋是最常见的致病因素。牙髓组织感染坏死后,致病菌可通过感染的牙髓达到根尖孔,或通过侧支根管扩散至根尖周组织,引起根尖周组织的感染。②牙周途径:较深的牙周袋内的致病菌可以通过根尖孔或侧支根管逆行进入牙髓腔内,引发牙髓感染。由这种途径引起的牙髓感染称为逆行性感染。③血源性因素:牙髓的血源性感染见于血液中的细菌进入牙髓组织造成牙髓感染,在临床上极为少见。

2.物理因素

创伤、温度刺激、电流及激光等物理因素的刺激均可引起牙髓病和根尖周病。临床上最常见、最主要的因素是创伤。

3.化学刺激

在进行牙体修复时所用的各种材料(如酸蚀剂、黏固剂及某些消毒药物等)中的有毒物质可穿过牙本质小管进入牙髓腔,对牙髓及根尖周组织造成伤害,引起牙髓及根尖周组织的变性及坏死。

4.免疫因素

一些进入牙髓和根尖周组织的根管治疗药物(如甲醛甲酚、樟脑酚等)中的抗原物质可以诱发机体的特异性免疫反应,导致牙髓病和根尖周病的发生。

(二)分类

(1)牙髓病分为可复性牙髓炎、不可复性牙髓炎、牙髓坏死、牙髓钙化和牙内吸收 5 类。

(2)根尖周病通常分为急性根尖周炎和慢性根尖周炎两类。根尖周病根据机体抵抗力与致病因素的强弱不同,可表现为慢性炎症急性发作,也可以由急性炎症转变为慢性炎症。

(三)临床表现及诊断要点

1.可复性牙髓炎

可复性牙髓炎是以牙髓充血为主要病理变化的炎症初期表现,此时若能彻底去除致病因素,给予合理的治疗,牙髓可以恢复到原有的健康状态。若致病因素持续存在或治疗不当,则炎症持续发展,最终转变为不可复性牙髓炎。

(1)临床表现:当患牙受到甜、酸等化学性刺激或冷、热等温度刺激时,立即出现短暂的疼痛反应,刺激去除后,疼痛立即缓解。无自发性疼痛。检查:①患牙可有深龋、楔状缺损等接近髓腔的牙体硬组织病损,或可查及较深的牙周袋,有时也可查见咬合创伤等。②患牙对温度测试呈现一过性敏感,尤其对冷测试反应较强烈。当刺激去除后,症状随即缓解。患牙在进行牙髓电活力测验时亦呈一过性敏感。③叩诊为阴性。

(2)诊断要点:患者主诉对温度刺激有一过性敏感,但无自发疼痛史;临床检查时可找到能引起牙髓病变的牙体病损或牙周损害等病因;牙髓活力测试引发一过性敏感。

2.不可复性牙髓炎

不可复性牙髓炎是一类病变较为严重的牙髓炎症,是指牙髓全部或部分发生不同程度的变性、坏死,几乎没有恢复正常的可能。在临床上只能选择摘除牙髓来去除病变的方法进行治疗。其中以急性牙髓炎和慢性牙髓炎最为常见。

(1)急性牙髓炎:其临床特点为发病急,疼痛剧烈。临床上绝大多数病例属于慢性牙髓炎的急性发作,龋源性者尤为显著。

临床表现:急性牙髓炎的主要症状是剧烈疼痛。检查:①患牙常可查及接近髓腔的深龋或其他牙体硬组织疾病。②探诊可引起剧烈疼痛。有时可探到小穿髓孔,并可见有少许脓血自穿髓孔溢出。③温度测验时,患牙表现为激发痛或对温度反应极为敏感,刺激去除后疼痛仍持续一段时间。④牙髓炎症的早期,患牙对叩诊无明显不适;晚期可出现轻度叩痛。

诊断要点:①典型的疼痛症状。②患牙可以查到引起牙髓病变的牙体损害或其他病因。③温度测验结果及叩诊反应可帮助定位患牙。确定患牙是诊治急性牙髓炎的关键。

(2)慢性牙髓炎:是临床上最为常见的一类牙髓炎,临床症状常不典型,容易误诊而延误治疗。

临床表现:慢性牙髓炎一般不发生剧烈的自发性疼痛,有时可出现钝痛或阵发性隐痛。患者有长期冷、热刺激痛的病史及咬合不适感或轻度叩痛,且多数患者可自行定位患牙。检查:①患牙可查及深龋、充填物或其他接近髓腔的牙体硬组织疾病。②去除龋坏组织后可见穿髓孔,探诊患牙感觉较为迟钝,深探可有剧痛并有少量暗红色血液渗出。有时可见龋洞内有红色肉芽组织即牙髓息肉,探之无痛,但极易出血。③温度测验反应多为迟缓性反应或迟钝。④患牙多有不适感或轻度叩痛。

诊断要点:①可以明确定位患牙,有长期冷、热刺激痛史或自发痛史。②可以查到引起牙髓炎的牙体硬组织疾病或其他病因。③患牙对温度测验的迟缓或迟钝。④叩诊阳性。

3.牙髓坏死

牙髓坏死多由各种牙髓炎发展而来,也可由外伤、某些修复材料的化学刺激、不当的正畸治疗所施加的过度创伤力等因素导致牙髓供血严重不足,发生牙髓变性、坏死。

(1)临床表现:患者一般没有自觉症状,前来就诊的原因大多数是因牙冠变色。检查:患牙牙冠变色,呈暗黄色或灰色,失去光泽。牙髓活力试验无反应。

(2)诊断要点:无自觉症状;牙冠变色,牙髓活力试验无反应。

4.牙髓钙化

当牙髓组织由于血液循环障碍发生营养不良时,会出现细胞变性、钙盐沉积,形成或大或小的钙化物质,即牙髓钙化。

(1)临床表现:一般不引起临床症状,少数病例可出现与体位有关的自发痛。检查:牙髓活力测验常表现为迟钝或敏感;X线片显示髓腔内有阻射阴影。

（2）诊断要点：诊断的主要依据是 X 线检查结果。

5.牙内吸收

牙内吸收是指正常的牙髓组织变为肉芽组织，其中的破牙本质细胞从髓腔内开始吸收牙体硬组织，使根管侧壁变薄。发生牙内吸收的患牙多有外伤史。

（1）临床表现：一般无自觉症状，多在 X 线检查时发现。检查：主要依靠 X 线检查，摄片后可显示髓腔内有局限性不规则的膨大透光区域，严重者可见髓腔壁穿孔。发生在根管部分的内吸收，牙冠的颜色没有改变，而发生在髓室的内吸收牙冠呈现粉红色。

（2）诊断要点：X 线片的表现作为主要依据。

6.急性根尖周炎

急性根尖周炎是指从根尖周出现浆液性炎症发展至化脓性炎症的连续过程。

（1）急性浆液性根尖周炎。①临床表现：主要症状为咬合痛。初期患牙只有不适、浮出发胀感及与对颌牙的早接触，随着病变继续发展，根尖周膜内的渗出物增加，牙周间隙内压力升高，患牙的浮出感和伸长感加重，出现自发性、持续性的钝痛以及明显的咬合痛。患者因而不愿咀嚼进食。由于疼痛范围局限于牙根部，不引起放散痛，所以患者能够明确指出患牙。检查：患牙经查可见深龋、充填体或其他牙体硬组织疾病，或可查到较深牙周袋。叩痛（＋）～（＋＋＋），扪诊根尖部位出现不适或疼痛。患牙可出现松动。②诊断要点：典型的咬合痛症状；患牙对叩诊和扪诊的反应。

（2）急性化脓性根尖周炎。①临床表现：急性化脓性根尖周炎根据脓液所聚集的部位不同，临床上可分别表现为具有各自特点的根尖周脓肿、骨膜下脓肿和黏膜下脓肿 3 个阶段。根尖周脓肿，患牙可出现剧烈的自发性持续跳痛，咬合时疼痛加重，患者上下颌常不敢对𬌗。检查：患牙叩痛（＋＋）～（＋｜＋），松动Ⅱ～Ⅲ度。根尖部牙龈发红，无明显肿胀，扪诊微痛。可伴有同侧颌下或颏下淋巴结肿大及压痛。骨膜下脓肿，患牙出现的持续性、自发性、搏动性跳痛更加剧烈，并呈逐渐加剧趋势，甚至影响患者的饮食和睡眠，还可伴有体温升高、乏力等全身症状。检查：患者呈痛苦面容，精神疲倦。可有体温升高，38 ℃左右。患牙叩痛（＋＋＋），Ⅲ度松动，牙龈红肿，前庭沟变平，压痛（＋＋＋），扪诊深部波动感，并可触及同侧淋巴结肿大和压痛。严重者可发展为颌面部蜂窝组织炎。黏膜下脓肿，因黏膜下组织较为疏松，脓液在此积聚局部压力较低，自发痛和咬合痛也会随之减轻。检查：患牙叩痛（＋）～（＋＋），松动Ⅰ～Ⅱ度。黏膜下脓肿为明显的球形隆起，波动感较明显，脓肿表浅且容易溃破。②诊断要点：急性根尖周炎的诊断依据主要是患牙典型的临床症状和体征。

7.慢性根尖周炎

慢性根尖周炎是指根管内长期存在感染，因而导致根尖周组织出现慢性炎症反应，表现为肉芽组织形成以及牙槽骨的破坏。

（1）临床表现：患者常无明显自觉症状，多因牙龈脓疱或咀嚼不适前来就诊。检查：可查及患牙深龋、充填物或其他牙体疾病。可见牙冠变色，失去光泽，牙髓活力测验无反应。叩诊轻度不适。有瘘型根尖周炎可查及瘘管开口。X 线检查可显示患牙根尖区骨质变化情况，对于慢性根尖周炎有诊断价值。具体X线表现：①根尖周肉芽肿为根尖部有不超过 1 cm 的圆形透射影像，边界清晰，周围骨质正常或稍致密。②慢性根尖周脓肿的边界不清，形状亦不规则，周围骨质疏松呈云雾状。③根尖周囊肿表现为根尖部圆形、边界清晰的透射阴影，且边缘有一圈由致密骨组成的阻射白线围绕。④根尖周致密性骨炎表现为根尖部无透射区，骨质呈局限性的致密阻射影像。

（2）诊断要点：确诊的主要依据为 X 线片上患牙根尖区骨质破坏的影像；牙冠情况、牙髓活力测验结果等可作为辅助诊断指标。

（四）治疗要点

当发生牙髓病变和/或根尖周组织病变时，首先要从各方面判断患牙是否有保留的价值，然后再确定牙髓治疗的可行性和方法。

1.治疗原则

牙髓病和根尖周病的治疗原则首先是保存正常生理功能的牙髓，其次保留能够行使咀嚼功能的患牙。

（1）保存活髓：健康的牙髓对维持牙体硬组织的营养和感觉以及促进修复性牙本质的形成至关重要，因此当牙髓病变时，若能保存活髓，对维护牙体正常的生理功能非常重要。

（2）保留患牙：当牙髓病变严重而不能保存活髓时，应当去除病变牙髓，通过牙髓治疗的方法尽量保留患牙，来维持牙列的完整性，行使正常的咀嚼功能。

2.治疗方法

（1）无痛技术：治疗牙髓病时，用麻醉或失活的方法减轻患者的疼痛。①麻醉法：用麻醉药物进行局部麻醉，以减轻患者的痛苦，为目前较常用的方法。②失活法：牙髓失活法是将失活剂暂封于牙髓腔内，使牙髓组织逐渐坏死的方法，以便有效地达到无痛操作的目的。

（2）保存活髓。①盖髓术：是保存活髓的一种常见方法，即在接近牙髓腔的牙本质表面或已暴露的牙髓创面上覆盖盖髓材料，以保护牙髓，消除病变。盖髓材料种类较多，临床上最为常用、疗效较好的是氢氧化钙制剂。盖髓术分为直接盖髓术和间接盖髓术。直接盖髓术是将盖髓剂直接覆盖于牙髓创面以保护牙髓活力的方法，主要适用于因机械性或外伤性因素导致露髓的年轻恒牙，以及意外穿髓但穿髓孔直径不超过 0.5 mm 的恒牙。间接盖髓术是将盖髓剂覆盖在接近牙髓腔的牙本质表面上，使盖髓剂通过牙本质小管作用于牙髓，以保存活髓的方法，主要用于治疗深龋引起的无牙髓暴露的可复性牙髓炎。②牙髓切断术：是指切除感染牙髓组织，以盖髓剂覆盖于牙髓断面以保留健康根髓组织，使根尖继续发育完成的方法。主要应用于各种原因造成露髓的、根尖尚未发育完成的年轻恒牙的治疗。

（3）保存患牙：保存患牙的治疗方法包括牙髓治疗和根管外科手术治疗，临床上有一定的治疗程序。①牙髓治疗：要根据患者的具体情况选择不同的治疗方法。牙髓治疗前需拍摄 X 线片，以供治疗时作为参考。②根尖外科：如果慢性根尖周炎病变范围较大或根尖周囊肿较大时，只用单一的根管治疗的方法已不能治愈，需同期行根尖刮治术或根尖切除术，以促进病变组织的愈合。

二、牙髓病和根尖周病患者的护理

（一）护理评估

1.健康史

询问患者有无严重的全身系统性疾病，如心血管疾病、糖尿病、乙肝、结核等，以便决定治疗时是否需要特殊防护。了解患者口腔内是否有未彻底治疗的患牙，如有疼痛询问疼痛的性质、发作方式和持续时间等。

2.身体状况

通过患者的临床表现及体征评估牙髓病或根尖周病的进展程度和临床分型,以便作出正确的临床诊断和制定合理的治疗计划。

3.辅助检查

牙髓活力测试、温度试验及叩诊有助于诊断牙髓的病变程度和定位患牙;X线检查可以帮助检查病变的位置和深度及各型根尖周病变的鉴别诊断。

4.社会-心理因素

牙髓病和根尖周病患者往往可因剧烈疼痛产生烦躁、紧张情绪而不能积极配合治疗,有些病变产生的口臭、面部肿胀、面部瘘管等症状严重影响了患者的个人形象和社交活动,使患者产生自卑心理,因此要正确评估者对牙髓病和根尖病治疗的意义、治疗方法、预后的了解程度,对治疗效果的要求及经济承受能力。

(二)护理诊断

(1)急性疼痛:牙髓炎产生的急性疼痛与髓腔内压力增高,压迫神经有关;根尖周炎产生的疼痛与牙槽脓肿未引流或引流不畅有关。

(2)口腔黏膜改变:常与黏膜下组织水肿或骨膜刺激有关,也与慢性根尖周炎引起窦道有关。

(3)焦虑:与疼痛引发的紧张情绪有关。

(4)恐惧:与患者惧怕疼痛、射线或治疗器械有关。

(5)体温升高:与急性化脓性炎症引发的机体防御反应有关。

(6)潜在并发症:牙周病、间隙感染、颌骨骨髓炎等。

(7)知识缺乏:缺乏对疾病的发生、发展、早期治疗及预防有关的知识。

(三)护理目标

(1)通过治疗缓解疼痛直至疼痛消失。

(2)肿胀或瘘管消失。

(3)使患者了解治疗程序和治疗意义,并通过心理护理和临床护理消除患者的恐惧、焦虑心理。

(4)了解治疗目的及治疗程序,坚持复诊,积极配合医师完成治疗计划,治愈疾病。

(5)了解引起牙髓疾病和根尖周疾病的原因,重视疾病的预防和疾病的早期治疗,应采取局部和全身治疗相结合的综合疗法。

(6)治疗过程中严格按照护理程序和无菌要求操作,杜绝并发症的出现。

(四)护理措施

1.无痛技术的护理

(1)术前护理:同银汞合金修复的护理。

(2)术中护理。①开髓:选择合适的车针装上高速手机递送给医师,协助维护术野,及时吸唾。②封失活剂:协助隔湿后,用探针取适量失活剂递送给医师,放于牙髓断面。然后递送一丁香油小棉球置于失活剂表面,递送充填器、氧化锌丁香酚黏固剂暂封,最后递送镊子夹一小湿棉球给医师修整暂封糊剂。

(3)术后护理:同银汞合金修复的护理。

2.盖髓术的护理

(1)术前护理:同银汞合金修复的护理。

(2)术中护理。①去腐备洞的护理:选择合适的车针装上高速手机递送给医师制备洞形,及时吸唾,协助医师维护术区清晰,必要时递送锐利挖匙去除龋坏组织。②调拌盖髓剂:选用并调拌恰当的盖髓剂。③盖髓:传递探针或充填器供医师取盖髓剂置于患牙处,严格执行无菌操作,避免发生感染。遵医嘱调拌氧化锌丁香酚黏固剂暂封窝洞,递镊子夹一小湿棉球以清除多余的暂封材料。④材料调拌后用75％乙醇棉球清洁调拌用具。

(3)术后护理:同无痛技术的护理部分。

3.牙髓切断术的护理

(1)术前护理:同银汞合金修复的护理。

(2)术中护理。①窝洞预备:同盖髓术的护理。②揭髓室顶:遵医嘱更换适合车针,及时吸唾,保持术野干燥、清晰。③切除冠髓:给医师递送生理盐水冲洗窝洞、吹干、隔湿,递锐利挖器切除冠髓,用一蘸少许生理盐水或0.1％肾上腺素的小棉球压迫止血。切忌用干棉球压迫断面,因干棉球可与血凝块黏结,去除时可引起牙髓再次出血。④盖髓:遵医嘱调拌盖髓剂,递送充填器及适量盖髓剂覆盖在牙髓断面上,其厚度约1 mm。⑤暂封或永久充填:遵医嘱可在盖髓后即行永久充填,也可用氧化锌丁香酚黏固剂暂封,观察1～2周后若无不适,再行永久充填。

(3)术后护理:同无痛技术的护理部分。

4.根管治疗的护理

(1)术前护理:同银汞合金修复的护理。

(2)术中护理。①根管预备:准备好根尖定位仪,连接唇钩,打开电源。将其放在便于医师操作的位置上,协助医师测量根管的工作长度。根据根管长度将根管锉工作长度做好标记并逐号排列放置。顺序递送扩大针和根管锉,每更换一次不同型号的根管器械时,配合用3.0％过氧化氢或2.0％～5.3％次氯酸钠与生理盐水交替冲洗根管一次,并注意及时吸唾。根管预备完成后,用生理盐水冲洗根管,尽量冲净根管内的碎屑。②根管封药:将卷好棉捻的光滑髓针或纸尖,递送给医师干燥根管。按医嘱准备浸有根管消毒药物的棉捻或棉球,待医师将其放入髓腔后,递送氧化锌丁香酚黏固剂暂封,嘱按时复诊。③根管充填。牙胶尖准备:根据根管的工作长度和根管预备后的主根管锉的型号选择相应的主牙胶尖,测量出应有长度并做好标记,并准备数根副牙胶尖。调配根充糊剂:临床使用的根管充填糊剂种类较多,根据医师需要选用。充填配合:将调拌完成的根充材料和光滑髓针递送给医师进行根管充填,随后递主、副牙胶尖及根充器。根充完成后,及时递送已烧热的挖器切断多余的牙胶尖,最后递送氧化锌丁香酚黏固剂暂封。④X线检查和复诊:嘱患者到放射科拍摄根充牙片,及时取回牙片供医师判断根充效果是否满意。当X线片显示患牙根充满意后,协助医师向患者解释近几天内如有轻度疼痛及不适感,属机体的正常反应,注意避免用患牙咀嚼。若疼痛加剧应随时就诊;如无不适,1周后复诊,行永久充填;若需冠修复者,嘱其到修复科就诊。⑤注意事项:调拌根充材料时,应严格遵循粉液比例,如调得太稠,糊剂不易进入根管内,如太稀则材料流动性太大,不利于凝固,都会影响根充效果。根充材料使用后用75％乙醇棉球清洁调拌用具。操作过程应严格遵守无菌操作原则。在递送烧热的挖器时注意不要烫伤患者口腔组织。

(3)术后护理:同无痛技术的护理部分。

5.塑化治疗的护理

(1)术前护理:同银汞合金修复的护理。

(2)术中护理。①去除暂封物:选择适合的车针并安装于手机上递送给医师揭髓顶,协助维护术野,及时吸唾。②根管预备:递送拔髓针拔髓后,递 15～20 号扩大针(或根管锉),通畅根管至根尖处即可,不需扩大根管。然后递冲洗液给医师进行根管冲洗。③调配塑化剂:根据塑化剂产品使用说明书的配置要求,按比例调配塑化剂。因为塑化剂在体外的凝固时间为 5～15 分钟,常需现配现用,也可调配后抽吸到一次性注射器(其容量为 1 mL)内备用。④隔湿:协助医师隔湿并用棉卷保护口腔黏膜,避免唾液污染已消毒根管及塑化剂灼伤黏膜。⑤导入塑化剂:递光滑髓针和塑化剂。每个根管注入塑化剂后,用光滑髓针或扩大针反复提拉导入。每次导入后递一小干棉球抹去根管口多余塑化剂,使视野清楚,导入完全,便于重新注入塑化剂。反复 3～4 次,最后一次不擦干根管口的塑化剂,尽量使其充满整个根管,以保证疗效。⑥暂封:递送充填器及适量氧化锌丁香酚黏固剂,然后递送蘸满塑化剂的小棉球,用以按压暂封糊剂,以防将根管内的塑化剂吸出。最后递送氧化锌丁香酚黏固剂暂封。⑦若塑化剂不慎损伤黏膜,可在损伤处涂碘甘油,促进愈合。

(3)术后护理:同无痛技术的护理部分。

6.干髓治疗的护理

(1)术前护理:同银汞合金修复的护理。

(2)术中护理。①器材准备:口腔基本器械、窝洞预备器械、调拌器械、垫底器械、充填器械、甲醛甲酚小棉球、干髓剂、磷酸锌黏固剂、银汞合金或复合树脂等。②去除暂封材料和揭髓室顶:选择合适的车针装于手机上递给医师,及时吸唾,协助医师维护术野。③去冠髓:递送锐利的挖匙协助切断牙髓。④放置干髓剂:协助医师隔湿,递送甲醛甲酚小棉球进行"FC 浴"1 分钟后,递送充填器及适量的干髓剂给医师,置于牙髓断面上。⑤垫底:及时调拌黏固剂,供医师垫底使用。⑥充填:用银汞合金或复合树脂行永久充填。护理措施详见龋病患者修复性治疗的护理。

(3)术后护理:同无痛技术的护理部分。

7.根尖外科手术的护理

(1)术前护理:同银汞合金修复的护理。

(2)术中护理。①器材准备:口腔检查的基本器械、局麻器械、手术刀柄、11 号手术刀片、骨膜剥离器、骨凿、骨锤、高低速手机、各型备洞车针、挖器、根管充填器械、缝合针、缝合线、消毒棉签、1%碘酊、局麻药物、根管充填剂、充填材料、生理盐水、骨蜡、牙周塞制剂、纱条或棉条等。②切开、翻瓣、去骨:依次向医师递送手术刀、骨膜剥离器、骨凿(或装好裂钻的高速手机),注意协助擦拭出血,用骨锤协助捶击去骨,并及时吸唾以维护术野清晰。③根尖刮治:递送锐利挖器,协助医师彻底刮除根尖破坏区的病变组织。④根尖切除:递送装好裂钻的高速手机,使其切除根尖2～3 mm(不超过根长 1/3)的组织。⑤根管倒充填:递送装好车针的低速手机以供医师备洞。充填前,协助医师在病变去骨腔内放置生理盐水纱条或棉条,也可在骨面涂布骨蜡,以防充填材料散落。然后,协助医师作银汞合金或其他材料的窝洞充填,待彻底清除充填物后,抽出纱条、棉条或刮除骨蜡。⑥骨腔处理:用生理盐水反复冲洗骨腔,协助医师仔细检查骨腔内病变组织是否去除干净,递送挖器搔刮骨创面,使新鲜血液充盈骨腔。⑦缝合:递送缝合针线,协助拉拢缝合黏骨膜瓣,并调拌牙周塞制剂保护牙龈切口。

(3)术后护理:同无痛技术的护理部分。

8.急诊患者的护理

口腔内科急诊常见病例有急性牙髓炎、急性根尖周炎、牙槽脓肿等。

(1)术前准备:口腔检查基本器械、高速手机、车针、拔髓针、根管扩大针、手术刀片、手术刀柄、弯蚊式钳、引流条、消毒棉签、1％碘酊、局部麻醉药物、3％过氧化氢、生理盐水、丁香油小棉球等。

(2)术中护理。①开髓:选择合适的车针装于快速手机上递送给医师,注意及时吸唾,辅助暴露患牙,保持术野清晰。②疏通根管:递拔髓针拔髓,递扩大针疏通根管,引流炎性渗出物,递根管冲洗液冲洗根管。③开放引流:协助隔湿,递丁香油小棉球置于髓腔,起到镇痛、防止食物堵塞根管口和保持引流通畅的作用。④切开排脓:若切开排脓,递手术刀(7 号刀柄、11 号刀片),并协助擦净脓血,递引流条引流脓液。

(3)术后护理:同无痛技术的护理部分。

三、健康指导

(一)术前健康指导

(1)护士应耐心向患者介绍有关疾病的病因、病理过程,消除患者的恐惧心理,并介绍治疗的意义、时间、步骤、并发症、预后以及治疗费用等事项,并注意及时修正患者的过高要求。

(2)指导患者在诊疗过程中如何正确配合治疗,防止意外情况的发生。提示治疗过程中可能有的疼痛,不能随意夸大症状,以免干扰医师正确判断病情。

(二)术后健康指导

对患者进行有针对性的健康指导,向患者宣传正确的口腔保健知识及治疗后的注意事项,预约复诊时间及药物的使用方法。使患者认识到早发现、早诊断、早治疗的重要意义。

(1)根管治疗结束后向患者解释近几天内如有轻度疼痛及不适感,属机体的正常反应,注意避免用患牙咀嚼。

(2)嘱干髓治疗的患者定期复诊,如有不适感觉随时复诊。

(3)根尖手术后给予 3 天抗感染治疗并嘱患者休息,告知术后可能出现的反应及 5～7 天复诊拆线事宜。

(钟令凤)

第四节 牙 周 病

一、概述

牙周病是指发生在牙齿支持组织的疾病。根据所侵犯部位的不同,可分为牙龈病和牙周炎两大类。牙龈病是指病变局限于牙龈组织且以炎症为主的一组疾病。牙周炎是指病变除侵犯牙龈外,还破坏深层牙周组织,如牙周膜、牙槽骨和牙骨质。

(一)病因

牙周病是多因素疾病,其病因可分为局部因素和全身因素。菌斑是引起牙周病最主要的局部因素,也是引发牙周病必不可少的始动因子,同时它又受到其他局部因素的影响和全身因素的调控。全身因素可改变宿主对局部因素的反应,牙周病的发生和发展由细菌、宿主、环境三方面共同决定。

1.局部因素

(1)牙菌斑:牙菌斑是一种黏附在牙面、口腔黏膜或修复体表面的软而未矿化的细菌性薄膜,是细菌生存的微生态环境。菌斑与蛋白基质、脱落上皮细胞及食物残屑等混合在一起,不易被水或唾液漱刷掉。牙菌斑根据其所在部位,以龈缘为界,分为龈上菌斑和龈下菌斑。①龈上菌斑:位于龈缘以上,主要分布于近牙龈1/3的牙冠表面和其他不易清洁的部位,如窝沟、裂隙、牙邻面、龋洞表面等,主要由革兰阳性需氧菌和兼性厌氧菌组成。龈上菌斑与龋病的发生、龈上牙石形成有关,对牙周组织有危害的主要是龈缘附近的龈上菌斑。②龈下菌斑:位于龈缘以下,分布在龈沟或牙周袋内,主要为革兰阴性厌氧菌,与牙周组织的破坏有密切关系。

(2)软垢及食物碎屑:软垢又称白垢,是疏松附着在牙面、修复体表面和龈缘处的软而黏的沉积物。软垢呈灰黄或灰白色,一般在牙冠近龈缘1/3或错位牙不易清洁的区域,肉眼可见。食物碎屑是无结构疏松地堆积在牙颈部和牙间隙中的食物颗粒物质。食物碎屑在口腔卫生不良的情况下会有所增加,但易于去除,可被有压力的水冲洗掉。

(3)牙石:是一种沉积于牙齿表面或修复体表面的钙化或正在钙化的菌斑及软垢,由唾液或龈沟液中的钙盐逐渐沉积而形成,不易去除。其形成经过获得性薄膜形成、菌斑成熟和菌斑矿化3个步骤。牙石表面粗糙,对牙周组织造成不良刺激,同时也构成了菌斑附着滋生的良好条件,加速了菌斑的形成,因此去除牙石对有效控制菌斑意义重大。以龈缘为界根据牙石沉积的部位不同,可分为龈上牙石和龈下牙石。①龈上牙石:是沉积于龈缘以上的牙石,质地较松,易刮除。②龈下牙石:是沉积于龈缘以下,附着在龈袋或牙周袋内牙根面的牙石。质地坚硬,不易刮除。

(4)食物嵌塞:是指在咀嚼食物过程中,由于各种原因将食物碎块或纤维经咀嚼压力嵌入相邻两牙的牙间隙内,形成食物嵌塞,可导致牙龈炎症,甚至引起牙槽骨吸收。

(5)创伤:咬合关系不正常或咬合力量不协调,引起牙周组织损伤,称为𬌗创伤或牙周创伤。往往是个别牙或某几个牙的咬合力量超过其牙周组织的耐受力所致,如咬合时的早接触、牙尖干扰等。

(6)其他局部因素。①局部解剖因素:如牙位异常和错𬌗畸形等。②不良习惯:如磨牙症、单侧咀嚼、咬粗硬物品、不良刷牙方法、口呼吸等。③医源性原因:如设计不良的局部义齿、不良充填物或修复体及正畸治疗等。

2.全身因素

致病菌的存在是牙周病发生的必要条件,但仅有微生物并不足以引起病损,宿主易感性也是基本的致病因素。全身因素与牙周病的发生和发展有密切关系,它影响牙周组织对细菌及其产物致病的易感性。常见的全身易感因素有遗传因素、内分泌功能异常、吞噬细胞数量少或功能缺陷、精神压力、吸烟和某些全身性疾病(如艾滋病、糖尿病、骨质疏松等)。

(二)临床表现及诊断要点

1.常见牙龈病的临床表现与诊断要点

(1)边缘性龈炎:又称慢性龈缘炎、单纯性龈炎,在牙龈病中最为常见。①临床表现:边缘性龈炎病损部位主要是游离龈和龈乳头,严重时也可波及附着龈,通常下前牙区最为显著。患者常因刷牙或咬硬物时出血,或者在咬过的食物上有血迹而就诊。还可有口臭、局部痒胀不适等自觉症状。检查:牙龈颜色深红或暗红,龈缘增厚,龈乳头圆钝肥大,点彩消失,牙龈表面光滑发亮,松软脆弱,缺乏弹性。轻触牙龈即出血;龈沟可加深达3 mm,形成假性牙周袋;龈沟液增多,甚至有龈沟溢脓;牙颈部常可查见龈上牙石堆积。②诊断要点:本病根据上述主要临床表现,结合局部有刺激因素存在即可诊断。其中探诊后出血是诊断牙龈有无炎症的客观指标。

(2)青春期龈炎:是发生于青春期少年的慢性非特异性牙龈炎,女性患者稍多。①临床表现:本病好发于前牙唇侧的龈乳头和龈缘,唇侧龈乳头肿胀如球状,牙龈呈暗红或鲜红色,光亮,质地松软,探诊易出血,肿胀明显,龈乳头常突起呈球状,牙龈质地软。刷牙或咬硬物时有出血,有口臭等。②诊断要点:患者年龄处于青春期,有上述临床表现,并有局部刺激因素,即可诊断。

(3)妊娠期龈炎:妊娠期妇女由于体内性激素水平升高,原有的牙龈炎症加重,使之肿胀或形成龈瘤样的改变,往往在分娩后可自行减轻或消退。口腔卫生良好者发病率较低。①临床表现:患者妊娠前已有龈缘炎,妊娠2~3个月时出现明显症状,8个月时达高峰。妊娠期龈炎常发生于个别牙或全口牙龈,以前牙区为重。龈缘和龈乳头色鲜红或发绀,松软而光亮,触之极易出血。吮吸或进食时也易出血,常为就诊主要原因。一般无疼痛,严重者龈缘可有溃疡和假膜形成。妊娠期龈瘤一般出现于妊娠4~6个月,多发生于单个牙,可有蒂或无蒂,生长较快,易误诊为肿瘤。瘤体较大时可妨碍进食或被咬破而感染。②诊断要点:育龄期妇女出现上述临床表现,应询问月经情况,若怀孕便可诊断。

(4)急性坏死性龈炎:是指发生于龈缘和龈乳头的急性坏死和炎症。①临床表现:本病好发于青壮年男性,发病急,尤以下前牙较多见。患处极易出血,有自发痛和自发性出血,唾液多而黏稠,口腔内有腐败性口臭。患者疼痛剧烈,常影响正常口腔卫生及饮食,严重时,可出现低热、疲乏、颌下淋巴结肿大等全身不适症状。检查:前牙区龈乳头和边缘龈呈虫蚀状坏死或溃疡,龈乳头中央坏死缺失如火山口状,表面有灰白色假膜。②诊断要点:根据上述临床特征及病变区涂片检查较易确诊。

(5)药物性牙龈增生:药物性牙龈增生是指服用某些药物而引起的牙龈纤维增生和体积增大。①临床表现:多于服药(如苯妥英钠)1~6个月后发生,初期为唇颊侧或舌腭侧龈乳头和边缘龈呈小球状凸起,继而逐渐增大,相连成片,覆盖牙面;龈乳头呈球状或结节状,质地坚韧,探之不易出血,无疼痛感。合并牙龈炎症时,牙龈呈深红色、松软、易出血。常发生于全口牙龈,但以上、下前牙区较重。增生牙龈往往挤压牙齿移位,甚至妨碍咀嚼,影响美观和口腔卫生。本病只发生于有牙区,拔牙后增生的牙龈组织可自行消退。②诊断要点:根据实质性增生的特点以及长期服用药物史即可诊断,应仔细询问全身病史。

2.常见牙周炎的临床表现与诊断要点

(1)成人牙周炎:是由于长期存在的慢性牙龈炎向深部牙周组织扩展破坏引起的临床上最常见的牙周炎,约占牙周炎的95%,又称慢性牙周炎或慢性成人牙周炎。其患病率在35岁以后明显增高,且随着年龄增长其严重程度也逐渐增加。①临床表现:成人牙周炎往往侵犯全口多数牙齿,少数发生于一组牙或个别牙,其病程长,进展慢,有四大典型症状:牙龈炎症、牙周袋形成、牙槽骨吸收和牙松动。晚期常可出现牙齿松动、移位,牙龈退缩、牙根暴露、根面龋、牙周脓肿、牙周溢脓、口臭,牙齿不均匀磨耗导致的继发性𬌗创伤;食物嵌塞和逆行性牙髓炎等。②诊断要点:中期以上的牙周炎不难诊断,但早期牙周炎与牙龈炎的区别不甚明显,须仔细检查,及时诊断并注意鉴别以免延误治疗。

(2)青少年牙周炎:是早发性牙周炎中主要的一种。①临床表现:本病主要发生于青春期至25岁的青少年,常于11~13岁开始发病,男女均可发病,但女性多于男性。早期患者的口腔卫生状况较好,牙周破坏程度与局部刺激物的量不成正比,炎症轻微,但已有深牙周袋。病变好发于第一恒磨牙和切牙,左右对称,一般不累及乳牙。X线牙片显示第一磨牙区呈"弧形吸收",切牙区呈水平型吸收。病程进展较快,早期即可出现牙松动移位,上前牙常移位呈扇形排列。20 岁左右即可因牙齿松动,自行脱落或被拔除。该病有家族史。②诊断要点:结合上述临床特点,早期诊断和及时治疗对保留患牙极为重要。

(3)牙周炎的伴发病变:①牙周-牙髓联合病变。因牙周袋和感染牙髓内都存在以厌氧菌为主的混合感染,牙周组织与牙髓组织通过根尖孔、侧支根管、牙本质小管等途径相交通,两者的病变和感染可以互相影响和扩散,导致联合病变的发生。牙髓病及根尖周病引起牙周病变较常见于根尖炎急性发作,脓液沿阻力较小的途径向牙周组织排出。也有部分病例属牙髓治疗过程中或治疗后造成的。牙周病引起牙髓病变,可形成逆行性牙髓炎。牙周病变与牙髓病变同时存在。②根分叉病变。牙周炎的病变可波及多根牙的根分叉区,以下颌第一磨牙发病率最高。菌斑是引发该病的主要因素,殆创伤是其病变的加重因素。患牙牙龈退缩,根分叉区可直接暴露于口腔,也可被牙周袋所遮盖。常伴发牙龈红肿、牙周溢脓,根面龋或因牙髓和根尖周组织受累而引发的激发痛、咀嚼痛、钝痛,甚至牙松动。③牙周脓肿。牙周脓肿并非独立的疾病,而是牙周炎晚期,出现深牙周袋后常见的伴发症状。常因深牙周袋中脓液引流不畅,洁治术或刮治术中动作粗暴,损伤牙周组织或将牙石碎片推入牙周袋深部组织,以及由牙髓治疗时髓室底穿、根管侧穿、牙根纵裂等情况引起,此外,抵抗力降低或患有全身疾病如糖尿病等,也易引发牙周脓肿。牙周脓肿一般为急性过程,早期炎症浸润广泛,组织张力大,疼痛剧烈,可有搏动性疼痛或跳痛,患牙有浮出感,松动明显。后期脓液局限,疼痛稍减轻,扪诊有波动感,指压牙龈可有脓液自牙周袋内流出,或脓肿自行破溃,肿胀消退。脓肿常发生在单个牙,也可同时发生于多个牙齿。如急性期未及时治疗或反复发作,可形成慢性牙周脓肿,牙龈表面出现瘘管,有咬合不适感。

(三)治疗要点

牙周病治疗的目的是消除炎症及其所导致的不适、出血、疼痛等症状,恢复牙周组织的形态和功能,维持疗效并防止复发。牙周病治疗应强调综合治疗,要针对其具体病情,制定治疗计划,有步骤地进行。

1.牙周基础治疗

基础治疗是牙周病患者最基本的治疗,治疗目的在于运用牙周病常规的治疗方法消除或控制炎症及致病因素。治疗方法包括以下几种。

(1)菌斑控制:是治疗和预防牙周病的必要措施,是牙周基础治疗的重点。其方法很多,包括机械、化学和生物等方法,例如正确的刷牙方法、牙线、口胶、漱口剂的正确使用,都是菌斑控制的主要措施。目的在于削弱或阻止菌斑的形成,控制牙周的炎症,从而维护牙周的健康和牙周治疗的效果。每天彻底清除菌斑,才能预防牙周病的发生、发展及治疗后复发,是牙周病基础治疗的关键。

(2)龈上洁治术:是指用洁治器械去除龈上牙石、菌斑和色素,并磨光牙面,从而延迟菌斑和牙石的再沉积。方法包括手用器械洁治和超声波洁牙机洁治。①手用器械洁治。器械:常用的洁治器有镰形洁治器、锄形洁治器和磨光器。方法及步骤:调整椅位和光源→0.2%氯己定液含漱→1%碘酊消毒→行洁治术→抛光→3%过氧化氢溶液及生理盐水牙周冲洗→局部用药(龈沟处上碘甘油)。技术要领:为避免操作中器械滑脱刺伤牙龈及黏膜,操作中要有良好支点,可采用改良握笔法握持器械;洁治器刃部应置于牙石的根方紧贴牙根面,与根面呈 80°左右,以垂直、水平或斜向力量刮除牙石。应分区域洁治,避免遗漏或频繁更换器械,影响洁治术效率。洁治完成后检查有无牙石残留,并用杯状刷蘸磨光剂打磨牙面,再用橡皮杯抛光,抛光时稍加压力,使牙面光滑,菌斑不易堆积。最后做牙周冲洗,上药。②超声波洁牙机洁治术:超声波洁治术效率高,目前广泛应用于临床。器械:超声波洁牙机。方法及步骤:洁治术步骤同手用器械洁治法。技术要领:应以握笔式握持洁治器手机的前端;手机工作端以<15°接触牙石的下方来回移动;洁治时需轻轻用力并将工作头来回移动,利用超声振动击碎并振落牙石,切忌将工作头停留在一处振动或用力粗暴损伤牙体组织和器械;在去除大而坚硬的牙石时,可先用工作头将大块牙石分割成小块后振落;洁治后应用探针仔细探查,对于一些遗漏的细小或邻面的牙石应用手用器械来补充刮除。超声波洁治后牙面较粗糙或有划痕,因而必须抛光。注意事项:术前须含漱,并在术区涂1‰碘酊,以减少喷雾中细菌数量,防止菌血症的发生。禁用于置有心脏起搏器的患者,以免因电磁辐射的干扰造成眩晕及心律失常。肝炎、肺结核等传染病患者也不宜用超声洁牙,以免病原菌随喷雾而污染整个诊室。过大功率会造成牙面划痕及牙髓损伤,因此在治疗中患者有明显酸痛感时应调低功率。超声波洁牙机手机及工作头的消毒极为重要,应做到每位患者更换消毒手机,以免引起交叉感染。

(3)龈下刮治术:即根面平整术,使用龈下刮治器刮除位于牙周袋内牙根面的牙石、菌斑及病理性牙骨质的方法。适用于龈袋或牙周袋内探测有牙石者。

龈下刮治术操作步骤基本同龈上洁治术,龈下刮治器比洁治器精细,分为匙形刮治器、锄形刮治器、根面锉。其操作要领:①因为龈下刮治术是在牙周袋内操作,无法直视,所以术前探明牙周袋的形态、深度及牙石的数量和部位。②以改良握笔式持器械,支点要稳固,动作幅度要小,避免滑脱损伤软组织。③较深牙周袋进行刮治术时,应在局麻下进行,以达到根治的目的。④刮治完成后应仔细探查是否刮净,根面是否光滑,有无碎片、肉芽组织遗留等,完毕后冲洗牙周袋,并可轻压袋壁使之贴附牙根面,有利于止血和组织再生。

(4)𬌗治疗:𬌗治疗是通过多种手段达到建立平衡的功能性咬合关系的方法,有利于牙周组织的修复和健康。临床上多以调𬌗法为主,调𬌗应在牙周组织的炎症被控制后进行。

调𬌗的步骤主要分为2步:首先找出早接触或𬌗干扰的牙和部位,然后磨改以消除早接触点或𬌗干扰。

(5)松牙固定术:松牙固定是通过牙周夹板把松动牙连接,并固定于健康稳固的邻牙上,形成一个咀嚼群体。咀嚼时𬌗力会同时传递到被固定牙的牙周组织,从而分散了𬌗力,减轻了患牙的负担,为牙周组织的修复创造了条件。松牙固定术适用于牙周常规治疗后仍然松动的患牙和因外伤而松动的牙。

2.牙周病的药物治疗

菌斑是牙周病发生的始动因子,因此清除牙菌斑和防止牙菌斑的再堆积是防治牙周病的重要手段,目前最有效的方法是机械性清除菌斑和牙石。同时,合理地应用药物,在牙周病的防治中可以起到辅助作用。

牙周病药物治疗分为全身和局部药物治疗两种。全身治疗应用的药物主要有抗菌药物和非甾体抗炎药等。局部治疗应用的药物有牙周冲洗药物、局部应用缓释剂、含漱药物和局部涂布药物等。

3.牙周病的手术治疗

牙周病发展到一定阶段时,仅靠基础治疗难以取得较好的疗效,适时应用正确的手术治疗则可以彻底消除病因、清除病灶、建立良好的牙周环境以及维护牙列的完整、健康和功能。

牙周手术前,须经过良好的菌斑控制和综合性基础治疗,待牙周炎症消除及口腔卫生状况改善后才能进行。牙周手术包括切除性手术、重建性手术和再生性手术。

二、牙周病患者的护理

(一)护理评估

1.健康史

(1)全身状况:了解患者家族史、牙周病史,全身营养状况,有无全身系统性疾病或血液病。针对性询问妊娠或月经情况,用药史等。

(2)口腔状况:菌斑、牙石状况;牙列是否整齐,是否戴有矫治器;有无不良修复体、食物嵌塞;有无磨牙症、口呼吸、吸烟及不坚持刷牙等不良习惯。

2.身体状况

(1)牙龈病:牙龈有无炎症或形态异常,探诊是否易出血;有无牙龈坏死、牙龈乳头炎症或龈瘤;有无自发痛和自发性出血;有无口臭或腐败性口臭等。

(2)牙周炎:牙龈是否肿胀出血,炎症较牙龈炎更为明显;是否有牙周袋形成,有无牙周溢脓及牙周脓肿;有无牙周-牙髓联合病变和根分叉病变;牙有无松动和移位,青少年牙周炎可早期出现牙松动及上前牙扇形移位。

3.辅助检查

X线片显示牙周炎患者牙槽骨吸收,牙周间隙变宽,硬骨板消失或模糊。血常规、出血及凝血功能检查,利于诊断和治疗,也有助于鉴别诊断和排除血液疾病。

4.社会-心理因素

牙周疾病早期一般无明显症状,易被患者忽视而延误治疗。中、晚期病症出现时会产生明显牙龈出血、口臭、牙松动、脱落,常影响患者咀嚼功能及面容,甚至因影响发音而阻碍患者的社交生活,使患者产生苦恼、焦虑的情绪甚至自卑感。

(二)护理诊断

(1)口腔组织受损:与牙龈色、形、质改变,牙槽骨吸收及牙周袋形成有关。

(2)舒适改变:与牙齿松动、牙周-牙髓联合病变有关。

(3)急性疼痛:与牙周脓肿、牙周-牙髓联合病变及急性坏死性龈炎有关。

(4)自卑和预感性悲哀:与牙龈出血、口臭、牙缺失及牙周炎不能短期根治有关。

(5)知识缺乏:缺乏口腔卫生保健知识,对牙周病的危害性认识不足。

(三)护理目标

(1)牙周炎症消退,受损牙周组织得到预期修复。

(2)恢复牙龈正常形态及色泽,消除口臭,修复缺失牙、改善口腔功能及美观,消除自卑心理,增强自信。

(3)患者了解牙周病特点、治疗的程序、意义及预后,认识到保持口腔卫生及定期复查的重要意义,并积极配合治疗。

(四)护理措施

1.洁治术及刮治术护理

(1)术前护理:①心理护理。热情接待患者,介绍牙周病有关知识及治疗程序及预后,消除患者心理压力,增加自信心,以良好的心态配合治疗。②患者准备。遵医嘱执行各项全身检查与药物治疗。调节椅位,便于医师操作。嘱患者用漱口液(如 0.2%氯己定液)含漱 1 分钟,以便在超声波洁治时减少喷雾的细菌量,从而减少诊疗室的空气污染。③用物准备。让患者了解到所用物品是一用一灭菌或一次性物品,消除患者的顾虑。铺一次性牙椅套或牙椅头套,一次性避污薄膜,备漱口杯、吸唾管及胸巾。根据需要准备好消毒的洁治器、刮治器或超声波洁牙机。另备磨光用具、冲洗液、一次性注射器、低速手机、橡皮磨光杯、磨光膏或脱敏糊剂。医护人员戴一次性手套。遵医嘱备好局部麻醉药(如 2%利多卡因),以备必要时作局部麻醉用。

(2)术中护理:术中协助牵引唇、颊及舌体,及时吸唾,若出血较多,可用肾上腺素棉球止血,以保证术野清晰。洁治术过程中,护士应随时观察患者一般情况,如表情、面色、张口度、有无疼痛等。如果患者疲劳,可休息一下,再行洁治。洁治完毕后,应备好抛光膏,将橡皮杯安装于低速手机上,递送给医师抛光牙面。抛光后用 3%过氧化氢溶液及生理盐水,进行龈袋或牙周袋的冲洗,并嘱患者漱口。最后备棉球拭干或用三用枪吹干牙龈表面水分,用镊子夹持碘甘油置于龈沟或牙周袋内。

(3)术后护理:①清除面部污垢,递纸巾、镜子,让患者整理容貌。②嘱患者 30 分钟内勿漱口、饮水和进食,以保证局部用药的疗效。③将器械归类放置,回收可高温灭菌器械。④清洗吸唾导管及痰盂,保持其通畅、清洁。⑤用消毒剂进行牙椅表面消毒。⑥弃去一次性物品,如胸巾、吸唾管、漱口杯、检查盘、牙椅套及避污薄膜,按要求进行分类处理。⑦每天用 0.5%含氯消毒液拖地 2 次,紫外线空气消毒 2 次。

2.调𬌗的护理

(1)术前护理:①心理护理。同洁治术及刮治术护理。②患者准备。调节椅位,便于医师操作;指导患者做各种咬合运动。③用物准备。让患者了解到所用物品是一用一灭菌或一次性物品,消除患者的顾虑。铺一次性牙椅套或牙椅头套,一次性避污薄膜,备漱口杯、吸唾管及胸巾。准备好口腔基本检查器械一套、高速手机、低速手机、各种车针、咬合蜡片及咬合纸、橡皮抛光杯、抛光膏或脱敏糊剂等。医护人员戴一次性手套。

(2)术中护理:①确定调磨部位。递送咬合纸或蜡片,嘱患者做各种咬合运动,协助医师确定早接触或𬌗干扰的部位。②调磨。选用合适的车针安装于高速或低速手机上,递送给医师进行调磨。③抛光。待医师调磨完毕后将安装好的橡皮杯,蘸磨光膏或脱敏糊剂,递送给医师抛光调磨过的牙齿。

(3)术后护理:同洁治术及刮治术护理。

3.松牙固定术护理

(1)术前护理:①心理护理。同洁治术及刮治术护理。②患者准备。调节椅位,便于医师操作。③用物准备。让患者了解到所用物品是一用一灭菌或一次性物品,消除患者的顾虑。铺一次性牙椅套或牙椅头套,一次性避污薄膜,备漱口杯、吸唾管及胸巾。准备好口腔基本检查器械、牙线或尼龙线、线剪、结扎钢丝、钢丝剪、钢丝结扎钳、持针器、推压器、复合树脂、光固化机等。医护人员戴一次性手套。

(2)术中护理:①及时递送持针器、结扎钳、结扎丝、钢丝剪、推压器等。②术中及时吸唾,协助医师暴露操作区,维护术野清晰。③协助医师完成隔湿、酸蚀、冲洗、黏结、固化等操作。

(3)术后护理:清理、清洁、消毒,同洁治术护理。并嘱患者勿用患牙咬硬物,并预约复诊时间。

4.牙周病药物治疗的护理

(1)全身用药的护理:向患者详细介绍药物的使用时间、剂量、方法、相关知识、药物作用原理及毒副作用等。如四环素是青少年牙周炎的首选药物,服药年龄与四环素牙发生的关系,甲硝唑多有胃肠道反应,应饭后服等。

（2）局部用药的护理：①遵医嘱准备冲洗液、冲洗用具、局部涂擦液（如碘甘油）、牙周缓释抗菌膜、药膏或药棒（如甲硝唑棒）。②协助医师维护术野,完成冲洗及局部上药。③指导患者正确使用含漱剂。

5.牙周手术护理

牙周手术的护理应遵循一般外科手术的护理原则,根据牙周组织的特殊解剖位置,做好专科护理。

（1）术前护理：①心理护理。同洁治术及刮治术护理。②患者准备。术前一周完成牙周基础治疗。男性患者嘱刮胡子,女性患者嘱应避开月经期。调节椅位,便于医师操作。嘱患者含漱0.2%氯己定液1分钟,协助医师用蘸有消毒剂的棉球消毒手术区及口周。③用物准备。铺一次性牙椅套或牙椅头套,一次性避污薄膜,备漱口杯、吸唾管及胸巾。准备好局部麻醉药,0.2%氯己定,生理盐水,牙周塞治剂,遵医嘱备特殊材料如人工骨。为医师备好灭菌手术衣、一次性无菌手套、口罩、手术帽,牙周手术包,X线平片。

（2）术中护理：①打开无菌手术包,铺孔巾。②及时传递手术器械,递冲洗液给医师进行冲洗；及时清除术中刮除的结石及炎性组织；协助龈瓣复位,用湿纱布压迫使龈瓣与根面贴合。③术中及时吸引,协助止血,保持视野清晰。④协助医师缝合并剪线；调拌牙周塞治剂,置于创面,使其覆盖整个伤口,保护创面,操作完成后仔细检查渗血及黏附情况。

（3）术后护理：①清理、清洁、消毒,同洁治术护理。②嘱患者术后24小时进软食,勿过热,不要漱口刷牙；术后1周软食并避免用术区侧咀嚼,手术部位不能刷牙；遵医嘱含漱消毒液,保持口腔卫生,防止伤口感染。③术后5～7天复诊,若牙周塞治剂脱落或不适应随时就诊。

三、健康指导

（一）术前健康指导

（1）护士应耐心向患者介绍有关疾病的病因、病理过程、治疗的意义、时间、步骤、并发症、预后以及治疗费用等事项,消除患者的恐惧心理,并注意及时修正患者的过高要求。

（2）指导患者在诊疗过程中正确配合治疗,防止意外情况的发生。

（二）术后健康指导

（1）保持良好口腔卫生习惯及其重要性：坚持每天彻底清洁牙菌斑和良好的自我菌斑控制,是预防牙周病和保证牙周治疗顺利进行、防止其复发的重要环节,教会患者采用正确的刷牙方法,正确使用牙线。

（2）去除和改善与牙周病发病有关的因素：积极改善食物嵌塞,纠正口呼吸等不良习惯,戒烟及均衡饮食结构,预防和矫治错𬌗畸形,到正规医院进行牙及牙列的修复。

（3）疾病知识及巩固疗效的指导：告知患者牙周病可以治疗,但也可反复发作,需定期复查,预防复发。牙周病治疗完成后,一般2～3个月复查、复治；每6～12个月做一次洁治术,可以有效维护牙周健康并巩固疗效。

（钟令凤）

第五节　口腔黏膜病

一、概述

口腔黏膜病是指发生于口腔黏膜及软组织上的类型各异、种类众多的疾病的总称。口腔黏膜病的分类往往无统一标准,临床上多以临床表现为主要特征来进行分类,同时兼顾病因及病理学特征。如感染性疾病、溃疡类疾病、变态反应性疾病、斑纹类疾病、大疱类疾病、唇舌疾病等。口腔黏膜病常见的病理损害有斑、疱、丘疹、溃疡、糜烂、皲裂、假膜、萎缩、坏死、角化异常和坏疽等。

(一)复发性阿弗他溃疡

复发性阿弗他溃疡是最常见的口腔黏膜病,又称复发性口腔溃疡、复发性口疮。其病损为溃疡性损害,根据溃疡大小、数目及深浅不同分为轻型阿弗他溃疡、重型阿弗他溃疡和疱疹样阿弗他溃疡 3 种类型。

1.病因

复发性阿弗他溃疡的病因十分复杂,存在明显个体差异,目前尚未明确。可能的相关因素有免疫功能异常、遗传因素、系统性疾病、感染、环境及某些微量元素缺乏等。

2.临床表现

本病好发于女性,口腔黏膜的溃疡中央凹陷,基底不硬,周边有充血红晕带,表面覆有淡黄色假膜,灼痛感明显,接触刺激性食物时疼痛更加明显,即溃疡性损害呈"红、黄、凹、痛"特征。其发作具有周期性、复发性及自限性。

(1)轻型阿弗他溃疡:临床最常见,约占 80%。溃疡圆形或椭圆形,直径一般为 2～4 mm,边界清晰,孤立散在,数目不多,每次发作数目 1～5 个不等。常发生于舌尖、舌缘、舌腹、软腭及唇内侧等处。病程一般为 1～2 周,有自限性,愈合后不留瘢痕。

(2)重型阿弗他溃疡:又称腺周口疮。溃疡大而深,似"弹坑"状,直径可达 10～30 mm,深及黏膜下层直至肌层,周边红肿隆起,基底较硬,边界整齐清晰。常单个发生,病程可长达月余甚至数月,有自限性。溃疡疼痛较重,愈合后可留瘢痕,甚至造成舌尖、悬雍垂等局部组织缺损。

(3)疱疹样阿弗他溃疡:溃疡小而多,分散于口腔黏膜表面,最多可达数十个,似"满天星"。疼痛较重,唾液分泌增加,可伴头痛、低热、全身不适、局部淋巴结肿大。溃疡愈合后不留瘢痕。

3.诊断要点

根据本病的临床特征、复发性、周期性和自限性的病史规律即可诊断。但对大而深且长期不愈的溃疡,应注意与肿瘤性疾病的鉴别诊断。

4.治疗要点

由于复发性口腔溃疡病因复杂,尚未明了,目前的治疗主要是通过局部与全身治疗相结合的方法,延长间歇期,缩短病程,缓解症状。

(1)局部治疗:应用有消炎止痛、防止继发感染和促进愈合等作用的药物及方法。①消炎类药物:抗菌消炎的药物膜、糊剂局部敷贴;西地碘片或溶菌酶片含化;3%复方硼酸液等含漱剂漱口;抗菌消炎药制成雾化剂,超声雾化吸入;冰硼散、西瓜霜等散剂局部涂布。②腐蚀性药物:10%硝酸银液烧灼溃疡使蛋白凝固,促进愈合。③止痛类药物:0.5%盐酸达克罗宁液局部涂擦,或1%普鲁卡因液漱口。④局部封闭:经久不愈或疼痛明显的溃疡(如重型阿弗他溃疡),可用糖皮质激素做溃疡下局部注射。⑤理疗:激光、微波等治疗仪照射溃疡,可减少渗出,促进愈合。

(2)全身治疗:以消除诱因、促进溃疡愈合及减少复发为原则。治疗中尽可能了解其可能的病因及相关因素,制定针对性治疗方案。如中医中药的应用,维生素及微量元素的补充,糖皮质激素及免疫调节剂的应用,调节内分泌的治疗等。

(二)口腔单纯疱疹

1.病因

口腔单纯疱疹是由单纯疱疹病毒引起的,主要通过飞沫、唾液及疱疹液接触导致的口腔黏膜、咽喉、口周与颜面等处的感染性疾病。

2.临床表现

口腔单纯疱疹可分为原发性疱疹性口炎和复发性疱疹性口炎两类。

(1)原发性疱疹性口炎:以6岁以下儿童较多见,尤以6个月至2岁更多。患儿发病前常有疱疹患者接触史。本病潜伏期4～7天,发病早期出现头痛、咽喉肿痛、发热、流涎、拒食、烦躁不安;1～2天后,口腔黏膜出现广泛性充血水肿和成簇的针尖大小水疱,尤以上腭后部和龈缘处明显。疱壁薄、透明,易破溃,可形成浅表溃疡,甚至大面积糜烂。唇和口周皮肤也有类似病损,水疱破溃后表面形成痂壳。口腔内唾液增加,疼痛剧烈。该病有自限性,整个病程10天左右。

(2)复发性疱疹性口炎:该病成人多见,全身反应轻。好发于唇红与口周皮肤交界处;损害是以起成簇小水疱开始,周围有轻度红斑,24小时左右疱破裂,后糜烂、结痂;复发病损常位于原发的位置或邻近处;有自限性,一般病程10天左右,愈合后不留瘢痕,但可有色素沉着。

3.诊断要点

多数病例根据病史及临床表现即可作出诊断。实验室检查可辅助诊断,如水疱基底部刮片染色发现包涵体;病毒分离培养,结果阳性;血常规检查可见白细胞计数升高,淋巴细胞计数增多等。

4.治疗要点

(1)应用抗病毒药物治疗:口服阿昔洛韦、抗病毒冲剂等药物,重症者可肌内注射聚肌胞或干扰素。

(2)急性发作期应注意支持及对症治疗:如卧床休息、补充营养、维持水及电解质平衡,发热时可应用退热剂等。

(3)病损区可用0.2%氯己定溶液湿敷后涂布阿昔洛韦软膏,禁用肾上腺皮质激素。

(4)应用抗生素预防或治疗继发感染。

(三)急性念珠菌性口炎

急性念珠菌性口炎是最常见的口腔念珠菌病,又称雪口病或鹅口疮。

1.病因

由白色念珠菌感染引起,可经产道、污染的奶具及乳头传染给婴儿。成人口腔念珠菌感染常见于机体免疫力低下、长期服用抗生素及糖皮质激素等情况。

2.临床表现

本病新生婴儿最多见。好发于唇、颊、舌、软腭及口底等处。早期黏膜上出现白色凝乳状小点,后融合为乳白色丝绒状膜,用力可擦去,暴露出红色的黏膜面并有轻度出血。病变周围黏膜充血。患儿哺乳困难、烦躁不安、啼哭或低热。全身反应较轻。

3.诊断要点

结合病史及临床表现即可诊断。假膜涂片检查或微生物培养,可辅助诊断及确定病原菌。

4.治疗要点

(1)查清病因,消除致病因素:哺乳期妇女应注意哺乳前后洗净乳头和保持其他哺乳用具的卫生,以免交叉感染或重复感染。

(2)长期服用糖皮质激素及广谱抗生素者,应调整用药。

(3)增强免疫力:体弱或有免疫缺陷者,应辅以增强免疫力的药物,如胸腺素、转移因子等。

(4)局部用药为主:用 2‰～4‰碳酸氢钠(小苏打)溶液含漱或哺乳前后洗涤口腔是婴幼儿鹅口疮治疗的首选方法,该药通过消除分解产酸能力较强的残留凝乳或糖类,造成碱性口腔环境,从而抑制白色念珠菌的生长。轻症患儿病变在用药 2～3 天即可消失,但仍需继续用药数天,以防复发。甲紫(龙胆紫)溶液、氯己定溶液、制霉菌素含片、西地碘含片等有抗真菌作用的药物局部制剂,也可根据病情选用。

(5)重症者,可口服酮康唑、制霉菌素或其他抗真菌药物,但抗真菌药一般不良反应较大,应慎用。

二、口腔黏膜病患者的护理

(一)护理评估

1.健康史

(1)全身情况:了解患者家族史,有无全身系统性疾病以及营养状况;了解患者有无吸烟史、戒烟史、服药史、治疗史或喜烫食、嚼槟榔等特殊生活习惯;针对性询问患者饮食或使用化妆品情况,哺乳情况,月经情况及精神情绪等。

(2)口腔状况:有无残根、残冠、锐利边缘嵴及不良修复体,近期是否进行过口腔治疗或修复,是否在替牙期,有无咬唇、咬颊、常伸舌自检等不良习惯。

2.身体状况

(1)复发性阿弗他溃疡:详细询问病程长短,溃疡发作的频率、疼痛程度与数目,有无复发性、周期性及自限性,是否与饮食、睡眠、月经周期等因素有关,溃疡是否具有"红、黄、凹、痛"等特征。

(2)口腔单纯疱疹:详细询问患者有无发热、咽痛等前驱症状。口腔黏膜及唇周有无针尖大小成簇的透明水疱,黏膜疱破后形成溃疡,皮肤疱破后结痂。

(3)急性念珠菌性口炎:仔细询问哺乳经过,有无长期服用抗生素或糖皮质激素、免疫抑制剂等情况。口腔黏膜有无白色丝绒状斑片损害,黏膜是否充血。

3.辅助检查

(1)血常规检查:有助于了解有无贫血、感染、感染类型、机体的反应及身体基本情况。

(2)涂片镜检或分离培养:有助于确诊感染类型及病原体,确定治疗方案。

(3)活体组织病理学检查:有助于了解细胞分化情况,确定有无恶变。

4.社会-心理因素

一些黏膜病持续数年,需长期治疗,患者可有悲观、失望等情绪,因别人患口腔癌而出现恐癌等不健康心理。另外,家庭主要成员对疾病的认识,对患者的态度,能否正确处理突来的刺激,家庭经济情况,有无亲友帮助等。

(二)护理诊断

(1)口腔黏膜受损:与口腔黏膜充血、水肿、增生、萎缩、破溃及皲裂等病变有关。

(2)疼痛或舒适度改变:与口腔黏膜受损及食物刺激有关。

(3)焦虑与恐惧:与疼痛、反复发作或恐癌有关。

(4)潜在并发症:与全身免疫功能异常或治疗不当有关。

(5)体温升高:与感染及炎症有关。

(6)营养失调:低于机体需要量。

(7)知识缺乏:患者及家属对疾病发生的相关因素认识不足,缺乏相关疾病的防治和预后的知识。

(三)护理目标

(1)疾病治愈或控制,受损口腔黏膜得到预期修复。

(2)疼痛等症状减轻或消失,体温恢复正常。

(3)使患者及其家属了解疾病,解除焦虑和恐惧心理,树立信心。

(4)尽可能寻找致病因素或诱因,帮助患者执行降低易感因素的措施,保持良好的生活及卫生习惯,增强机体免疫力,减少或避免感染及并发症的发生。

(5)患者了解疾病的发病因素、治疗原则、治疗过程、预防保健知识及配合治疗的常识,提高疗效,减少或避免复发。

(四)护理措施

1.复发性阿弗他溃疡患者的护理

(1)心理护理:让患者了解本病具有自限性、周期性、复发性的特点,是不传染、不恶变、可控制的良性病损,以减轻患者的心理负担,树立信心。

(2)提倡健康的生活方式:尽可能了解溃疡复发的可能诱因,提倡合理饮食和健康的生活方式,例如补充维生素及微量元素,保证良好的睡眠和乐观情绪等。

(3)药物护理:嘱患者遵医嘱用药。如采用10%硝酸银烧灼溃疡时,协助医师隔离术区,勿使药液超出溃疡面,以免伤及周围正常黏膜。

(4)对症护理:疼痛症状较重、影响进食者,可用0.5%盐酸达克罗宁液局部涂擦,或1%普鲁卡因液漱口。嘱患者吃清淡食物,以减轻对溃疡的刺激。

2.口腔单纯疱疹患者的护理

(1)心理护理:向患者及家属介绍口腔单纯疱疹的病因、治疗方案及疗效、预后、注意事项。消除患者紧张情绪,积极配合治疗,以缩短疗程,促进组织愈合。

(2)对症护理:婴儿高热可采取物理降温措施或遵医嘱应用水杨酸类药物;疼痛剧烈者可口服止痛药或用利多卡因局部涂擦。

(3)药物护理:熟悉抗病毒药物和免疫调节剂的作用、剂型、剂量及用法,并向患者交代清楚药物使用的时间和方法。嘱患者按医嘱用药,忌用肾上腺皮质激素。

(4)营养护理:让患者充分休息,给予高热量易消化的食物,补充维生素,进食困难者静脉输液,保证水及电解质平衡。

(5)保持口腔卫生,餐后清洁口腔,可用复方硼酸液或0.2%氯己定溶液漱口。

(6)湿敷护理:用于口周和唇部皮肤病损区。准备口腔检查的基本器械,弯盘1个,内装

0.2％氯己定溶液 10 mL,消毒方纱 1～2 块,镊子 2 把;帮助患者围好胸巾,防止药液污染衣服,置氯己定纱布于患部,约 15 分钟;去掉痂皮待药液干,遵医嘱局部涂布阿昔洛韦。

3.急性念珠菌性口炎患者的护理

(1)婴儿喂养卫生:婴儿哺乳完后用 2％～4％碳酸氢钠溶液擦拭或洗涤口腔,并告知患儿家属要重视哺乳乳头及其他哺乳器具的卫生,如哺乳前后洗手,经常用 2％～4％碳酸氢钠溶液洗净乳头,哺乳用具应清洗消毒。

(2)老年患者的口腔护理:有活动义齿者,治疗期间用 2％～4％碳酸氢钠溶液浸泡义齿和漱口。

(3)药物护理:长期服用糖皮质激素及广谱抗生素者,按医嘱调整用药;体弱或有免疫缺陷者,遵医嘱辅以增强免疫力的药物。并嘱咐患者及家属病变消失后,仍需继续用药数天,以防复发。

三、健康指导

(1)保持良好的精神状态及生活习惯。适当锻炼,增强体质,调节好生活、工作节律;避免紧张、劳累和恼怒等不良情绪。

(2)去除口腔局部刺激因素,保持良好口腔卫生。有助于防治口腔黏膜病及继发感染。

(3)建议均衡的饮食结构,注意营养补充和营养均衡,避免坚硬、粗糙、辛辣等刺激性食物,劝患者戒烟,限制饮酒。增强口腔黏膜的抵抗力和免疫力。

(4)介绍口腔保健及相关疾病知识,积极治疗全身疾病和口腔内病灶,减少或消除致病因素,定期检查或复诊。

(5)遵医嘱坚持用药,注意观察用药后反应,不可滥用药物。

(6)向家属说明给予患者精神关怀、生活照顾的重要性。

(7)根据不同疾病进行相应的指导:①原发性单纯疱疹感染的幼儿应避免接触其他儿童。②寻常型天疱疮患者要教育其避免受风寒和预防感染;服用激素的同时服用复方丹参片,防止血栓形成;多补充钙质,以免因骨质疏松而发生骨折。

(钟令凤)

参 考 文 献

[1] 尉伟,郭晓萍,杨继林.常见疾病诊疗与临床护理[M].广州:世界图书出版广东有限公司,2021.

[2] 毕艳贞.实用临床护理技术与应用[M].南昌:江西科学技术出版社,2022.

[3] 郑鑫,郭伟,王彩霞,等.临床护理思维与实践[M].北京/西安:世界图书出版有限公司,2022.

[4] 吴雯婷.实用临床护理技术与护理管理[M].北京:中国纺织出版社,2021.

[5] 张海燕,陈艳梅,侯丽红.现代实用临床护理[M].武汉:湖北科学技术出版社,2022.

[6] 刘杰.临床护理实践[M].汕头:汕头大学出版社,2022.

[7] 董彬.现代医学护理实践与临床应用[M].南昌:江西科学技术出版社,2021.

[8] 吴晓珩.临床护理理论与实践[M].武汉:湖北科学技术出版社,2022.

[9] 李凌,刘瑜,王彩霞,等.临床护理技术与应用[M].北京/西安:世界图书出版有限公司,2022.

[10] 谭锦风.临床专科护理实践[M].南昌:江西科学技术出版社,2021.

[11] 高本梅.临床护理与操作规范[M].武汉:湖北科学技术出版社,2022.

[12] 王芳.临床护理技能[M].北京:人民卫生出版社,2023.

[13] 李娟,郭颖,彭骄英.临床疾病的诊疗与综合护理[M].武汉:湖北科学技术出版社,2021.

[14] 徐磊磊,赵慧聪,王凌云.实用各科临床护理[M].长春:吉林科学技术出版社,2021.

[15] 张莉,谢雪莲,陈萍.新编临床护理规范[M].汕头:汕头大学出版社,2021.

[16] 王清芳.临床护理操作要点[M].哈尔滨:黑龙江科学技术出版社,2021.

[17] 史永霞,王云霞,杨晓云.常见病临床护理实践[M].武汉:湖北科学技术出版社,2022.

[18] 马文龙,陈惠刚,唐晓健,等.临床护理实践与研究[M].长春:吉林科学技术出版社,2023.

[19] 罗健,陈雪峰,韩福金.现代临床护理精要[M].长春:吉林科学技术出版社,2021.

[20] 李艳.临床常见病护理精要[M].西安:陕西科学技术出版社,2022.

[21] 袁菲,杨翠翠,张金荣,等.临床护理思维与实践[M].上海:上海科学普及出版社,2023.

[22] 张缦莉.临床护理实践指导[M].长春:吉林科学技术出版社,2021.

[23] 薄清,靳素萍,杨艳燕,等.临床护理综合实践[M].上海:上海科学普及出版社,2022.

[24] 盛蕾.临床护理操作与规范[M].上海:上海交通大学出版社,2023.

[25] 冯霞,王晓靖.实用临床护理手册[M].兰州:甘肃科学技术出版社,2021.

[26] 曹翠红.临床护理新进展[M].长春:吉林科学技术出版社 2022.

[27] 梁艳,甄慧,刘晓静,等.临床护理常规与护理实践[M].上海:上海交通大学出版社,2023.

［28］王云.现代临床护理［M］.上海：上海交通大学出版社,2021.

［29］王瑞.实用基础与临床护理［M］.哈尔滨：黑龙江科学技术出版社,2022.

［30］李洋,路萍,周彩会,等.临床护理常规与操作规范［M］.上海：上海科学技术文献出版社,2023.

［31］秦芳.实用临床护理操作［M］.北京：科学技术文献出版社,2021.

［32］魏倩,李辉,宋艳.现代临床护理实践［M］.北京：中国纺织出版社,2022.

［33］王慧,尹冰,张晓玲.现代临床护理新进展［M］.北京：中国纺织出版社,2023.

［34］陈莉莉.临床护理基础与实践［M］.沈阳：辽宁科学技术出版社,2021.

［35］吴旭友,王奋红,武烈.临床护理实践指引［M］.济南：山东科学技术出版社,2021.

［36］周卫红.延续性护理教育在脑卒中病人及其主要照顾者中的应用［J］.护理研究,2021,35(1):172-176.

［37］田丽瑶,张静.健康教育精准连接系统在先天性心脏病患儿照顾者中的应用效果［J］.护理研究,2022,36(15):2787-2792.

［38］余梅,罗兰,向希.强化健康教育在高龄慢性支气管炎患者中的应用效果分析［J］.护士进修杂志,2021,36(1):64-67.

［39］李晓慧.综合护理模式对胃十二指肠溃疡患者的应用效果分析［J］.中华养生保健,2021,39(17):74-76.

［40］江艳珠,吕春香,魏敏,等.舒适护理对腹腔镜子宫肌瘤切除患者术后疼痛及生活质量的影响［J］.长春中医药大学学报,2021,37(1):157-159.